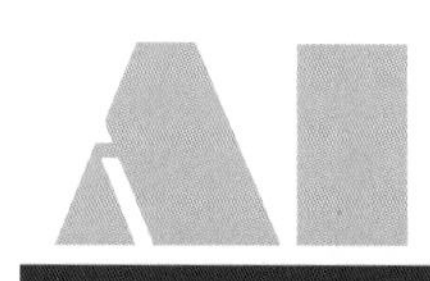

# 中国医学影像人工智能发展报告

## Progress Report on China Artificial Intelligence in Medical Imaging

## （2021—2022）


主　编　刘士远

副主编　张惠茅

人民卫生出版社

·北　京·

**图书在版编目（CIP）数据**

中国医学影像人工智能发展报告. 2021—2022/刘士远主编. —北京：人民卫生出版社，2022.10
ISBN 978-7-117-33645-1

Ⅰ. ①中… Ⅱ. ①刘… Ⅲ. ①人工智能－应用－影像诊断－研究报告－中国－2021-2022 Ⅳ. ①R445-39

中国版本图书馆 CIP 数据核字（2022）第 184691 号



中国医学影像人工智能发展报告（2021—2022）
Zhongguo Yixueyingxiang Rengongzhineng Fazhan Baogao
(2021—2022)

**主　　编：**刘士远
**出版发行：**人民卫生出版社（中继线 010-59780011）
**地　　址：**北京市朝阳区潘家园南里 19 号
**邮　　编：**100021
**E - mail：**pmph @ pmph.com
**购书热线：**010-59787592　010-59787584　010-65264830
**印　　刷：**廊坊一二〇六印刷厂
**经　　销：**新华书店
**开　　本：**889 × 1194　1/16　**印张：**16
**字　　数：**495 千字
**版　　次：**2022 年 10 月第 1 版
**印　　次：**2022 年 11 月第 1 次印刷
**标准书号：**ISBN 978-7-117-33645-1
**定　　价：**198.00 元
**打击盗版举报电话：010-59787491　E-mail：WQ @ pmph.com**
**质量问题联系电话：010-59787234　E-mail：zhiliang @ pmph.com**
**数字融合服务电话：4001118166　E-mail：zengzhi @ pmph.com**

编委（按姓氏笔画排序，* 为常务编委）


马　林　中国人民解放军总医院第一医学中心
马兆毅* 国家卫生健康委能力建设和继续教育中心
王　浩* 中国食品药品检定研究院医疗器械检定所
王泽华　国家药品监督管理局医疗器械技术审评中心
王珊珊　中国科学院深圳先进技术研究院
王宽松　中南大学湘雅医院
王培军* 同济大学附属同济医院
王梅云　河南省人民医院
田　捷* 北京航空航天大学医学科学与工程学院
吕旭东　浙江大学生物医学工程与仪器科学学院
朱文珍　华中科技大学同济医学院附属同济医院
伍建林* 大连大学附属中山医院
刘士远* 海军军医大学第二附属医院
刘再毅* 广东省人民医院
刘英慧* 国家药品监督管理局医疗器械技术审评中心
李　彪　上海交通大学医学院附属瑞金医院
李宏军　首都医科大学附属北京佑安医院
李静莉* 中国食品药品检定研究院医疗器械检定所
杨　旗　首都医科大学附属北京朝阳医院
张雪君* 天津医科大学医学技术学院
张惠茅* 吉林大学第一医院
邵剑波　华中科技大学同济医学院附属武汉儿童医院
林浩添　中山大学中山眼科中心
周少华* 中国科学技术大学生物医学工程学院
周俊林* 兰州大学第二医院
郑传胜　华中科技大学同济医学院附属协和医院
郑海荣* 中国科学院深圳先进技术研究院
郑敏文　空军军医大学西京医院
赵心明　中国医学科学院肿瘤医院
查云飞　武汉大学人民医院
侯　阳　中国医科大学附属盛京医院
袁慧书　北京大学第三医院
徐辉雄　复旦大学附属中山医院
高奇琦* 华东政法大学人工智能与大数据指数研究院
陶晓峰　上海交通大学医学院附属第九人民医院
萧　毅* 海军军医大学第二附属医院
曹代荣　福建医科大学附属第一医院
梁永生　亿欧大健康
彭　亮* 国家药品监督管理局医疗器械技术审评中心
彭卫军　复旦大学附属肿瘤医院
董　迪　中国科学院自动化研究所
鲜军舫　首都医科大学附属北京同仁医院


编者（以姓氏笔画为序）


丁　偕　万达信息股份有限公司
于　晶　大连大学附属中山医院
万向波　中山大学附属第六医院
马建华　南方医科大学生物医学工程学院
马霄虹　中国医学科学院肿瘤医院
王　权　中国食品药品检定研究院医疗器械检定所
王　峰　福建医科大学附属第一医院
王　硕　北京航空航天大学医学科学与工程学院
王远成　东南大学附属中大医院
王思晗　亿欧大健康
王晨希　中国食品药品检定研究院医疗器械检定所
王雅文　国家药品监督管理局医疗器械技术审评中心
方梦捷　北京航空航天大学医学科学与工程学院
尹　波　复旦大学附属华山医院
石镇维　广东省人民医院
卢　毅　温州医科大学附属第二医院
付　宇　吉林大学第一医院
吕文志　华中科技大学同济医学院附属同济医院
刘枭寅　国家药品监督管理局医疗器械技术审评中心
刘振宇　中国科学院自动化研究所
江玉明　南方医科大学南方医院
孙　凯　中南大学基础医学院
孙　剑　西安交通大学数学与统计学院
牟　玮　北京航空航天大学医学科学与工程学院
严志汉　温州医科大学附属第二医院
杜　欢　华东政法大学人工智能与大数据指数研究院
李　欣　天津市第二人民医院
李　健　数坤（北京）网络科技股份有限公司
李　豹　中国科学技术大学信息科学技术学院
李　强　中山大学中山眼科中心
李　澍　中国食品药品检定研究院医疗器械检定所
李佳戈　中国食品药品检定研究院医疗器械检定所

李海林　北京航空航天大学生物与医学工程学院
杨　琪　吉林大学第一医院
吴振洲　北京安德医智科技有限公司
吴晓芬　同济大学附属同济医院
何秉羲　北京航空航天大学医学科学与工程学院
邹　娟　中国科学院深圳先进技术研究院
沈玉婷　同济大学附属第十人民医院
张　庆　国家药品监督管理局医疗器械技术审评中心
张　超　中国食品药品检定研究院医疗器械检定所
张　磊　上海九州智慧医学影像研究院
张帅通　北京航空航天大学医学科学与工程学院
张宇晶　国家药品监督管理局医疗器械技术审评中心
张道强　南京航空航天大学计算机科学与技术学院
陈亭亭　国家药品监督管理局医疗器械技术审评中心
陈睛晶　中山大学中山眼科中心
邵立智　中国科学院自动化研究所
郑冶枫　腾讯公司
孟祥峰　中国食品药品检定研究院医疗器械检定所
项毅帆　中山大学中山眼科中心
赵　佳　数坤（北京）网络科技股份有限公司
赵晓勤　上海图书馆（上海科学技术情报研究所）
赵晓静　上海联影智能医疗科技有限公司
赵煌旋　华中科技大学同济医学院附属协和医院
郝　烨　中国食品药品检定研究院医疗器械检定所
段曹辉　中国人民解放军总医院第一医学中心
姜　琳　天津医科大学医学技术学院
徐　超　国家药品监督管理局医疗器械技术审评中心
高　昂　亿欧大健康
高　跃　清华大学软件学院
郭　丽　天津医科大学医学技术学院
郭　妍　通用电气医疗系统贸易发展（上海）有限公司
郭　琳　深圳智影医疗科技有限公司
郭　睿　上海交通大学医学院附属瑞金医院
郭兆君　国家药品监督管理局医疗器械技术审评中心
唐振超　北京航空航天大学医学科学与工程学院
黄　刚　甘肃省人民医院
龚　敬　复旦大学附属肿瘤医院
梁　猛　天津医科大学医学技术学院
蒋　薇　国家卫生健康委能力建设和继续教育中心
韩　琥　中国科学院计算技术研究所
喻　罡　中南大学基础医学院
程　炜　复旦大学类脑智能科学与技术研究院
曾　森　华东政法大学人工智能与大数据指数研究院
游腾飞　华东政法大学人工智能与大数据指数研究院
谢　辉　大连大学附属中山医院
窦　琪　香港中文大学工程学院
颜子夜　浙江求是数理医学研究院
薛彩强　兰州大学第二医院
魏靖伟　中国科学院自动化研究所

# 致谢 参与编写的部分企业（排名不分先后）

飞利浦（中国）投资有限公司

西门子医疗系统有限公司

上海联影智能医疗科技有限公司

东软医疗系统股份有限公司

推想医疗科技股份有限公司

数坤（北京）网络科技股份有限公司

杭州深睿博联科技有限公司

慧影医疗科技（北京）股份有限公司

强联智创（北京）科技有限公司

安德医智 BioMind

苏州体素信息科技有限公司

杭州健培科技有限公司

上海杏脉信息科技有限公司

科亚医疗科技股份有限公司

深圳科亚医疗科技有限公司

深圳视见医疗科技有限公司

北京医准智能科技有限公司

深智透医疗科技发展（上海）有限责任公司

西安翼展电子科技有限公司

深思考人工智能机器人科技（北京）有限公司

# 序

医疗人工智能（artificial intelligence，AI）在医学影像辅助诊断领域的产品越来越多，应用越来越广泛，获得国家药品监督管理局（NMPA）注册的产品已超过30个。目前，国内外已上市的医学影像AI产品按其临床功能主要分为以下几类：一是利用AI技术辅助临床决策（例如检测病灶位置、判断病灶良恶性）的计算机软件；二是使用AI技术进行成像质量改善、成像速度提升和图像重建等前处理的计算机软件；三是使用AI技术优化临床流程的计算机软件；四是使用AI技术进行图像分割和测量分析等后处理的计算机软件等。

AI医疗器械的监管需要综合考量部分与整体、共性与个性、近期与远期的关系。我国于2019年7月发布《深度学习辅助决策医疗器械软件审评要点》，2020年3月发布《肺炎CT影像辅助分诊与评估软件审评要点（试行）》。近两年更是大力推进AI医疗器械指导原则体系的构建，陆续发布多项指导原则，涵盖分类界定、产品命名、技术审评（含通用类、产品类）、体系核查等方面。2021年7月，相继发布了《人工智能医用软件产品分类界定指导原则》和《医用软件通用名称命名指导原则》。2022年1月，《肺结节CT影像辅助检测软件注册审查指导原则（征求意见稿）》公开征求意见；2022年3月，发布了《人工智能医疗器械注册审查指导原则》和《医疗器械软件注册审查指导原则（2022年修订版）》，旨在规范AI医疗器械注册申报资料要求和技术审评要求；同期还发布了《医疗器械网络安全注册审查指导原则（2022年修订版）》，旨在规范医疗器械网络安全注册申报资料要求和技术审评要求。我国AI医疗器械监管研究已取得阶段性成果，但面临的挑战依然长期存在。现有挑战尚未得到根本解决，新挑战接踵而至。AI新技术层出不穷，需要持续推进监管科学研究。

经过2021年到2022年的发展和沉淀，中国医疗AI行业发展更加稳健，医疗AI公司经过大浪淘沙已分出不同层次，优秀企业陆续获得NMPA产品注册，产品在更多医院被部署使用，为广大患者带来福音，为更多医生赋能。但依然存在高标准、高标注数据库缺乏，产品种类和功能离医患的需求还有较大距离，产品落地应用的最后一公里难以突破，难以形成商业化良性循环等问题。为此，中华医学会放射学分会主任委员、中国医学影像AI产学研用创新联盟理事长刘士远教授组织上下游专家在2020版的基础上，撰写了《中国医学影像人工智能发展报告（2021—2022）》。此报告包括：医学影像人工智能基本概念和专业术语、医学影像人工智能大数据、影像组学及多组学研究、医学影像人工智能的研究进展、医学影像人工智能的临床应用进展、医学影像人工智能科研现状与展望、医学影像人工智能产品标准化、医学影像人工智能产品临床试验与案例申报介绍、深度学习辅助决策医疗器械临床评价、医学影像人工智能产品监管研究进展、医学影像人工智能产业化现状、医学影像人工智能教育的现状与展望和医学影像人工智能领域的伦理与安全等十三章。该报告涵盖了政产学研用等各个环节的内容，既有以往发

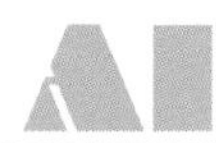

展现状的总结，又有未来的展望和愿景；既肯定了发展的优势和成绩，又提出影响发展的瓶颈和挑战。参与撰写的专家包括国内外顶尖的AI算法科学家、著名的医学专家和数据科学家、政府主要监管部门的专家和头部AI公司代表等，具有很好的客观性、科学性、权威性、前沿性、全面性和代表性。

该书聚焦于中国医学影像AI的发展现状，内容丰富全面，资料翔实可靠，兼顾国内外对比分析，是一份高质量的细分领域AI"白皮书"，参考性很强。相信该书出版后定能帮助行业上下游全面了解我国医学影像AI发展的现状和存在的问题，找到加速发展的关键点和驱动力，为铸造智能医疗、健康中国做出新的贡献。

国家药品监督管理局

徐景和

2022年夏

# 前言

2020年初，3家医学影像人工智能（AI）企业在国家药品监督管理局（NMPA）三类医疗器械注册审批中崭露头角；截至2022年8月，已有30余款医学影像AI产品获批“三类医疗器械注册证”，这种爆发式增长标志着中国医学影像AI的发展正在逐步从“相对懵懂”走向“相对成熟”。在这两年的时间里，医学影像AI在政产学研用等诸多领域，无疑已经和正在发生巨大的变化，在紧随时代发展的步伐时，慎重总结和清晰梳理中国医学影像AI发展的客观现状和发展趋势显得尤为必要且重要，这也将为全行业上下游健康快速的发展产生重要而积极的推动作用。

《中国医学影像人工智能发展报告（2021—2022）》近50万字，包括医学影像人工智能基本概念和专业术语、医学影像人工智能大数据、影像组学及多组学研究、医学影像人工智能的研究进展、医学影像人工智能的临床应用进展、医学影像人工智能科研现状与展望、医学影像人工智能产品标准化、医学影像人工智能产品临床试验与案例申报介绍、深度学习辅助决策医疗器械临床评价、医学影像人工智能产品监管研究进展、医学影像人工智能产业化现状、医学影像人工智能教育的现状与展望和医学影像人工智能领域的伦理与安全等十三章，涵盖了政产学研用等各个环节的内容，既有以往发展现状的总结，又有未来的展望和愿景；既肯定了发展的优势和成绩，又指出了影响发展的瓶颈和未来挑战。本报告倾注了40余位编委和近百位编者的大量心血，包括政府相关监管部门的专家、顶尖AI算法科学家、著名医学影像专家和AI头部企业的研究专家等，希望能客观、真实、立体地呈现中国医学影像AI全行业发展现状，对比国内外进展和发展趋势，探索行业发展的关键发力点和突破路径，推动中国医学影像AI行业的健康发展。

在政策监管方面，国家持续出台了一系列扶持AI在医学影像全流程应用中的鼓励政策和监管措施。在AI医疗器械标准化层面，现有AI医疗器械行业标准的技术内容、指标与方法已初步形成了衔接，形成了数据集—数据标注—算法性能测试互相支撑的质量评价链条，从而帮助医学影像AI领域的企业、医院、科研机构、监管机构和检测机构按照统一、规范的标准开展质控工作，保证行业同质化快速发展。在AI医疗器械临床试验和评价层面，随着医学影像AI产品快速发展，其巨大的临床价值逐渐显现，临床试验评价体系和方法急需规范和完善，以适应行业急速增长的需求。《医疗器械临床试验质量管理规范》和《医疗器械临床试验设计指导原则》的发布无疑为医学影像AI产品的客观临床价值评价和产品注册审批提供了权威的依据和支撑。在监管层面，AI医学影像产品的监管审批过程效率提高，近两年我国AI医疗器械监管已经取得阶段性成果，多项涵盖分类界定、产品命名、技术审评（含通用类、产品类）、体系核查等多方面的指导原则已陆续发布，监管科学研究也在不断推进，以应对层出不穷的AI新技术迭代所带来的新挑战。同时，AI医疗器械监管的生态建设也正在持续完善，从而推动实现社会共治。

在产业化方面，随着市场需求不断增长，中国医学影像AI解决方案的市场预期将进

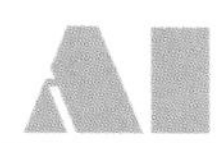

入爆发式增长期，从2020年的不足10亿元人民币预计将增加至2025年的442亿元人民币，复合年增长率为135.9%。预计2030年将进一步增加至1 554亿元人民币。但我们也清醒地看到，医学影像AI研发成本较大、临床周期较长，目前商业模式仍然较为单一，中国医学影像AI的未来产业化发展，仍需要行业协会、AI联盟、医院高校和监管部门的共同努力，从临床实际出发，研发出更多、更实用、更符合临床场景的产品，共同推动优质资源下沉，为患者提供更加全面的医疗服务。具体需从以下九大方面努力：一、向产品多样化发展；二、加深产品垂直功能深度；三、单病种向多病种、多任务模型发展；四、推动软硬一体化的结合；五、基于互联网+AI实现优质医疗资源下沉；六、打造诊疗闭环，从导诊、问诊、检查、诊断、治疗和疗效评价等各个环节融入AI的作用；七、推动整体或者平台化解决方案的实现；八、整合AI信息与结构化报告，实现AI产品完全符合影像工作流；九、上下游通力合作，形成良好的AI生态。医学影像AI产业化发展要适应形势的变化和满足巨大的需求，必须以患者为中心、以新兴技术为载体、以全面的制度为保障，聚焦精准化、临床化、智能化、院前化和网络化这五个方向，才能更好地服务于临床和患者，最大限度地发挥医学影像学在健康中国中的作用。

在教学方面，AI与医学影像教育的融合主要体现在两个方面：一方面，通过AI辅助技术优化教学模式和提升创新体验，从而全方位推动传统教学体系的智能化升级和改革。另一方面，医学影像AI的蓬勃发展对未来医生也提出了更高的要求，由于医学影像AI产品的特殊性，需要医生更广泛、更深入地参与到产品研发、训练、验证和使用的全生命周期中，参与、理解和掌握AI的医生一定优于不用AI的医生。因此，无论是本科生、研究生，还是在职医生，都需要紧随时代步伐，掌握AI的基本原理、用途和工作流程，教育者需要把AI和医学影像相关知识进行重构，针对性地进行基础教育和继续教育，并结合具体案例进行实际应用的培训。

在学术研究方面，我国在医学影像AI领域的科研产出已稳居全球第一梯队。从各国发表医学影像AI相关论文的数量来看，2019年中国和美国发表论文数目分别为1 070篇和1 226篇；2020年中国首次超越美国，成为全球发表医学影像AI相关论文数量最多的国家；2021年我国的领先优势继续扩大，发表相关论文2 770篇。尽管我国医学影像AI的研究势头喜人，但在核心人才培养、高质量专利和数据库建设等方面依然存在一些挑战，尤其是数据库建设，我国虽然是数据大国，但在大数据的研究和高标准、高质量、高标注数据库方面相对薄弱。众所周知，医学影像数据是支撑AI发展的核心动力，然而，目前标准化公开的医学影像数据库仍然紧缺。针对这一瓶颈问题，目前医院、高校、科研机构、监管机构、医疗器械检测机构等社会各方力量都在加大力度投入数据集建设，已有示范性数据库及相关指南形成，并诞生了数个数据库相关国家标准。近期，国家卫生健康委能力建设和继续教育中心、中国医学影像AI产学研用创新联盟和中华医学会放射学分会专家，聚焦我国医学影像AI发展需求，立项了14项单病种医学影像数据库，随着这批数据库的逐步建成，必将形成中国医学影像AI发展的重要资源支撑和良好发展生态。

在应用落地方面，无论是优化诊疗流程的维度，还是辅助疾病诊疗的维度，医学影像AI的应用都取得了长足进步。在成像前和成像中，AI技术可以辅助技师显著提高影像检查效率和检查质量；在成像后，AI技术可以减少影像科医生和临床医生阅片时的大量冗余工作，提升阅片效率和准确率，并进一步辅助制定个性化治疗和健康管理方案。但AI技术如果想真正作为一种日常工具被放射科医生使用，还面临诸多挑战，比如解决算法的鲁棒性和泛化性、提高“黑匣子”的可解释性、无缝对接AI技术和医院信息化系统以提升AI融入诊疗流程的实用性、保障AI辅助诊断的安全性和伦理性等，这些都是我们在取得喜人成绩的同时，需要正视和解决的问题。

本发展报告相对于2020版，在保留了上述政产学研用所涉及的各精华章节的基础上，增加了以下特色：一是在各级医院、高校、研究院所、企业等多方的鼎力支持下，收集了6 000余份来自全国各地上下游各类人员聚焦中国医学影像AI的调研问卷，并在本报告中从不同维度进行了深度解析。我们还对比分析了本次调研和2019年中国医学影像AI调研结果的异同，希望更加全方位、立体、真实地呈现全行业的客观发展现状以及广大业内人士切实的感受、需求和变化。二是医学影像AI大数据作为推动AI发展的核心动力，长期备受瞩目，本次报告中独立成章，我们分别邀请了政府监管部门的专家以及行业内著名的学者，从数据要求、质量、标准、数据库的构建、数据标注等多个维度切入，为大家全面阐述和解读医学影像AI大数据的意义、质量评价和构建方法，以及在不同场景下如何充分挖掘和规范化利用，以发挥其最大价值。三是本次报告在医学影像AI应用章节，由中华医学会放射学分会十个专业学组组长牵头深入梳理了全身各系统、各领域的医学影像AI最新进展和展望，并邀请其他影像领域著名专家围绕AI在核医学、超声、病理和眼科等方面的应用做全面综述，更加全面立体地呈现中国医学影像AI在多学科、多领域的发展和应用落地现状，希望能借此推动不同领域之间的互相碰撞、学习、借鉴和交融。四是相对于2020版，本次报告中专门一章梳理总结了近两年国内学者在医学影像AI领域的科研现状和趋势，包括科研项目、获批专利和发表论文等，并进一步分析了国内外差别，指出了我们所面临的机遇和挑战。五是在本报告中，首次引入了AI医疗器械临床评价章节，在中国医学影像AI发展的相关政策层面，分别从AI医疗器械的标准化、临床试验、临床评价、监管等多个维度入手，站在政府、企业、医生不同的视角，深入解读医学影像AI的政策和规范化发展路径。

正如两年前所言，未来相当长的一段时间，医学影像行业会因为AI技术的不断成熟而发生惊人改变，如今我们正在经历这种变革，而变革的方向恰恰掌握在我们自己手中。本报告是中国医学影像AI上下游众多专家之心血，凝练了他们的智慧、思考和经验，可供医学影像AI行业的政产学研用相关人员参考使用，希望帮助细分领域专家和企业全面掌握现状、梳理发展思路、找出问题短板、推动行业健康快速发展。报告撰写历时六个月，经过四次编委讨论会以及四轮互审和反复修订，虽然我们竭尽所能尽量保证报告的全面性、准确性和前瞻性，但由于时间仓促以及认知所限，错误和不到之处在所难免，恳请广大读者提出宝贵意见，以便下一版报告修改完善。

于2022年夏

# 目 录

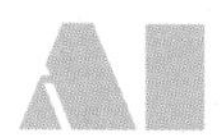

# 第一章　医学影像人工智能基本概念和专业术语

## 第一节　医学影像人工智能术语规范化的重要性和意义

随着人工智能（artificial intelligence，AI）在计算机视觉领域的不断发展，AI技术在医学影像上的运用愈加广泛。医学影像AI术语的规范化对于医学影像AI领域知识的开拓、新理论的建立及应用的推广等具有重要意义，其重要性和意义具体体现在以下几个方面：

第一，医学影像AI术语的专业性。医学影像AI术语具有鲜明的专业特色，它是影像科医生与AI从业人员之间的共同语言。两者之间有效的沟通不仅需要影像科医生对AI领域术语有一定的了解，如分割、标注、监督学习和数据增广等概念；还需要AI从业人员对影像或临床术语有一定的了解，如高密度、增强、伪影等概念。同时，AI领域因其不断更新与发展，新词汇持续产生，已有词汇的含义也在不断更新，AI技术赋能的医学系统的更新也会导致影像或临床相关词汇的含义更新。对这些词汇的含义进行规范化，形成完善的医学影像AI领域知识系统，对于本领域的发展至关重要。

第二，医学影像AI术语的准确性。每个术语在医学影像AI领域都有明确的概念、特定的内涵，术语的规范化不仅可使同一术语在应用中保持语义的一致性，同时也能很好地区分相似概念的不同之处。从业人员在运用AI术语时需精心辨别词义，区别相似概念在用法上的细微区别，避免造成认知上的误解和使用上的混乱。如AI算法评价指标中，Dice系数和Jaccard系数都是表示模型产生的目标窗口与参考标准窗口之间的相似度，公式的分子都包含目标窗口与参考标准窗口的交集，取值范围都在0和1之间，但其具体的公式表达有细微区别。精确度和召回率都表示真阳性样本比例，不同的是，精确度表示真阳性样本在被算法判为阳性样本的全体样本中所占的比例，而召回率表示真阳性样本在全体阳性样本中所占的比例，两者所表达的意思区别很大。

第三，医学影像AI术语的通用性。医学影像AI术语的规范化有助于学科的发展和科技成果的推广。有研究表明，在术语定义抽取系统中，将公众知晓度与使用度相对较高的术语作为查询项时，系统返回的文本数量较大，文本信息与术语定义相似度高，抽取准确率高。反之，使用查询项权威度、知晓度与使用频率均较低时，搜索引擎返回的文本数量极其有限，且抽取准确率大幅度降低。同时，由于某些查询项知晓度低，返回文本中所包含的也许并不是权威机构发布的术语定义，准确性、规范性和科学性都无法得到保障。因此，术语的规范化在本学科内和各学科之间的沟通交流中具有重要作用。

（郑海荣　王珊珊　王　浩　邹　娟）

## 第二节　医学影像人工智能常用专业术语

影像科医生采用专业词汇描述医学影像检查、诊断结果，在与其他医生及患者交流的过程中，也需要采用专业词汇。同样，人工智能从业人员也采用专业技术词汇描述算法流程。从事医学影像人工智能管理、研究和应用的政府机构管理者、医生、算法人员等建立统一规范的专业术语，将会大大提高人工智能算法的研发效率，降低沟通成本，是促进医学影像人工智能快速健康发展的基石。因此，影像科医生和人工智能从业人员都需要熟悉医学影像人工智能领域的基本概念和术语。表 1-2-1 列举了医学影像人工智能领域部分常用术语的定义,更多术语及其定义请参阅附录。随着行业的发展与标准规范的建立,这些术语及定义还将继续完善。

表 1-2-1 医学影像人工智能领域部分常用术语表

| 中文术语<br>(按汉语拼音排序) | 英文术语 | 定义 |
|---|---|---|
| 半监督学习 | semi-supervised learning | 一种学习策略,它是一种自行利用少量的具有标记信息的样本和大量没有标记的样本进行学习的框架。 |
| 持续学习 | continuous learning | 在基于机器学习的医疗器械生存周期的运行阶段持续收集数据,导致基于机器学习的医疗器械发生变更的训练过程。 |
| 计算机辅助分诊 | computer-aided triage | 自动分析医疗数据、给出初始解释和鉴别分类、辅助医务人员确定患者优先级。 |
| 计算机辅助检测 | computer-aided detection | 通过检测、标记、强调或其他方式辅助医务人员注意医疗数据的可能异常情况。其结果供医务人员参考。 |
| 计算机辅助诊断 | computer-aided diagnosis | 辅助判断患者是否患病、疾病的类型、严重程度、发展阶段、干预措施等。 |
| 监督学习 | supervised learning | 一种学习策略,根据输入数据和相应的标签训练模型。监督机器学习类似于学生通过学习一系列问题和相应答案学习一门课程。在掌握了问题和答案之间的映射之后,学生就可以对同一主题的新问题提供答案。 |
| 临床决策支持系统 | clinical decision support system | 根据临床知识、两名及以上的患者数据产生辅助决策建议、由医务人员使用的计算机应用系统。 |
| 强化学习 | reinforcement learning | 机器学习通过与环境连续交互,运用奖励函数优化策略函数或值函数。 |
| 群学习 | swarm learning | 一种将边缘计算、基于区块链的对等网络结合起来的分散式 AI 方法。 |
| 人工智能医疗器械 | artificial intelligence medical device | 采用 AI 技术实现其预期用途的医疗器械。<br>注 1: 如采用机器学习、模式识别、规则推理等技术实现其医疗用途的独立软件。<br>注 2: 如采用内嵌 AI 算法、AI 芯片实现其医疗用途的医疗器械。 |
| 弱监督学习 | weakly supervised learning | 一种学习策略,通过使用有噪声的、有限的、不精确的外部信息源进行机器学习。该方法减少了对标注数据质量和数量的要求。 |
| 无监督学习 | unsupervised learning | 一种学习策略,它在于观察并分析不同的实体以及确定某些子集能分组到一定的类别里,而无须在获得的知识上通过来自外部知识源的反馈,以实现任何正确性测试。<br>注 1: 一旦形成概念,就对它给出名称,该名称就可以用于其他概念的后续学习。<br>注 2: 也可称为无师(式)学习。 |
| 医学图像分割 | medical image segmentation | 一种医学图像处理方法,根据临床治疗或研究需求把医学图像分成若干个特定的、具有独特性质的区域,并提取出图像中包括器官、病灶等感兴趣目标的技术和过程。 |
| 医学图像分类 | medical image classification | 一种医学图像处理方法,根据医学图像信息中所反映的不同特征,对不同类别的医学图像进行分类。 |
| 医学图像模态转换 | medical imaging modality transformation | 一种医学图像处理方法,从一种影像模态转换到另一种影像模态。 |

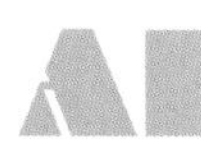

续表

| 中文术语<br>（按汉语拼音排序） | 英文术语 | 定义 |
|---|---|---|
| 医学图像目标检测 | medical object detection | 一种医学图像处理方法，从医学图像中找出包括病灶、器官、组织等在内的感兴趣的目标，并确定其位置和类别。 |
| 医学图像配准 | medical image registration | 一种医学图像处理方法，将不同时间、空间、模态采集的医学图像通过算法映射到另一个坐标系的过程。 |
| 医学图像去噪 | medical image denoising | 一种医学图像处理方法，从医学图像中减少噪声的过程。 |
| 医学图像重建 | medical image reconstruction | 一种医学图像处理方法，原始扫描数据经计算机采用特定的算法处理，得到能用于诊断的图像。 |
| 自监督学习 | self-supervised learning | 一种学习策略，通过基于数据本身设计和建立的各种标记信息来对数据本身的特征、特性进行训练学习，进而把学习到的数据特征网络作为主干网络迁移到对目标任务的学习中。 |

（郑海荣　王珊珊　王　浩　邹　娟）

## 第三节　现状和展望

随着人工智能在医疗领域应用的快速推广，医学影像人工智能技术因其广阔的落地场景而备受企业和研究人员青睐。医学影像人工智能是一门跨学科的技术，需要医生与人工智能领域从业者合作，才能真正实现人工智能“看病”，因此医学影像人工智能术语成为跨学科沟通的重要桥梁。

目前，国内外人工智能通用术语和医学影像通用术语各有一定积累，现有标准、术语库和专业书籍已有所体现，如 GB/T 5271.34—2006《信息技术词汇第 34 部分：人工智能神经网络》、GB/T 5271.31—2006《信息技术词汇第 31 部分：人工智能机器学习》、加拿大政府术语数据库、术语在线、《医学影像技术学术语详解》等。医学影像人工智能的专用术语还在不断完善，《法国放射学会白皮书》《加拿大放射学人工智能白皮书》《欧洲放射学会白皮书》和《医学影像人工智能》等相关书籍对医学影像人工智能术语做了一些罗列，而美国正在尝试建立肺部领域人工智能医学影像共同术语。国内目前还没有形成统一、完整的医学影像人工智能术语体系。

在人工智能医疗器械产品术语方面，国内首批医疗器械行业标准《人工智能医疗器械　质量要求和评价第 1 部分：术语》已发布（YY/T 1833.1—2022）。该标准在基础共性技术数据集、质量评价指标、质量评价方法及应用场景等方面对 100 多个术语进行了定义，并以附录的形式给出了部分评价指标的计算公式。该标准是我国人工智能医疗器械标准化工作的里程碑，可为人工智能医疗器械的质量评价提供统一的术语和定义，为后续标准的起草提供字典，对产品进行安全有效评价的相关方法和指标进行规范。此外，现有国内外术语数据库中，医学影像人工智能强相关术语仍不完整，术语体系的不完整导致术语在运用方面存在以下两个问题：

1. 人工智能从业者与医生沟通成本高　目前，人工智能从业者与医生在术语的理解上有一定的差异，通常人工智能从业者偏向于使用人工智能方面的术语，医生偏向于使用医学影像方面的术语，两者的交集只是较小一部分，且这些术语都相对简单、容易理解，但表达能力有限。一些更加专业化的术语需要双方更具体和更深入的介绍与理解，导致沟通成本较高。因此，构建权威、全覆盖的医学影像人工智能术语文本将极大提高人工智能从业者与医生的沟通效率和理解程度。

2. 现有量化指标不能完全真实地反映临床实践中医生的真实感受　目前的量化指标不能完全真实地反映临床实践中医生的关注指标，如医生更关注阳性样本中的假阴性病灶，阴性样本中的假阳性病例，即临床中的误诊和漏诊情况。人工智能模型优化的过程，是同时减少误诊和漏诊两类情况的过程。而人工智能模型的灵敏度和特异度、精确率和召回率等存在此消彼长的关系，通常需要同时报告多个指标来比较模型的好坏。因此，在现有医学影像人工智能领域术语的基础上，构建更加贴近临床要求的量化指标，才能够真实地评估人工智能在临床环境中的作用。

考虑到医学影像人工智能术语的规范化和系统化，我们需要从人工智能、医学影像、医学影像人工智能三个方面构建完备统一的术语体系，在影像、诊断、网络、数据、评价、安全等细分领域对术语表达进行全面规范，促进医学影像人工智能技术领域从国家政策到产品落地中各个环节专业化标准的构建。

（郑海荣　王珊珊　王　浩　邹　娟）

## 附录　医学影像人工智能术语

### A

安全性(security)：对数据进行保护，以防止其受到意外或蓄意的存取、使用、修改、毁坏或泄密。安全性也涉及对患者隐私、元数据、通信以及计算机安装的物理保护。

### B

白盒测试(white box glass-box testing)：侧重于系统或部件内部机制的测试。类型包括分支测试、路径测试、语句测试等。

标签(label)：也称为标注。如在医学影像分割中，即为分割标注。

### C

参考标准(reference standard)：诊断和治疗过程中建立的基准数值，用于评价算法。

参数(parameter)：在学习阶段算法计算的变量。

测试集(testing set)：用于验证算法性能的数据集。

测试阶段(test phase)：评估模型普遍适用性的阶段，使用与学习阶段中使用的数据不同的数据(尽管通常来自相同的数据集)。

持续学习(continuous learning)：在基于机器学习的医疗器械生存周期的运行阶段持续收集数据，导致基于机器学习的医疗器械发生变更的训练过程。

超参数(hyperparameter)：算法中变量在学习前定义的参数。

超级人工智能(artificial superintelligence)：超级人工智能是计算机能力超越人类的时代。

### D

单层网络(single-layered network)：仅有源结点及一个输出层，而没有隐层的分层网络。

递归神经网络(recurrent neural network)：一种能基于对序列信息的理解而计算输出的神经网络。网络能记住以前的状态，并将以前的状态作为输入反馈回去。

电子病历(electronic medical record)：电子医疗记录，或电子健康记录，是以数字格式系统化地收集患者和人群的电子存储的健康信息。这些记录可以在不同的医疗保健设置之间共享。通过网络连接、企业范围的信息系统或其他信息网络交换共享记录。

对抗测试(adversarial test)：使用对抗性样本开展的测试。

对抗样本(adversarial sample)：基于原始数据上添加扰动达到混淆系统判别目的的新样本。

多层网络(multilayered network)：至少有两层的分层网络。

多判读者多病例研究(multiple reader multiple case study)：通过招募一组医务人员、随机组合判读人员和病例的方式开展的判读者性能研究。

Dice系数(Dice coefficient)：分割区域与目标区域的交集占分割区域与目标区域平均值的比例。

### F

反向传播网络(back-propagation network)：一种多层网络，它使用反向传播，以便学习期间的连接权调整。

反向传播(back propagation)：在多层网络中，从输出层朝向网络的输入逐层进行连接权调整的传播。

泛化能力(generalizability)：算法有效分析广泛样本的能力。

泛人工智能(artificial general intelligence)：泛人工智能与弱人工智能相对，也被称为超级智能，即人类水平的机器智能，代表机器能够像人类一样以智能的方式成功完成任何任务的能力。

分割标注(data segmentation annotation)：对医学影像数据进行分割分析，建立参考标准的过程。

分类标注(data classification annotation)：对医学影像数据进行分类分析，建立参考标准的过程。

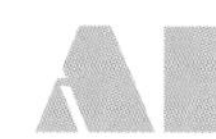

分类模型（classification model）：一种可用于机器学习的数学模型，在离散情况下区分两种或多种类别。

封闭测试集（sequestered testing set）：在第三方实验室的监督下收集和认证，需经过授权访问的隔离数据集。

复现性（repeatability）：算法在不同条件下对同一样本分析结果的一致性。

F1 度量（F1-measure）：召回率和精确度的调和平均数。

## G

感受野（receptive field）：在卷积神经网络中，感受野是卷积神经网络每一层输出的特征图上的像素点在输入图片上映射的区域大小。

个人健康数据（personal health data）：可用于个人身体状况监测、疾病预防和健康趋势分析的数据。如生物数据（基因等）、生理数据（如血压、脉搏）、环境数据（空气）、心理状态数据、社交数据以及就诊数据。

过拟合（overfitting）：指过于紧密或精确地匹配特定数据集，以至于无法良好地拟合其他数据或预测未来观察结果的现象。

## H

黑盒（black box）：一个系统或部件，它的输入、输出和通用功能是已知的，但它的内容或实现是未知的或无关的。

黑盒测试（black-box testing）：忽略系统或部件的内部机制只集中于响应所选择的输入和执行条件产生的输出的一种测试。

患者决策辅助系统（patient decision assistant system）：向患者提供辅助决策建议、由非医务人员使用的知识管理系统，结果仅供参考。

患者数据（patient data）：由医疗器械获取的包含患者疾病信息的数据。

## J

机器学习（machine learning）：机器学习是计算机科学的一个领域，它建立计算模型，有能力从数据中“学习”，然后提供预测。

激活函数（activation function）：基于人工神经元输入值和当前连接权来计算人工神经元输出值的函数。

集成学习（ensemble learning）：通过结合多个学习器来解决问题的一种机器学习范式。其常见形式是利用一个基学习算法从训练集产生多个基学习器，然后通过投票等机制将基学习器进行结合。

计算机辅助（computer-aided）：使用计算机完成部分工作的技术或过程。

计算机辅助医学分诊系统（computer-aided triage system）：自动分析医学数据、给出初始解释和鉴别分类、辅助医务人员确定患者优先级和 / 或就诊科室的计算系统。

计算机辅助医学识别系统（computer-aided detection system）：具备模式识别、数据分析能力，通过识别、标记、强调或其他方式直接提醒医务人员注意医学影像或医疗器械数据的可能异常情况的计算系统。

计算机辅助医学诊断系统（computer-aided diagnosis system）：通过人的症状或迹象判断疾病或生理状态、辅助医务人员进行决策的计算系统。

计算机视觉（computer vision）：功能单元获取、处理和解释可视数据的能力。

假阳性（false positive）：被算法判为阳性样本的阴性样本。

假阴性（false negative）：被算法判为阴性样本的阳性样本。

监督学习（supervised learning）：一种学习策略，根据输入数据和相应的标签训练模型。监督机器学习类似于学生通过学习一系列问题和相应答案学习一门课程。在掌握了问题和答案之间的映射之后，学生就可以对同一主题的新问题提供答案。

交并比（intersection over union）：模型产生的目标窗口与参考标准窗口交叠的程度。

金标准（gold standard）：临床诊断和治疗可依据的最佳测试结果。

精确度（precision）：真阳性样本占被算法判为阳性样本的全体样本的比例。

精确度 - 召回率曲线（precision-recall curve）：由算法在一组阈值设定下对于给定的测试集得出的一组召回率为纵轴，精确度为横轴构造的曲线。

聚类（clustering）：一种统计分析方法，将集合中类似的物理或抽象对象组成多个类。在机器学习领域可用于对缺少先验知识的样本进行非监督式学习。

卷积神经网络（convolutional neural network）：一类包含卷积计算且具有深度结构的前馈神经网络，由一个或多个卷积层组成，对数据中的局部特征进行卷积操作。

决策树（decision tree）：一种统计分类模型，通过一系列的决策函数形成多层分类器，实现将某个样本判别为一个类别的过程。

Jaccard 系数（Jaccard coefficient）：模型产生的目标窗口与参考标准窗口的交集除以两者的并集。

### K

可控性（controllability）：人工智能系统允许人类或其他外部代理干预系统的功能。

可达性（accessibility）：组成数据集的各部分便于选择使用或维护的程度。

可用性（availability）：数据集在投入使用时可操作或可访问的程度。

Kappa 系数（Kappa coefficient）：用于一致性检验的指标。

### L

离群值（outlier）：在一份数据中，与其他观察值具有明显不同特征的那些观察值。

一致性（consistency）：①在文档或系统或系统部件的各部分之间，一致、标准化、无矛盾的程度。②在数据集的各阶段、部分之间，一致、标准化、无矛盾的程度。

联邦学习（federated machine learning）：一种多方协同建立模型的机器学习框架，各个数据源方进行数据预处理，共同建立其学习模型，并将输出结果反馈给用户。

临床决策支持（clinical decision support）：根据临床知识和患者数据产生辅助决策的建议，该建议由医务人员使用。注：在不同的国家和地区，临床决策支持系统可能不属于医疗器械。

灵敏度（sensitivity）：真阳性样本占全体阳性样本的比例。

鲁棒性（robustness）：算法对特性或参数扰动的不敏感性。

### M

模式识别（pattern recognition）：通过功能单元对某一对象物理或抽象的模式以及结构和配置的辨识。

模型（model）：应区别于算法。模型是指已计算的函数（包含每个参数的权重）。

### P

判读者性能研究（reader performance test）：通过比对医务人员在独立工作和结合模型工作两种状态下判读病例数据的结果来研究模型性能的过程。

批（量）训练（batch training）：一种训练，仅在一个（训）期之后，才对连接权进行调整。

批归一化（batch normalization）：一种数据被设置为均值为 0 的数据预处理步骤，通常将标准差设置为 1。

平均精确度（average precision）：精确度 - 召回率曲线下的积分面积。

平均精确度均值（mean average precision）：在多目标检测问题上，算法对于各类目标的平均精确度的平均值。

### Q

强化学习（reinforcement learning）：机器学习通过与环境连续交互，运用奖励函数优化策略函数或值函数。

迁移学习（transfer learning）：一种机器学习方法，可将源任务域学习得到的知识 / 模型迁移到目标任务域，通常知识的迁移通过预训练模型来实现。

前馈神经网络（feedforward neural network）：是一种节点间的连接不形成循环的人工神经网络。前馈神经网络有输入层、隐藏层和输出层，信息总是从输入层到输出层方向传播，没有反向传播。

前向传播（forward propagation）：在多层网络中，从输入层朝向网络的输出逐层进行连接权调整的传播。

欠拟合（underfitting）：当统计模型不能充分捕捉数据的底层结构时，会出现拟合不足。

群学习（swarm learning）：一种将边缘计算、基于区块链的对等网络结合起来的分散式人工智能方法。

权重（weights）：神经网络中节点之间的连接强度（系数）。

全卷积网络（fully convolutional network）：全卷积网络是第一个用于语义分割的卷积神经网络。它是端到端、像素到像素的训练，输入可以是任意大小。通过密集前馈计算和反向传播，在整幅图像上同时进行学习和推理。

全连接网络（fully connected network）：一种非分层网络，其中每个人工神经元都连接到全部其他人工神经元上，或为分层网络，其中在层中的每个人工神经元连接到相邻前向层中全部神经元上。

### R

人工神经网络（artificial neural network）：机器学习中的一种计算模型，是一种受哺乳动物大脑生

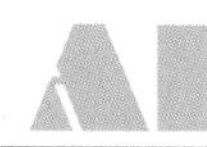

物结构和功能启发的模型。模型包括多个人工神经元，通过构建彼此之间的联系来传递信息，能从给定数据中逐步“学习”任务。

人工智能（artificial intelligence）：表现出与人类智能（如推理和学习）相关的各种功能的功能单元的能力。

人工智能系统公平性（AI system fairness）：人工智能系统做出不涉及喜好和偏袒决策的性质。

人工智能系统可解释性（AI system explainability）：人工智能系统对影响决策的重要因素均能以人能理解的方式来表达的性质。

人工智能系统透明性（AI system transparency）：人工智能系统具有开放、综合、可访问以及信息表示可清晰理解的性质。

人工智能医疗器械（artificial intelligence medical device）：采用人工智能技术实现预期用途的医疗器械。此处应明确为基于深度学习技术的医疗器械。

软件可靠性（software reliability）：在规定的条件下和规定的时间内，软件执行所要求功能的能力。

软件质量（software quality）：软件产品中能满足规定需求的性质和特性的总体。

软件质量保证（software quality assurance）：为使某项目或产品符合已建立的技术需求，能提供足够的置信度，而必须采取的有计划和有系统的全部活动的模式。

弱监督学习（weakly supervised learning）：一种学习策略，通过使用有噪声的、有限的、不精确的外部信息源进行机器学习。该方法减少了对标注数据质量和数量的要求。

弱人工智能（artificial narrow intelligence）：代表了目前大多数人工智能系统，通常专注于某一特定任务。与强人工智能的定义相反，后者的目标是提供一个具有意识或解决任何问题的能力的系统。

## S

深度神经网络（deep neural network）：多层神经网络结构，通常有5～100层。只有几层的网络称为浅网络。

深度学习（deep learning）：机器学习的一个子领域，其动机在于建立、模拟人脑进行分析学习的神经网络，它通过模仿人脑的机制来解释数据，例如图像、声音和文本。

生成式对抗网络（generative adversarial network）：一种深度学习模型，由生成模型和判别模型的互相博弈学习产生好的输出。

输出层（output layer）：把信号送给外部系统的人工神经元层。

输入层（input layer）：一种从外部源接收信号的人工神经元层。

数据增广（data augmentation）：通过修改或利用现有数据来创建合成样本的过程。

数据采样（data sampling）：从数据样本中选择一个能呈现与正在分析的较大数据集相似趋势的子集的过程。

数据标注（data annotation）：对数据进行分析，添加外部知识，建立参考标准的过程。

数据改进（data refinement）：用于将抽象数据模型转化为可实现的数据结构（如数组）。

数据集（data set）：具有一定主题，可以标识并可以被计算机化处理的数据集合。

数据集成（data integration）：对不同资源中的数据进行组合，并以统一的视图提供给用户的过程。

数据集偏倚（dataset bias）：数据集在统计意义上偏离预期用途的程度。

数据集质量（dataset quality）：在指定条件下使用时，数据集的特性满足明确的和隐含的要求的程度。

数据清洗（data cleaning）：发现和纠正患者数据中可识别错误的过程，包括数据格式、数据质量、重复数据等。

数据生存周期（data life cycle）：数据获取、存储、整合、分析、应用、呈现、归档和销毁等各种生存形态演变的过程。

数据特征层次（data characteristic hierarchy）：从不同粗细粒度表征数据特征的数据层次结构。

数据提取（data extraction）：从数据资源中检索数据，以进行下一步数据处理或数据存储的行为或过程。

数据脱敏（data anonymization）：对敏感信息通过脱敏规则进行数据的变形，实现敏感隐私数据的可靠保护。

数据质量（data quality）：在指定条件下使用时，数据的特性满足明确的和隐含的要求的程度。

数据质量特性（data quality characteristic）：对数据质量有影响的数据质量属性的类别。

数据治理（data governance）：数据资源及其应用过程中相关管控活动、绩效和风险管理的集合。

## T

特征(features):被观测现象的一种独特的可测量的属性或特性。

特异性(specificity):真阴性样本占全体阴性样本的比例。

梯度下降(gradient descent):一种寻找最小值(如误差)的快速优化方法,在局部位置计算梯度,每次在向下的方向向下走一步,重复这个步骤能够最快、最有效地下降到最小值。

推理(inference):从已知前提导出结论的方法。在人工智能领域中,前提是事实或规则。

## W

完整性(integrity):保护数据准确性和完备性的性质。

无监督学习(unsupervised learning):一种学习策略,它在于观察分析不同的实体,确定某些子集能分组到一定的类别里。无监督学习不需要通过来自外部知识源的反馈,对获得的结果进行任何正确性测试。

误差反向传播(error backpropagation):在训练过程中,通过最小化输出误差来调整神经网络中权值。

## X

响应时间(response time):在给定的测试环境下,对给定的数据样本进行运算并获得结果所需要的平均时间。

性能(performance):系统或部件在给定的约束条件下实现指定功能的程度。

性能测试(performance testing):评价系统或部件与规定的性能需求的依从性的测试行为。

性能评价(performance evaluation):为确定运行目标达到了何种有效程度而对系统或系统部件的技术评价。

学习阶段(learning phase):根据专用数据计算模型参数的阶段。

学习率(learning rate):一种形容训练模型梯度下降程度的标量。在每次迭代中,梯度下降算法是将学习率乘以梯度,得到的乘积叫做梯度步长。学习率是一个重要的超参数。

训练(training):基于机器学习算法,利用训练数据,建立或改进机器学习模型参数的过程。

训练集(training set):用于模型训练的数据集。

## Y

验证集(validation set):用于算法调优的数据集。

阳性样本(positive sample):临床诊断或治疗的目标样本。

阳性预测值(positive prediction value):真阳性样本占全体被判为阳性样本的样本比例。

一致性(consistency):数据集的各部分之间一致、标准化、无矛盾的程度。

医学人工智能系统生命周期模型(AI system lifecycle model):医学人工智能系统从起始到退役的整个演进过程的框架。包括起始、设计与开发、验证与确认、部署、运维与监控、再评价直至退役。

医学人工智能边缘云服务(AI edge cloud service):通过云计算已定义的接口,部署在人工智能边缘计算设施上的、满足医学行业独特需求的一种或多种人工智能能力。

医学人工智能算法服务(AI algorithm service):满足医学诉求的人工智能算法在推理部署后的运行态。算法服务接受用户的应用请求,对输入数据进行处理,并返回处理结果。

医学人工智能云服务(AI cloud service):通过云计算已定义的接口提供的、满足医学行业独特需求的一种或多种人工智能能力。

医学图像成像加速(medical imaging acceleration):一种医学图像成像技术,通过超分辨率重建、低剂量重建等加速算法提高各种医学成像设备的成像速度。

医学图像处理(medical image processing):一类对医学图像进行图像处理的方法,包括图像重建、图像增强、图像识别、图像分割、图像配准、图像可视化等。

医学图像分割(medical image segmentation):一种医学图像处理方法,根据临床治疗或研究需求把医学图像分成若干个特定的、具有独特性质的区域,并提取出图像中包括器官、病灶等感兴趣目标的技术和过程。

医学图像分类(medical image classification):一种医学图像处理方法,根据医学图像信息中所反映的不同特征,对不同类别的医学图像进行分类。

医学图像模态转换(medical imaging modality transformation):一种医学图像处理方法,从一种影像模态转换到另一种影像模态。

医学图像目标检测(medical object detection):一种医学图像处理方法,从医学图像中找出包括病灶、器官、组织等感兴趣的目标,并确定其位置和类别。

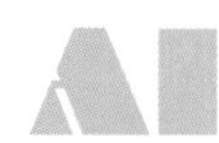

医学图像配准（medical image registration）：一种医学图像处理方法，将不同时间、空间、模态采集的医学图像通过算法映射到另一个坐标系的过程。

医学图像去噪（medical image denoising）：一种医学图像处理方法，从医学图像中减少噪声的过程。

医学图像预处理（medical image preprocessing）：医学图像质量的好坏直接影响算法的设计和效果的精度，在图像分析之前需进行预处理。图像预处理主要是消除图像中无关的信息，恢复有用的真实信息，增强有关信息的可检测性。

医学图像重建（medical image reconstruction）：一种医学图像处理方法，从原始扫描数据经计算机采用特定的算法处理，得到能用于诊断的图像。

阴性样本（negative sample）：除阳性样本以外的样本。

阴性预测值（negative prediction value）：真阴性样本占全体被判为阴性样本的样本比例。

隐层（hidden layer）：不直接和外部系统通信的人工神经元层。

元学习（meta learning）：让机器学会如何学习。

## Z

再训练（retraining）：训练不同的训练数据，更新已训练模型。

召回率（recall）：真阳性样本占全体阳性样本的比例。

真值（ground truth）：可用金标准验证的参考标准。

真阳性（true positive）：被算法判为阳性样本的阳性样本。

真阴性（true negative）：被算法判为阴性样本的阴性样本。

支持向量机（support vector machine）：一种用于数据分类和回归分析的监督机器学习模型，可对特征空间中不同类别的点之间的间隙宽度进行优化。

智能医学设备（intelligent device）：基于人工智能技术，能够自动运行或者半自动（交互式）运行的医学设备。

智能硬件（smart device）：能够自主运行和交互式运行、通常能够与其他设备互联互通的电子产品。

主动学习（active learning）：通过查询算法挑选最有用的数据样本，进行人工标注，然后用于学习的模型学习策略。

专家系统（expert system）：一种基于知识的系统，根据由人类专家经验开发出的知识库进行推理，来解决某一特定领域或应用范围中的问题。

准确率（accuracy）：对于给定的测试数据集，分类器正确分类的样本数与总样本数之比。

自监督学习（self-supervised learning）：一种学习策略，通过基于数据本身设计和建立的各种标记信息来对数据本身的特征、特性进行训练学习，进而把学习到的数据特征网络作为主干网络迁移到对目标任务的训练学习中。

自由受试者响应曲线（free receiving operating characteristics curve）：由算法在一组阈值设定下对于给定的测试集得到的召回率为纵轴，单个病例平均假阳性样本数量为横轴构造的曲线。

# 第二章　医学影像人工智能大数据

## 第一节　医学影像人工智能发展对数据的要求

数据是人工智能技术所有要素中的核心，其规模和质量是人工智能系统效果的基础。离开数据谈人工智能，是空中楼阁、无米之炊，人工智能是建立在数据的基础之上，换句话说，人工智能是对于数据的智能化处理、解读、判断等。对于医学影像而言，应用人工智能技术对整个临床诊疗路径提供辅助分析，以及对影像设备的成像各步骤进行处理，达到为临床场景和设备进行赋能，提高与医学影像链相关的诊断、治疗效果和效率。例如在诊疗过程中提升特定病种的诊断准确性、提高放射治疗的靶区勾画效率、增加对影像征象提示和解读等，缩短检查过程中的定位时间、降低设备的辐射剂量、减少图像噪声和伪影等。上述这些成功的应用，使得医学影像人工智能成为医学人工智能领域最成功和广泛的应用场景，学术成果和商业化产品不断涌现，其重要基础就是具备了大规模、标准化、具有临床共识的标注和与临床场景相适应的数据。这些数据的产生、收集、汇集和处理过程从根本上决定了人工智能的最终深度和效果。

医学影像相对于其他医疗场景在数字化技术上一直走在前列。医学影像数据是指对医学影像信息的形式化表示，不仅包含影像中的图像，还包含与影像相关的临床数据、标注信息等，以原始或者经过数据处理后的形态呈现出来。医学影像数据集是将数据以汇聚形式展现，医学影像数据库是利用数据库系统对数据或者数据集按照数据结构来进行组织、存储和管理。

近年来，以深度学习为主流的人工智能技术路线和机器学习框架下设计数学模型或者神经网络模型，其根本是利用事先收集的数据对模型进行训练，获得满足需求的模型，因此数据规模和质量成为决定效果的基础。而且随着相应大模型技术及强化学习、迁移学习、小样本学习等算法的发展，对于数据的需求从粗放式的追求规模和数量为主，向追求数据质量聚焦，要满足特定场景需求，获得包含充分标注、特异化、代表性的数据来提升适应性和泛化能力。结合医学影像领域的需求，辅助诊断是以循证医学理论为基础，在医学影像数据复杂多变、病灶征象表现异常复杂的情境下，算法模型为了满足泛化能力、解释性、准确性、鲁棒性要求，对数据要求更高。在现有深度学习模型和算法的技术条件下，算法对训练数据具有很高的敏感性，数据对医学影像人工智能产品的性能好坏起着决定作用。

与技术发展和临床各类新需求不断涌现相对应的是，医学影像数据依然处于滞后状态，在科研成果中以突出新算法、新场景为主流，针对数据治理的研究，在理论、技术、方法和实践上的成果不多，究其原因，主要是因为进行数据尤其是医学数据集的建设，存在投入大、周期长且影像各类模态、器官、专病间差异大等不利因素，导致研究者对于数据基础研究不重视，算法研究大量引用国外公开数据源。这种状态不利于奠定良好、自主的研究基础，必将会危害到相关领域的长期发展。对于国内近几年来快速成长的医学人工智能和医学大数据企业，高质量数据的匮乏也成为制约产业发展的瓶颈。当前产品研发机构受限于现有条件，数据仅来源于少量合作医疗机构，所得到的数据在数量、覆盖的广度和深度均不足，在涵盖的设备层次、厂商、机型、地域、患病人群、医疗机构等级等方面有限，造成数据具有很大的偏倚性和系统性偏差，导致产品缺乏普适性和实用性。

因此将构建标准化、规范化、广覆盖、高质量、大规模的数据库提升到国家战略层面上进行统筹规划，

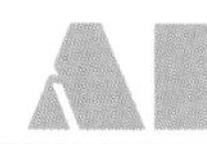

面向科研和产业发展提供科研基础设施、引导内外部资源进行协同建设等方式方法成为当前医学影像数据建设可能获得突破的途径和需求。由国家相关机构和部门牵头，规划和统筹医学影像相关数据的整体发展战略，集中优势资源，以临床、科研和产业急需的数据资源为导向，建设国家级数据汇集机制和发展计划。采用多层次、分步骤、分区域、逐级逐步、短期和中长期发展相结合等方式，组织产、学、研、医、用、检测等机构进行合理分工合作。避免低水平重复建设、与需求不适用的无效建设、追求短期效果的盲目建设等不良方式的泛滥，有效提升我国医学影像人工智能数据基础的安全和自主可控。

国家卫生健康委员会在所属的能力建设和继续教育中心专门设立了健康医疗大数据创新应用示范中心，正推动将国家临床重点专科标准数据库建设、国家健康医疗大数据创新应用示范平台建设，以及即将全面开展的健康医疗大数据创新应用工作等，纳入国家“十四五”全民健康数字工程规划。国家卫生健康委能力建设和继续教育中心依托国家健康医疗大数据创新应用示范中心，在规划信息司的指导下，正以临床重点专科标准数据库建设为抓手，建立健全权威、科学、规范的健康医疗大数据库建设标准体系，搭建国家级健康医疗大数据创新应用示范平台，主导国家层面健康医疗大数据政产学研用转化创新示范应用，致力于推进跨领域的资源融合与协同创新，推动健康医疗数据供需精准对接，引导社会主体对健康医疗数据的价值挖掘和创新应用，努力打造健康医疗大数据创新应用发展的示范样本。

以上是从国家级战略层面上对医学影像人工智能相关数据库、数据集、数据等进行引导和示范。具体而言，从临床需求和卫生管理角度考虑，对数据的要求归纳如下：

1. 与临床实际场景相适应，数据集的整体框架和内容要具有权威性、科学性和多样性。数据基于以权威的临床诊断标准、规范或者专家共识，真实、准确地反映临床实际情况，来源于权威可信的多家临床机构，分布比例符合流行病学特征和统计学要求。

2. 数据集的建立过程要标准化和规范化。标准化涉及数据采集、数据处理过程中设备、方法、工具、人员以及环境等问题。包括成像过程中设备参数、品牌厂商、性能规格，对图像信噪比、分辨率和伪影等产生影响的因素进行约定；数据集采集和构建过程中的标准化、规范化、流程化、同质化；对数据处理如标注工具的可信性、结果的可追溯性、人员的规范化、环境的适应性等。缺乏规范化保证的数据集将难以保障人工智能医疗产品的可靠性、有效性和安全性。

3. 注重数据知识化。对于影像人工智能，最直接的处理是进行图像的识别等层级的智能化处理，但是人工智能的高层次应用是以知识为基础的推理等处理。因此对影像数据除了进行基本的标注等附加信息之外，利用多模态的数据，以及将诊断信息等与之进行融合，形成知识化的数据库，是进行高层次智能处理的必要措施。另外，在影像处理的技术路线上，以数据为基础，进行初步的训练，构建出对低级视觉特征具备识别能力的预训练模型和大模型，也将是数据建设的进一步发展趋势。

4. 建立起数据共享生态，促进分工合作，提升产业综合竞争力。由于高质量数据匮乏、标准不统一的现状，导致辅助诊断系统偏差较大甚至存在错误，迫使行业企业采取更多标注数据、更多学习参数的策略，获取盲目性的“经验模型”来覆盖目标病种的各种征象，提高人工智能产品的性能指标和鲁棒性。该策略投入大、质量无法保证，不能提高算法的性能，还会导致不收敛等致命问题。同时由于缺乏数据共享机制，不同机构和企业构建孤立的数据集，陷入低水平重复建设，造成数据竞争和垄断的结果，无助于行业整体水平的提升。因此，行业内急需建立数据共享的生态机制，打通渠道，提高质量，减少重复建设，促进分工合作，形成产业链，提升综合竞争力。

5. 注重伦理和数据安全，保证患者隐私。临床数据涉及大量的个人敏感信息，这就给数据的安全性和保护个人隐私方面带来了挑战。目前医疗健康数据的保护和监管措施尚不完善，隐私信息泄露的风险高，因此数据集的构建需要从技术和政策法规两方面做好对数据使用的规范，保障数据使用的安全和个人隐私不被滥用。此外，为了确保可分享数据合规使用，还需要建立相应的法律法规来明确数据的所有权、许可权和隐私权，解决数据在使用过程涉及的伦理和遗传资源保护问题。

（马兆毅　蒋　薇　颜子夜）

# 第二节　数据的质量与标准

## 一、卫生健康领域相关标准概述

目前，监督学习广泛应用于人工智能医疗器械，客观上需要一大批具有参考标准的高质量数据集，为研发、测试活动提供依托。医院、高校、科研机构、监管机构、医疗器械检测机构等社会各方力量都在投入数据集建设。为了保障数据集的质量，社会各方需要充分了解数据的质量与标准，对数据集的设计输入、过程组织、质量控制、质量评价提供规范。本节对国内相关标准规范进行调研和总结，为业内提供参考信息。

临床机构是数据采集的主要场所，是把控数据质量的第一道关口。近年来，国家卫生健康委员会从顶层设计的角度重视加强健康信息系统、电子病历、互联互通、数据共享的建设与标准化，陆续发布了《关于加强全民健康信息标准化体系建设的意见》(国卫办规划发〔2020〕14 号)、《关于印发公立医院高质量发展促进行动(2021—2025 年)的通知》(国卫医发〔2021〕27 号)、《国家卫生健康委办公厅关于印发医院智慧管理分级评估标准体系(试行)的通知》(国卫办医函〔2021〕86 号)等文件。临床机构在数据库和信息系统开发方面依从的卫生健康行业规范，对人工智能医疗器械数据集建设具有重要影响。

在数据库与信息系统建设方面，我国围绕临床数据的录入、管理、数据元、元数据等环节形成了一批行业标准，例如 WS 363《卫生信息数据元目录》系列标准、WS 364《卫生信息数据元值域代码》系列标准。WS 363《卫生信息数据元目录》分为十七部分，例如总则、标识、人口学及社会经济学特征等，技术内容包括卫生信息数据元目录内容结构、属性与描述规则、数据元目录格式和数据元索引的编制规则等。WS 364《卫生信息数据元值域代码》也分为十七个部分，与 WS 363 的各部分之间有对应关系，技术内容包括卫生信息数据元值域代码标准的数据元值域的编码方法、代码表格式和表示要求、代码表的命名与标识等。

在数据集通用领域，现有卫生行业标准围绕数据集的分类框架、编码规则、元数据内容、结构、属性、索引等通用问题等开展工作，例如 WS 370—2012《卫生信息基本数据集编制规范》、WS/T 305—2009《卫生信息数据集元数据规范》、WS/T 306—2009《卫生信息数据集分类与编码规则》等标准。

在数据集专用领域，国内现行标准包括 WS 372《疾病管理基本数据集》系列标准、WS 374《卫生管理基本数据集》系列标准、WS 445《电子病历数据集》系列标准、WS365—2011《城乡居民健康档案基本数据集》等，旨在规范特定主题下的数据集内容、编码、标识符、数据元属性、元数据属性等具体问题。

在数据安全领域，我国发布了 GB/T 39725—2020《信息安全技术健康医疗数据安全指南》。该标准给出了健康医疗数据控制者在保护健康医疗数据时可采取的安全措施，适用于指导健康医疗数据控制者对健康医疗数据进行安全保护，也可供健康医疗、网络安全相关主管部门以及第三方评估机构等组织开展健康医疗数据的安全监督管理与评估等工作时参考。

## 二、AI 医疗器械数据集通用要求

数据集在人工智能医疗器械的全生命周期发挥着重要作用。在产品的研发阶段，算法的训练、调优、定型均需要大量的训练样本做支持。产品上市前的验证和确认活动，需要建立独立的测试集、临床试验数据集。产品临床部署后，日常质控环节需要建立数据集用于评估算法性能是否发生变化、是否可重复。产品上市后监督检验、更新再评价等活动也需要建立专用的数据集。

人工智能医疗器械的数据样本来源较为广泛，包括医院、体检机构、第三方医学实验室、科研机构、公共卫生筛查项目等渠道。无论是医院信息系统自动导出的数据，还是人工方式收集整理的数据，均需要开展必要的开发、质控、管理活动，转化封装为数据集，方可交付用户使用。

数据集的质量合规性是人工智能医疗器械全生命周期监管的重要话题之一，也是人工智能医疗器械标准化的重要方向之一，已被列入“十四五”标准体系规划。全国人工智能医疗器械标准化技术归口单位在

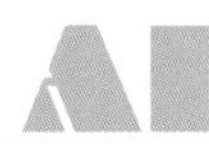

2020年起草了医疗器械行业标准《人工智能医疗器械　质量要求和评价　第2部分：数据集通用要求》，在2021年起草了医疗器械行业标准《人工智能医疗器械　质量要求和评价　第3部分：数据标注通用要求》，对数据集的质量合规性评价提出了通用的解决方案。

《人工智能医疗器械　质量要求和评价　第2部分：数据集通用要求》在起草过程中综合调研了信息技术领域的数据质量相关标准（例如GB/T 25000.12—2017、GB/T 25000.24—2017）和临床试验数据管理、临床数据核查的相关文献，根据人工智能医疗器械的监管与产业现状，把数据集定位成"特殊的产品"，提出了数据集的说明文档要求、质量要求，以及质量符合性评价方法。从术语定义的角度，该标准提出了"数据集制造责任方"的概念，即"对数据集的设计和制造负有责任的实体"，明确了标准的执行主体。人工智能医疗器械的数据集制造责任方可能来自产学研用各个领域，在本标准的框架下规范数据集的质量。

数据集的说明文档是对数据集的系统描述，同时为质量评价提供依据，旨在帮助数据集的用户、监管方充分了解数据集，角色类似于医疗器械的说明书。具体内容包括数据集的分类、基本信息、应用场景、数据元属性、元数据属性、标识、质量特性描述等方面。数据集说明文档是否全面、清晰、准确，影响用户对数据集的利用程度。

数据集质量要求具体提出了十七种数据质量特性，对其含义进行了举例说明，为数据集质量评价提供了通用的判断依据。这些质量特性可分别下沉到数据集生存周期的不同阶段，包括数据采集、数据清洗、数据标注、数据访问与使用、过程管理与追溯等活动，从不同侧面反映数据集的质量水平。

数据集的质量符合性评价包括对数据集说明文档的检查、数据集质量特性的评价、数据集风险管理文档三部分内容。其中的重点是对十七种质量特性开展质量评价，具体包括抽样检验、操作检查、过程验证等方式。抽样检验采用质量监督抽验的思路，根据各质量特性对应的具体指标制定抽样方案，根据试验结果判定统计意义上是否通过。同时，质量符合性评价还包含对数据集风险管理文档的检查，客观上提醒数据集制造责任方关注对数据集偏倚风险的控制。

## 三、医学影像与医学文本数据质量要求

为了适应医学影像人工智能产品的发展需要，医学影像数据集制造责任方需要对医学影像、影像报告文本等基础数据模态给出明确的要求，作为数据集建设的设计输入。医学影像自身的质量要求，一方面需要依托客观、定量的参数，例如图像的分辨率、信噪比、对比度、均匀性、梯度等；另一方面需要建立主观、定性的评级，例如利克特量表的方式，由医生对图像质量进行判读，确定临床接受度。

1. 医学影像的质量受成像设备、采集条件、人员操作等因素共同制约，需要考虑以下情况：

（1）成像设备：医学影像数据集的建设过程，与医学影像人工智能产品的临床试验有相似之处，可采用前瞻的形式扫描新的数据，也可以采用回顾的形式收集历史数据。前提条件是成像设备自身有效。数据集制造责任方可以通过查阅成像设备的医疗器械注册证、校准/计量证书、期间核查记录、实验室比对等方式确认设备的状态，也可以依托业内公认的体模和操作规程开展成像试验和人工判读，作为客观证据。为了确保数据质量满足数据采集的要求，数据集制造责任方需要限定成像设备的技术指标，例如CT设备要求不低于64排、MRI设备要求场强不低于1.5T等。

（2）采集条件：医学影像的采集条件对数据质量、数据特征的影响比较显著，也需要重点关注。按照时间顺序，首先关注成像前的准备阶段，例如向患者注射对比剂、药物的种类、浓度、时间、心率控制要求等。其次关注成像设备的参数设置，例如CT设备的管电压、管电流、曝光时间、成像视野、重建层厚、层间距、重建间隔、重建算子等。

（3）人员操作：数据集制造责任方需要对成像设备操作人员进行管理，对其资质、从业年限、操作熟练程度提出要求，组织必要的培训和考核（例如如何进行患者摆位、如何根据患者个体差异进行成像参数设置），确保人员操作的正确性、一致性。

2. 在建设医学影像数据集的过程中，医学影像报告常常作为数据来源之一，其中文本数据的质量也需

要受控，包括数据的脱敏、清洗、查重。

文本质量的评估，需要关注准确性、完备性、一致性、格式有效性等维度。

(1) 文本数据的准确性：首先，体现在名词术语、逻辑关系层面，需要按照医学标准规范、专家共识和其他公认的文献使用技术名词，描述影像学特征与临床诊断之间的关联。其次，数据集制造责任方应确保入库的数据与医院的原始数据吻合，避免出现数据的篡改、丢失等情形。

(2) 文本数据的完备性，指的是报告内容充分覆盖各种要素，例如包括受检者标识信息(例如编号、性别、年龄)、临床初诊信息(例如病历报告号)、检查要求或目的、检查部位和名称、检查设备、技术和方法、放射学表现(是否发现阳性、具体征象)、放射学诊断、检查时间、签发报告的时间。

(3) 文本数据的一致性，指的是文字描述与诊断结论之间、文本内容与影像特征、历史记录或其他数据之间不存在矛盾，共同支持报告的结论。当影像报告在数据集的建设过程中进行流转，例如在采集、清洗、标注、存储、调用各个环节之间流转，流转过程不应影响报告内容。

(4) 文本数据的格式有效性：指的是结构、字段、编码等格式符合相关要求。在结构方面，例如采用两段式描述的方式，分别对应影像信息的具体描述、报告诊断结论。在字段方面，例如对日期的表示可能采用“年 - 月 - 日”或者“月 - 日 - 年”。此外，文本数据尽量采用清晰、无歧义的语言，避免文本内容造成数据集用户困惑，甚至产生不同的理解。

(王　浩)

## 第三节　数据的规范化标注和加工

### 一、数据标注通用要求

数据标注是医学影像数据库建设和人工智能医疗器械生产研发必备的重要技术服务之一，需要专业的医务工作者参与和支持，建立科学、规范的流程。数据标注任务的描述、组织、实施、产出是否合规，已纳入医疗器械监管的视野。我国药品监管部门在 2021 年起草完成了医疗器械行业标准《人工智能医疗器械　质量要求和评价　第 3 部分：数据标注通用要求》，从标注质量控制的角度为行业提供指导。

该标准的起草思想秉承医疗器械行业标准《人工智能医疗器械　质量要求和评价　第 2 部分：数据集通用要求》，关注数据标注环节的质量控制与质量评价。数据标注作为一种特殊的技术服务，决定了数据集参考标准的质量，也进入了医疗器械监管的视野。医学数据标注行业目前处于起步阶段，胸部 CT 肺结节等领域陆续发布标注专家共识，但总体发展不均衡，意味着不同地区、不同机构组织的数据标注质量缺乏可比性，制约数据集的建设和利用。《人工智能医疗器械　质量要求和评价　第 3 部分：数据标注通用要求》的技术内容包含五个主要部分，其执行主体是标注责任方。

第一，标注责任方应建立标注任务描述文档，明确标注对象的定义、标注规则、标注结果的存储格式、标注结果的性质等内容。标注任务描述文档既可以提供给标注人员，作为培训的依据，又可以帮助用户、监管方掌握数据标注任务的全貌。其角色类似数据集说明文档，展开介绍数据标注的细节。

第二，标注责任方应明确标注任务的质量特性。此处的质量特性秉承了数据集质量特性中的部分概念，主要关注标注结果质量和标注过程的一致性、可追溯性，并以举例说明的形式，介绍各质量特性的具体含义，帮助标注责任方整理判断依据。

第三，标注责任方应明确标注与质控流程，建立标注业务的组织框架，明确数据输入输出的节点、人员选拔、人员分工的步骤，以及标注过程中的质控措施。标注与质控流程将影响标注责任方的资源投入和管理制度，在质量管理体系核查中需要形成对应的规程和记录。

第四，本标准也给出了标注工具的推荐要求，包括功能要求(数据操作、标注操作、业务组织等)、安全要求(网络安全、数据安全等)。鉴于数据标注工具对数据标注质量和数据安全有重要影响，这些推荐要求有助于确保标注工具的质量，引导相关的研发活动。

 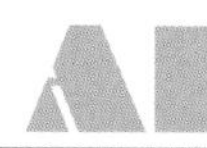

第五，标准中对各项要求给出了对应的评价方法，总体思路与数据集质量评价一致，集合了过程验证、文档检查、抽样检验等方式，从而为标注任务的验收提供依据。

在实践环节，不同的标注任务在数据模态、标注对象方面差异较大，需要结合实际案例进行理解。

## 二、典 型 案 例

### （一）胸部CT肺结节标注

1. 标注任务分类　根据数据模态，本标注任务属于图像标注，数据模态为胸部CT影像；执行主体为人工标注。本标注任务属于结构化标注。标注结果以表格的形式存储，包含数字、字符型数据，可使用csv、xml或json格式进行存储。标注结果给出胸部CT肺结节每一层的中心点坐标、包围盒端点坐标、边界端点坐标、肺结节的分类，作为参考标准使用。

2. 标注规则　本标注任务的标注对象是胸部CT肺结节的检测、分类、分割、测量。

肺结节及各个子类的含义如下：

（1）肺内实性结节：肺实质内圆形或类圆形（球体或类球体）边界清楚的局灶密度增高影，且病灶内支气管、血管边缘不能识别，最大径≤3cm。本次标记先在肺窗中主观判断结节部位，从而将结节分为肺内结节和胸膜结节。再根据肺窗中结节是否含有磨玻璃成分，将肺内结节分为肺内实性结节或肺内亚实性结节。

（2）肺内部分实性结节（肺内混合磨玻璃密度结节）：肺实质内圆形或类圆形（球体或类球体）边界清楚的局灶密度增高影，且部分病灶内支气管、血管边缘可识别，最大长径≤3cm。

（3）肺内纯磨玻璃密度结节：肺实质内圆形或类圆形（球体或类球体）边界清楚的局灶密度增高影，且整个病灶内支气管、血管边缘可识别，最大径≤3cm。

（4）肺内钙化结节：肺实质内圆形或类圆形（球体或类球体）边界清楚的完全钙盐沉积灶，最大径≤3cm，CT值通常在100HU以上。此处要澄清部分钙化与钙化结节的区别：肺内实性结节内部出现部分钙化成分，分类为实性结节；肺内完全钙化灶，分类为肺内钙化结节。

（5）胸膜结节与胸膜斑块：胸膜结节为起自胸膜的圆形、类圆形（球体、类球体）或不规则形的局灶性密度增高影，常与胸膜广基底相连，最大径≤3cm。胸膜斑块为胸膜局限性、广基底的不规则扁平状突出，表面不规则。这里应注意，胸膜结节与胸膜斑块内含有部分钙化成分者，分类为胸膜结节与胸膜斑块。

（6）胸膜钙化结节：起自胸膜的圆形或类圆形（球体或类球体）边界清楚的完全钙盐沉积灶，最大径≤3cm，CT值通常在100HU以上。与胸膜结节和胸膜斑块的主要区别是，病灶完全钙化者才可归类为胸膜钙化结节。

标注对象的定义和标注规则参考了《胸部CT肺结节数据标注与质量控制专家共识（2018）》，由中国食品药品检定研究院和中华医学会放射学分会心胸学组合作发表。其中标注专家的职称为副主任医师或主任医师，从事临床工作的年限为15年以上。

标注任务的执行单元是标注小组。每个标注小组由1名标注组长带领2名标注医师承担初始的标注工作。标注任务分为4个主要环节。

（1）检出环节：3名标注医师背靠背独立标注，然后用计算机自动判断检出的一致性，以所有人标注结果的并集作为结果。

（2）分类环节：3名标注医师背靠背进行分类，分类结果同样由计算机自动判断一致性和进行合并，同时保留不同意见。

（3）审核环节：由其他标注组长和仲裁专家各自独立对检出和分类结果进行审核与修改，纠正漏诊、误诊和误判。如果遇到疑难问题，仲裁专家可以进行集体讨论与确认。本环节过后，每个病例至少由5名医师进行过阅片，其中至少由2名具有高级职称的医师进行过审核。

（4）边界分割与尺寸测量：在检出与分类完成之后，由于边界分割相对简单，建议普通病例的边界分割由1名标注医师执行，1名审核专家进行审核。遇到复杂征象时，可酌情增加审核人数，以保证标注质量。结节的尺寸根据手工边界由计算机自动生成，标注医师和仲裁专家可以手动修改。

3. 标注人员　标注工作需要标注医师、标注组长和仲裁专家 3 种级别的医师参加。标注医师面向全国以考试的形式选拔，建议资质要求为三甲医院从事阅片工作 5 年以上，职称为住院医师以上。考试内容为胸部 CT 肺结节的检出、分类、分割，以权威专家的标注结果作为"金标准"，以精确度、灵敏度、特异度、交并比作为主要指标，建议要求不低于 80%。标注医师入选后进一步接受标注规则和标注软件的培训。标注组长由工作经验 10 年以上的副主任医师担任，仲裁专家由工作经验 15 年以上的副主任医师或主任医师担任。

4. 标注工具　标注时使用的软件为自研软件，主要功能包括医学数字成像和通信（digital imaging and communication in medicine，DICOM）格式的图像读取、平移、多平面重组、最大密度投影、放大、添加标注（几何框、手工框、分类）、标注审核与修改、保存和导出标注结论、数据备份、标注任务分配、标注人员调度、标注进度显示等。

5. 标注环境　标注任务在某专业阅片室进行，使用医用灰阶显示器及办公电脑进行。

6. 数据　待标注的数据应获得伦理委员会的批准并完成脱敏。使用标准 DICOM 格式的原始数据，图像矩阵不低于 512 × 512，有条件的医院可使用 1 024 × 1 024。不得进行任何修改、编辑，不得进行有损压缩。每个病例的图像应当保持连续完整，不得出现缺层、错层等情况。每个病例的扫描范围至少从肺尖到肋膈角（包括全肺），不相关的部位可以删除（如下颈部或上腹部）。图像重建视野应当覆盖整个胸部横截面。成像过程应当符合其他临床规范和专家共识，患者吸气末一次屏气完成扫描，避免运动伪影、误操作等。成像过程使用的扫描仪应当是处于产品有效期内、符合质控要求的合格设备。

标注前，需对数据本身的参数进行检查，推荐考虑如下要求：

（1）层厚与层间距：推荐扫描层厚 0.50～1.25mm，层厚≤1.00mm 时，可以无间隔连续重建；层厚 > 1.00mm 时，重建间隔选择准直层厚的 50%～80%。推荐图像重建层厚≤5.00mm。

（2）设备厂家：符合 DICOM3.0 协议标准数据、有医疗器械注册证的国内外厂家。

（3）探测器：16 排以上。

（4）扫描参数：低剂量扫描和 / 或标准剂量扫描（管电压 70～140kV，管电流 10～400A 组合）。

（5）辐射剂量：按照可合理达到的最低量（as low as reasonably achievable，ALARA）原则，根据不同机型及扫描目的选择。

（6）窗宽窗位：推荐肺窗（窗位 −700～−600HU；窗宽 1 500～1 600HU）和纵隔窗（窗位 30～70HU；窗宽 350～400HU）；其他窗宽、窗位可以根据需要用于辅助读片，例如骨窗等。

（7）重建算法：纵隔窗采用标准算法或软组织算法，肺窗采用标准算法和 / 或肺算法。

7. 标注业务架构　标注软件设计和标注任务的实施主要参照图 2-3-1 所示的标注业务架构图。按照时间的先后顺序，图 2-3-1 显示了标注小组、审核与仲裁专家的协作关系、标注人员与标注工具之间的协作关系，以及标注决策的确立过程。同时，图 2-3-1 显示了数据输入输出的主要节点，以及各个阶段产出的标注结果的范围、形式，有助于指导数据备份和数据追溯。

### （二）肝脏局灶性病变 CT 和 MRI 标注

1. 标注任务分类　本标注任务按照数据模态属于图像标注，数据模态为 CT 和 MRI 图像。本标注任务的执行主体为手动或半自动标注。标注任务属于结构化标注，标注结果以 Nifity，即 nii 格式进行存储。标注结果给出该研究的目标区域，作为参考标准。

2. 标注规则　本标注任务的标注对象是肝脏局灶性病变（FLL）的检测和分类。肝脏局灶性病变通常是有对应病理学改变的真病灶。在影像上可通过对比背景显示的肝脏占位性病变，主要是指肝内单发、孤立的病变，或虽为多发病变，但病变本身并不造成肝实质广泛或显著的形态学和病理学异常，并对周围的肝实质、血管、胆管等组织产生推压移位，包括肝肿瘤、脓肿、寄生虫和囊肿等，不包含异常灌注或伪影。

具体标注规则：①对于形态规则 / 不规则、边缘清晰的病灶的标注，确认病灶及邻近结构关系后，使用标注软件的边缘描绘工具，沿边界轮廓进行逐层勾画，也可直接使用标注工具进行逐层填充。对于病灶与周围组织对比明显的情况，可尝试利用半自动的标注方法，并结合手动边缘调整，达到最佳标注效果。②对于形态规则 / 不规则、边缘模糊的病灶的标注，先寻找边缘清晰的期相进行辅助判断，以便对边缘模糊的期

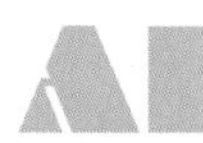

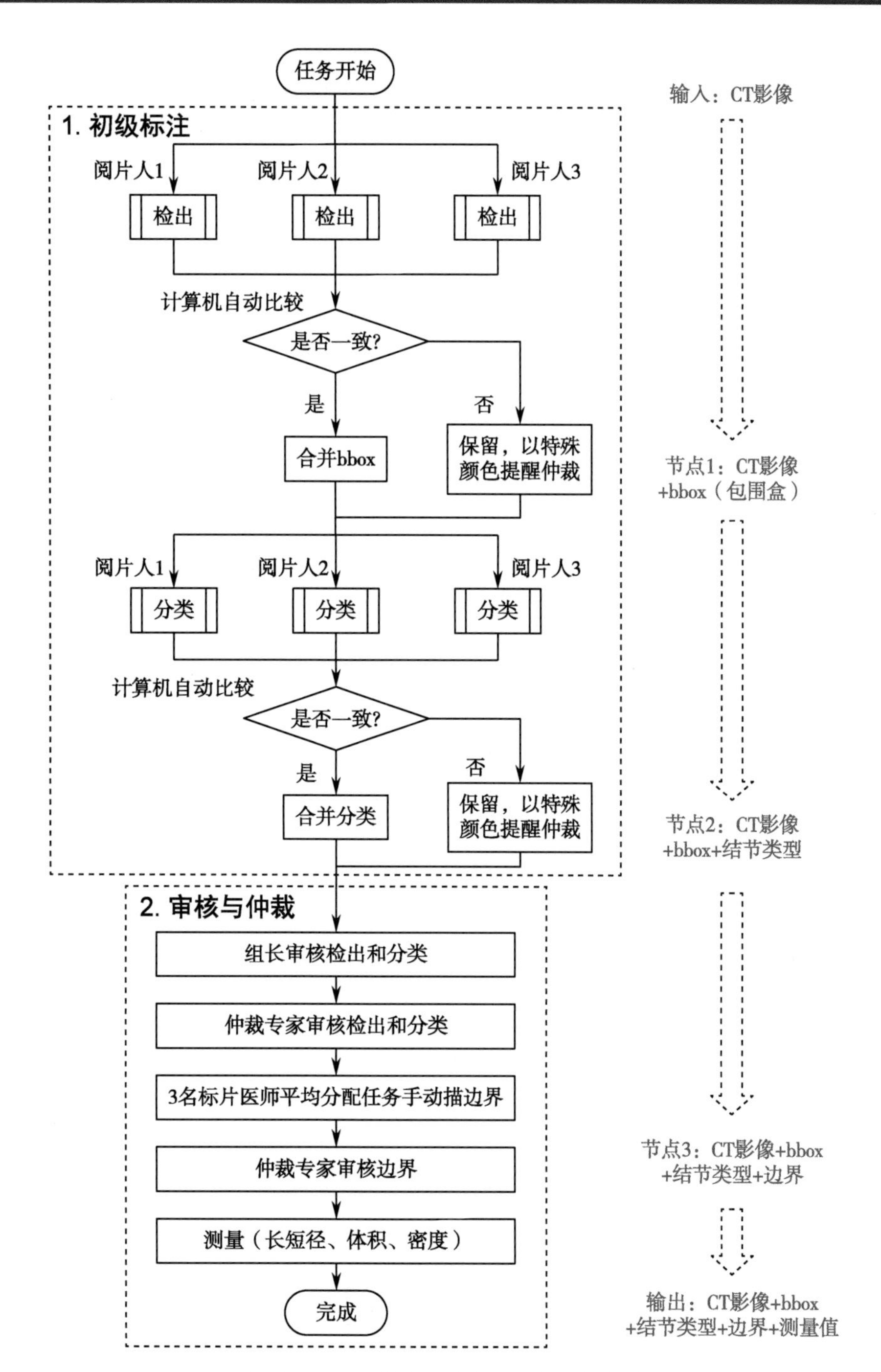


图 2-3-1　胸部 CT 肺结节标注业务架构

相进行判断和标注。建议将确定病变区域包含在标注范围内，亦可尝试利用软件中的阈值设定法寻找病灶边缘。对于边缘模糊的数据，可结合初步训练好的分割算法模型进行半自动标注。

3. 标注人员　标注人员对标注质量起着决定性作用，建议由标注医师、审核医师和仲裁医师组成标注团队。根据研究目的和实际情况，亦可建立仅包含标注医师和审核医师的标注团队，仲裁医师的仲裁工作可由审核医师代替完成。设立标注团队时推荐优先考虑有肝脏 CT 或 MRI 诊断经验的医师，具体要求见表 2-3-1。

4. 标注工具　建议采用目前在医学领域公开的平台进行数据标注，如 3D Slicer、ITK-SNAP，以及各厂家先后推出的涵盖标注功能的 AI 平台，如 GE 公司的 Artificial Intelligence Kit 平台、Philips 的 IntelliSpace Discovery 等。

表 2-3-1　标注人员组成及要求

| 人员组成 | 标注医师 | 审核医师 | 仲裁医师 |
| --- | --- | --- | --- |
| 资格评定 | 放射专业医师，同时具有5年及以上工作经验 | 放射专业副主任医师及以上职称，同时有10年及以上工作经验 | 放射专业副主任医师及以上职称，同时有15年及以上工作经验 |
| 人数要求 | 至少2名 | 至少1名 | 不强制要求 |
| 统一要求 | 接受培训及考核，熟悉标注规范，熟练操作标注工具 | | |

5. 标注环境　标注任务在某医院内或采用远程标注的方式，无特殊环境要求。

6. 数据　数据需满足如下要求：①研究设计方案获得伦理委员会批准，充分保障患者及数据安全性；②根据研究方案建立纳入标准和排除标准，纳入符合要求的患者数据，详细记录数据来源、设备型号、图像层厚、对比剂种类、FOV和矩阵等参数；③根据研究任务提供相应的检查数据（期相或序列），以DICOM格式保存，确保不出现缺层、错层等情况，不可对原始数据进行任何修改和编辑，不可进行有损压缩；④对原始DICOM格式数据进行脱敏，脱敏信息包括但不仅限于姓名、年龄、性别、医院信息等。

7. 业务架构示例　图2-3-2所示为本标注任务的业务架构，展示了从制定实验方案到完成标注的全过程，包括数据的筛选、不同身份标注人员之间的协作关系，以Dice系数（Dice coefficient）作为衡量标注准确性的指标。

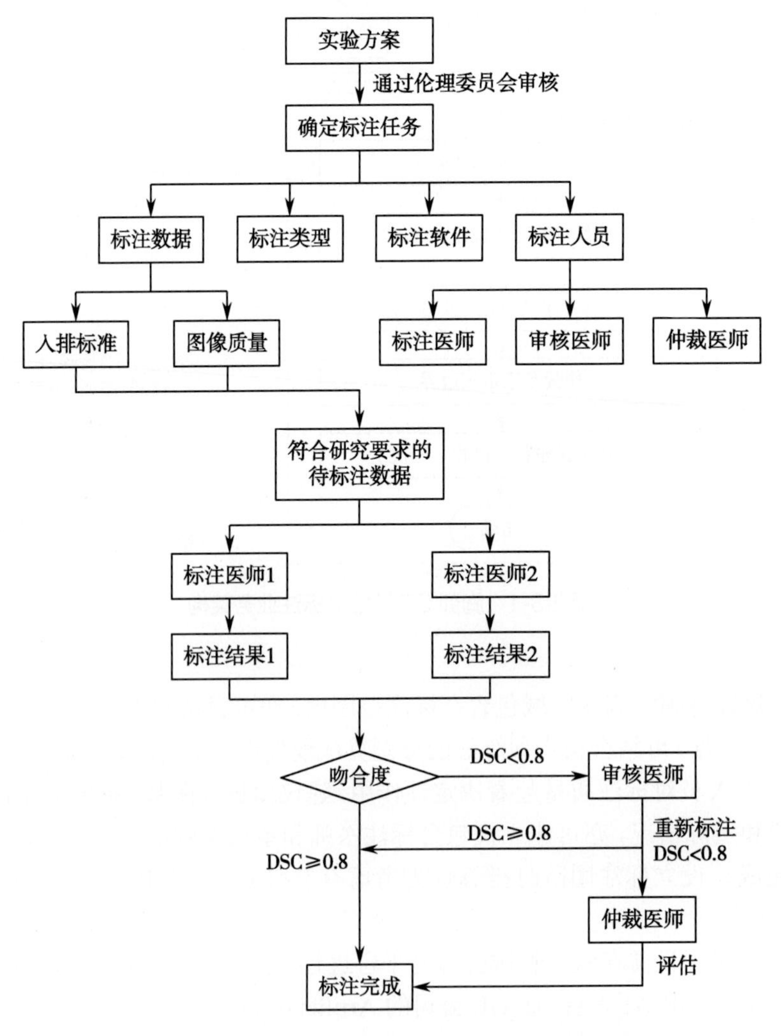


图2-3-2　肝脏局灶性病变CT和MRI标注业务架构

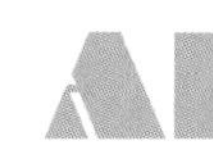

### （三）结直肠癌CT和MRI影像标注

1. 标注任务分类 本标注任务按照数据模态属于图像标注，数据模态为CT和MRI图像。本标注任务的执行主体为手动标注。标注任务属于结构化标注，标注结果的保存格式应统一，如Nifity（nii格式）。为方便查阅，推荐固定命名方式和格式，例如原始数据文件夹命名为“ZHANGSAN”，标注结果建议保存为“ZHANGSAN.nii”。标注结果给出该研究的目标区域，作为参考标准。

2. 标注规则 本标注任务的标注对象是结直肠癌（colorectal cancer，CRC）。CRC是原发于结直肠黏膜上皮的恶性肿瘤，病理大体分型分为溃疡型、肿块型和浸润型，其中以溃疡型多见，组织学分类包括腺癌、腺鳞癌和未分化癌，主要影像表现为肠壁明显增厚，肿块沿着肠壁浸润性生长或向腔内、外突出生长；肿块较大时常常合并坏死。

具体标注原则：

（1）结肠CT精细标注序列选择及方法：结直肠癌病灶标注通常选取静脉期图像作为标注对象，主要原因在于病灶在静脉期显示清晰，易于观察病灶边缘，有利于病灶的标注。选取肿瘤静脉期图像进行肿瘤分割，根据研究目的勾画病灶最大横截面积的三维容积感兴趣区（VOI）或整个肿瘤的感兴趣区（ROI）。勾画前将图像调整至最佳观测窗宽、窗位，确定病灶位置及范围；勾画时沿肿瘤轮廓进行手动分割，避免将肠腔内气体、肠壁周围脂肪等纳入ROI范围内。勾画过程中，病灶边界难以判断时可通过调整窗宽、窗位或多层面、多维度观察以确定其边界。

（2）直肠MRI精细标注序列选择及方法：直肠癌重点标注序列包括轴位$T_2$加权成像（$T_2$WI）和弥散加权成像（DWI）。①在$T_2$WI图像上进行标注，应尽可能包含所有可见肿瘤信号区域，沿着病灶边缘进行勾画，避免将肠腔内气体、肠壁周围脂肪等纳入ROI范围内。根据研究目标不同，可选择是否包含周围的索条和毛刺影。病灶边界难以判断时，可通过调整窗宽、窗位及结合冠状位、矢状位图像以确定其边界。可选择勾画肿瘤所有层面或肿瘤最大层面；新辅助治疗后可出现不同程度纤维化，但鉴于其内可能存在肿瘤残余，因此在新辅助治疗后ROI标注时，需结合基线MRI影像，包含瘤床区域的所有信号。②在DWI图像上进行标注，通常选择高b值DWI图像进行标注，肿瘤信号较邻近正常肠壁信号高，需尽可能标注所有的高信号区域；新辅助治疗后成像明显纤维化，高b值DWI图像未见明确高信号时，建议结合基线图像，在原瘤床区域进行勾画；亦有少许文献建议在表观弥散系数图（ADC map）上进行ROI勾画。

3. 标注人员组成及要求见表2-3-2。

表2-3-2 标注人员组成及要求

| 人员组成 | 标注医师 | 审核医师 |
|---|---|---|
| 资格评定 | 放射专业医师（获得放射专业住院医师规范化培训证书） | 放射专业副主任医师及以上职称 |
| 人数要求 | 至少1名 | 至少1名 |
| 统一要求 | 1. 应当熟知结直肠的解剖和影像学相关知识 | |
| | 2. 标注医师熟知标注规范的要求，熟练掌握标注工具的操作 | |
| | 3. 标注医师接受审核医师培训，经审核医师详细审阅标注结果并认可后方可进行标注 | |

4. 标注工具 建议标注医师采用目前在医学领域公认的开源平台进行数据标注，比如3D Slicer、ITK-SNAP等，以及各厂家先后推出的涵盖标注功能的人工智能平台，如GE公司的Artificial Intelligence Kit平台、Philips的IntelliSpace Discovery等。

5. 标注环境 标注任务在某医院内或采用远程标注的方式，无特殊环境要求。

6. 数据 数据应满足如下要求：①安全，通过伦理委员会批准，保证数据脱敏和患者隐私安全。②完整，数据应当使用标准DICOM格式的原始数据，不得出现缺层、错层等情况，不得对原始数据进行任何修改和编辑。③规范，规范的扫描流程、扫描范围，符合临床规范和扫描规范。

7. 业务架构示例见图2-3-3。

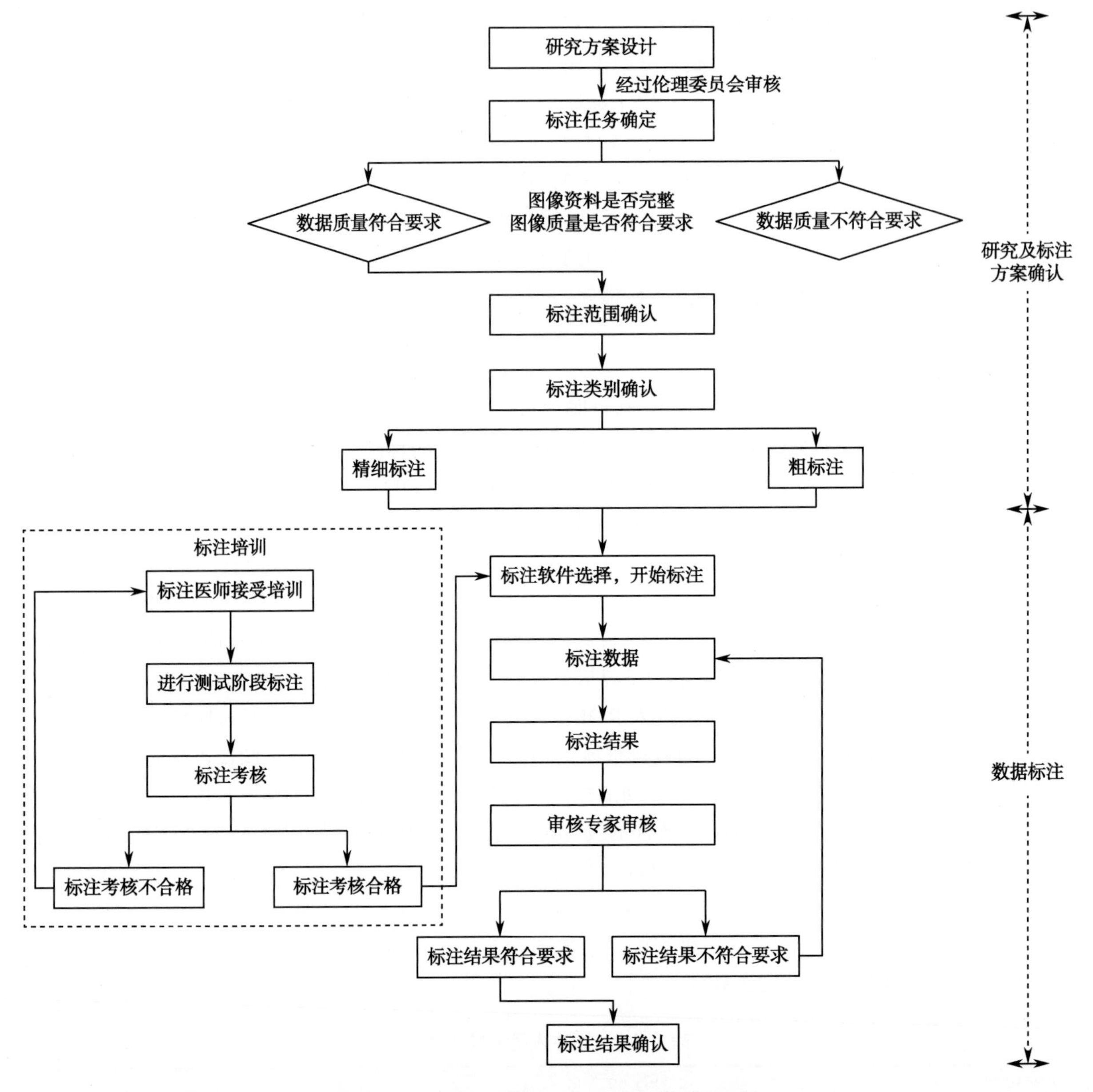


图 2-3-3　结直肠影像 CT 和 MRI 标注业务架构

（四）中枢神经系统肿瘤的 MRI 影像标注

1. 标注任务分类　本标注任务为图像数据标注，数据模态为 MRI 图像序列。本标注任务的执行主体属于手工标注。本标注任务为结构化标注。标注结果以 Nifity（nii）、DICOM 等格式保存。标注结果为中枢神经系统（CNS）肿瘤在各模态图像上的肿瘤边界及其组成成分。

2. 标注规则　本标注任务的标注对象是 MRI 图像序列中的中枢神经系统肿瘤，需要逐层标注各模态图像上的肿瘤边界及其组成成分。标注内容主要参照 BraTS 的肿瘤分割标准，包括：

（1）“全肿瘤区域”，包括肿瘤瘤体及肿瘤周围水肿。大部分脑肿瘤在液体抑制反转恢复序列（FLAIR）上呈现明显的高信号，可通过抑制脑脊液信号将肿瘤与脑室或其他含水结构区分开来。

（2）肿瘤瘤体部分，覆盖肿瘤的瘤体区域（去除水肿部分）。肿瘤瘤体相对于周围水肿呈低信号，在 $T_2WI$ 上较容易分辨。

（3）肿瘤强化区域，通过 $T_1$ 加权成像（$T_1WI$）增强序列与 $T_1WI$ 平扫序列的对比，观察注射对比剂后信号明显升高部分。

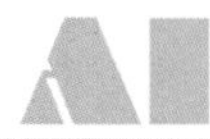

(4) 肿瘤非强化区域，即 $T_1$WI 增强序列显示的肿瘤瘤体内无强化的区域，包括肿瘤实性无强化部分，肿瘤内发生坏死、囊变或出血的部分。

标注按照两阶段进行。

第一阶段建立标注团队，组织有资质的标注医师和审核医师，培训对标注内容的认识，明确标注范围，选择标注软件及储存方式，培训期间由标注医师共同完成同一批图像的一致性评估，考核达到优秀及以上。

第二阶段进行标注，每位医师独立对数据进行标注，由审核医师对标注结果进行审核，对于标注合格的结果进行归档保存，对于不合格结果进行修改或重新标注，至结果达标。

3. 标注人员　标注人员为具有 5 年及以上临床或影像医学工作经验的高年资住院医师或主治医师。审核人员为具有 10 年及以上工作经验的副主任医师或主任医师。对标注及审核人员均需进行统一培训并接受考核，考核标注一致性达优秀后方可进行后续标注工作。

4. 标注工具　标注软件为开源软件，主要包括 3D Slicer、MITK、ITK-SNAP 等。主要功能包括 MRI 图像序列数据的读取、显示、半自动辅助标注、标注结果修改、标注结果保存等。具体功能可参照各软件使用说明。

5. 标注环境　标注任务使用办公电脑进行，无特殊环境要求。

6. 数据　采集设备为 MRI，场强 1.5T 以上，需要序列包含 $T_1$WI、$T_2$WI、FLAIR、DWI、$T_1$WI 增强，具体技术参数可参照 MRI 检查操作规范，如三维采集的层厚≤2mm，二维采集的层厚≤6mm，层间距≤2mm。图像格式为 DICOM。标注前，需要根据图像的分辨率、对比度、图像伪影等进行数据洗脱，剔除难以标注的图像序列。

7. 业务架构示例　CNS 肿瘤 MRI 影像标注简要流程如图 2-3-4 所示，主要分为标注和审核两个环节，按照标注医师与审核医师进行人员配置。标注任务的输入为 DICOM 格式的 CNS 多模态 MRI 影像。

(1) 标注环节：由标注团队内标注医师平均分配任务，对多模态影像的每个模态进行逐层标注。分别在不同模态 MRI 影像上标注“全肿瘤区域”、肿瘤瘤体部分、肿瘤强化区域和肿瘤非强化区域。标注人员为具有 5 年及以上临床或影像医学工作经验的高年资住院医师或主治医师。

(2) 审核环节：由标注团队内审核医师对标注结果进行审核，纠正错误、误判，对标注不合格结果进行退回重新标注。对合格的标注结果进行归档保存。审核人员为具有 10 年及以上工作经验的副主任医师或主任医师。

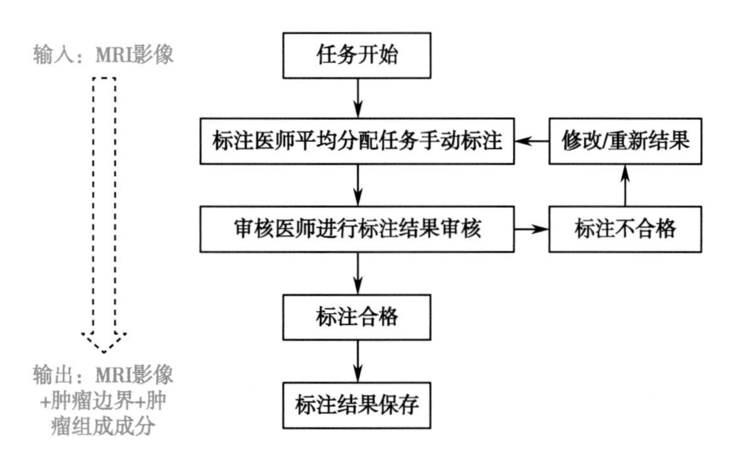


图 2-3-4　中枢系统肿瘤 MRI 影像标注业务架构

（王　浩　付　宇　尹　波　张惠茅）

# 第四节　医学影像数据库的构建

## 一、数据库构建的关键要素

医学影像数据库的核心是对影像和临床数据进行统一管理，并提供开放式的数据访问服务，实现数据的共享利用，满足日益增长的医学影像人工智能研究需求。

医学影像数据库包含基于数值和文本类型的临床数据与影像报告数据，也包括以二进制类型为主的图像数据，针对不同类别的数据往往采用不同的数据存储方式。针对数值和文本类型的数据，往往采用关系数据库、文档数据库等存储技术，对医学影像相关的各种实体以及实体之间的各种联系进行完整的存储。对于以二进制类型为主的图像数据，往往采用影像文件库的存储技术。数据库中的记录与影像文件需建立一一对应的关系，互相独立的数据存储方式使得影像及其相关数据的使用和分析更加安全，而且对患者的隐私也起到了一定的保护作用。

在医学影像数据库建设的基础上，还需要进一步建设医学影像数据平台，提供数据收集、转换、处理、存储、浏览、分析与共享的全生命周期的多中心协作平台。平台可为参与数据库建设的多中心的人员提供基于云架构的随处可得的协作服务，提高数据库的建设效率；也为应用数据库开展人工智能研究的人员提供安全且强大的数据访问和分析服务，充分发挥数据库的应用价值。

数据库中数据的数量和质量决定了人工智能算法和模型的效果。传统上构建数据库往往需要依赖大量人工的数据采集过程，不但耗时耗力，且数据的数量和质量也很难保证。由于多年来医院信息化建设的发展，在医院内部已经建成医院信息系统（HIS）、电子病历（EMR）、影像存储与传输系统（PACS）、放射信息系统（RIS）等信息系统，积累了大量的原始医疗记录，使得自动化或半自动化的数据采集成为可能，大大提高了数据库构建的效率，因而基于医院信息系统的原始医疗记录进行数据库构建成为发展趋势。

从数据库所涵盖的数据范围和应用目标，可以把数据库构建方式分为两类。一类是汇集某个医疗机构或某个区域的全量医疗数据的数据库构建方式，它不面向特定的人工智能研究目标，而是为所有可能利用医疗数据的人工智能研究和应用提供支持；另一类是以特定疾病或主题的人工智能研究为目标，仅筛选符合该研究要求的患者数据，并面向特定疾病或主题的人工智能研究要求进行数据结构化和标准化处理。前者覆盖的患者病例数量会比较大，数据范围也会比较广，但由于应用目标不聚焦，往往数据的针对性不强，实际使用前尚需做进一步处理；后者虽然患者病例数量较少，适用性比较局限，但目标聚焦，相应的数据质量会比较高，数据利用产生的效果会比较明显。在实际环境中，多见结合两类数据库，形成一种分层次的数据库体系构建方式，也就是说先构建汇集全量医疗数据的基础数据库，再以此为基础构建专病或专题数据库，以满足面向不同人工智能研究和应用的需求。

无论是哪种数据库构建方式，都需要关注三个基本要素。其一是数据库的信息模型，它描述了数据库所管理的数据的范围及其结构，考虑到在不同数据库之间进行数据交换以及从医院信息系统中集成数据的需求，要求数据库的信息模型需符合标准，并需与医院信息系统所依从的数据标准兼容。其二是数据集成与标准化处理，要实现数据采集的自动或半自动化，实现与医院信息系统的数据集成是关键，而为使数据质量能满足人工智能研究的需求，数据的标准化处理也是必需的。其三是数据隐私保护，这是数据得以大规模共享和有效利用的前提，也是数据库建设必须考虑的重要问题。以下分别对这三个基本要素所涉及的相关技术进行简述，并对医学影像数据库的构建方法和质量评价进行介绍。

## 二、数据库的信息模型

信息模型是数据库设计与构建的基础，它不仅描述了诊疗过程中的不同实体或概念，还描述了实体或概念间的相互关系。标准化的信息模型有助于对数据库所管理的数据进行重用与共享。随着医学影像人

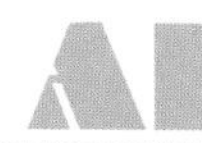

工智能技术的发展，仅仅影像数据已经无法满足应用需要，还需要描述影像标注或特征的结构化数据以及与影像关联的其他临床信息，形成以患者为中心、覆盖诊疗全过程的多模态、全维度数据，才能充分发挥医学影像人工智能技术的临床应用价值。由于临床与影像数据种类繁多，且随应用深入而动态扩展，因此，需要一种灵活可扩展，且能与医院信息系统中的数据兼容的标准化信息模型。

医疗领域是一个相对复杂的应用领域，医学信息涉及大量的领域知识。随着信息技术在医疗领域应用的不断深入，医学信息的种类和数量也在不断增加，传统的信息建模方法很难构建出能表达所有信息的模型。为此，不同的研究机构和标准组织多采用分层建模的方法来解决该问题，目前在领域内比较有影响力的医学信息模型有美国的 Health Level 7 version 3（HL7 v3）、欧洲的 openEHR 以及观察性医疗结果合作组织的通用数据模型（observational medical outcomes partnership common data model，OMOP CDM）。以下以 openEHR 为例介绍如何基于分层建模方法构建标准化的信息模型。

openEHR 是一个由 openEHR 国际基金会管理和维护的标准，其中的核心部分已被国际标准组织（ISO）采纳为 ISO 13606 标准，它通过两层信息建模方法来构建信息模型。底层的参考信息模型（reference model，RM）描述了记录的医疗信息所具备的通用属性，如数据类型、数据长度等，形成了稳定的数据库结构，已经被 ISO 采纳为国际标准。在参考信息模型的基础上，通过对医学概念的语义约束和组合，形成原型模型（archetype model，AM），包括原型和模板。原型是对基本医学概念的模型化表达，包括血压、医嘱、病史等；模板则是依据具体的信息需求对原型进行组装，如报告、表单等，是由多个原型（代表基本概念）组合而成。openEHR 通过多层建模方法实现了建模过程中清晰的责任划分：软件开发技术人员负责基于参考信息模型进行软件编程和数据库构建，不用考虑其中涉及的临床知识；医学专家负责根据医学知识和临床需求进行原型设计，形成基本医学概念的信息模型标准；而具体的数据库设计人员则通过把原型进行组合形成最后的数据库。正是通过这种分层建模机制，不但使数据库构建后非常稳定，需求动态变化时仅需调整原型模型即可适应需求的发展和变化，而且使数据库在满足个性化研究需求的同时在基本医学概念层次实现标准化，从而有利于数据集成和共享。

openEHR 建立了开放式临床知识管理平台（clinical knowledge manager，CKM），把已经达成专家共识的原型模型在互联网上公开，涵盖了包括结构化影像特征和临床数据的大量原子概念，可为影像数据库的模型设计提供标准参考。

## 三、数据集成与标准化处理

医学影像数据库中的临床和影像数据来源于医院的信息系统，这些数据往往分散存储、结构化和标准化程度低，难以直接利用。要构建医学影像数据库，需要对影像和临床数据进行集成和标准化处理。

### （一）数据集成

集成是指“把多个部分或元素整合在一起而形成一个整体”。由于医疗活动在时间和空间上的分布性，临床和影像数据产生于支持不同医疗业务环节的信息系统中，在影像数据库建设时，需要对分散于各个系统中不同角度的数据进行集成，由于这些医疗信息系统往往来源于不同厂商，具有异构性，给数据集成带来了挑战。一般来说解决该问题主要有三种途径：

第一种是通过制定或应用数据标准，并要求医疗信息系统遵循标准来实现数据集成，比如，HL7、DICOM 等约定了医疗信息系统进行消息交换的数据格式，而国际疾病分类（ICD）、医学系统命名法——临床术语（SNOMED）和观测指标标识符逻辑命名与编码系统（LOINC）等标准则对临床术语的编码方式进行了规定。

第二种是当医疗信息系统的异构性无法避免时，从这些医疗信息系统的数据库中进行数据抽取和转换，其中 ETL 技术是其核心。ETL 是数据抽取（extract）、转换（transform）、加载（load）的简写，它的功能是从数据源抽取出所需的数据，经过数据清洗和转换，最终按照预先定义好的信息模型，将数据加载到数据库中。

第三种是由通过一个中间系统与各类医疗信息系统进行数据集成。随着医院信息化的发展，医疗信息集成引擎或集成平台已经成为医院信息化的重要建设内容，它提供了一系列适配器来连接各类医疗信息系统，并通过在医疗信息系统的系统接口之间建立消息通道，实现数据集成。

### （二）临床数据的清洗与处理

高质量的临床数据是开展医学影像人工智能研究的基本条件。然而，由于数据采集工作复杂且持续时间较长，质量控制很难在各个环节都做到滴水不漏。对于质量无法达到使用要求的数据集，在使用前必须对数据进行清洗和处理，减少其中存在的数据问题，提升数据质量。数据清洗，又叫数据清理或数据净化，目的是检测数据中存在的错误和不一致，如数据缺失、重复数据、异常数据、逻辑错误和不一致数据等，剔除或者改正错误数据。数据处理，又叫数据的规范化处理或标准化处理，目的是把受医生输入习惯和知识背景影响的不规范数据，在确保语义一致的基础上，转换为结构化的数据并使之匹配标准术语编码。以影像报告为例，由于报告多以自然文本的形式存在，而且其中的临床术语通常受医生书写习惯的影响，表达多样化，因而需要先基于自然语言处理技术对数据进行结构化处理，并对结构化后的临床术语与标准化术语集进行语义匹配，与标准的术语编码建立映射，才能形成高质量的临床数据，为医学影像人工智能研究提供有效支撑。

### （三）影像数据的标准化转换

多中心汇交的影像数据也需要进行标准化转换，才能纳入数据库中。DICOM 标准是医学影像数据的事实标准，因而在影像数据库建设时，需要在 DICOM 标准的基础上对多中心汇交的影像数据进行标准化转换。

一方面尽可能减少冗余信息、有损信息和成像设备带来的影像异质性问题。冗余信息是指耦合在 DICOM 文件中的 jpg、bmp、png、tiff 和 nii 等格式的文件，应予以剔除。有损信息是指为显示缩略图而自动生成的低分辨率影像数据，这类数据是有损且冗余的，也应予以滤除。具有异质性问题的数据是指对原始影像进行三维重建等图像处理后得到的数据，由于大多数人工智能研究都是基于原始影像数据开展的，因而也不需要纳入数据库管理。

另一方面需要保证转换后的影像数据是标准统一的，方便后续数据分析时进行归一化处理，以减小多机构的数据方差扰动引起的信息冗余和模型训练不充分。不同机构因为拍摄设备、拍摄地点、拍摄人群的不一致，在影像上会有人眼难以分辨的差异，这些差异容易导致模型的训练不充分，进而使模型因泛化性不足而性能骤降。因而需要在影像数据入库前验证设备功率、拍摄参数等参数符合 DICOM 标准的要求，从而在后续分析时依据这些参数进行影像的归一化处理，提高模型的性能。

## 四、数据隐私保护

为了更好地实现医学影像数据库中数据的共享利用，患者数据的隐私保护是必须考虑的问题，以下分别从临床数据和影像数据两方面进行介绍。

### （一）临床数据的隐私保护

临床数据不仅包括患者的健康状态及就诊的信息，还涉及大量患者的个体敏感信息，若管理不当，将引发个人隐私泄漏的社会问题，因此必须加强数据安全和对患者隐私进行保护。如果发生隐私数据泄露，有可能为患者带来推销、诈骗等一系列问题，影响患者的正常生活。因此，在使用患者信息进行临床研究之前，一定要对数据库中的个人标识和敏感信息进行匿名化处理，避免患者的隐私信息在使用过程中被泄露。

需匿名化处理的临床数据主要分结构化数据和非结构化数据两类。结构化数据在数据库中通过信息模型明确定义，能够直接获得数据的具体含义，包括能够在特定环境下单独识别个人信息主体的显式标识数据；能够通过结合其他数据识别个人信息主体的准标识数据；无法单独或结合其他数据来识别个人信息主体，但泄露极易导致个人名誉、身心健康受到损害的敏感标识数据。非结构化数据主要以自由文本的形式存在，患者的隐私信息不确定地分布在文本的字里行间，难以直接获取，处理难度很大。

结构化数据的匿名化算法包括抑制、加密、随机噪声、k 匿名（k-anonymity）、T-Closeness 和针对时间地

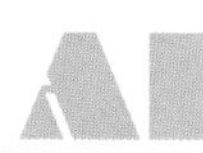

理信息的匿名化算法。在算法设计选择时需要充分考虑数据隐私法律的要求，保证处理后的数据是合法的；也需要模拟常见的数据攻击方式进行测试，包括链式攻击、同质性攻击和背景知识攻击，保证处理后的数据是安全的；更需要考虑数据使用时的需求，保证处理后的数据是可用的。

文本类型非结构化数据的匿名化算法则主要使用以机器学习为主、模式匹配为辅的方式对文本进行命名实体识别及实体关系识别后，对其中的个人标识和敏感信息进行匿名化处理。

**（二）影像数据的隐私保护**

DICOM 医学影像数据由影像描述数据和影像原始数据组成。影像描述数据包括患者和图像的识别信息，其中可能包括患者身份号（ID）、患者姓名、机构科室名称、机构地址等信息，因而需要对这些数据进行匿名化处理，可分为三个类别：

1. 数据元素在 DICOM 文件中必须存在且需要具有有效值，该类数据多采用加密算法生成与原始值无关且无意义的标识符来替代。

2. 数据元素在 DICOM 文件中是必须存在的，但可以包含“未知”值或长度为 0 的值，该类数据多统一标准化为长度为 0 的值。

3. 数据元素非必须但存在暴露和追溯风险的，被统一抹除标签标识。

**（三）技术发展趋势**

新型信息技术的应用可为医学影像数据库提供一个更加可靠的分布式数据安全共享体系。通过可搜索加密、同态加密等基于密码学的技术可对原始数据在本地进行加密，数据不需要解密即可直接进行分析计算，从而很好地实现了对原始数据的隐私保护；通过差分隐私等基于数据扰动的技术在数据统计时向每个输入数据点添加随机噪声，来减少数据的暴露风险；通过联邦学习等多方安全计算的方法，将计算任务分解为多个子任务于本地执行，再进行结果的合并，从而可以在数据不汇集的情况下对数据进行应用；通过区块链技术可在分布式环境下增强数据共享计算过程中的可审计性，从而进一步保障数据安全隐私。上述这些技术的联合使用，为分布式环境下的数据安全共享提供了更好的解决方案，必将促进和推动医学影像数据库的发展。

## 五、数据库的构建方法

为保证数据库建设合法合规，符合要求，需要国家政策引导，加大财政投入，有关部委立项；政产学研用各方共同参与制定建设标准；依靠行业协会专业医生建设；建立第三方公共数据平台，方便数据使用共享；需要政产学研用通力合作，尤其是政府宏观调控，避免散、乱、差和重复建设。在具体建设的过程中，要注意把握好数据采集、清洗、标注和成库四个环节。

1. 医学影像数据库构建的前期准备

（1）组织机构和顶层设计：要遴选专业性强、有影响力和组织能力的专家作为首席科学家，参与建库的专家要具有地区分布均衡性，每个数据库参与单位必须在 10 个以上，以保证数据的多样性；除了影像专家，还需要数据库架构设计专家，必要时需要算法与管理专家共同参与。在确定建库专家团队以后，需要对建库的具体用途和目标进行明确，并根据此目标制定具体方案。按照预期用途可分为模型训练、模型验证、性能独立测试、临床评价、产品质控等类型；按照数据来源可分为公有数据集、私有数据集；按照用户类型可分为自用数据集、他用数据集；按照访问管理方式可分为开放数据集、封闭数据集；按照更新形式可分为静态数据集和动态数据集。

（2）制定影像数据库构建标准及影像数据标注专家共识：建库前准备越充分，开始建库后就越顺畅。其中最重要的是形成符合该库建库特点和要求的图像分割和标注专家共识以及建库专家共识。由于不同病种的部位、疾病特点和表现均有很大不同，虽然标注与数据库建设专家共识有基本要素的相似性，但具体内容差别很大，需要针对冠脉 CT 血管成像（CTA）、肺结节、骨龄、肺炎、肝肿瘤、脑肿瘤等具体疾病库分别请亚专业专家协商形成共识。

2. 医学影像数据库构建　医学影像数据库的建库环节主要包括数据采集、清洗、标注和成库四个主要阶段，需要用统一规范的标准语言描述建库的各个环节。

(1) 医学影像数据采集和清洗：采集前，第一需要确定影像数据形态，包括数据模态(X 线、CT、MRI、PET/CT、B 超等)、数据格式(DICOM/JPG/AVI 等)、数据量和存储方式。第二要确定临床适用场景，包括但不限于影像标注对象组成与比例、流行病学统计分布、受检者人群分布特征、应用场景等。第三要满足以下数据要求：①合规性，提供影像数据来源的合规性陈述，包括伦理审批、伦理豁免等信息；②隐私保护，用于保护受试者隐私的技术手段，包括但不限于影像数据脱敏、影像数据匿名化等清洗手段；③多样性，包括但不限于受检者人群、采集场所、采集设备、参数设置、临床数据采集人员资质、影像数据采集人员资质、采集方法、采集时间；④依从性，影像数据采集依据的法规、技术标准、临床规范、专家共识或其他参考文献；⑤数据入排，影像数据的入组和排除标准，并对数据的入排情况进行记录。

(2) 医学影像数据标注：图像采集和清洗结束后，对数据的标注是建库的核心环节。数据的标注必须在亚专业团队形成图像分割与标注共识以后，从多家三甲教学医院征调有 5 年以上工作经验的影像科医师，集中对共识内容和标注工具进行培训后方可进行标注工作，并对培训人员细分为标注、审核、仲裁、质控、管理等团队，方能保证标注工作保质保量进行。除了标注共识，影像数据的法规、技术标准、临床规范或其他参考文献也可作为参考，必要时应描述参考标准的验证方式。鉴于数据标注工具对数据标注质量和数据安全有重要影响，必须在标注前对标注工具进行严格遴选，并推荐能确保标注质量的标注工具，包括功能要求(数据操作、标注操作、业务组织等)、安全要求(网络安全、数据安全等)等。标注应当在专用标片环境下进行，为保证标注医师的准确性和一致性，背景亮度、温度、湿度等环境因素应当进行设计和控制；标注显示器应为满足 DICOM 标准、符合质控要求的医用专业灰度显示器，分辨率不低于 2M 像素。

(3) 医学影像数据成库：标注好的医学影像数据包含基于数值和文本类型的临床数据与影像报告数据，也包括基于二进制类型的图像数据，针对不同类别的数据往往采用不同的数据存储方式，包括单机存储、普通网络存储、云存储。针对数值和文本类型的数据，往往采用关系数据库、文档数据库等存储技术，对于二进制类型的图像数据，往往采用影像文件库的存储技术。数据库中的记录与影像文件需建立一一对应的关系，互相独立的数据存储方式使得影像及其相关数据的使用和分析更加安全。医学影像数据库和数据平台的核心是对集成的影像和临床数据进行统一管理，并提供数据收集、转换、处理、存储、浏览、分析与共享的全生命周期的多中心协作与开放式共享利用，满足日益增长的医学影像 AI 研究需求。

## 六、数据库的质量评价

医学影像数据库的质量是其价值的关键，其符合性评价包括对说明文档的检查、数据质量特性的评价和数据风险管理文档三部分。

数据库说明文档是对数据库的系统描述，同时为质量评价提供依据，旨在帮助用户、监管方充分了解数据库，具体内容包括数据的分类、基本信息、应用场景、数据元属性、元数据属性、标识、质量特性描述等，该说明文档是否全面、清晰、准确，影响用户对数据库的信任度和使用。

数据库的质量特性包括准确性、完备性、唯一性、一致性、确实性、时效性、可访问性、依从性、保密性、效率、精度、可追溯性、可理解性、可用性、可移植性、可恢复性、代表性和数据库风险评价等，这些质量特性可分别下沉到数据库生存周期的不同阶段，包括数据采集、数据清洗、数据标注、数据访问与使用、过程管理与追溯等活动，从不同侧面反映数据库的质量水平。这些特性可通过抽样检验、操作检查、过程验证等方式进行检查。

数据库质量符合性评价还应包含对数据库风险管理文档的检查，客观上提醒数据集制造责任方关注对数据集偏倚风险的控制。从数据动态流动管理的角度，数据的角色也会发生变化，高管理等级数据集的数据退役后可流入低管理等级数据集，不允许数据从低管理等级流入高管理等级数据集。

(吕旭东　刘士远)

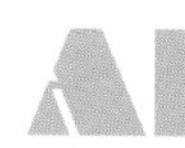

## 第五节　医学影像数据库建设的现状与挑战

数据产生于临床医疗、教学和科研，反过来又是支撑其发展的核心动力。近年来，AI 发展迅速，数据是 AI 产品优劣的核心因素。影像学作为现代医学主要的诊断手段，贡献了 70% 的临床诊断信息，也占据了 90% 的数据量，而且正以每年 30% 以上的速度增长。与影像数据急剧增长和 AI 对数据核心需求不适应的是，医学影像数据库的建设非常滞后，短板很突出，必须引起同行们的高度重视，并加大建设力度，促进行业快速发展。

### 一、建设医学影像数据库的重要性

1. 国家战略的需求　世界各国都非常重视医学影像数据库的建设，因为数据是生产力，数据涉及国家安全和标准制定，决定 AI 的发展。我国医学影像大数据和多中心研究整体落后于欧美，急需重视和加强建设力度，支撑行业发展。

2. 临床发展的需求　基于临床数据库挖掘和分析，可以推动医疗精准化和智能化进程，提升科研和管理水平。首先，将离散数据整合与规范，可探索疾病关联关系，进行诊疗效果比较、疾病特征分析，加深对疾病的认识。其次，通过大量真实世界数据建模，可进行疾病基因、预后、治疗反应等预测，为精准诊疗提供依据。再次，通过对医学图像采集、重建、检出、诊断和报告环节的数据挖掘和分析，可建立医疗质量常态化量化监测评估体系。最后，通过科学的数据设计、收集、标注、随访、挖掘等环节，将建成高质量的多中心大样本高标准数据库，有望促进高水平研究成果的产生。

3. 教育的需求　基于患者全信息的标准病例库建设，可用于青年医生影像检查、诊断和鉴别诊断的培训；基于图像数据标准化标注的数据库，可用于 AI 上下游相关人员的培训，模型研究的教育和学习。

4. 研发的需求　现阶段，基于深度学习的 AI 在算法和算力仍没有真正实现突破以前，大样本、多样性、高标准且高标注的数据库是研发的关键。数据在医学影像 AI 产品的模型构建、模型迭代、模型训练、模型检测等全生命周期中都起着决定性的作用。

5. 监管的需求　基于深度学习 AI 产品的敏感性、特异性和鲁棒性，需要封闭的高标准高标注数据检测才能给出权威结论。目前我国缺乏类似的第三方数据库，因此建设高标准高质量数据库，对于检测医学影像 AI 产品，支撑国家药品监督管理局对此类产品的有效监管，制定国家标准、形成相应规范都有着十分重要的意义。

### 二、中国医学影像数据库的现状

1. 中国医院存在大量非标准化影像数据　我国是人口大国，每天都会有大量的影像数据产生。由于采集方式、机器型号、图像参数、图像格式等不统一，使影像数据虽然很大，但不完整、不标准、不统一，难以进行大数据加工、挖掘和使用。

2. 缺少大样本、多样性、标准化、高标注数据库　我国现有医学影像数据库多是基于科研课题形成的，一是规模小，数据量多为千例级别，万例级别的很少；二是数据往往是单中心的，没有覆盖全国不同地区，不具备人口多样性，因此代表性较差；三是多数没有标注，出于科研提取的信息具有片面性，没有标注不能用于 AI 的研究；四是各自为战，缺少有效的组织和协调，数据长期处于静默闲置状态，未能充分发挥数据的价值。

3. 缺少跨学科复合型数据人才，数据应用能力弱　医学影像数据库建设需要医学影像、计算机、云存储、AI、数据管理与挖掘等多学科复合型人才。目前，一是人才数量不足；二是人才各自为战，缺少整合；三是人才自学为主，缺乏培训；四是缺乏数据库建设、加工、分析和挖掘工具。因此，关于数据库的建设和应用整体能力较弱，缺乏统筹和整合，也成为建设和应用大型多中心数据库的瓶颈。这就需要医院、高校、研究机构、企业各方加强合作，重视人才培养、合作和应用，加快大数据人才队伍的形成。

4. 医疗体系内壁垒难以打破，数据孤岛现象严重　医学影像数据互通共享是现代医疗的迫切需求，也是解决患者看病难的关键环节，更是限制AI发展的瓶颈问题。目前技术层面对于数据的存储、传输和共享并没有障碍，但由于数据所有权的争议，数据利益的不明确，数据拥有者对于形成多中心数据库心存疑虑，医疗机构之间的壁垒依然普遍存在且不易打破。因此国家应尽快健全相应法律法规，数据拥有者积极改变观念，使国家战略和患者利益最大化，尽快打破壁垒，加速互通共享，推动大型多中心数据库的建设，是所有医疗机构领导者需要认真考虑的问题。

5. 医学影像数据相关伦理和规范有待健全　目前，国家卫生健康委员会已发布《国家健康医疗大数据标准、安全和服务管理办法（试行）》，从国家战略层面促进健康医疗大数据的规范管理和开发利用。伴随临床科研对数据的需求量持续增大，医疗大数据的合理规范使用是保障数据安全、保护患者隐私、维护医疗大数据行业秩序的重要内容。医学影像数据库相关的伦理和规范问题也需要尽快形成和完善。以确保医疗影像大数据能够合法、合规、合理、有序应用。

## 三、医学影像数据库建设的挑战

医学影像数据库建设是一个系统复杂的工程，过程艰辛漫长，技术要求高，影响环节多，需要高水平专家队伍和强有力的组织协调才能完成。

1. 医学影像数据库建设是一个高技术门槛的领域　即使都是医学影像数据，不同部位和种类的数据从采集、清洗脱敏、分割标注、数据库建设、挖掘使用方法等均有很大差异和很大难度。其面对的困难既有共性的，也有特有的。

数据收集难：存在扫描环节技术不一致、数据溯源不清晰、数据伦理待明确、数据关联性复杂、动态数据周期长等挑战。

征象识别难：由于不同部位、不同疾病、不同成像方式放射征象差别巨大，因此对具体单病种数据库涉及的成像方式中图像的定义、识别、定量、分割、分类等，需要先形成共识并培训，以保证在识别环节容易达成一致。

数据标注难：在上面的基础上，需要统一标注共识；确定标签内容；选择合适的标注工具；制定标注质量标准；让每个标注可以溯源，然后再启动标注；对于同一病种的不同成像模态（如X线、CT、MRI），其图像处理和标注方法也不同。

形成易于挖掘的影像数据难：为保证数据可挖掘，需要数据清洗方法、流程、程度和类型规范统一；数据格式、标准、标注统一，才能确保挖掘的结果准确可用。

数据库质控管理难：一旦形成数据库后，需要形成完整的管理质控体系，确保数据安全，保持数据库动态更新，根据数据集控制等级的要求，确定不同的管理方式和要求，比如产品日常质控、性能独立测试、临床评价等都要求数据封闭。

2. 医学影像数据库建设是一项高消耗的工作　每一例数据的产生、清洗、标注和入库，都需要患者、技师、护士、医生、工程师、数据专家等多环节系列团队成员完成，需要消耗大量人力、财力，建设周期长、投入大，因此需要建设者有充分的思想准备和奉献精神，也需要政府、企业等多方投入更多资源用于数据库建设，才能最终实现目标。

3. 医学影像数据库建设需适应动态变化的需求　用于AI研发的数据库，根据预期具体用途比如模型训练、模型调优、质量控制、性能测试、临床评价等不同，相应的数据库建设和管理方法也不同。同一目的建库，随着时间的变化，其需求也会不断变化，需要组织者根据建库主体、目标、用途、模态等及时调整，才能保证所建数据库达到预期要求。

4. 医学影像数据库是一个建设周期长、回报大而持久的工作　由于医学影像数据收集加工过程漫长，为了保证质量和多样性，短平快无法完成。建成一个符合要求的数据库少则数年，多则十年以上；但建库是一个持续积累的过程，可以上不封顶，持续增长，形成可持续可挖掘的成长性数据库非常重要；数据库越大，其价值越大，虽然不能快速回报，一旦建成则可以持续建设、持续挖掘、持续回报，广泛用于临床、教学、科研和AI等领域，满足国家战略需求，产生巨大的社会经济价值。

### 四、未来和期望

医学影像数据库的建设关系到国家战略资源的部署、行业快速健康的发展、医学影像学科的国际竞争力，也直接关系到患者未来能否享受到最先进的医疗技术的服务。国家及行业都在积极努力推动数据库建设，已经陆续有许多数据库相关的国家标准诞生，围绕着医学影像AI的发展已有示范性数据库及相关指南形成。近期国家卫生健康委能力建设和继续教育中心联合中华医学会放射学分会立项了13项单病种医学影像数据库项目，随着这批数据库逐步建成，必将形成支撑中国医学影像AI发展的良好生态，并将助力中国医学影像AI的发展领先于世界。

（刘士远）

## 第六节　国内外常见医学影像相关数据库介绍

医学影像是临床诊疗过程中最重要的手段之一，数据规模随着成像技术的发展和医院信息化水平的提升正在呈爆发式增长。海量的数据为人工智能的发展提供了前所未有的机遇，反过来，又在不断加速智能诊疗和精准医学的发展。鉴于此，如何对医学影像大数据进行规范化挖掘和高效利用成为近几年来医学影像人工智能领域内备受瞩目的焦点，全球各国纷纷加快大规模医学影像数据库建设的步伐。标准化、大样本、多尺度、多模态数据采集平台的建设对于疾病的机制解析、早期预警、精准诊疗意义重大，也成为前沿研究的基础和共识。下面我们将对国内外主要的医学影像相关的数据库进行简单介绍。

### 一、国际队列数据库

国际队列数据库见表2-6-1。

1. 英国生物银行数据库　英国生物银行数据库（UK Biobank）是由英国政府自2004年发起的在全英国范围内采集年龄为40～69岁的老年人群健康信息的资源库。目前，该数据库招募人数已经超过50万，其数据采集内容全面，涵盖了被试的健康状况，生活方式，认知、心理测试，以及血压、体重、身体成分等测量指标。此外，还采集了被试的血液、尿液以及唾液等生物样本，为以后的代谢组学、蛋白组学等生物多组学检测创造了条件。UK Biobank还对10万多名被试进行了连续1周的手环数据采集，为基于客观的睡眠、节律和运动的测量及研究提供了基础。另外，UK Biobank计划采集10万人的影像数据，对被试的腹部、脑及心脏进行磁共振影像扫描、颈动脉超声扫描和心电图测量，目前已完成近5万人的数据采集。UK Biobank还提供了近50万人的全基因组序列和20万人的外显子序列数据，收录了患者住院数据、国家死亡和癌症登记等一系列健康数据。这些数据为多尺度整合多模态数据、从基因到环境层面进行大样本的中老年人脑健康及身心健康的研究提供了无限可能。

UK Biobank数据面向全世界的研究者申请和使用，研究者可以通过“访问管理系统”（AMS）进行注册申请。UK Biobank工作组将在注册提交后的约10个工作日内进行审核。在注册获得批准后，研究者在UK Biobank“访问管理系统”中填写申请表并签署材料转让协议（MTA）。在申请获批之后，研究者需要支付访问费用以及返回已签名的材料转让协议，随后UK Biobank将在数据准备完成后告知研究者数据下载链接。相关科研成果不需要署名UK Biobank团队成员，但使用UK Biobank数据发表出版物之前需要通知UK Biobank团队，且研究结果应在进入公共领域后6个月内或项目结束后12个月内返回UK Biobank。

表 2-6-1　国际队列数据库

| 序号 | 数据库名称 | 国家 | 成立时间 | 数据类型 | 规模 | 对外开放形式 | 注册网址 |
|---|---|---|---|---|---|---|---|
| 1 | 英国生物银行数据库(UK Biobank) | 英国 | 2004 | 全英国范围内年龄为 40～69 岁的老年人群健康信息的资源库 | 50 万 | 面向全世界研究者申请和使用,申请获批后,需要支付访问费用 | https://bbams.ndph.ox.ac.uk/ams/researcher_home.jsp |
| 2 | 青少年脑认知发展(ABCD)数据库 | 美国 | 2015 | 纵向随访队列数据库,与儿童脑发育和健康相关的基因、影像及行为等多种数据类型 | 11 880 | 面向全世界研究者申请和使用,但需要明确所在机构(如复旦大学)是否是美国国立卫生研究院(NIH)认可机构,如不是,将无权申请数据 | https://nda.nih.gov/abcd/ |
| 3 | 全球多中心脑疾病队列 ENIGMA 联盟 | 50 个国家和地区 | 2009 | 以脑影像和基因数据为基础,了解脑结构、功能和疾病 | 5 万 | 面向全世界研究者申请和使用,各数据单位间不共享原始数据,采用类似荟萃分析的合作模式 | https://enigma.ini.usc.edu/ |
| 4 | 癌症图像档案(TCIA)数据库 | 美国 | 2010 | 包含常见肿瘤医学图像(如 MRI、CT、PET、X 线、乳腺钼靶等)及相应临床信息(包括治疗方案、基因、病理等) | 3 万余 | 大部分内容被允许免费浏览、下载并用于商业、科学和教育领域,不需要注册和特殊许可,除极少数可能透露参与者隐私的数据外 | https://www.cancerimagingarchive.net/ |
| 5 | 肺部图像数据库联盟(LIDC) | 美国 | 2000 | 包含肺癌筛查和诊断的 CT 扫描图像,可用于包括癌症筛查、诊断、图像引导干预和治疗等相关研究 | 1 000 余例 | 开源数据库资源,可直接下载使用 | https://wiki.cancerimagingarchive.net/display/Public/LIDC-IDRI# |

2. 美国青少年脑认知发展数据库　青少年脑认知发展(adolescent brain cognitive development,ABCD)数据库是由 NIH 于 2015 年起资助的纵向随访队列数据库,该数据库囊括了与儿童脑发育和健康相关的基因、影像及行为等多种数据类型。该数据库采用纵向随访的实验设计,基线期纳入了近 11 880 例 9～10 岁的儿童数据,计划对其进行长达 10 年的纵向随访,记录从青春期到青年期的生物学和行为发展。ABCD 的研究目的是明确童年经历对脑发育、社交、行为、学业、健康以及其他发育结局的影响。此外,ABCD 数据库具有庞大的影像数据样本,有利于研究者追踪从童年到青春期的人脑功能与结构发育过程,进而确定影响或改变脑发育轨迹的生理和环境因素。总而言之,ABCD 的研究结果将为家庭、学校负责人、校长和教师、卫生专业人员和决策者提供实用信息,促进儿童的健康、福祉和发展。

ABCD 数据库面向全世界的研究者申请和使用,研究者通过在国家心理卫生研究院档案库(NDA)系统注册访问并提交《NDA 数据使用请求》来获取数据。主要申请流程如下:①明确申请权限。首先需要明确所在机构(如复旦大学)是否是 NIH 认可机构,如不是,将无权申请数据。②创建账户。在 NDA 官网注册账户。③向 ABCD 数据库官方提供《NDA 数据使用请求》,在申请获批后即可下载并使用数据。每份请求的内容主要是申请者及其所在研究机构授权官员共同签署的 NDA 数据使用说明。相关科研成果不需要

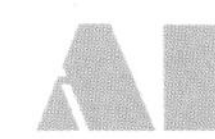

署名ABCD团队成员，但是需要对ABCD团队及其资助者进行致谢。

3. 全球多中心脑疾病队列ENIGMA联盟　全球多中心脑疾病队列ENIGMA联盟由约50个国家和地区的上百个参与单位组成，分为约50个子课题研究小组，旨在以脑影像和基因数据为基础，了解脑结构、功能和疾病。ENIGMA有着完善的合作模式：由研究小组拟定研究方案，讨论、修改后制定出统一的研究协议，最后由ENIGMA子课题小组负责人统筹协调各个参与单位，各单位根据研究协议完成各自的科研工作。目前，ENIGMA具有近5万被试的脑影像和基因数据，几乎包含所有常见的脑疾病，如精神分裂症、双相障碍、抑郁症、创伤后应激障碍、成瘾、帕金森病、卒中、强迫症、多动症、自闭症和癫痫等。此外，ENIGMA还有多个脑影像-基因分析的技术小组，比如弥散张量成像（DTI）连接组、脑电图（EEG）组、静息态功能磁共振成像（fMRI）组、海马分割小组等，这些小组为多尺度多模态的脑影像数据分析提供统一标准的处理范式和质量控制。ENIGMA从建立至今，已在脑疾病遗传影像机制的研究中取得了一系列重要的科研成果。

ENIGMA面向全世界的研究者申请和使用。研究者可在ENIGMA网站上联系各个疾病小组负责人来获取数据。ENIGMA采用的是类似荟萃分析的合作模式，即各个数据单位之间并不共享原始数据，而是由研究者提出某一研究课题，在小组负责人的统筹协调下，各个参与单位独立开展数据处理和分析工作，最后将分析结果交给子课题负责人，利用荟萃分析将各个单位的结果进行汇总分析。主要申请流程如下：①提交申请课题；②审核通过后发布研究方案；③等待各单位处理数据；④汇总结果并联合分析；⑤发布成果。

4. 癌症图像档案　癌症图像档案（the cancer imaging archive，TCIA）是一个包含常见肿瘤（肺癌、乳腺癌、前列腺癌等）医学图像及相应临床信息（包括治疗方案、基因、病理等）的大规模公开数据库。TCIA收录了肿瘤相关的常见影像模态，如MRI、CT、PET、X线以及乳腺钼靶等。在TCIA中，“Collections”目录展示收录数据的内容，其中大部分内容被允许免费浏览、下载并用于商业、科学和教育领域，不需要注册和特殊许可，除极少数可能透露参与者隐私的数据外。如果研究者需要将数据上传至TCIA，首先需要在网站中下载表格，向TCIA提交申请，TCIA咨询小组批准后，数据收集中心（DCC）将为图像所有者提供支持，帮助研究者进行数据去识别化、网页及引文格式的创建，最后完成数据的上传。这些数据可以通过四种不同的方式供用户访问：①从首页“Collections”摘要页面访问，该页面提供了每个数据集的详细说明以及直接下载链接，可以快速获取数据的所有图像和支持数据；②放射学和组织病理学数据门户（Search Radiology/Histopathology Portal）提供更高级的检索、浏览和过滤功能，可以选择图像子集或从满足检索标准的多个集合中下载图像；③编程接口（REST API）允许软件开发人员在自己的脚本和应用程序中构建对TCIA数据的访问与使用；④ TCIA还鼓励创建数据分析中心（DACs），DACs通过链接抵达TCIA编程接口或镜像Collections，它提供了额外的数据可视化或分析TCIA数据的功能。为了提高TCIA的Collections的价值，TCIA也鼓励研究人员发表他们的分析结果。通常分析内容包括肿瘤分割、影像组学特征提取、图像再处理和放射学家评估等。用户可以在分析结果目录（Browse Analysis Results）中查看其他TCIA用户发布的分析结果。总而言之，TCIA为医学影像人工智能在肿瘤学领域的研究发展做出了巨大贡献。

5. 肺部图像数据库联盟　肺部图像数据库联盟（lung image database consortium，LIDC）是全球最大的肺部图像公共数据库，包括肺癌筛查和诊断的CT扫描图像，可用于包括癌症筛查、诊断、图像引导干预和治疗等相关研究。该项目于2000年由美国国家癌症研究所（National Cancer Institute，NCI）发起，目前已收录了1 010例病例，其中每个病例都有临床胸部CT扫描的图像和相关的XML文件，该文件记录了由4名胸部放射科医师进行的两阶段影像学诊断结果标注。LIDC数据库为开源数据库资源，可直接下载使用，但需要遵守数据库的引用政策。任何出版物或基金申请使用LIDC数据，需要对数据库的资助者（美国国家癌症研究所和美国国立卫生研究所）进行署名并对数据库进行引用，具体的引用及使用规则已在数据库首页注明。数据库发布以来帮助了众多肺癌筛查和诊断的计算机辅助算法搭建，显著提高了CT肺部筛查的灵敏度和特异性，并大大减少了放射科医师的工作时间。

## 二、国内队列数据库

1. 张江国际脑库　复旦大学张江国际脑库是复旦张江脑与类脑智能国际创新中心的数据基础平台，也是上海市“脑与类脑智能基础转化应用研究”重大科技专项的重要基础设施建设平台。目前已初步建立了多维度重大脑疾病数据库，包含多种疾病和健康对照的基因、多模态脑影像、心理、行为和环境数据库。张江国际脑库数据库网站已正式投入使用，网站功能覆盖张江国际脑库数据汇集、数据浏览、数据下载申请等。该数据库已经累计招募被试 5 860 人，完成各模态数据采集 19 544 例次，并初步完成数据质控平台的搭建。预计到 2023 年，张江国际脑库将在全国建立多个脑科学数据库临床合作点，围绕精神分裂症、抑郁症、自闭症、脑卒中、神经退行性疾病以及正常人群六个队列建设，完成 15 000 例环境、行为、遗传、脑影像、神经多尺度全维度数据的采集，自主研发一系列国际领先的智能算法以及时空数据分析处理软件，同时与全球主流生物数据库和脑科学数据库建立长期合作共享机制，建成全球最大规模的全维度脑数据库和算法中心，服务脑科学基础研究、脑疾病临床诊疗与类脑智能新兴产业的发展。

2. 中国影像遗传数据库　中国影像遗传学（chinese imaging genetics，CHIMGEN）数据团队由天津医科大学等 30 余个研究中心组成，目标采集 10 000 名 18～30 岁健康汉族受试者的基因、神经影像、环境和行为学数据，通过多维度数据研究遗传基因、环境因素、神经影像和行为表型四者之间的作用关系及交互作用。目前已经累计采集超过 7 000 名被试的多维度数据，建立了全球最大样本的中国汉族人群影像遗传学队列。在行为表型方面，采集包括抑郁焦虑、多维人格、认知能力等信息；在神经影像方向，采集结构磁共振成像、弥散张量成像和静息态功能磁共振成像等数据；在遗传数据方面，利用专为亚洲人群设计的高通量基因分型芯片进行全基因组基因分型，获得 70 余万个单核苷酸多态性位点数据；在环境方面，利用卫星遥感和国家统计局数据库收集了数百种定量宏观环境变量。该数据库的建立将推动汉族人群与高加索人群的比较研究，从而提供有关遗传 - 神经影像关联种族差异的新见解，而广泛的环境变量将有助于发现与神经影像表型有关的新环境因素，提示环境与遗传在人脑结构功能及精神健康的作用机制及交互作用。

3. 中国 CTB3S 数据库　中国肺结节、慢性阻塞性肺疾病（慢阻肺）、冠心病 CT 一体化筛查研究（CT for big 3 thoracic diseases screen，CTB3S）项目旨在探索胸部 CT 对肺结节、慢阻肺、冠心病（胸部三大疾病）开展一体化早期筛查（早筛）的研究，以提高 CT 早筛的有效性和可行性，为重大慢性疾病（慢病）防治关口前移发挥医学影像的优势提供科学研究引领的基础。项目始于上海长征医院的国家重点研发计划，2021 年上海长征医院、浙江大学医学院附属邵逸夫医院、山东省立医院、医智源健康科技（杭州）有限公司等 8 个单位获工信部“胸部重大疾病早筛早诊连续服务体系构建与应用示范”立项，在全国 200 家医院推广胸部三大疾病 CT 一体化筛查技术并构建多中心数据库。该数据库首期目标为 3 万例，目前已经完成超过 1 200 个基线病例。CTB3S 是中国第一个面向胸部的慢病共病筛查、分层评估、表型基于 CT 定量影像生物标志物（quantitative image biomarker，QIB）研究的数据库，不仅包含临床、影像、流调的数据，还利用人工智能技术对 CT 进行定量分析，以期开展更高质量的临床研究和具有临床可解释性 AI 技术的研发。

4. 中国 MIND-CHINA 数据库　中国延缓老年痴呆和失能的随机化对照多模式干预研究（MIND-China）项目旨在探索对中国老年人生活方式和社会文化因素敏感的多模式干预措施，以延缓老年人认知功能下降和体力活动功能的衰退。目前基线招募了 5 765 名当地农村地区的老年受试者，采集他们的生活方式、健康状况、认知功能、生物标记，以及颅脑磁共振扫描、睡眠监测和听力测试等脑老化的客观指标。这些数据有助于分析我国农村地区老龄人口轻度认知功能障碍、痴呆及其亚型的患病率，以及探索中国人群痴呆前阶段危险因素的控制方案。该数据库包括 44 个痴呆相关的量表，合计超过 4 000 个数据项，是目前国内囊括中国老年痴呆和失能相关数据最为完整的数据库。MIND-China 项目得到“十三五”国家重点研发计划、国家自然科学基金委员会、瑞典研究理事会基金、山东省重大科技项目等多个项目的联合资助。以 MIND-China 数据库为核心，山东省立医院牵头构建了“痴呆防治研究数据库平台”，目前已有 6 个队列研究的子库。

5. 中国 C-STRAT 数据库　中国冠状动脉斑块早期检测及风险分级（Chinese registry in early detection

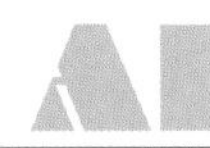

and risk stratification of coronary plaques，C-STRAT）数据库是由国家重点研发计划“冠状动脉粥样硬化病变早期识别和风险预警的影像学评价体系研究”项目资助，中国人民解放军总医院等 13 个研究中心参与，基于浙江大学的 openEHR 标准化数据技术体系建设的纵向随访数据库，囊括与冠脉相关的影像、临床等多种数据类型及长期随访。该数据库旨在采集年龄在 18～75 岁，没有冠心病（coronary artery disease，CAD）病史的具有稳定胸痛或等效综合征的高危人群，排除既往存在 CAD 病史、存在血流动力学不稳定和因非冠脉原因行冠脉 CTA 检查的人群。目前已经累计采集超过 53 371 个病例，其中男性占 57.33%，女性占 42.67%，平均年龄为 61.82 岁，阻塞性 CAD（CAD-RADS 3-5）的受试者占总数的 22.0%。C-STRAT 数据库通过前瞻性门控保证了数据收集的普遍性和可靠性，为冠脉研究领域提供高质量的影像、临床和随访相关大数据，其中包含丰富的临床信息，具有巨大的分析挖掘价值，有助于识别和探索更多斑块特征，推动开展冠脉相关疾病的早期预警研究。总之，C-STRAT 数据库是迄今为止世界上最大的与冠脉 CTA 成像相关的前瞻性多站点观察研究数据库，其主要目的是通过建立大规模的中国人群冠脉数据队列，评估中国无创影像技术的利用现状，协助探索新的冠脉相关疾病的早期诊断技术，进一步优化和完善当前中国冠状动脉斑块早期检测及风险分级策略。

6．国家卫生健康委能力建设和继续教育中心正式启动放射影像数据库　2021 年，为全面贯彻落实国家创新驱动发展战略，加快高质量的国家医学影像数据资源建设，促进医学影像在行业治理、医学教育、临床辅助、医学科研及人工智能等领域的应用，国家卫生健康委能力建设和继续教育中心正式启动了 14 项放射影像数据库建设工作（表 2-6-2）。

表 2-6-2　放射影像数据库

| 序号 | 项目名称 | 参与单位 | 纳入人群 | 测量指标 | 项目设计 | 预期目标 |
|---|---|---|---|---|---|---|
| 1 | 骨质疏松 DXA 和 QCT 标准化数据库构建 | 北京积水潭医院程晓光教授牵头，国内多家三甲医院放射科参与 | 20 岁以上的社区正常人群 | DXA 骨密度和 QCT 骨密度 | 构建集临床基本信息、DXA 骨密度和 QCT 骨密度的前瞻性社区人群队列的数据库（≥3 000 例） | 制定 DXA 和 QCT 骨密度测量的专家共识；建立骨质疏松临床影像多维智能预警、诊断、分级体系 |
| 2 | 慢性阻塞性肺疾病的 CT 标准化数据库构建 | 上海长征医院范丽教授牵头，国内 10 余家三甲医院放射科参与 | 慢性阻塞性肺疾病（COPD）患者 | 胸部 CT | 构建集临床基本信息、肺功能检查和常规剂量胸部 CT 检查的多元回顾性 COPD 队列的多中心大样本数据库（3 000 例）和集流调信息、肺功能检查和低剂量胸部 CT 检查为一体的前瞻性队列的数据库（5 000 例） | 制定 COPD 的影像定性、定量分析和质量控制专家共识；建立 COPD 临床影像多维智能预警、诊断、分级体系 |
| 3 | 缺血性心脏病核医学多模态影像数据库构建 | 山西医科大学第一医院李思进教授牵头，北京协和医院等 20 余家三甲医院核医学科参与 | 缺血性心脏病患者 | 心脏 PET/CT、PET/MRI、SPECT | 采集并建立符合中国人群特点和临床诊疗规范的多模态、多中心、高质量的缺血性心脏病核医学影像数据库 | 制定中国人缺血性心脏病 PET/CT、PET/MRI、SPECT 图像采集和处理规范，心肌的识别与分割标准，病灶的分割与标注标准；建立符合国人的缺血性心脏病核医学影像数据库及诊断标准 |
| 4 | 中国脑胶质瘤临床 - 影像 - 分子病理数据库构建 | 首都医科大学附属北京天坛医院刘亚欧教授牵头，国内 10 余家三甲医院放射科参与 | 脑胶质瘤患者 | 颅脑 MRI | 构建集临床信息、磁共振影像检查和分子病理结果的多元回顾性脑胶质瘤数据库（3 000 例）和集最新影像技术的前瞻性脑胶质瘤数据库（500 例） | 建立脑胶质瘤疾病的头颅磁共振影像采集规范，图像分割与标注流程，数据库建设使用管理专家共识；制定脑胶质瘤疾病的分类、分级标准，预后判断标准和治疗疗效评价的体系 |

续表

| 序号 | 项目名称 | 参与单位 | 纳入人群 | 测量指标 | 项目设计 | 预期目标 |
| --- | --- | --- | --- | --- | --- | --- |
| 5 | 胃肠道影像数据库建设 | 广东省人民医院放射科刘再毅教授牵头，国内10家三甲医院放射科参与 | 胃肠道疾病患者 | 胃肠镜 | 建立符合中国人群特点和临床诊疗规范的多模态、大容量、高质量、丰富度好的胃肠道疾病医学影像数据库(5 500例：直肠癌2 000例，结肠癌1 500例，胃癌1 500例，炎性病变500例) | 制定包括胃癌、结直肠癌及炎性病变等在内的胃肠道疾病的影像定性、定量分析和质量控制专家共识；建立具有数据可查看、可访问、可交互、可再用、可标准功能的数据库平台 |
| 6 | 乳腺多中心多模态多任务数据库构建 | 复旦大学附属肿瘤医院彭卫军教授牵头，国内18家三甲医院放射科参与 | 女性 | 乳腺多模态影像数据[X线摄影(DR)、DBT、CEDM、MRI等] | 建立基于中国女性的乳腺影像多中心多模态多任务标准化数据库集；设计和开发鲁棒性强、特异性好的乳腺影像智能分析算法；AI系统和医院PACS系统友好结合，提供交互性强、操作简单、使用方便的应用程序 | 建立乳腺影像多模态数据集构建及质量控制专家共识，确立乳腺各种模态数据标准化的病灶标注方案形成专家共识；开发乳腺癌X线辅助诊断软件 |
| 7 | 标准化慢性肝病及原发性肝癌影像数据库建设 | 四川大学华西医院宋彬教授牵头，国内50余家大型三甲医院放射科参与 | 慢性肝病和原发性肝癌患者 | 肝脏CT/MRI | 构建集临床基本信息、慢性肝病和原发性肝癌CT/MRI标准化数据采集、后处理和图像标注的数据库，拟回顾性和前瞻性纳入超过10 000例慢性肝病和原发性肝癌患者 | 制定肝脏的影像定性、定量分析和质量控制专家共识；形成慢性肝病和原发性肝癌临床影像多维智能预警、诊断、分级体系套 |
| 8 | 腮腺肿瘤的CT、磁共振标准化数据库构建 | 上海交通大学医学院附属第九人民医院陶晓峰教授牵头，国内10余家三甲医院放射科参与 | 腮腺肿瘤患者 | 腮腺CT和MRI | 构建集腮腺肿瘤患者的临床基本信息、影像学检查(CT和磁共振)、实验室检查和病理结果的多元回顾性队列数据库(3 000例)，以及1 000例前瞻性数据库 | 制定腮腺肿瘤CT和磁共振的影像定性、定量分析和质量控制专家共识；建立腮腺CT影像报告与数据系统(PI-RADS)临床影像诊断、分级体系 |
| 9 | 眼眶肿块多模态MRI影像数据库建设 | 首都医科大学附属北京同仁医院放射科鲜军舫教授牵头，国内10余家三甲医院放射科参与 | 眼眶肿块患者 | 眼眶多模态MRI | 构建集临床基本信息、眼眶肿块多模态MRI、手术记录和病理信息为一体的前瞻性队列数据库(不少于3 000例) | 制定结合减少眼球运动伪影的眼眶MRI影像采集规范；建立采集和分析两者兼容的适用于眼眶肿块MRI数据库的架构；建立多种眼眶肿块疾病的结构化报告规范以及包括病理信息在内的临床信息规范化标注；探索基于人工智能算法的智能诊断方法 |
| 10 | 标准化心脑血管影像数据库 | 上海长征医院萧毅教授牵头，国内各地区抽样，共计130余家三甲医院共同参建 | 心脑血管疾病患者 | 心脑血管多模态影像检查 | 基于通用数据库标准，要求，构建多模态的可访问、可交互、动态更新心脑血管影像数据库。开展多中心心脑血管疾病相关临床研究和AI研发。开展系列心脑血管影像诊断提升、案例教学、多中心科研项目；探索分布式数据库建设和使用方式 | 1. 建成多模态可访问的心脑血管影像数据库(拟近万例级别)及真实世界数据子库，打造心脑血管疾病多中心科研服务平台<br>2. 形成心脑血管检查技术优化、影像精准评估及影像标注等多项共识；探索数据库建设规范、质控标准、互联共享机制 |

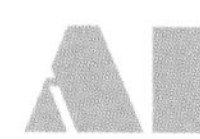

续表

| 序号 | 项目名称 | 参与单位 | 纳入人群 | 测量指标 | 项目设计 | 预期目标 |
|---|---|---|---|---|---|---|
| 11 | 基于中国人群诊疗实践的肺癌影像学疗效评价数据库建设 | 天津医科大学肿瘤医院叶兆祥教授牵头，国内11家三甲医院放射科参与 | 肺癌患者 | 胸部CT等多模态检查 | 建立基于国人数据的大样本、高质量、多模态、结构化的肺癌疗效评价标准数据库及其配套数据治理体系 | 形成针对肺癌疗效评估策略、CT评价标准、影像模态选择与融合、纵向诊疗数据治理等共性问题的专家共识、标准和指南，数据库研究成果按需求向公众提供开放权限与应用许可 |
| 12 | 急诊影像数据库构建 | 吉林大学第一医院张惠茅教授牵头，国内14省28市33家医院放射科参与 | 急诊患者 | 多部位多模态影像 | 建设涵盖不少于12 000例脑出血（发病6小时内初诊CT平扫，其中不少于5 000例脑出血含36小时内复查CT）、1 000例主动脉夹层（CTA）、12 000例泌尿系结石（DR、CT）、5 000例骨盆骨折和/或股骨颈骨折（DR、CT）的急诊标准化影像数据库 | 以急诊影像数据质量控制、检查规范化、数据集标准化、管理流程化等为目的，以项目引导建库，建立多中心数据共享、应用等管理机制，提高急诊影像大数据质量，为深入挖掘做好充分准备 |
| 13 | 主动脉夹层CT影像标准化数据库的构建 | 空军军医大学第一附属医院郑敏文教授牵头，国内30余家三甲医院放射科参与 | 主动脉夹层患者 | 主动脉CTA | 构建集临床基本信息、术前和术后CTA影像特征、术后随访特征的多元前瞻性主动脉夹层队列数据库（>3 000例） | 制定主动脉夹层CT影像定性、定量分析和质量控制专家共识及结构化诊断报告；建立主动脉夹层临床影像诊断、术前和术后并发症预测模型 |
| 14 | 肺结节多模态影像数据库 | 上海长征医院刘士远教授牵头，国内40余家三家医院放射科参与 | 肺结节患者 | 肺结节CT和DR | 建成2万例以上包含基本信息（年龄、性别、地区等）、临床信息和影像资料（DR和CT图像对照）的肺结节多模态标准化、高标注数据库 | 形成了《胸部CT肺结节数据标注与质量控制专家共识（2018）》和《胸部CT肺结节数据集构建及质量控制专家共识》，本项目将持续增长，有望形成可拓展、可挖掘的国内外最大规模肺结节影像高标准高标注数据库 |

注：DXA，双能X线吸收法；QCT，定量CT；DBT，数字乳腺体层合成；CEDM，对比增强数字化乳腺摄影

## 三、现状与展望

近年来，国家级战略层面及行业层面都在积极努力推动数据库建设，已经陆续有许多数据库相关的国家标准诞生，围绕着医学影像AI的发展已有示范性数据库及相关指南形成，旨在鼓励多任务多模态数据库建设，鼓励基于器官的多任务数据库建设。务求建立基于部位或器官疾病的医学影像单病种或多病种图像采集规范与识别标准，图像分割与标注标准，相关数据库建设标准共识；建立符合中国人群特点和临床诊疗规范的多模态、大容量、高质量、丰富度好的医学影像数据库，有效支撑医学影像“政产学研用”全链条发展，助力健康中国建设。

与国外医学影像相关的数据库相比，我国在数据库规范化建设、共享及管理机制方面仍处于探索阶段，面临着数据碎片化、管理共享机制不成熟等诸多困难和挑战。第一，数据共享开放程度不足。由于多数队列的建设归属于不同主体，受不同项目和基金支持，多自成体系，队列建设信息透明度较低，并且不同数据库之间所采集的信息、使用的参数都有较大差异，这给不同数据库之间的整合带来一定的困难。第二，在数据规模、质量及全面性上仍存在较大差距。大型数据库（如 UK Biobank）的建设需要大量的、持续的资源支持以及专业的管理团队，而国内数据库的建设主要依托科研机构或某个具体的项目，难以保证数据库的大样本、高质量及全面性。第三，多站点来源数据融合问题。不同数据库之间数据构成、标准往往有较大差异，需要解决不同数据库的协调问题，构建结构化、标准化的数据字段，通过人工智能对非结构化不标准的数据进行清洗，提高数据的结构化和标准化程度。第四，成果权益归属等问题。在学术贡献和权益方面，与国外全面开放的数据库相比，国内数据库在数据所有权归属、研究成果归属以及研究利益共享机制等方面仍没有形成比较规范的原则与制度，仍以合作单位间协商一致为主。

综上，医学影像数据库的建设已经得到了国家的高度重视，在国家战略资源的部署层面加大力度促进高质量的国家医学影像数据资源建设。虽然我国的数据库建设仍处于初级阶段，但是近年来在医学影像相关的数据库建设方面发展迅速，很多高质量的数据库也在不断推动医学人工智能的发展。这些大样本、高质量的数据库建设是临床疾病防治的重要资源，不仅为医学影像在临床精准、智能诊疗的实践奠定了基础，而且将极大推动智慧医疗的发展。

（程　炜　刘再毅）

# 第三章　影像组学及多组学研究

## 第一节　影像组学的研究进展

### 一、影像组学算法

医学影像是临床上常用的无创诊断方法，其角色已从一种主要的诊断工具逐渐演变为辅助医生进行个性化精准治疗的重要手段。目前临床医生凭借主观经验，根据影像中病灶的大小、形态、位置、密度等定性征象给予相应的诊断，但是这些定性征象数量有限，难以完整反映影像中患者疾病的特征。随着人工智能的发展以及医学影像数据的增加，医学图像分析的研究呈现增长趋势。

随着信息技术的发展，并受基因组学、蛋白质组学等组学概念启发，影像组学得以建立和发展。影像组学从影像（CT、MRI、超声、病理图像等）中高通量地提取深层定量信息，利用人工智能技术建立与临床目标（诊断、疗效评价和预后预测等）间的关联，进而辅助临床决策。影像组学自2012年由Lambin等提出以来，已经在辅助肿瘤精准诊断和治疗方案制定方面取得了系列突破。2014年，哈佛大学的Aerts等使用CT影像组学特征对肺癌和头颈癌患者进行无监督聚类，发现聚类结果与肿瘤的分期、分型和预后均高度相关，指出影像组学技术在量化肿瘤方面的优势。2016年，广东省人民医院的Huang等发表了在结直肠癌淋巴结转移诊断方面的研究工作，证明使用影像组学标签可以将淋巴结临床诊断70%的假阳性率降低到30%左右，该文不仅是影像组学优化临床关键诊断流程的典型应用，还规范了一套对模型临床效能的评价方案。2019年，由哈佛大学Aerts团队发表在权威期刊*CA：A Cancer Journal for Clinicians*的影像组学综述回顾了影像组学及人工智能在癌症等重大疾病中的最新技术及应用进展，表明影像组学在临床中日益凸显的重要价值和应用前景。影像组学技术的不断发展，为医学影像辅助诊疗和疾病的预测、预后带来了新的机遇，通过从不同模态的医学影像定量地提取具有代表性的影像特征，将医学影像转化为可挖掘的数字信息，利用算法进行分析处理，并将其与临床特征进行对比、分析、建模，从而实现病变诊断和预测等工作。

传统的影像组学研究的一般流程如图3-1-1所示，主要包括：使用人工勾画或计算机分割算法对影像中的病灶进行分割；再通过特定的算法对勾画的病灶提取定量的影像组学特征；借助机器学习或统计学方法对提取的影像组学特征进行特征筛选；然后将选择出的关键特征作为算法或模型的输入，构建影像组学模型。有时，研究者还会将影像中的瘤内和瘤周区域作为不同的感兴趣区域进行分析，以进行肿瘤原发和微环境的特征与目标之间的关联分析。同时，还可以将影像组学特征和临床分析结果进行比较和相关性分析。将具有显著差异的临床变量与影像组学特征融合，建立影像组学与临床融合的模型。最后使用统一的评价体系验证模型的性能，确定该模型的临床应用价值，从而达到利用医学影像辅助临床医生进行疾病诊断和预测预后的目的。此外，为了解释选取的影像组学特征潜在的生物学意义，可以运用基因、转录组学分析技术找出与影像组学特征关联的分子特征，从而推测出影像组学特征可能的工作原理。由于影像组学特征只能表征病灶组织层面的信息，很难全面反映疾病进展的过程和结局，因此结合影像和其他模态的信息来建立一个更完善、准确的疾病预测模型是该领域的发展热点。

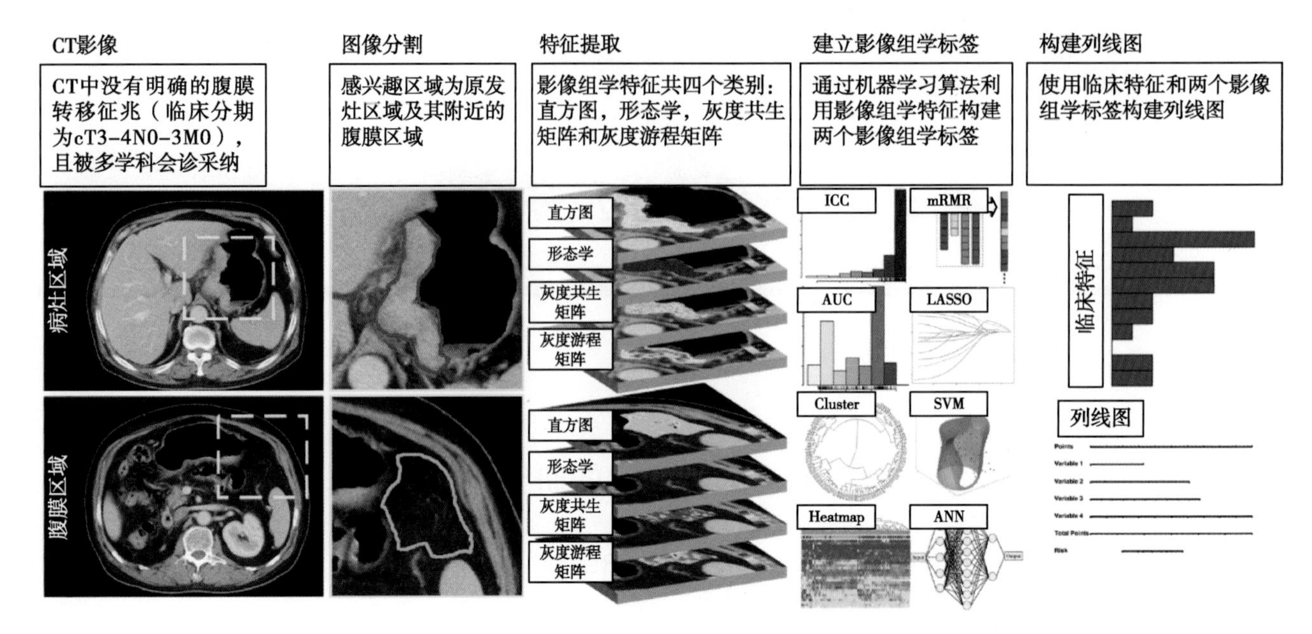


图 3-1-1　影像组学分析及建模示意图

影像组学分析的主要流程包括影像数据获取、图像分割、特征提取、影像组学标签构建和可指导临床的列线图构建

## 二、影像组学在疾病诊疗中的应用

1. 影像组学在胃癌中的应用进展　胃癌是全球最常见的恶性消化道肿瘤之一，每年约有 100 万新发病例。晚期胃癌的生存预后较差，而早期胃癌的 5 年生存率可以超过 90%，因此及时、准确的诊断对于提高胃癌患者的生存期非常必要。Hu 等采用深度学习方法构建并验证了针对早期胃癌的窄带成像放大内镜的智能诊断模型，提高了对早期胃癌的诊断准确率。模型在内部和外部测试集上的曲线下面积（AUC）均达到 0.8 以上，达到了与高级内镜医师相当的水平。此外，根据智能诊断模型的提示，8 位内镜医师的平均诊断精度得到了显著提高（$p<0.05$），表明该模型具有良好的辅助诊断价值。深度学习为影像组学中特征提取以及模型构建等多方面的优化提供了有探索价值的新途径。最近已有研究指出，基于深度学习的影像组学可有效建模出胃癌图像与病理分期、组织分型、预后等临床事件之间的关联。

美国国立综合癌症网络（NCCN）指南推荐胃癌新辅助化疗结合手术作为局部晚期胃癌的常规治疗方案之一。但临床实践发现，新辅助化疗并不是对所有患者都有效，其治疗效果在患者之间存在明显的个体差异性。及时、准确地检测胃癌患者接受新辅助治疗的效果可为临床治疗决策提供重要参考。Cui 等基于治疗前 CT 图像构建了深度学习影像组学列线图用于预测胃癌患者的新辅助化疗疗效。研究者在患者静脉期 CT 图像肿瘤最大层面提取肿瘤区域的人工定义特征和深度学习特征，并以预测治疗是否有效（将肿瘤消退等级 0～1 作为反应良好）为目标分别构建标签。随后，上述两个影像组学标签与显著的临床标志物通过多因素逻辑回归组合为列线图。实验结果表明，模型相比于常规临床指标对新辅助化疗疗效具有更高的预测精度。此外，模型对患者治疗后的无病生存期也有显著的预测价值。由于 CT 是胃癌最常用的诊断技术，被指南推荐用于的治疗前检查，该研究提出的模型有望为胃癌新辅助化疗方案的制定提供一个适用于临床的辅助诊断手段，有助于推动胃癌的个体化精准诊疗。

Jiang 等提出了一个具备多水平（multi-level）特征融合功能的深度学习神经网络（S-net），极大地提升了网络对胃癌肿瘤表型综合图像特征的提取和融合能力。相比于传统的深度学习模型，S-net 的多层次特征流融合和多尺度特征池化既能提取低水平的肿瘤局部边缘和纹理特征，又能提取高水平的肿瘤表型深度特征，显著提高了网络的预测精度；进而构建了预测胃癌患者预后深度学习模型（DeLIS 模型）。结果显示，DeLIS 模型与无病生存率和总生存率显著相关，在多变量分析中显示它是一个独立的预后因素（$p<0.001$）。

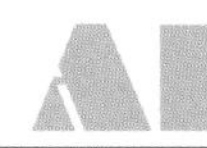

而且 DeLIS 模型对传统临床病理特征有明显的预后预测补充价值，可以显著提升传统临床病理特征的预测能力（$p<0.01$）。Jiang 等进一步探索了 DeLIS 模型对指导辅助化疗是否获益的参考价值。结果表明，在Ⅱ期和Ⅲ期患者中根据 DeLIS 分层分析辅助化疗和 DeLIS 间的关系：Ⅱ期患者，辅助化疗可显著提升高 DeLIS 患者的无病生存率；Ⅲ期患者，辅助化疗可显著提升高、中 DeLIS 患者的无病生存率。反之，辅助化疗不影响低 DeLIS 患者的生存，提示 DeLIS 对辅助化疗疗效有预测作用。

2. 影像组学在鼻咽癌中的应用进展　世界范围内，我国的广东、广西、福建等南方地区是鼻咽癌发病率最高的地区。作为我国特有的高发恶性肿瘤之一，针对鼻咽癌开展具有临床指导价值的影像组学研究具有重要意义。近年来，我国的研究团队对此已开展了多项影像组学研究工作。

在鼻咽癌治疗中，$T_4$ 分期鼻咽癌患者的局部控制仍然具有挑战性，复发率为 74%～80%。再程放疗、手术或全身化疗已被用作复发性鼻咽癌患者（rNPC）的抢救治疗方法。其中，再程放疗是主要的治疗方法，但常伴有严重的不良反应（如大出血、坏死等），再程放疗不良反应造成的患者死亡数量占鼻咽癌患者总死亡数量的 34.7%。因此，如何区分高危和低危复发鼻咽癌患者，指导个体化治疗变得十分重要。Zhao 等的一项研究收集了单中心的 420 例复发鼻咽癌患者的 PET/CT 影像和临床数据，以 PET/CT 联合影像分别训练深度学习模型，得到深度学习预后标签，再使用 Cox 比例风险回归模型融合临床信息，构建出对应的列线图。融合临床变量和深度学习标签的融合列线图在训练集［C 指数（C-index）：0.741］和测试集（C-index：0.732）上均与总生存期显著相关。使用融合列线图的危险分层显示在训练集上，高危组相比低危组有着更短的无失败生存期，这也在测试集上得到了验证。空间转录组测序的基因富集分析结果表明，深度学习标签和细胞骨架、细胞迁移等通路显著相关，和高危患者更差的预后效果相吻合。

3. 影像组学在肝癌中的应用进展　肝癌是全世界范围内常见的恶性肿瘤之一，发病率和死亡率都位居前列。微血管侵犯肿瘤的程度，是肝癌的重要预后因素之一，但只能通过术后的病理检查评估。目前尚无可靠的肝癌微血管侵犯和无病生存期的术前预测手段，针对这一问题，Li 等开发了基于 FDG PET/CT 的影像组学列线图，预测极早期和早期肝癌患者的微血管侵犯状态和无病生存期。研究纳入了 80 例手术前接受 FDG PET/CT 检查的极早期和早期肝癌患者，随机分为训练集和测试集，使用 LifeX 软件提取纹理特征、LASSO 回归筛选特征，最后利用影像组学特征和临床特征构建影像组学列线图。结果显示，由 5 个 PET 纹理特征和 6 个 CT 纹理特征组成的影像组学标签与微血管侵犯状态显著相关，同时，与临床特征相比，构建的影像组学列线图能够更好地预测无病生存期。

另外，44%～62% 的肝癌患者在诊断或随访期间发生大血管侵犯，导致严重的疾病恶化，为肝癌的治疗带来巨大挑战。在另一项多中心的研究中，Wei 等探索了基于 CT 的影像组学模型，预测肝癌患者的大血管侵犯状态。研究纳入了来自 5 家医院的 226 名肝癌患者，通过多策略机器学习方法提取了 1 217 个影像组学特征，使用随机森林模型整合大血管侵犯相关的临床特征和影像组学特征，构建最终的临床 - 影像组学综合模型，使用 Cox 回归分析选择独立的风险因子。结果显示，临床 - 影像组学综合模型能够有效预测肝癌患者的大血管侵犯状态，在训练集和外部验证集中分别取得 AUC = 0.986 和 AUC = 0.979 的预测性能，在不同的 CT 扫描协议 / 制造商的外部队列中，模型表现出良好的泛化性，同时，Cox 回归模型成功地将患者分为高危组和低危组。这些研究结果说明，影像组学能够基于术前影像，有效预测肝癌的微血管侵犯和大血管侵犯事件，有望改善传统的预后方法，实现个性化的精准诊疗。

4. 影像组学在肺癌中的应用进展　肺癌作为死亡率最高的癌症，其中超过一半的患者在确诊时已是晚期，此时，表皮生长因子受体（epithelial growth factor receptor，EGFR）靶向治疗是推荐的一线治疗方案。在靶向治疗过程中，首先需对患者进行 *EGFR* 基因突变检测，进而筛选出可以接受靶向治疗的患者。现有的临床方法通过穿刺取出肿瘤组织再进行基因检测来确定基因突变状态，但穿刺只能获取肿瘤局部组织的信息，由于肿瘤的高度异质性可能产生假阴性结果。此外，一部分晚期肺癌患者其肿瘤所处的位置特殊，或由于癌症转移等因素，难以穿刺到合适的肿瘤组织，导致这部分患者错失靶向治疗的机会。因此急需一种无创、方便的 *EGFR* 基因突变检测方法，作为对穿刺的补充和辅助。

Wang 等研发了一种全自动的人工智能系统 FAIS，在大数据驱动下直接对 CT 影像进行全自动的分析。

FAIS 使用基于肺区引导注意力机制的全肺分析深度学习模型，无须人工辅助和标注图像，对全肺的异常征象进行自动分析，并使用 *EGFR* 基因型和基因通路信息对模型进行引导训练；最终，可利用 CT 影像无创地预测出患者是否存在 *EGFR* 基因突变，并且可对患者接受 EGFR 靶向治疗后的无进展生存期进行预测，进而筛选出靶向治疗的获益人群。该研究纳入了国内外 9 个数据集 1.8 万余例肺癌患者进行大数据的训练和验证。验证结果显示，FAIS 可以对原本难以进行穿刺的患者无创地检测出 *EGFR* 基因型，并预测其靶向治疗疗效；可有效筛选出靶向治疗获益人群，进而提升肺癌患者的生存率。

5. 影像组学在其他常见肿瘤中的应用进展　国内的影像组学研究团队在其他常见肿瘤，如脑肿瘤、结直肠癌、乳腺癌也取得了诸多突破性进展。如 Li 等基于术前 $T_2$ 加权 MRI 影像构建了一个可靠的影像组学模型，用于预测脑胶质瘤的总生存期。该研究纳入 3 个独立研究队列共计 652 例脑胶质瘤患者，通过基于特征工程的方法建立影像组学预测模型。该研究还通过 RNA 测序(RNA-seq)数据，建立了生物学功能与关键影像组学特征之间的映射关系，并通过单细胞测序和免疫组化染色进行了进一步验证。研究结果表明，基于术前 $T_2$ 加权 MRI 影像构建的影像组学预测模型可以稳定预测脑胶质瘤患者的总生存期，并且有助于术前评估脑胶质瘤肿瘤中巨噬细胞的浸润程度。Wang 等构建了一个结合机器学习病理组学、影像组学、免疫评分和临床风险因素的人工智能模型来预测结直肠癌肺转移患者的术后预后。该研究纳入了 103 例发生肺转移且接受根治性肺切除术的结直肠癌患者。研究结果显示，构建的病理组学和影像组学标签可成功预测患者的总生存期和无病生存期。预测总生存期和无病生存期的 AUC 均达到 0.860 以上。Zheng 等基于乳腺癌常规超声、剪切波弹性成像和临床风险因素构建了一个深度学习影像组学模型，对早期乳腺癌患者术前腋窝淋巴结状态进行精准预测。在测试集中，该模型的 AUC 达到了 0.902，并且可进一步区分患者的腋窝淋巴结转移风险。

6. 影像组学在其他领域中的应用进展　在其他癌种中，中国国内的影像组学研究团队同样取得了较为丰硕的研究成果。值得注意的是，随着影像组学技术的不断发展，越来越多的研究尝试在其他疾病的诊断和治疗中，利用机器学习模型来挖掘潜在的影像信息，有望促成一种新的辅助决策工具，从而实现影像分析在疾病诊疗中的临床价值。

2019 年 12 月以来，新型冠状病毒肺炎(COVID-19，简称新冠肺炎)的流行成为世界范围内关注的焦点。在 COVID-19 的防治中，AI 方法主要聚焦于胸部 CT 异常征象的检测和评估，这可以有效用于 COVID-19 患者的管理。Dou 等的研究认为，数据隐私机制对于捕获患者的数据分布并构建鲁棒且可泛化的机器学习系统至关重要，该研究纳入了来自全球 7 个中心的 132 名 COVID-19 患者以充分探索联邦学习方法在 COVID-19 相关 CT 异常征象检测中的可行性。研究结果表明，联邦学习方法构建的隐私保护 AI 模型在多中心数据集上具有良好的泛化能力，AUC 达到 0.90 左右，克服了集中分析大量敏感数据的负担，并为疫情防治提供了一种跨中心、跨国家构建 AI 诊断模型的有效机制。另外，COVID-19 已经造成了相当多的死亡病例，特别是在具有基础疾病的患者中。因此，迫切需要一种精确的预后评估工具来识别有基础疾病的 COVID-19 患者的不良预后情况。Wang 等的研究从 4 个中心回顾性纳入了 400 例具有基础疾病 COVID-19 患者的首诊 CT，通过融合基于一阶统计特征的影像组学模型和端到端的 3D 深度学习模型，实现了对有基础疾病 COVID-19 患者生存结局的预测。实验结果显示，融合模型在内部测试集和外部测试集中的 AUC 分别达到 0.876 和 0.864，并被验证为患者死亡的显著风险因素。同时，融合模型的生存曲线可以将患者显著分为高风险组和低风险组，有助于对具有高死亡风险的患者进行预警，并规划合理的监测方案。

21- 三体综合征又称唐氏综合征，是最常见的染色体异常疾病。该疾病不仅给患儿家庭带来了沉重的负担，也给社会带来了负担，现今对其尚无普及性较高且有效的治疗方法，提高产前筛查及诊断的水平、加大筛查力度对预防胎儿出生缺陷的意义重大。针对这一挑战性的临床问题，Sun 等利用产前检查的超声影像指标建立机器学习模型，从而提高产前 21- 三体综合征的筛查准确率。该研究从合作医院收集 624 例回顾性临床数据和超声影像，按照收集的时间顺序选取 400 例作为训练集，224 例作为验证集。该研究对每个入组对象标注 15 个影像组学特征，通过分析发现，用于筛选 21- 三体综合征的 LASSO-model 在训练集和验证集中的 AUC 分别为 0.983 和 0.979。该研究构建的 LASSO-model 与基于目前认可的胎儿颈后透明层厚

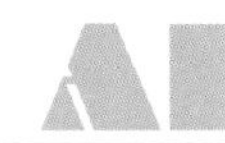

度（NT）指标和年龄的模型进行对比，在训练集和验证集中的AUC均有显著优势。因此，该研究提出的一种个性化的孕早期21-三体综合征筛查模型，可以作为一个方便和有效的工具，辅助妇产科医生做出更精确的临床决策。

（董 迪 江玉明 李海林 方梦捷）

# 第二节 影像病理组学的研究进展

## 一、影像与病理联合分析算法

### （一）数字病理图像量化分析与特征提取

数字病理图像能够从细胞层面反映丰富的肿瘤生存的微环境信息，这些特征反映了肿瘤基态的生态系统特性，而肿瘤基态的生态系统特征同时又与后续肿瘤药物治疗的疗效以及最后的预后相关联。因此数字病理图像为肿瘤的分级诊断及患者的分级治疗提供了重要的参考，同时也是连接肿瘤微观分子级别信息与宏观全局信息的桥梁之一。2017年美国食品和药品监督管理局（FDA）认证了数字病理图像系统在原发性肿瘤诊断中的应用，开启了数字病理图像在肿瘤诊断、疗效预测与预后分析的新纪元，同时也为临床病理学诊断提供了更多的契机与信息来源。

在临床研究中，数字病理图像已经有多项可量化的视觉性数字病理特征被证实与肿瘤的治疗疗效及预后相关联。如通过评估乳腺癌的腺管形成比例、细胞核的多形性与核分裂计数得到的乳腺癌的组织学分级，肿瘤浸润淋巴细胞密度与肿瘤基质占比。数字病理量化特征一般从组织层面与细胞层面两个方面着手：在组织层面勾画出癌灶区域、基质区域、浸润区域与坏死区域等，在细胞层面标记出细胞的类别、位置与形状，之后通过量化计算不同组织区域的占比，不同细胞的个数与占比，得到肿瘤基质比、肿瘤浸润淋巴细胞密度、核分裂计数、组织学分级等病理组学特征。然而前期直接通过人工目视勾画评估的数字病理特征需要消耗病理专家大量的时间与精力，特别是近些年数字病理系统数据库的构建带来了大量未经专家评估或评估不完全的数字病理图像，同时也需要挖掘新的与预测疗效和预后的病理组学特征。

随着深度学习在视觉任务的快速发展，其能够提高计算特别是并行计算的效率及准确快速推理并很好地适应数字病理图像与日俱增的海量数据集。这使得我们可以借助深度学习的工具来快速高通量地自动化提取病理组学特征。Han等利用深度学习，对浸润性乳腺癌的病理切片进行分类预测，预测切片是否含有肿瘤及肿瘤浸润淋巴细胞，并构建出全局的肿瘤浸润淋巴细胞（TILs）图，通过自动量化得到的TILs值显示与Her2+乳腺癌预后显著相关。Zhao等通过人工智能方法对直肠癌的切片进行多分类，量化计算直肠癌的病理图像肿瘤基质比，结果显示，通过人工智能方法得到的肿瘤基质比与直肠癌的总体生存显著相关，并同时能够加速肿瘤基质比的计算。而对于更复杂的视觉性病理特征，如肿瘤增殖分数的评估，Ramin等利用公开的肿瘤增殖评估挑战赛（TUPAC16）大数据，为肿瘤增殖分数的评估构建出更复杂的深度学习模型，并为我们提供了更加准确、可靠、快速的评估方法。同时，人工智能在病理组学特征的构建步骤上呈现出复杂化，构建维度上呈现高维化，构建粒度上呈现出精细化，这些新的病理组学特征与疗效预测的关系亦有进展。Ellery通过组织分割先将肿瘤分隔出来，然后通过随机采样，将肿瘤的高维特征进行平均池化转化为患者级别的特征，并在后续的生存分析和多中心数据集上显示出其与直肠癌预后的相关性。而Lu通过更细粒度的特征图构建，其在非小细胞肺癌的病理图像上，用U-Net进行细胞核细粒度的分割，并通过分割好的细胞核空间位置与形态学信息构建出细胞空间分布图，这些细胞图的特征与非小细胞肺癌的5年总生存期息息相关。近期，随着多组学的发展，病理图像不仅能与微观分子事件相关联，同时还能与肿瘤宏观表象相关联，如数字病理图像与直肠癌的微卫星不稳定性的关系，以及MRI与TILs的关系。这种对于病理图像多组学的探索，拓宽了病理组学在医学研究的临床应用，是未来肿瘤病理组学研究的重要方向之一。

### （二）影像与病理联合分析算法

伴随临床对于精准化、个性化诊疗的需求不断增加，基于单纯影像信息或病理信息的诊断在较为复杂的临床肿瘤诊疗需求上存在着局限性，如精准患者分级管理、疗效预测、复发及转移预测等。越来越多的研究者在报告、学术论文及专家共识中提出了基于多模态、多尺度肿瘤图像共同完善肿瘤异质性描述，进而构建更加精准的预测模型的科学性和必要性。将肿瘤的影像与病理图像的结合并纳入量化分析过程契合专家从宏观到微观评估肿瘤的需求。该过程将肿瘤的解剖学组织结构信息、纹理信息、形态学信息等宏观描述肿瘤异质性的表征信息与肿瘤基线的生态系统特性、病理学微环境、细胞学表征等微观描述肿瘤异质性的表征信息结合，构建"影像—病理"的肿瘤异质性描述通路。2020 年，Shao 等在 Liu 等发现的与直肠癌新辅助治疗疗效相关的影像组学特征的基础上，纳入直肠癌活检病理图像中的细胞核量化特征，通过机器学习方法在特征水平对影像和病理的图像特征信息进行融合，对局部晚期直肠癌新辅助患者实现了更为精准的治疗前疗效预测。2022 年，Feng 等基于影像与病理联合分析的思想，通过融合不同的基于单一尺度肿瘤图像特征的预测指标实现影像与病理图像联合分析，实验结果同样论证了影像与病理联合分析相比较单纯影像的优势。

影像与病理联合分析算法的一般流程（图 3-2-1）为：①使用人工勾画或基于专家监督的自动分割算法分别对影像内的肿瘤区域以及数字病理图像内的肿瘤细胞区域进行感兴趣区域分割（癌灶）和多示例分割（肿瘤细胞）；②对影像中的肿瘤区域提取量化的图像特征，方法包括但不局限于影像学专家定义特征、影像组学特征、深度卷积神经网络特征等；③借助统计学方法或机器学习模型的关联性特征筛选；④基于多尺度肿瘤图像特征的影像与病理信息融合及模型构建；⑤最后使用统一的评价标准对模型的准确性和鲁棒性进行评估，比较影像与病理联合分析方法带来的实际患者获益提升，并结合检验结果进行模型的调整与优化。

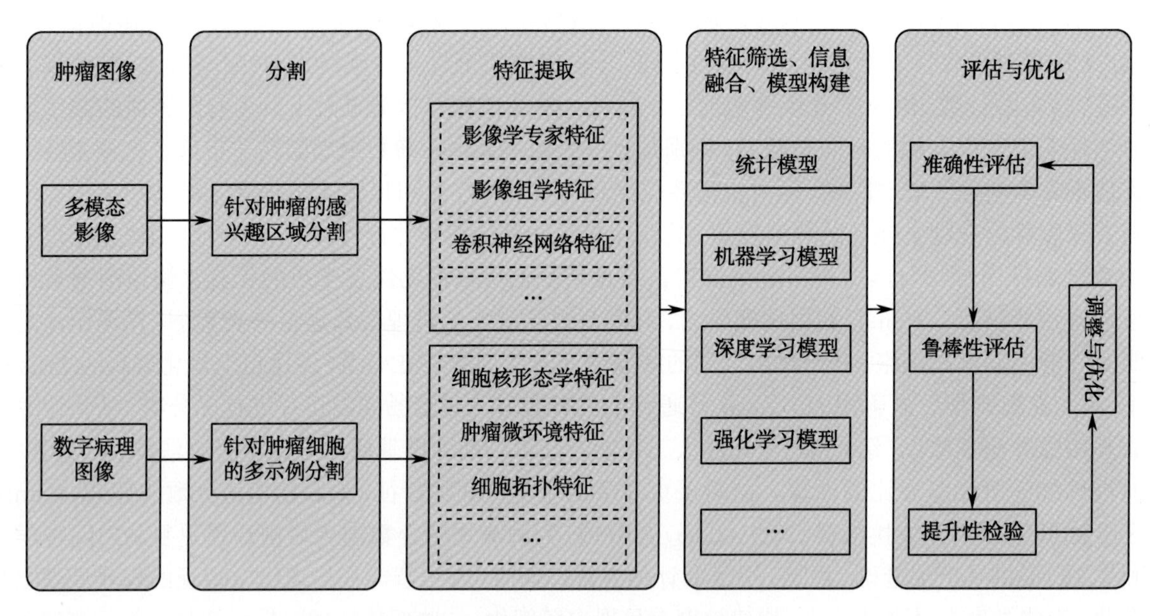


图 3-2-1　影像与病理联合分析方法流程

## 二、影像与病理联合分析在疾病诊疗中的应用

在我国，大部分直肠癌患者首次就诊时已是中晚期。据统计，确诊为直肠癌的患者中，约 70% 为局部进展期直肠癌（locally advanced rectal cancer，LARC）。局部进展期直肠癌患者的标准治疗方案为新辅助放化疗（neoadjuvant chemoradiotherapy，nCRT）后行全直肠系膜切除术（total mesorectal excision，TME），必要时行术后辅助化疗。新辅助放化疗有助于肿瘤降期，从而提高肿瘤切除率，增加手术可能性及低位直肠癌的保肛率，降低局部复发率。但是，新辅助治疗后仅有 15%～27% 的患者可以达到病理完全缓解

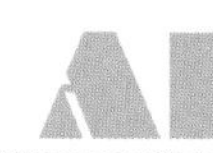

（pathological complete response，pCR），超过 50% 的患者并不能从新辅助放化疗中获得可观的收益。2020 年，Tian 等从多参数 MRI 和活检苏木精 - 伊红染色（hematoxylin and eosin staining，HE 染色）切片的全切片图像（whole slide image，WSI）中分别提取多尺度量化图像特征进行影像与病理图像联合分析，基于该分析方法的预测模型在多中心验证中展现了对直肠癌新辅助治疗后肿瘤退缩等级（tumor regress grade，TRG）较为准确的分级预测，多中心分级预测的准确率最高达 87.66%，并显著高于仅基于影像或病理图像的模型。该模型将影像的宏观信息与活检病理的微观信息结合，在治疗前对局部晚期直肠癌新辅助治疗患者进行疗效预测，有助于临床提前预判患者的治疗收益，及时对治疗方案进行优化与调整，提升患者预后效果。此外，在局部进展期直肠癌术前新辅助治疗病理完全缓解预测的问题上，另一项研究通过多中心回顾性数据和前瞻性数据，进行了更加全面与深入的影像与病理图像联合分析方法检验。验证结果显示，影像与病理图像联合分析方法显著提高了模型的准确率与鲁棒性，针对新辅助治疗中的 pCR 患者的预测模型，AUC 均能达到 80% 以上。在乳腺癌新辅助疗效预测的多模态研究中，将微观切片级别的病理图像聚合成患者级别的微观病理特征，结果显示，其在外部验证集能结合宏观影像特征及临床特征，模型更能准确地区分出 pCR 与非 pCR 患者。上述研究展现了将宏观影像与微观病理图像结合有希望针对当前具有挑战性的临床问题构建更为精准、可靠的预测模型，为临床提供更加有效的辅助个性化治疗工具。

（刘振宇　万向波　邵立智　李　豹）

## 第三节　影像基因组学研究进展

随着影像组学等人工智能技术的发展，通过影像可以实现对肿瘤病理亚型、分子标志物以及疗效和预后的个体化预测。但是人工智能模型所提取的高维影像特征较为抽象，其生物学机制尚不明确，特征的可解释性较差。近年来，研究者通过影像基因组学分析来解释人工智能模型所提取的影像特征的生物学意义，建立宏观影像与微观机制之间的联系。

### 一、影像基因组学在脑胶质瘤中的研究

Haruka 等在来自斯坦福大学医院（121 例患者，训练集）和 TCIA 数据集（144 例患者，验证集）的脑胶质瘤患者数据中开展了影像 - 基因多组学研究。首先，对 MRI 影像中人工勾画的胶质瘤病灶提取了 388 维影像组学特征；然后使用一致性聚类根据影像组学特征将患者聚类成三个簇；在每个簇中，使用微阵列显著性分析（significance analysis of microarray，SAM）找出最能反映这个簇的特性的影像组学特征。SAM 分析结果表明，第一个簇中最具有代表性的特征大多是描述肿瘤形状的不规则程度和肿瘤轮廓的凹陷程度；第二个簇的特征大多是反映规则且边界清晰的肿瘤边缘；第三个簇的特征大多是反映具有中央低信号且周围环绕着高信号边缘的肿瘤。为了验证该结论的可重复性，研究者在 TCIA 验证数据集中进行了相同的特征提取和聚类，得出了一致的结论。通过对 TCIA 数据集中的患者进行预后分析表明，这三个簇所包含的患者具有不同的预后，其中，第一个簇的患者预后较差，第二个簇的患者预后中等，而第三个簇的患者预后较好。最后，通过对 TCIA 数据集中患者的基因数据进行 PARADIGM 分析发现，第一个簇的患者与酪氨酸激酶受体（c-Kit）干细胞因子受体通路的上调有显著关联；第二个簇的患者存在 21 个通路的下调，包括 c-Kit 干细胞因子受体通路、血管内皮生长因子受体（VEGFR）通路、血小板源性生长因子受体 α（PDGFR-α）通路、叉头框 A（FOXA）转录网络以及血管生成素 / 酪氨酸激酶受体（Ang/Tie2）通路；第三个簇的患者存在 31 个通路的上调，包括典型的 WNT 和 PDGFR-β 通路以及很多在第二个簇中被下调的通路。该研究通过无监督聚类分析的方式，发现了影像组学特征与基因通路之间存在显著关联。

Sun 等利用 MRI 影像和 RNA 测序数据进行了影像 - 基因的多组学分析以探索人工智能模型提取的影像特征与微观机制的关联。在该文章中，研究者搜集了 198 例脑胶质瘤患者的多参数 MRI 影像（$T_1$、$T_2$、$T_2$-FLAIR、$T_1$ 增强序列）和总生存期（overall survival，OS）随访数据；其中的 95 例患者同时具有 RNA 测序信

息(定义为影像基因组学数据集)。首先,由一名医生在患者的多参数MRI影像中勾画出肿瘤病灶,包括肿瘤的实质区域和瘤周区域。然后,使用PyRadiomics工具包对4个MRI序列的肿瘤实质区域、瘤周水肿区域和肿瘤全部区域(包含实质和水肿区域)分别提取形状、强度、纹理等共计1 032维的影像组学特征。该数据集中132例患者作为训练集,66例患者作为验证集;在训练集中对影像组学特征进行了可重复性验证、单变量$p$值检验和LASSO进行特征筛选。最后构建了LASSO-Cox模型用筛选出的影像组学特征预测脑胶质瘤患者的总生存期。在影像基因组学数据集上,首先通过加权基因共表达网络分析将高度互联的基因聚类成可能参与常见生物学过程的几个基因模块;然后使用Zsummary统计检验每一个基因模块在影像基因组学数据集和TCGA数据集(159例患者)中的可重复性,筛选出可重复的基因模块(Zsummary≥10)。最后,根据基于样本的基因集变异分析,找出与影像组学标签(影像组学模型的预测值)显著相关的基因模块。对于每一个基因模块,通过基因通路富集分析检验该基因模块中的每一个基因通路是否与影像组学标签显著相关。对于筛选出的每一个具有预后价值的影像组学特征,都能找出与之对应的显著相关的基因通路。为了进一步验证在该数据集中找出的影像-基因对应关系是否稳定可重复,该文章使用了外部测试集(78例患者)进行验证。最终,该研究筛选出了13个影像组学特征,所构建的影像组学模型在内部验证集上预测脑胶质瘤总生存期的C-index为0.7。在影像基因组学数据集上,筛选出了27个基因模块,其中23个基因模块在TCGA数据集上通过了稳定性和可重复性验证;最后,有2个基因模块与影像组学标签显著相关,其中一个基因模块包含的是免疫、炎症和细胞增殖相关的基因,另一个基因模块包含的是与细胞信号通路有关的基因。最后,通过基因通路富集分析,在这两个基因模块中找到了30个重要的基因与13个具有预后价值的影像组学特征存在显著的对应关系。根据这些影像特征对应的基因通路特性,可以将这13个影像组学特征分为4类:①免疫相关的特征,这些特征与T细胞活化、CD4调节、白细胞介素、干扰素调节,Janus酪氨酸激酶-信号转换器和转录激活器(JAK/STAT)、肿瘤坏死因子受体2(TNFR2)等免疫和炎症相关的基因通路存在显著相关性;②细胞增殖相关的特征,这些特征与细胞黏附、血管内皮生长因子受体、整合素激活、KRAS、P53等癌细胞增殖相关的基因通路存在显著相关性;③疗效相关的特征,这些特征与紫外线反应、药物反应、氧化应激反应、G2/M检查点等基因通路显著相关,而这些基因通路与细胞对放疗和化疗药物的响应有关;④细胞功能相关的特征,这些特征与有丝分裂纺锤体、染色体重塑、染色体组织、组蛋白甲基化、mRNA转运等信号通路相关,这些信号通路都反映复杂的细胞功能活动。相比于之前的研究仅构建了影像组学模型预测脑胶质瘤的预后,该研究通过影像-基因多组学分析解释了影像组学特征潜在的生物学机制。例如,免疫和炎症反应的上调(反映在免疫相关的影像组学特征上)与多种促进肿瘤增殖的免疫抑制通路有关(反映在细胞增殖相关的影像组学特征上)。因此,影像组学特征可以预测炎症和免疫反应,这与患者的预后相关。此外,P53缺陷型肿瘤细胞对治疗诱导的DNA损伤有响应,而这与两个影像组学特征相关;因此,影像组学特征具有预测疗效的能力。这些研究结果表明,宏观的影像特征与微观层面的影响治疗和预后的多种基因都存在显著关联,因此,宏观的影像组学特征具有预后预测的价值,这很好地解释了影像组学特征的生物学机制。

## 二、影像基因组学在肺癌中的研究

Grossmann等通过影像-基因组学研究实现了对肺癌的预后预测以及对CT影像特征的生物学解释。该研究首先从262例肺癌患者的CT影像中人工勾画出肿瘤区域,然后从肿瘤区域的CT影像提取了636维影像组学特征。对于基因测序数据,首先通过基因富集分析找出基因通路,然后通过双向聚类寻找影像组学特征和基因通路之间的聚类关系和相关性。最终发现了13个基因模块,其中的210个影像组学特征与206个基因通路存在显著关联。不同的基因模块中包含了不同的影像组学特征以及与之关联的基因通路,其中一些基因模块表明,影像组学特征中的纹理熵、聚类特征以及强度变化特征与免疫系统相关的基因通路、P53通路、转化生长因子受体β(TGF-β)信号通路以及与细胞周期调节有关的基因通路存在显著相关性;另一些基因模块中则包含了与线粒体通路、转录、翻译和RNA调节机制相关的影像组学特征。

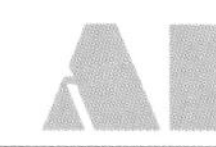

此外，Wang 等也利用影像 - 基因组学方法解释了与肺癌靶向治疗相关的影像组学特征和微观基因通路之间的关联。该研究提出了全肺分析的深度学习算法，在无须人工辅助勾画图像的情况下，通过全自动的深度学习算法对全肺的 CT 影像进行特征提取和建模分析，实现了对肺癌 *EGFR* 基因突变的预测。在全肺深度学习模型中包含了 768 维从全肺 CT 影像中提取的深度学习特征，该研究从中筛选出了 29 个可以预测肺癌 EGFR 靶向治疗无进展生存期的预后特征。在 TCIA 数据集 87 例有 CT 影像和 RNA 测序数据的患者中，首先利用全肺深度学习模型对每个患者提取了 29 个具有预后预测价值的影像特征；然后通过基因富集分析找出与影像特征存在显著关联的基因通路；最终发现有 4 个影像特征与 4 个基因通路存在显著关联。例如，其中 2 个影像特征与 ERBB 和 P53 信号通路存在相关性，而这 2 个信号通路均与靶向治疗的耐药机制相关；另外 2 个影像特征分别与细胞黏附分子通路、细胞外基质（ECM）受体相互作用通路存在强相关性，而这 2 个基因通路与癌症转移机制相关。这表明，从全肺提取的影像特征之所以具有预后预测价值，是因为这些影像特征可以反映微观层面与靶向治疗耐药和癌症转移等机制相关的信息。

影像 - 基因多组学研究是对人工智能模型和影像特征进行可解释性研究的重要手段。目前已有越来越多的研究在构建影像组学等人工智能预测模型后，通过结合基因信息对影像特征和人工智能模型进行生物学机制的可解释性研究，有望让临床医生更好地理解人工智能模型所提取的高维影像特征的生物学和临床意义。

（王　硕　唐振超　何秉羲）

## 第四节　挑战与展望

1. 模型鲁棒性　目前，多数人工智能医学影像模型多局限于单一病种固定模态，需要使用固定模态的影像数据针对不同病种单独进行模型的开发与训练，严重影响了模型的临床普适性。如何开发模态自适应、病种自适应的模型是目前人工智能影像分析的一大难题，也是未来的发展方向之一。

此外，受不同厂商成像设备和成像参数等的影响，图像性质会发生变化。而目前多数模型的性能参数多基于类型规模有限的数据集和特定的数据获取条件。因此，受数据集规模和代表性的限制，多数模型在复杂的临床应用场景中的鲁棒性有待提升。

2. 数据共享　有效的影像组学模型往往依赖质量高、类型多、规模大的数据。目前，大部分临床影像数据多存储于各自的医疗机构中，缺乏共享平台。然而单中心的数据总量多集中于 100～500 例的体量，难以突破千例，这为机器学习（尤其是深度学习）模型的有效训练带来了巨大阻碍。由于缺乏多中心、大规模和前瞻性的验证数据，构建的影像组学模型往往泛化性能较差，无法根据多中心数据调整模型参数或优化模型结构以提高其泛化能力。因此，数据难以集合共享是开展高质量影像组学研究面临的重要挑战之一。

数据的标准化采集将有效推动这一问题的解决。医疗机构间可通过建立影像组学科研联盟，共同制定数据收集标准，以形成更大样本的高质量数据集合。在标准化数据收集过程中，不仅需要规范化临床基线和预后数据的采集，更重要的是，需要建立影像标注的专家共识，以达到影像标注的一致性、规范性和可信性，建立更加鲁棒的影像组学模型，推动其在多中心的推广应用。当然，随着数据量的增大，标注耗时长、训练成本高等问题也会随之出现，因此也急需研发弱监督或无监督等有效的新算法。

此外，数据体量有限的情况下，也可通过对小样本、样本不均衡及标注不规范等问题的算法改进，弥补数据难以集成共享对影像组学模型构建的影响，尽可能提升数据的使用价值。

3. 模型医学可解释性　近年来，在关注模型精度和稳定性的基础上，越来越多的研究开始关注模型的可解释性。提升模型的可解释性，对于提高模型的临床认可度，提升影像标志物临床适用性起着重要作用。

基于特征工程的影像组学模型多采用自身结构较为简单、模型结果本身具有解释效果的决策树等经典模式识别模型，通过将先验知识融入新特征的构建，如可反映肿瘤血管生成的血管弯曲度特征，配合与分子通路的相关性分析，可以在一定程度上解释模型的生理学意义。

基于深度学习的影像组学模型往往结构复杂，虽然可一定程度上增强模型的预测性能，但模型本身可解释性较低，因此提升其可解释性尤为重要。目前提升这类模型可解释性的方法主要包含两个方面：①事后解释法，通过使用自然图像领域激活最大化、反卷积和显著性等可视化处理，利用热图突出影像中不同区域对预测结果的贡献程度，是目前最常用的分析手段。但这些方法无法解释模型的具体决策过程，且关键区域内具体的生理学意义依然需要进一步的生物学相关性验证。②基于先验知识构建可解释性模型，如通过预测放射科医生定义的语义特征来实现对肺结节良恶性的分类，在提升预测性能的同时也提升了模型的可解释性。此外，还有研究人员提出一种可解释网络，通过预测可能发病的区域，并将预测的区域特征与原型进行对比，不断学习发病特征，然后给出预测结果。

4. 商业化　目前基于影像组学的商业化软件仍然有限，其原因主要是针对不同临床问题所构建的影像组学模型泛化能力和稳定性仍需进一步提升和验证。模型不仅应在国内多中心不同成像设备间仍保持较优的预测性能及泛化能力，还应考虑在特定人群中的应用效能，如不同地域在基线水平不一的情况下，模型是否仍具备较好的鲁棒性。因此在影像组学软件商业化的过程中，应格外注意衍生 AI 产品数据测试的不同环境，以保障商业化应用时产品的稳定性和鲁棒性。此外，在商业化过程中，还应注意对患者隐私的保护和数据归属的明确，应充分考虑法律和伦理以规范其应用，保障患者数据和隐私的安全性，以更好更优地推进影像组学相关 AI 产品在健康医疗领域的商业化和落地。

5. 前沿分析方法及应用　微观基因、蛋白质和分子改变会体现在宏观影像特征的改变上，通过深度挖掘影像特征，可以在一定程度上反映人体组织、细胞和基因水平的变化，因此利用影像组学标志物逼近分子标志物，从而进一步实现疾病的诊断和预后评估，是使影像组学模型具备生理学意义、提高临床可接受度的重要手段。此外，目前的影像组学分析均是基于设备采集信号后重建的医学影像，进而面对临床目标构建模型。然而影像在重建过程中难以避免地会损失掉部分有价值的诊断信息，因此如何通过影像组学直接分析重建前的设备采集信号，实现从重建前的裸数据信号到诊断知识的直接映射模型，将有助于进一步提升诊断性能。

过去 10 年见证了影像组学的飞速发展，虽然现阶段其在临床应用中面临一定的挑战，但随着高质量、标准化、多中心、前瞻性数据的不断获取与共享，新技术的不断出现及研究水平的进一步提升，影像组学将能真正辅助放射科医生或临床医生更好地制定个体化治疗方案，使患者获益。

（牟　玮　魏靖伟　张帅通　田　捷）

# 第四章　医学影像人工智能的研究进展

## 第一节　医学影像的显著特点

医学影像利用光、电、磁、声等物理现象对人体或人体某部分以非侵入方式获得内部组织影像。临床中最常见的影像模态包括X射线摄影、计算机体层成像（computed tomography，CT）、磁共振成像（magnetic resonance imaging，MRI）和超声等。作为医疗临床中最重要的“证据”来源之一，影像数据在医疗数据中占比超90%。

医学影像及其研究任务拥有如下的明显共性特点（图4-1-1）：

1. 影像多模高精　一方面，新扫描协议的使用和新模态如能谱CT（spectral CT）等的发明导致影像模态增多；另一方面，随着医学成像设备的更新换代，影像的像素精度变高，信息密度增大。临床用CT/MRI的空间分辨率达亚毫米级；超声空间分辨率比CT还高，时间分辨率达到实时。

2. 数据非标孤立　虽然医学影像数据在临床中大量存在，源于设备、操作等方面的非标准化数据之间的差异性很大，存在所谓的“分布漂移”现象。由于隐私、管理等因素，数据在不同的医院、影像中心等孤立地存在，真正中心化的开源医疗大数据并不多见。

3. 疾病长尾突发　医学影像是疾病的表征。影像知识库Radiology Gamuts Ontology定义了12 878种“症状”（导致结果的条件）和4 662个“疾病”（影像学发现）。但是疾病的发病率呈现典型长尾分布，小部分常见疾病占据大量病例，而大部分疾病在临床中并不多见，数据量少。另外，传染性疾病时有发生，如2020年的COVID-19，初期影像资料稀缺。

4. 标注稀疏有噪　影像数据的标注费时昂贵，造成标注的稀疏性；同时不同的任务需要不同形式的标注。另外，标注通常因人而异，不同医生之间的差异性大；标注通常是有噪声的；标注“金标准”的建立也是个悬而未决的问题。

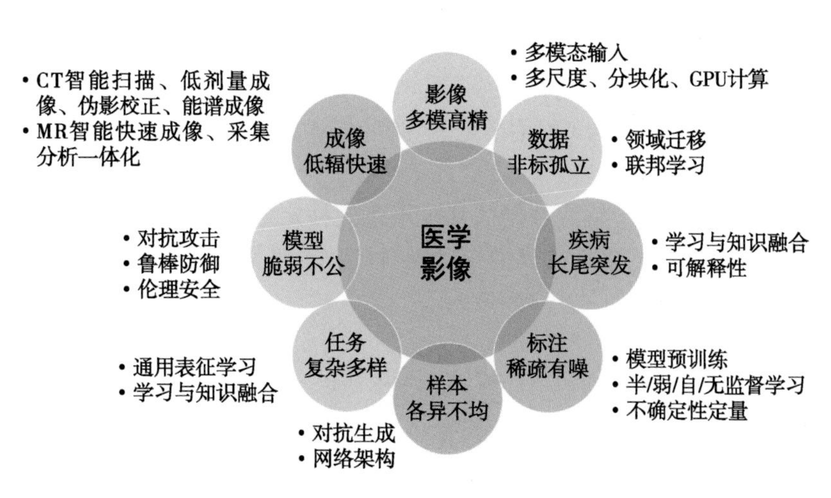


图4-1-1　医学影像的显著特点及其对应的智能算法的热点趋势

5. 样本各异不均　在已标注的数据样本中，无论是正样本还是负样本，样本个别差异度大，其概率分布呈现典型的多模态。在二分类问题中，通常正样本和负样本的比例极度不均衡。例如，在肿瘤分割任务中，肿瘤的像素数量比正常组织通常少一个甚至多个数量级。

6. 任务复杂多样　医学影像计算有繁多的任务。在技术层面，有重建、增强、恢复、分类、检测、分割、配准等，这些技术及其组合，再加上影像模态和疾病种类的多样性，产生层出不穷的应用场景和高复杂度的任务。

7. 模型脆弱不公　在安全层面，医学影像计算模型在面临对抗攻击时，即加上一定肉眼觉察不出的扰动，模型的预测输出可以被操纵，因此呈现脆弱性。在伦理层面，模型对于不同患者群(按患者本身的属性如性别、年龄等划分)呈现不同的性能，如在男性患者上的模型准确率明显高于女性患者，因此呈现不公平性。

8. 成像低辐快速　从临床常用医学影像设备(如X射线设备和MRI)的成像方面，X射线设备低辐化和MRI快速化是两个显著的发展需求；前者是因为X射线会对人体有不可恢复的损害，后者源自MR成像的原理性要求。当然，目前成像过程中还有如金属、运动等伪影的存在，影像质量有待提升。

(周少华)

# 第二节　智能医学影像分析算法的现状

## 一、热点趋势概览

现有的医学影像计算分析模型大多基于深度学习(deep learning，DL)，特别是卷积神经网络(convolutional neural network，CNN)。深度学习的最初成功来源于计算机视觉任务，主要是针对自然图像，并且建立在单任务拥有大量标注数据的基础之上，即所谓的“小任务、大数据”。由于不同医学影像分析任务之间的处理相互独立，产生了不同的个体化模型，因此缺乏可扩展性。另外，深度网络模型是黑箱式，缺乏可解释性，但临床决策的核心是循证和解释。

虽然医疗影像特点鲜明，场景挑战突出，但是解决“小任务、大数据”的深度学习模型并没有针对医疗影像自身的特点和需要做出特别设计；可喜的是，近年来业界在此方向上有不少探索，本章意在阐述这些最新的算法热点趋势(图4-1-1)：趋势的简单概览如下，而大部分算法内容则在随后小节中作进一步介绍。

1. 高维高密处理　对于高维影像，应尽量使用多模态作为输入；对于高密信息，则常用图形处理单元(GPU)进行多尺度、分块化计算。

2. 深度学习自动化　训练深度网络模型本身需要很多人工部分，比如数据的采集标注、模型架构的设计等。当前的一个研究热点在于如何降低对标注数据量的要求、提高模型的鲁棒性、减少对开发者调参的依赖，主要方法包括半/弱/自/无监督学习(可用于处理稀疏标注达到标注高效性)、领域迁移(可用于弥补数据差异性)、样本对抗生成(可用于平衡样本比例)、架构前沿等方面的研究。

3. “大任务、小数据”计算范式　通过知识共享和计算共享等方法，实现任务、数据和标注的有机整合，达到可扩展性。其中，学习与知识融合(可用于疾病诊断)、深度通用表征学习(可用于处理复杂多样的任务)等相关算法研究正在形成趋势。

4. 其他　包括联邦学习(可用于解决数据孤立)、不确定性定量(可用于处理有噪标注)、可解释性。另外，还包含构建具有防御性的模型(来抵抗模型在遭受对抗攻击时呈现的脆弱性)和公平性的模型(来平衡对不同患者群呈现不同的性能)。

## 二、标注高效

为了解决医学影像缺乏大量高质量标注数据的难题，研究人员最近提出多种方案，包括迁移学习或模型预训练、自监督学习或无监督学习、半监督学习或多标签学习等，形成当前的一个研究热点。

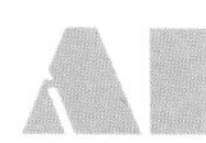

### （一）迁移学习或模型预训练

在计算机视觉领域，我们通常在 ImageNet 这个大规模数据集（超过 100 万张标注的图像）上做预训练，然后将训练好的模型在小样本的目标任务上做微调，从而解决目标任务缺乏标注数据的问题，实际效果也非常好。但是医学影像如 CT 和 MRI 是 3D 数据，3D 卷积网络相比 2D 网络能够更充分地利用 3D 影像特征，从而能够取得更佳的效果。而 ImageNet 是 2D 数据，预训练好的 2D 网络不能直接用来初始化一个 3D 网络。为了解决这个问题，Chen 等提出 Med3D 方法，在 3D 的公开数据集上做预训练。虽然医学影像领域缺乏像 ImageNet 这样的大规模 3D 影像集，但过去 10 多年每年都有多项公开竞赛（每个竞赛会开源相应的数据集），据 Grand Challenge 网站统计，已经有超过 200 个竞赛。Med3D 把和 3D 分割相关的公开数据集都收集起来，积少成多，组成一个相对较大的数据集，然后采用单编码器 - 多解码器的网络结构做多任务联合训练。编码器因为在训练时见过所有的数据，比较鲁棒，可以用于初始化 3D 网络，提高目标任务在小样本场景下的准确率。

### （二）自监督学习或无监督学习

无论是基于 ImageNet，还是 Med3D 的预训练方法都需要标注好的数据，而自监督学习或无监督学习只需要图像，通过构造一个代理任务（proxy task）来预训练模型，而代理任务的标签可以自动获取。比如，Zhou 等提出的 Model Genesis 采用图像复原的自监督代理任务，提出多种策略对图像加噪声（包括灰度值的非线性拉伸、局部打乱、抠除小块区域等）。代理任务需要从加噪声的图像恢复原始图像。在多个公开数据集上，Model Genesis 都取得非常好的效果。不过对于每个任务，需要调整超参数（比如利用哪种加噪策略以及噪声强度），来取得最优结果。Zhu 等设计了魔方复原的代理任务来自监督训练模型，在 CT 脑卒中检测和 MRI 脑肿瘤分割任务上取得的性能比从头训练的模型有明显提升。最近无监督的对比学习在计算机视觉领域取得非常大的进展，在下游任务上甚至超越基于 ImageNet 的有监督预训练。通常，一张图像的两次不同随机变换作为一个正样本对，不同的图像作为负样本对，这些正负样本对作为对比学习的训练标签。因为很多医学影像（比如 CT 和 MRI）是 3D 的，相邻两帧图像变化不大（类似视频的相邻帧），这个先验知识可以用来提高对比学习的效能。比如 Chaitanya 等将对比学习用于学习影像中的全局和局部信息。他们将 3D 影像分成若干段（粗略对应不同的身体部位），同一段中的不同 2D 图像（可以来源于同一患者或者不同患者的相同身体部位）也组成正样本对（图 4-2-1A）。负样本对来自于不同的身体部位，与正样本对有一定的区别，避免干扰训练。基于整幅图像的预训练适用于图像分类，但是因为不能区分同一图像中不同的器官，模型在图像分割上的效果有限。他们又提出局部对比学习，将一张图像分成若干块，同一图像块的不同随机变换（比如高度重叠的两个抠图）组成一个正样本对，不同图像块组成负样本对（图 4-2-1B），从而提高模型的空间分辨率。

### （三）半监督学习或多标签学习

由于标注的困难，在实际应用中，经常只能收集到少量有标签数据，而更大量的数据是没有标签的。在半监督学习的场景下，可以先在少量有标签数据集上训练一个网络，将训练好的网络在无标签数据集上做测试，生成伪标签以及预测其置信度，然后将置信度比较高的伪标签加入训练集，重新训练网络。这个过程可以不断迭代，随着网络准确率的提高，伪标签的置信度也相应提高，从而有更多的无标注数据加入训练，形成一个正向的迭代过程。半监督学习之前大多用于分类任务，最近的一些研究开始将半监督学习推广到检测和分割任务。

医学影像不仅有标注样本少的问题，标注不一致是另一个重大挑战。因为疾病经常存在同病异影、异病同影的难题，加上医生训练背景的差异，不同的医生有可能对同一影像给出不同的标注。在实际标注中，经常采用多个医生独立标注（图 4-2-2），然后利用多数投票的方式确定最终的标签。然而，投票得到的单一“金”标签舍弃了多个医生的原始标签，从而损失一些有益的信息（比如哪些是简单样本，哪些是有争议的困难样本）。Ji 等提出利用多个医生原始标签直接训练一个医学影像分割网络，来更好地利用原始标签信息。他们采用传统的 U-Net 作为基干网络，在 U-Net 的瓶颈层加入一个融合专家信息的推理模块。专家信息采用 one-hot 编码，比如有 5 位专家，那么专家编码向量有 5 维，1 代表采用这个专家的标注，0 代表不用。

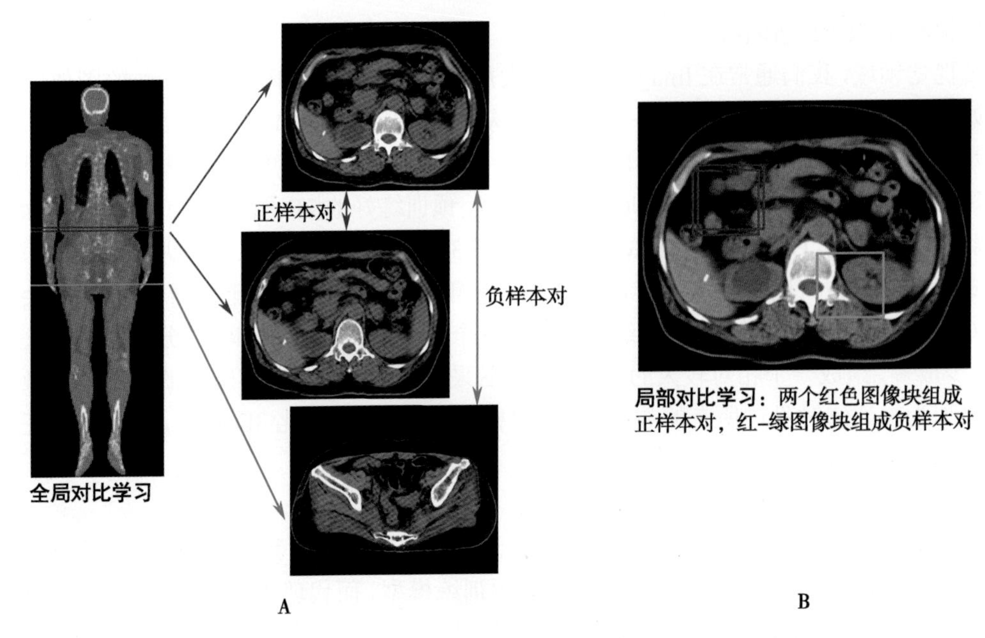


图 4-2-1　基于全局(A)和局部(B)对比学习的医学影像预训练

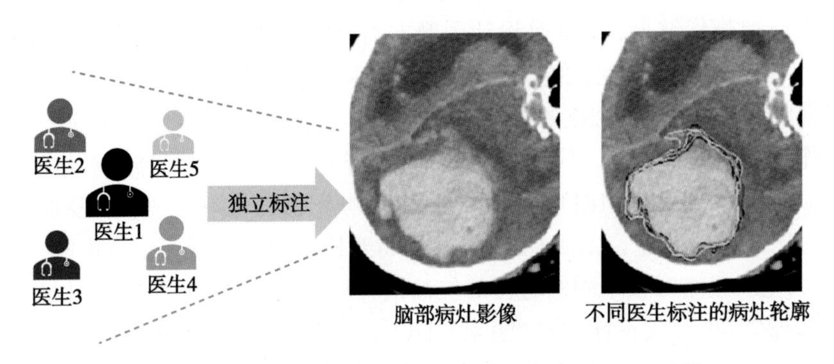


图 4-2-2　不同医生的独立标注可能存在很大的不一致性

然后，采用 ConvLSTM 将专家编码融入 U-Net 瓶颈层提取的影像特征。在训练时，通过专家编码告诉网络将采用哪位专家的标注作为监督信号计算损失函数。也可以融合部分或者全部专家的标注来训练网络，比如将专家编码向量置成全 1，告诉网络将采用所有专家的平均标注来训练。相比于传统的数据增广(data augmentation)，该方法可以看作是标签增广(label augmentation)。在测试时，通常将专家编码向量置成全 1，模拟传统的专家投票。

## 三、领域适应

领域适应(简称域适应)是迁移学习中一个热门的研究方向。域适应问题涉及两个至关重要的概念：源域和目标域。源域表示与测试样本不同的领域，但是有丰富的监督信息；目标域表示测试样本所在的领域，通常无标签或者只有少量标签。域适应旨在利用源域中带标签的样本来解决目标领域的学习问题，其关键在于如何最大化地减小领域间的分布差异，有效解决领域间数据分布的变化。根据学习过程中的不同阶段进行域适应，现有工作大致可分为三类：①样本适应，对源域样本进行加权重采样，从而逼近目标域的分布；②特征适应，将源域和目标域投影到公共特征子空间；③模型适应，对源域误差函数进行修改，考虑目标域的误差。例如，Wachinger 等提出通过计算目标域和源域概率的比率对源域训练数据集中的样本进行

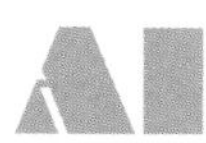

加权的域适应方法，并将其集成到多项式弹性网分类中，实现对阿尔茨海默病的诊断，并获得较好的分类性能。Wang 等提出基于低秩表示的多源域自适应疾病诊断模型，该模型通过低秩矩阵分解将多源数据投影到公共隐空间，并在公共空间用目标域数据对源域数据进行重新表示，降低多源数据分布差异。在多中心自闭症数据集上的实验结果证明了该模型的有效性。Ghafoorian 等使用已标注的源域脑 MRI 数据训练基于 CNN 的分割模型，并将其应用到未标注的目标域数据上，从而对不同域的图像对于同一任务进行域适应网络的性能进行评估。研究表明，领域适应模型的性能明显优于从头开始使用相同规模的数据训练得到的模型。Wu 等通过两个基于变分自编码器（VAEs）的网络将两个域的潜在特征学习成为一个共同的参数化变分形式来缩小两个域之间的分布差距，并将其应用到医学图像分割任务中，获得了良好的准确性。Ahn 等利用多层零偏差卷积自编码器，通过限制从预训练 CNN（用于自然图像）到局部相关特征的转换，来学习医学图像数据的通用特征，同时还提出一种基于上下文的特征增强方案，以提高特征表示的鉴别能力。该方法在三个公共医学图像数据集上与其他方法比较都取得了较好的准确率。

另外，基于生成对抗网络（generative adversarial network，GAN）、最优传输（optimal transport，OT）和 Transformer 的域适应方法在医学影像领域获得广泛关注。利用 GAN 技术可以实现从 CT 数据域到 MRI 数据域的映射，把某个 CT 图像转换成 MRI 图像。这种域和域之间的转换可以解决医疗成像领域的许多问题：增加模型的适用性，节省大量的标记时间（只需要某一个域上的标注）等；最优传输方法可以实现从一个分布映射到另一个分布的最优传输方案，使得每个源域数据和目标域数据相关联并使总距离最小化。基于最优传输的域适应方法在 MRI 数据配准、诊断等任务中表现出优异的性能；Transformer 中的交叉注意对噪声输入对具有较好的鲁棒性，从而实现更好的特征对齐，因此基于 Transformer 的方法被广泛用于 MRI 数据分割、诊断等挑战性任务中。

## 四、对 抗 生 成

医学影像数据存在模态差异和形式差异等，因此，研究人员提出了基于对抗生成的数据生成方法，用以缓解由于数据差异大带来的模型预测精度低、鲁棒性差等问题。医学影像的差异主要体现在以下两个方面，第一，医学影像领域存在较为突出的正负样本比例不均衡问题。例如，肿瘤图像中肿瘤区域的体素数量远少于正常组织区域体素，因此正样本的比例较小，进而导致模型的预测精度降低，模型泛化能力弱。第二，采集的样本数据模态有差异。例如，有些特定模态数据（例如 PET 影像）采集成本很高，因此在实际场景中采集到的数量很少，这就导致样本的某个模态缺失，使得设计多模态分析模型十分具有挑战性。

为了解决上述问题，很多基于对抗生成的数据生成方法被提出。例如，在解决针对正负样本比例不均的问题时，Shin 等提出使用对抗生成的一种新型脑肿瘤数据生成模型，用于生成逼真的脑肿瘤 MRI 影像进行数据扩充，为后续的脑肿瘤分割提供了较为丰富的合成样本。该模型适用于生成不同类别的样本，对于比例较少的类别，能够有效地生成可用的合成样本，扩充了样本数量，从而提高模型的精度。另外，Costa 等提出了一种能够生成眼底图像的对抗生成模型，该模型不仅能够生成眼底的光学图像，还能够生成眼底的分割标记图像。因此，该生成网络架构能够生成有效的眼底分割图像标记对，为后续的分割模型学习提供更多的训练样本，同时减少了标注代价。

针对医学影像数据模态有差异的问题，Pan 等提出了生成对抗的方法，使用较为廉价的 MRI 影像去生成采集成本较为昂贵 PET 影像。该方法利用了一个循环一致性的损失函数（图 4-2-3），使得两个生成网络输出的结果具有循环一致性，该模型能够有效地合成缺失的 PET 影像，为后续的多模态模型设计提供了模态完整的数据集。另外，Zeng 等也提出了一种使用 MRI 生成 CT 影像的生成对抗模型，该方法降低了采集 CT 影像对患者带来的辐射伤害。其最大优势是无须使用单个患者的 MRI 与 CT 的图像对即可完成训练，大大降低了设计模型的数据集门槛。最近，Yu 等提出了使用生成对抗的方法合成不同模态的医学影像数据用以分割老鼠的脑部结构。该方法通过合成不同模态的数据生成隐空间的特征，因此这个隐空间的特征包含了模态不变的脑部结构信息，使用该特征就可以实现对脑结构的分割。

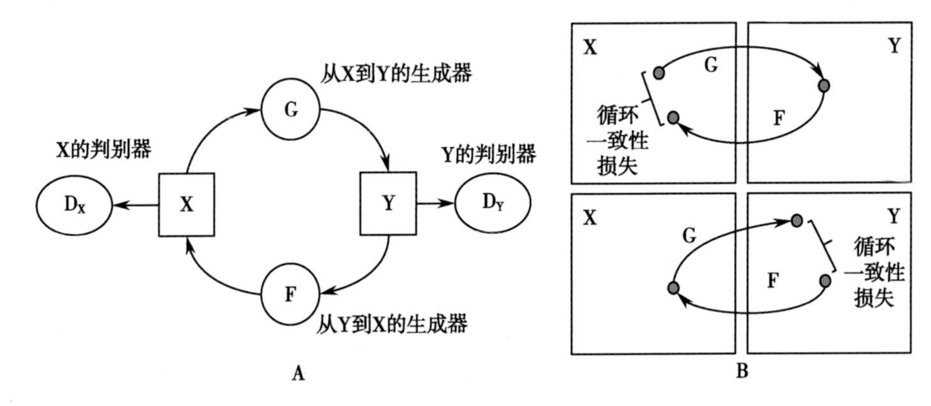


图 4-2-3 对抗生成网络示意图(A)和循环一致性损失(B)

## 五、网络架构前沿

近年来，人工神经网络架构在医学影像方面有许多显著的进步，神经网络在医学影像分析领域的前沿架构包括深度化网络架构、图像分割 U-Net 架构、NAS 网络架构搜索、基于注意力机制的 Transformer 架构和轻量化网络架构。这 5 种网络架构是处理海量的医学影像大数据、实现高效率和高性能计算架构的基础(图 4-2-4)。

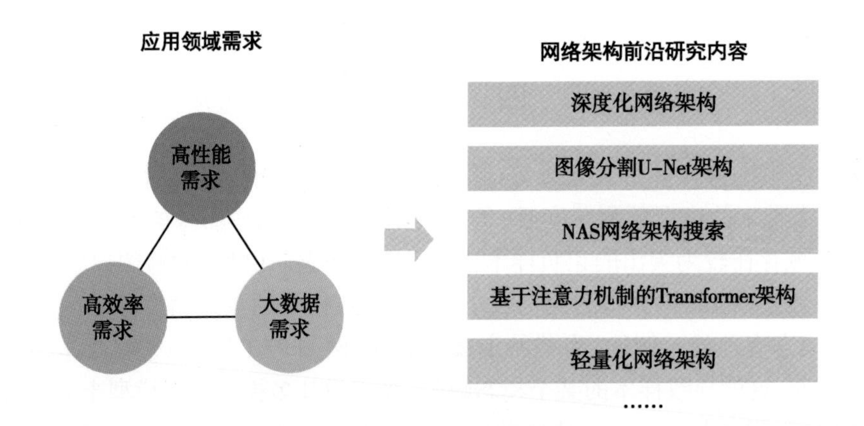


图 4-2-4 医学影像分析中的深度学习架构

### (一) 深度化网络架构

在人工智能诞生之初的 20 世纪中叶，由于硬件计算条件等限制，早期人工神经网络多采用层级简单、参数较少的浅层架构，例如感知机、多层感知机这样的简单网络。浅层网络架构鉴于其模型建模和拟合能力，在复杂和大规模数据上的应用能力受限。得益于几代科学家的积极探索、GPU 等硬件设备性能的极大提升以及大数据标注资源的充分利用，神经网络的架构已经从简单演化为复杂，从浅层模型演化为深度模型。深度神经网络相比浅层神经网络拥有更大的模型容量、更强的泛化能力，在大数据中训练的深度模型通常能获得惊人的性能表现，达到远远超过传统算法甚至是超过人类的水平。在扩展模型规模方面，相较于增加隐藏层表示维度的网络“加宽”操作，提升网络层数的“加深”操作也被证明能够更大程度地利用、发挥模型性能。从 2012 年的 AlexNet 开始，更深的网络架构、更好的优化算法不断提出，深度学习的性能也不断被提升(图 4-2-5 所示的 ZFNet、VGG、GoogLeNet、ResNet 在 ILSVRC 上分类的错误率变化就展示了这一变化的趋势)。探索更深、更宽、更优化的网络架构是当前主要的研究方向之一，且这一趋势在将神经网络架构推广到各个不同应用领域时都得到了验证和进一步研究。

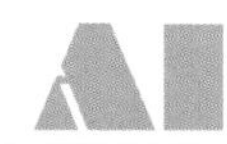

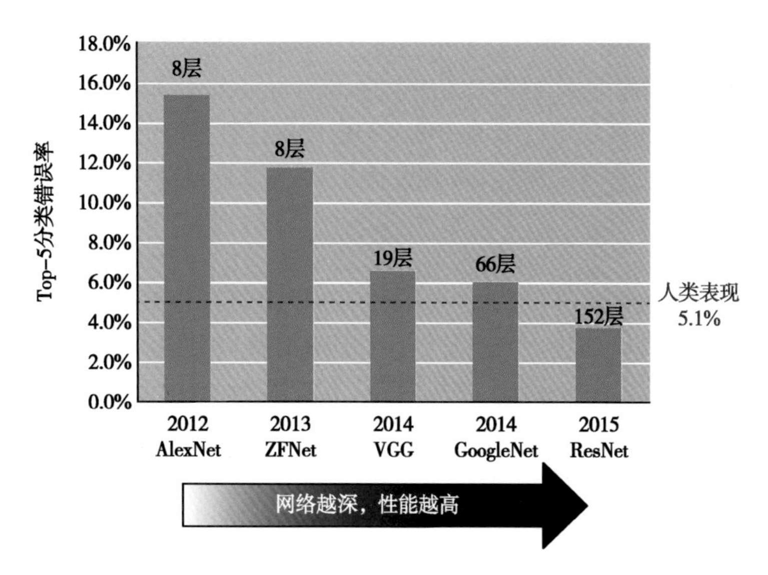


图 4-2-5　大型图像分类任务 ILSVRC 上各方法的分类错误率

## （二）图像分割 U-Net

U-Net 是一个经典的神经网络架构，在图像分割领域中具有广泛应用，后续的扩展有 3D-UNet、Res-UNet、H-DenseUNet 等架构。U-Net 最初是一个用于二维图像分割的卷积神经网络，曾赢得了 ISBI 2015 细胞追踪挑战赛和龋齿检测挑战赛的冠军，其结构（图 4-2-6）：左侧为一个编码器，右侧为一个解码器；其中编码器和解码器分别使用了最大池化操作和上卷积操作，实现了对学得特征图的下采样和上采样，从而能够表征输入图像在不同分辨率下的主要信息；U-Net 进一步通过将编码器和解码器处在相同层的同分辨率

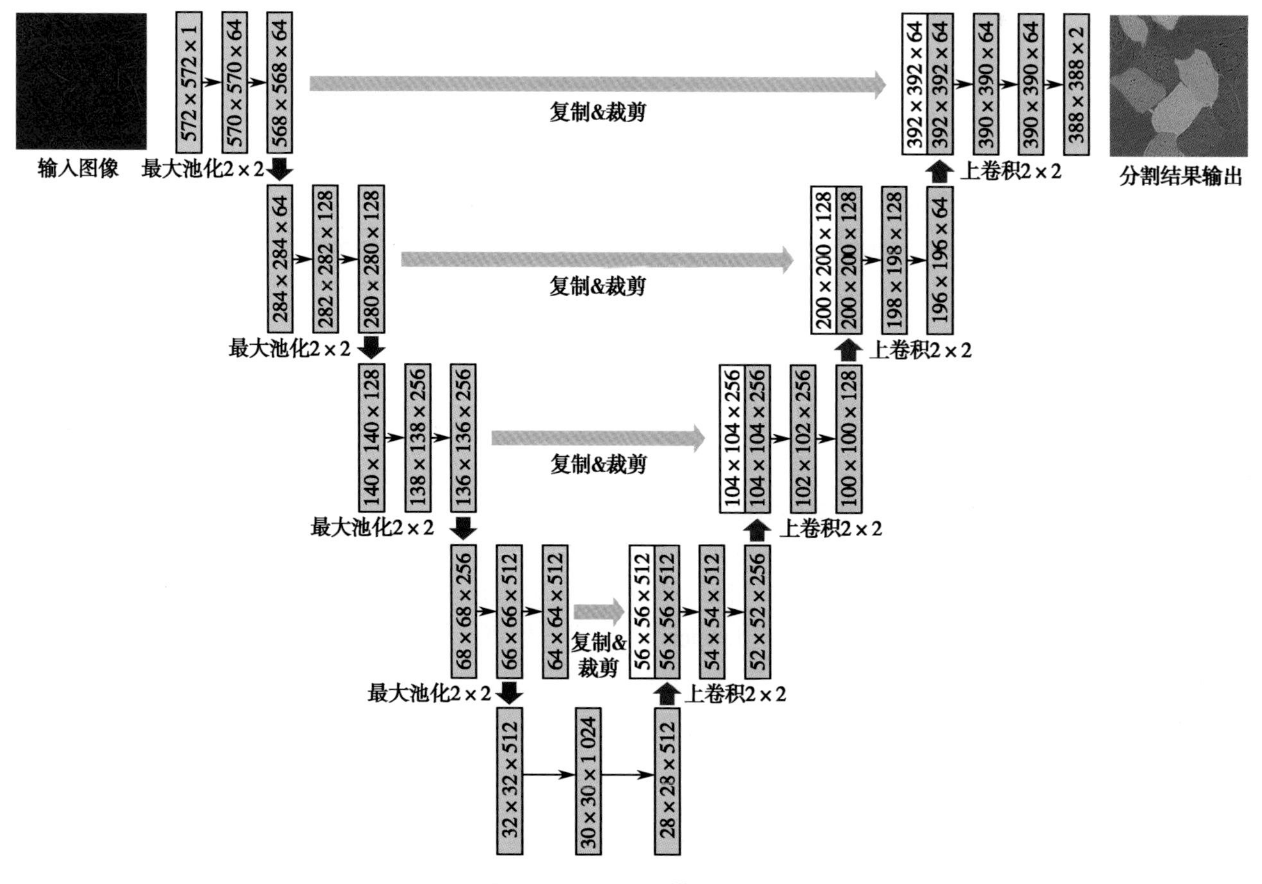


图 4-2-6　U-Net 模型架构图

特征图连接的方式(skip connection),将浅层的低级语义表示直接引入了解码阶段。由于医学图像语义结构较为固定,语义信息和低级特征尤为重要,U-Net中的skip connection结构与U型结构能够很好地学习这一类特征,对于那些更加关注图像局部区域的图像分割检测等任务更加友好。因此,在医疗图像领域,以U-Net为代表的图像分割模型将会对众多医学影像分析任务,如肿瘤分割、存活预测、肿瘤诊断等产生重大的推动作用。

### (三)NAS架构搜索

深度神经网络层数多、参数量大,同时随着相关技术的不断发展,出现许多可选的局部模块、连接和组合方式,其中包含了大量需要调节的超参数设置,人工设计费时费力,且验证所设计模型性能往往需要较大的计算消耗,难以满足日益增长的应用需求。神经网络架构搜索(neural architecture search,NAS)旨在自动构建高性能神经网络,在一定的模型规模和性能要求下,通过更快的搜索和验证方式找到最优的网络设计架构。NAS架构搜索方法示意见图4-2-7。目前根据其研究内容,NAS结构可以分为三个部分:搜索空间、搜索策略和性能评估策略。搜索空间主要是定义网络可能的设计结构,其常见的搜索空间如链式结构神经网络、搜索块、宏观架构和分层搜索空间等;搜索策略用于探索搜索空间,常见的方法包括进化算法、贝叶斯优化、强化学习等;性能评估策略的目的是用更少的计算资源来合理评估设计出的网络结构性能。NAS架构搜索技术大大提高了网络设计的效率,其技术已经应用在医学图像分割、压缩感知MRI(CS-MRI)重建等研究中。随着深度神经网络技术的快速发展,未来NAS架构搜索技术将会进一步应用于医学影像分析领域。

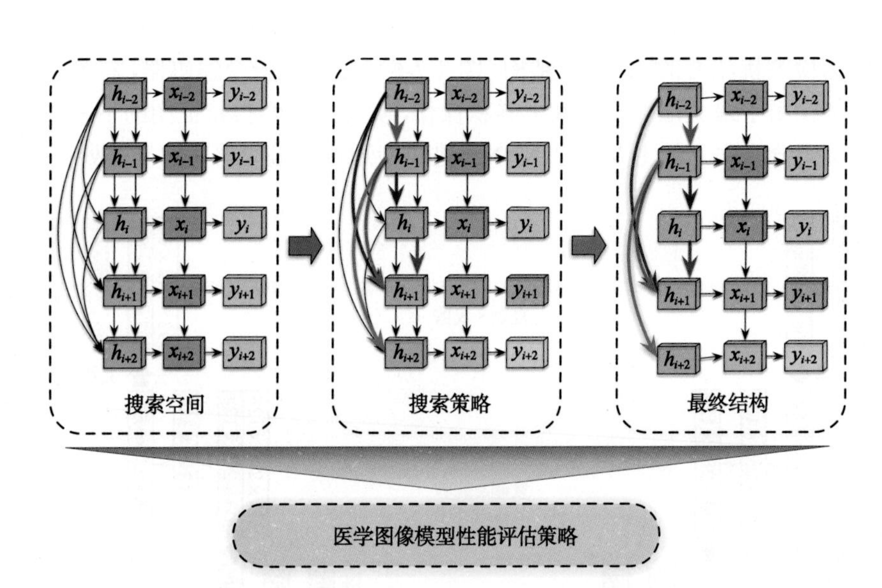


图4-2-7 NAS架构搜索方法示意图

### (四)基于注意力机制的Transformer架构

Transformer架构最初是针对自然语言处理领域设计的、以文本序列为输入的网络架构,其基于注意力机制的设计方式能使模型在计算过程中实时感知和综合全局输入元素的信息,从而有着更高的应用前景和性能表现。近年来,视觉变换(Vision Transformer,ViT)进一步将这一架构设计思路引入到了图像处理领域,通过将图像分区域处理和引入位置编码等方式,实现了图像各区块间的注意力计算与特征融合,其基本流程见图4-2-8。以固定尺寸输入的图像首先被均匀划分为尺寸相同的小区块作为后续处理的基本单元,在此基础上,将所有区块进行线性映射编码后,联合表示区块位置的位置编码信息,输入至Transformer架构的编码器中,通过不断使用自适应计算的注意力加权机制,将单张区块图的特征融合至其余所有区块中,从而获得对于整张图像的感知能力;最终通过多层感知器等方式,综合Transformer编码得到的特征表示,应用于具体的预测任务中,如医学影像的分类、病灶检测、器官分割等。Transformer架构相较于传统的卷

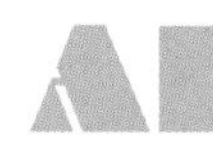

积神经网络结构，去除了仅通过图像相邻区域进行特征融合的先验知识，从而赋予了模型更加自由的建模空间，特别是在当今大数据时代可以获取更大规模和高质量训练数据的情况下，能够表现出更好的任务性能。基于 Transformer 架构的相关研究工作还在针对各种不同任务进行变种设计，以更好地发挥其自身架构所带来的性能提升。

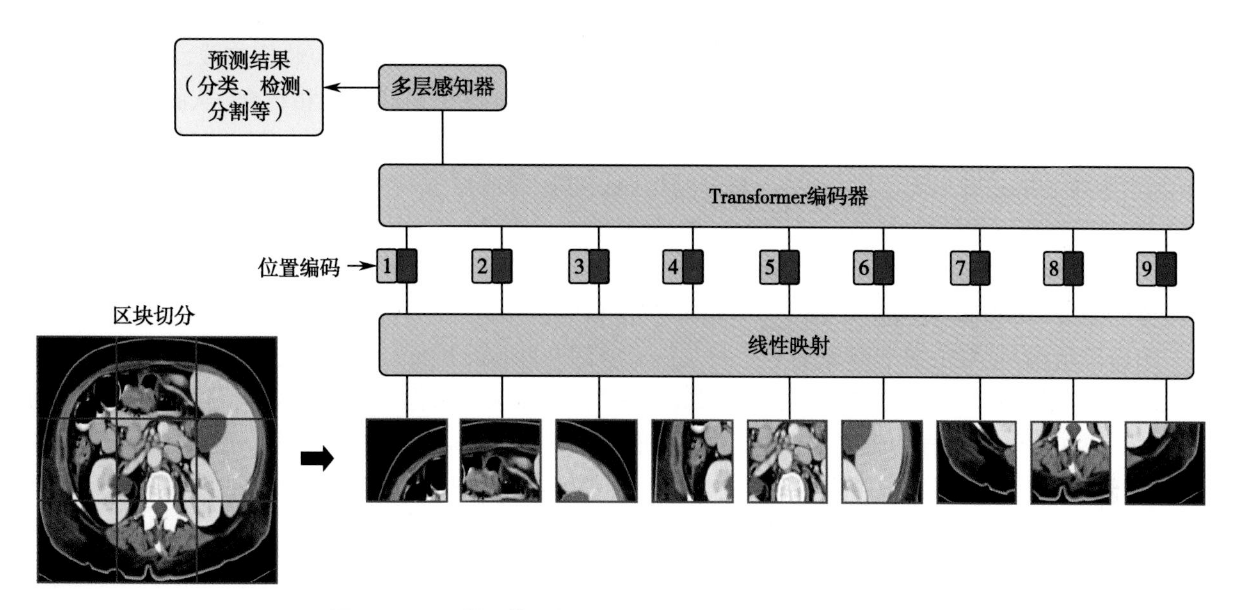


图 4-2-8　医学图像上的 Vision Transformer 架构示意图

## （五）轻量化网络架构

深度神经网络参数量庞大，每次推理时的计算总量高，对计算设备要求严格，需要消耗大量计算资源来执行网络模型运算，极大地限制了深度神经网络模型在资源受限设备端的应用。超声影像的移动端分析等医学影像应用，计算和分析都需要放在设备端完成，对所运行模型的参数量和计算效率都有更严格的要求。如图 4-2-9 所示，传统的深度神经网络模型是在 GPU 上运行的，其浮点计算能力是 1TFLOPS（万亿次浮点运算每秒）以上。当深度神经网络模型移植到移动端或高级精简指令集机器（ARM）端时，设备计算能力降到了 GFLOPS（十亿次浮点运算每秒）级别，甚至是 MFLOPS（百万次浮点运算每秒）级别时，深度神经网络模型的计算效率很低，无法满足使用需求。因此，研究轻量化模型算法，让深度神经网络模型在多种不同计算能力的设备上高效运行成为当前的研究热点。轻量化模型算法主要包括两个方面，一个是针对预训练的网络模型进行压缩和加速，通过移除网络推理过程中对最终结果无影响或影响较小的单元，在保证模型性能或下降幅度不大的情况下，实现在模型规模和计算量方面的效率提升，主要技术包括低秩分解、权值量化、模型剪枝、知识蒸馏等；另一个是通过人工或自动搜索设计轻量化的深度神经网络架构，在限制模型总体规模的前提下，找到能兼顾性能和计算效率的结构设计平衡点，从而产出一批轻量化高性能模型，典型代表为 MobileNet、ShuffleNet 等。轻量化模型架构的研究和发展会进一步推进深度神经网络在医学影像分析中的应用，特别是在相关模型的移动端实际部署应用方面。

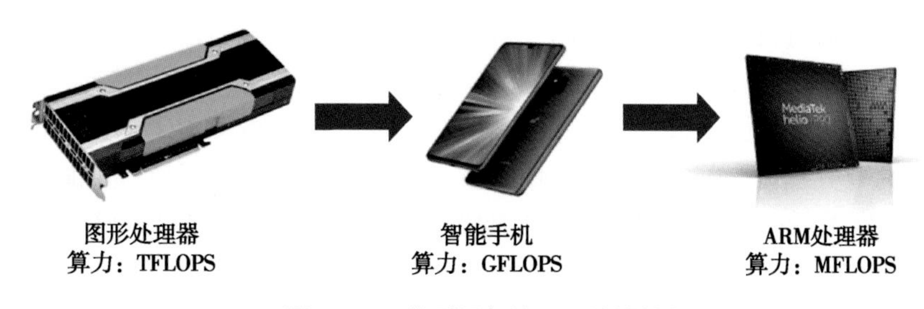


图 4-2-9　典型设备的不同计算能力

## 六、学习与知识融合

医学影像与自然图像的一个重要区别是，医学影像是针对人体不同组织与部件的成像，虽然同一组织或部件在不同的个体之间存在差异，但不同人体的同一部件总是具有相似的结构和解剖特征。因此，不同于自然图像分析，AI医学影像分析涉及更多的专业医学领域知识，如专业理论、临床实践、循证医学、指南与专家共识、前沿进展等。如何将这些专门的领域知识与数据驱动的建模方法相结合，从而实现小样本与弱标注情况下的鲁棒医学影像分析成为近年来AI医学影像分析的研究热点之一。目前对知识与学习融合的AI医学影像分析进展主要包括：①融合解剖结构知识的影像增强与识别；②融合成像先验知识的影像数据处理与分析；③基于相关领域知识的迁移学习；④基于知识图谱与预训练大模型的影像分析。

### （一）融合解剖结构知识的影像增强与识别

人体的器官，如大脑、心脏、肾脏、盆腔等都具有相对统一的三维形状（图4-2-10）；每个器官又包含相对统一的内部结构，比如心脏包含左右心房和左右心室四个腔室。因此，类似于人脸检测与识别任务中可以将人脸的三维结构和五官信息作为先验知识提升模型性能，医学影像分析中，这些不同器官的形状与解剖结构信息也作为学习过程的先验知识，提升模型的准确率。此外，这些先验知识还可以用于医疗影像分割等任务的后处理过程，实现对结构的进一步优化。这类方法近年来在脑区分割、心脏分割、X线影像增强等任务中都具有越来越广泛的研究和应用。

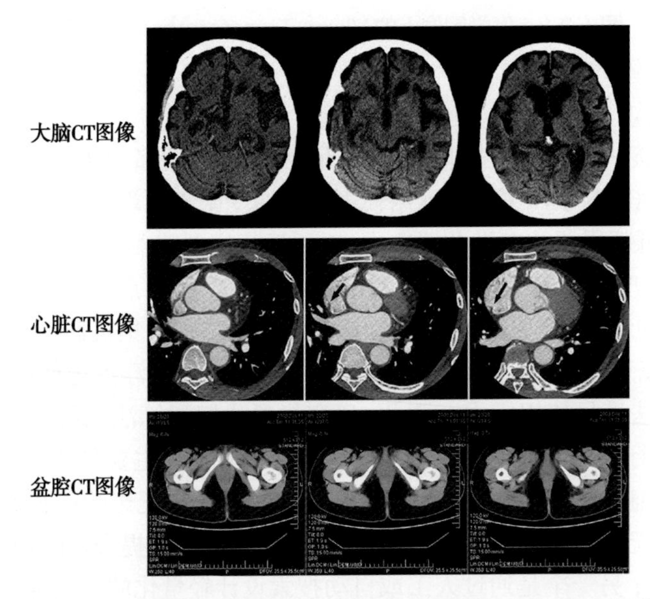


图4-2-10　不同人体器官或部位分别具有相对统一的形状与结构

### （二）融合成像先验知识的影像数据处理与分析

因为人体不同组织与器官密度的差异，在同一影像中，不同组织与器官会存在成像数值分布范围的差异（图4-2-11）。在CT等影像中，不同器官与组织的成像数值分布范围差异尤为明显，而人体不同部位中的同类组织的成像数值分布具有高度一致性。这些成像先验知识一方面可以用于影像数据预处理过程，实现对不同组织或器官的高效分割，进而降低后续影像分析与分类任务的难度。另一方面，不同影像模态在成像过程中存在明确的关联关系，比如3D CT图像与2D X线图像。3D CT影像可以视为一系列连续的2D X线图像（slice）构成的集合，而2D X线图像可以通过将3D CT影像进行投影而近似，因此可以基于成像先验知识设计跨模态的影像转换与生成，进而可以用于数据增广。

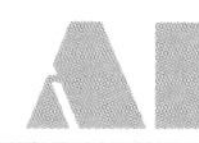

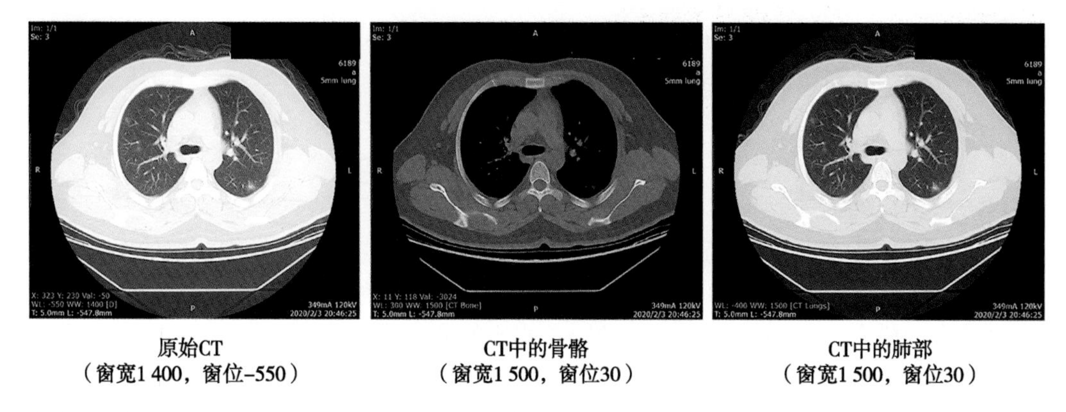


图 4-2-11　根据人体不同组织与器官的成像特点，采用不同窗宽与窗位显示 CT 中不同的组织，可以增强不同器官和组织的影像细节特征

### （三）基于相关领域知识的迁移学习

除了将专业医学知识显式地与机器学习相结合，医学领域知识还可以通过机器知识（即基于医学领域知识所学习到的特征空间）的方式，用于医学影像的处理与分析。这一点不同于深度模型预训练，预训练的目标是使模型从相关领域数据建立良好的模型初始化，而融合领域机器知识的建模是将解剖结构知识、成像先验等表达成易于机器理解的形式，如特征嵌入（feature embedding），进而可以将这种表达（图 4-2-12）应用于增强、分割、分类等影像分析任务。

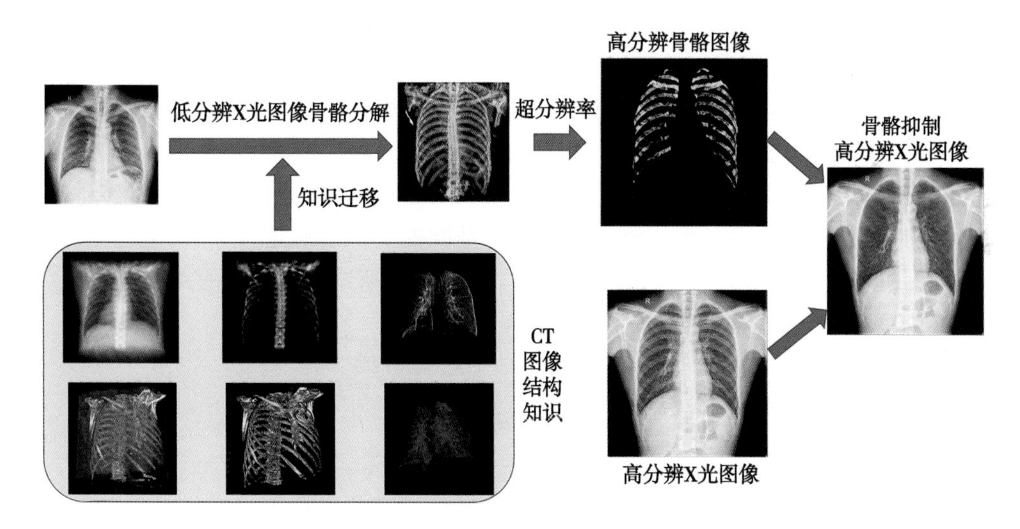


图 4-2-12　将模型学习到的 CT 图像域的结构知识迁移用于 X 线影像增强

### （四）基于知识图谱与预训练大模型的影像分析

如何像医生阅片过程一样将系统性的专业医学知识融入 AI 影像分析过程，是近年来的研究热点方向。目前常用的两种方法，基于知识图谱将系统性的医学专业知识与数据驱动的学习相结合，利用预训练大模型为不同的 AI 影像分析任务提供模型初始化和辅助监督能力，从而提高 AI 影像检测、分类、分割和检索等任务的准确率。如图 4-2-13 所示，基于知识图谱的方法，通过图模型将结构化的知识嵌入基于学习的模型中，通过注意力机制学习更有效的特征表示，从而可以实现更准确的疾病诊断。基于预训练大模型的方法，通过将基于大规模自然图像与文本数据预训练的大模型如 ViT 或对比文本 - 图像对

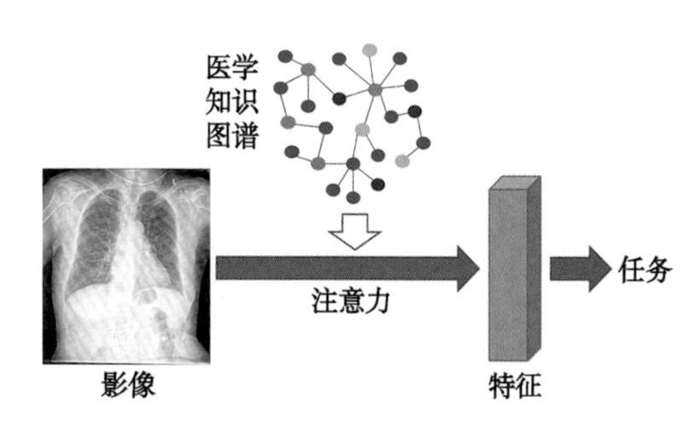


图 4-2-13　利用知识图谱进行基于注意力机制的影像特征学习

的预训练方法(CLIP)等在一定规模的医学影像的数据上进行微调，从而可以利用大模型包含的强大的机器知识帮助检测、分类、分割和检索等多种医学影像分割任务。

## 七、深度通用表征学习

因为不同器官的位置、组织结构特点以及疾病诊断需求的差异，实际场景中获取的医疗影像数据在模态、尺度与维度等方面都存在较大差异。以心脏功能与疾病诊断为例，可能的数据模态包含心电图、超声心动图、CT 图像等多种模态，这些数据涵盖了一维、二点五维和三维，且有具体不同的时空分辨率。即使对于同一模态，不同器官、不同采集设备、不同采集人员以及不同医疗机构之间，也会存在不同程度的数据差异。传统的针对每一类数据和任务分别建立一种强监督学习模型的建模方式显然很难适应医疗影像中数据及任务千差万别的特点。为此，近年来深度通用表征学习(deep universal representational learning)成为医疗影像分析中的一个重要研究领域，即如何在上述数据模态、维度与时空分辨率差异的条件下，构建具有自适应能力的统一表征模型。图 4-2-14 展示了深度通用表征学习的简单示意图，提出一种构建“共性化 + 差异化”的互补式表征方式的新机制来对不同任务之间的共同性和差异性建模。一种有效的方式是构建域适配器，即通过可分离卷积与通道卷积等不同方式相结合，经多源输入网络结构，构建能适应不同类型数据的标注学习网络。Huang 等为多域多器官分割设计的通用 U-Net 使用 1% 的参数量达到 5 个单独模型(用于分割 CT 肝、CT 胰腺、MRI 左心房、MRI 前列腺、MRI 脑海马体)的同等性能，同时该通用模型很容易迁移到 CT 脾脏分割。Zhu 等构建用于特征点检测的单个通用网络，能同时从头部、手和胸部 3 个部位的 X 线影像中检测不同的特征点。该 2D 通用网络也使用可分离卷积适配器来描述特征点局部特征，并辅以 3 个单部位的全局特征网络，其达到的检测性能超越 3 个单独专用网络，但是整个通用网络的参数量远小于 3 个单独网络的总参数量。Liu 等构建用于 MRI 稀疏重建的单个通用网络，能够同时完成重建脑部和膝盖两个不同解剖部位的 MRI 影像。通用网络以主流 MRI 稀疏重建为基础模型，使用基于解剖部位的实例规范化(instance normalization)作为适配器，并利用模型蒸馏(model distillation)来吸收更多的解剖知识。同样，通用模型达到的重建性能超越 2 个单独专用网络。在保持基础模型参数不变同时，调整适配器参数可以把通用模型迁移至心脏、腹部、前列腺 3 个不同的解剖部位，同样达到超过单独专用网络的性能。

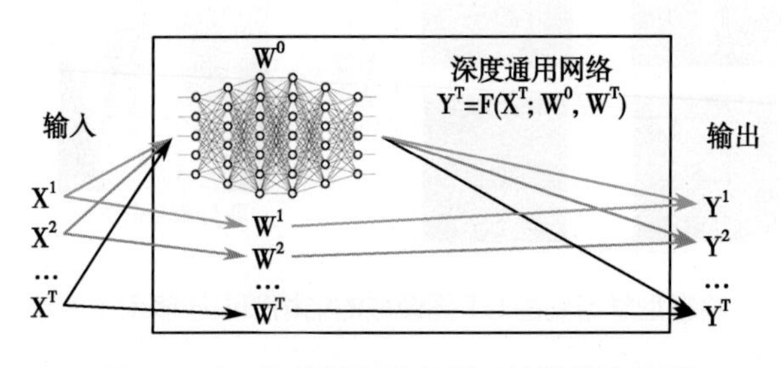


图 4-2-14 深度通用表征学习的简单示意图

## 八、联 邦 学 习

联邦学习(federated learning)是允许多方参与但数据不共享的多数据源机器学习新范式，可保障数据交换时的信息安全，有望成为下一代人工智能协同算法和协作网络的基础。医疗领域是联邦学习绝佳的应用场景，由于其数据获取难度较大且标注成本高，人工智能算法经常难以获取大量的训练数据，从而影响到算法的有效性。联邦学习可帮助保护数据隐私(即数据不出本地医院)，打破多中心医疗数据孤岛，仅通过参数交换来共同训练人工智能模型，实现以模型共享代替数据共享，在保持数据私有性的同时增加了整体的训练数据量，从而提高模型性能。

联邦学习的具体实现形式为：各局部客户端(local client)使用本地数据训练各自的模型，经过一定次数

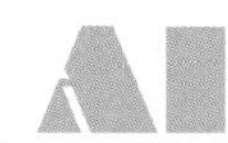

的本地迭代后，将更新后的模型参数上传至全局服务器（global server），服务器收到各个局部模型后进行参数聚合（parameter aggregation），将聚合后的模型再返回给各个客户端继续进行本地训练。整个联邦学习模型的训练过程循环上述步骤，直至全局模型在各客户端都取得较低的损失误差。训练阶段结束后，联邦学习模型可以被部署至各个局部客户端，以及来自外部验证中心的新数据。

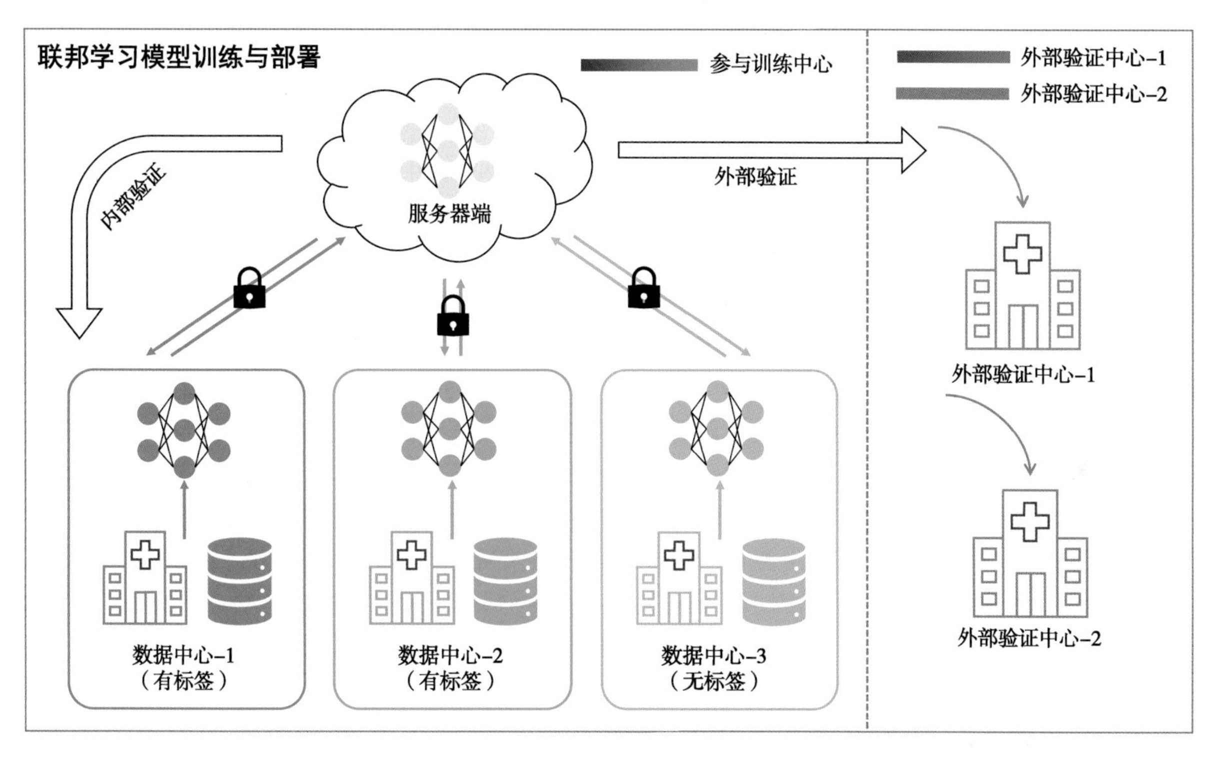


图 4-2-15　医疗联邦学习模型的训练与部署框架示意图

在医疗联邦学习场景中，一些核心挑战使得联邦学习设置不同于其他经典的集中式学习或传统分布式学习，包括部署和通信、数据异质性、各局部客户端标注成本、模型泛化性、隐私保护等问题（图 4-2-15）。目前，联邦医学影像研究问题包括：①实际部署大规模联邦学习模型。近期，全球 20 个医疗科研机构实际部署了针对新冠肺炎患者未来需氧量预测的大模型，全球 71 个机构实际部署了脑胶质瘤三维分割模型。②由于不同医院采用的成像设备和参数设置存在差异，联邦学习面临数据异质性问题。Li 等提出各中心使用本地批归一化参数，缓解数据分布不一致导致的特征偏移问题，并可提高模型训练收敛性。③由于医学数据标注成本高，联邦学习需要有效利用某些中心的无标签数据。Yang 等提出基于伪标签和一致性约束的半监督联邦学习算法，并将其应用于新冠肺炎 CT 影像的分割任务。④联邦学习模型在外部验证中心的泛化问题，使大数据训练所获得的模型可应用在更多数据上。Liu 等提出基于频域信息迁移图像风格的联邦域泛化方法，实现在不共享图像内容的前提下增强模型泛化能力。⑤联邦学习虽然无须共享数据，但依然需要保护数据隐私和数据安全，例如通过差分隐私方法对通信过程进行加密，以及对抗模型逆转换攻击以防止对原始样本的复原。

## 九、不确定性和可解释性

描述深度学习模型的不确定性和可解释性是实现可信赖的人工智能系统的关键环节，在面向临床疾病诊断和治疗的医疗影像应用场景中，对模型的错误预测容忍程度往往更低，对不确定性和可解释性的研究可更好地发现人工智能系统的弱点，并相应建立机制以减轻其影响，推动和保障系统在实际复杂临床场景中的可靠应用。

深度学习中的不确定性（uncertainty）可以分为模型不确定性和数据不确定性。模型不确定性常可以用来衡量模型预测的置信度（confidence）。模型不确定性或者置信度估计的方法大致可以分为两类：基于数据采样的估计和基于参数采样的估计。前者通常是利用数据分布的变化来估计预测的置信度，后者则通常利用网络参数的采样或者分布估计进行置信度的生成。除了模型不确定性，数据本身也存在不确定性。由于医生的年资、认知等有差异，数据标注常会受到噪声标签的影响，标注过程可能存在偏见等主观因素干扰。已有很多工作针对这类问题进行研究，比如基于重要性重采样方法、基于噪声估计和标签修正方法。最近，Lu 等通过神经网络对帕金森病评定分数进行估计，并构建评分者的习惯和技能的混淆矩阵，以此来缓解标签噪声和仅依靠单一评分者带来的不确定性问题。另外，由于影像诊断本身的不确定性，通常存在病情发展中的交界性样本，这对于数据标注和模型训练也会带来不确定性。一个典型的例子是阿尔茨海默病，部分患者在健康到患病之间存在轻度认知障碍，这类患者只有一部分会衍变成阿尔茨海默病患者，因此在临床早期，这类样本难以给出患病与否的判断。

深度学习中的可解释性（interpretability）近期受到广泛关注，也是当前的技术难点。具备可解释性强的模型，不仅可调节性更强，稳定性更高，增加使用者对模型的信赖程度，而且能够有效地提供反馈，进而反向促进领域知识更新。由于其数据驱动的学习属性和高度参数化的模型特点，直观理解模型为何给出其预测结果较为困难。Murdoch 等认为模型的可解释性主要包括模型任务能力、模型本身的可描述性、稳定性、与领域知识的相关性。在医学影像的应用中，当前普遍使用的是基于特征预测权重和可视化等工具，挖掘空间位置的重要性，捕捉与预测结果相关性较强的病灶区域。此外，将先验知识融入到模型中也是一种提高可解释性的有效方式，例如提炼医生阅片的内在逻辑并融入网络。最近，有研究人员探究如何利用因果图模型对先验知识进行建模和融合。因果图模型可在任务中融入条件独立等假设，并基于此定义干预、因果作用以及反事实推断等操作，实现对于因果关系的判定，避免仅通过统计相关性进行推断决策，从而提高可解释性。Castro 等对医学图像分析流程的关键要素进行了总体因果图的建模与分析（图 4-2-16），涵盖了数据采集、标注、样本选择、训练与推理等多个方面，并提供了详细的任务分类以及常见数据偏移来源的分析，对进一步细化针对某疾病的特定因果图模型有启发性作用。

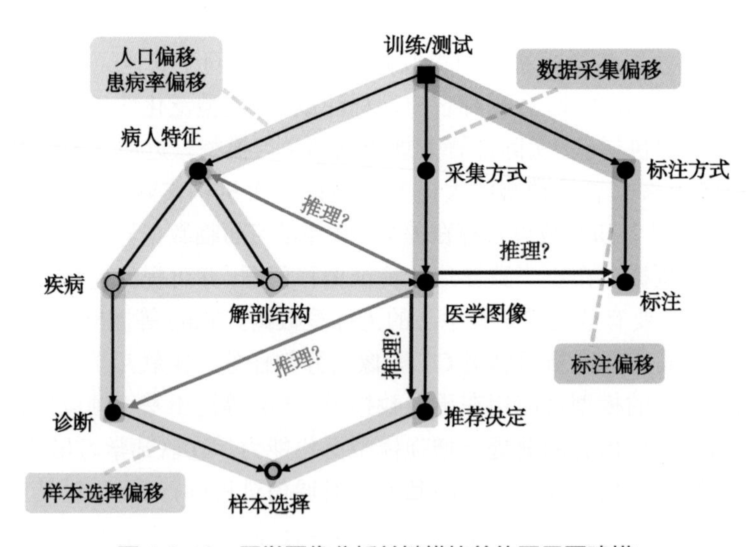


图 4-2-16　医学图像分析关键模块总体因果图建模

（周少华　郑冶枫　张道强　高　跃　韩　琥　窦　琪）

## 第三节　智能医学成像算法的现状

医学成像技术为医学辅助诊断提供影像数据基础，因此医学成像的质量高低至关重要。鉴于 CT 和 MRI 是重要且常用的医学成像手段，本节聚焦 CT 和 MRI 的智能成像算法。

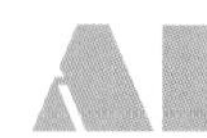

## 一、CT

CT作为临床最常见的影像模态之一，在肺癌、心脏病、脑卒中等重大疾病筛查诊断中得到广泛应用。然而，CT成像质量受球管与探测器等硬件、待扫描脏器组织特性、扫描协议、图像重建方法以及操作技师经验等多个因素的影响，涉及硬件性能、流程优化及数据处理相关技术，使得低辐射剂量下的诊断用CT高分辨率定量成像成为当前CT领域研究的热点和难点。近年来，随着人工智能、光子计数探测器等软硬件技术的引入，传统CT成像模式得到不断变革。本节将针对辐射剂量、伪影抑制、定量成像等难题，重点介绍医学CT成像智能算法，涉及CT智能扫描、CT低剂量智能成像、CT伪影智能校正、CT能谱智能成像四个方面（图4-3-1）。

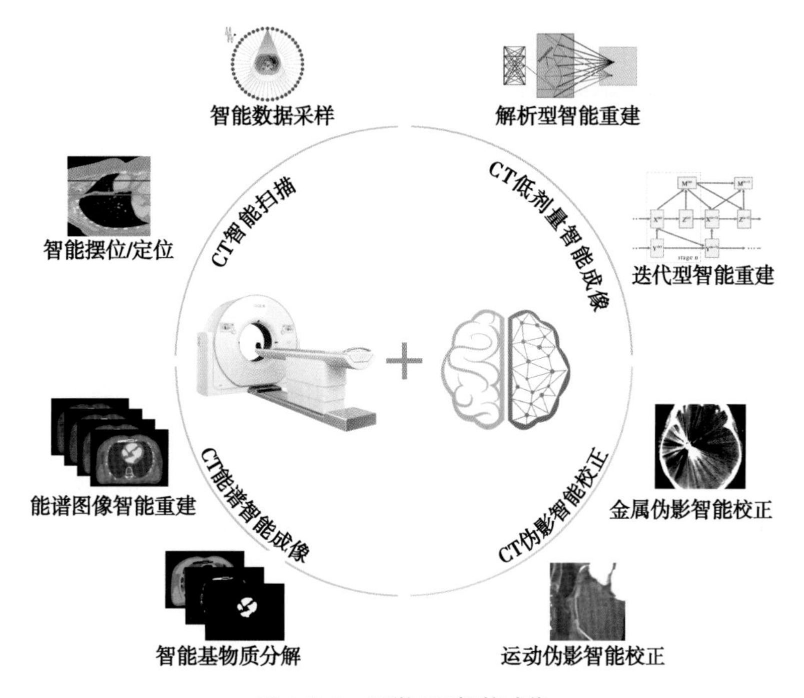


图4-3-1　医学CT智能成像

### （一）CT智能扫描

CT扫描过程可分为三步：一是摆位，二是定位像扫描，三是脏器扫描。为了实现最大化剂量利用率下的高清成像，摆位是CT执行扫描前的必要操作，多采用人工进行，依赖技师经验。为此，基于定位相机的智能化摆位技术被提出，通过深度学习算法从定位照片中估计患者姿态并预测其质心，实现患者自动摆位。完成摆位后，执行二维预扫描获得定位图像（scout），用于实现扫描协议参数的优化制定。由于当前基于二维scout信息的自动管电流/管电压（auto-mA/kVp）技术智能化水平低，难以生成诊断任务驱动的最优协议。为此，基于深度学习的三维预扫描图像生成技术被提出，实现了智能化的扫描参数优化。在执行脏器扫描阶段，传统CT因采用固化的数据采集模式、图像重建算法，无法实现扫描剂量与诊断影像间的最佳平衡。近期，基于强化学习的CT智能数据采样与图像重建方案被提出，尝试实现特定设备、特定患者、特定器官和临床任务的扫描方式及图像重建模型的智能化选择。当前，CT智能化扫描研究刚刚起步，涉及CT成像链的每一个环节，如何实现各环节的高效耦合并组合优化是非常值得研究的问题。

### （二）CT低剂量智能成像

与传统CT低剂量成像技术不同，低剂量智能成像采用人工智能技术将其简化为简单的回归任务，直接由退化的CT投影或图像中恢复出高质量的投影或图像。例如，采用全连接网络实现探测数据域至图像域的反演变换（automap）方法，使用GAN从单个角度二维投影重建出三维CT图像的方法。早期基于深度学习的CT低剂量智能成像方法缺乏CT成像的先验知识，在稳定性、泛化性、可解释性等方面存在局限。

为此，传统重建模型与深度网络耦合的方法成为CT低剂量智能成像的研究热点。在“解析型”智能重建方面，针对滤波反投影算法，采用全连接前馈网络构建可学习的滤波过程，在成像几何约束下构建可学习的反投影过程；在“迭代型”智能重建方面，针对特定求解算法，将迭代求解过程展开为深度网络，例如，可学习的原始对偶算法、可学习的交替方向乘子法、可学习的专家场正则化梯度下降算法等。尽管将深度网络的构建与传统CT重建过程相结合在一定程度上增加了网络的稳定性、泛化性、可解释性，但其本质问题尚未得到解决，需要更深入的研究与探索。

### （三）CT伪影智能校正

CT伪影表现各异，以金属伪影校正为例，传统校正方法多依赖经验，适应性差。金属伪影智能校正的直接思路是与传统的金属轨迹修复或补全的思想相结合，如利用CNN生成先验图像并以其投影替换原投影中的金属轨迹部分，或使用CNN进行原投影金属轨迹部分补全和图像域优化或在投影和图像双域同时进行修复。金属伪影智能校正的另一思路是基于解耦表征学习的思想直接在图像域抑制金属伪影，如基于图像转译思想的伪影解耦网络和基于卷积字典学习迭代金属伪影消除网络。对于特定脏器部位的伪影，如心脏起搏器的金属伪影和运动伪影问题，采用融合金属轨迹分割、金属轨迹补全、部分角度重建的多步多级网络予以解决；对于4D CT成像中的肺部呼吸运动问题，采用基于传统方法估计运动矢量场的运动补偿重建网络来处理。总体来说，应用场景不同，伪影表征不同，融入诊断任务和伪影产生机制的智能校正方法将是未来努力的方向。

### （四）CT能谱智能成像

CT能谱智能成像主要包含能谱CT重建、基物质分解和能谱图像合成三个方面。其中，能谱CT重建和基物质分解利用多个能量下的数据，对不同能量段之间的相关性进行建模以获得更佳的效果，例如，在双能CT重建中采用高低能图像/投影之间共享编码器而使用独立解码器的策略，在基物质分解中采用高低能图像各自进行编码同时在骨和软组织图像的解码器之间进行特征图交互的策略。能谱图像合成的目标是基于深度生成模型从单能量图像中预测多能量图像或基物质图像，使人工智能赋能传统的单能CT进行能谱成像，由于能谱图像合成是一个“无中生有”的过程，该过程缺乏传统模型的指导，其方法模型的可解释性是一大问题。能谱智能成像技术能否在临床应用面临不小的信任问题，如何解决需要学术界、工业界和影像界的持续努力。

## 二、MRI

MRI的主要优势在于无创、对软组织的分辨率高等。MRI的基本原理是基于体内氢原子核在外加磁场的作用下发生共振所产生的信号进行图像重建。MRI技术往往通过设计不同序列（例如$T_1$、$T_2$序列等），利用设备线圈来采集原始数据。所采集数据被称为k空间数据，实质上是图像的傅里叶变换域数据。

从本质上说，MRI的建模与求解问题是数学反问题，即关注如何从观测到的k空间数据重建出高质量的影像数据。由于MRI技术的数据采样时间相对较慢，因此需解决MRI速度与成像质量之间的矛盾（图4-3-2）。实现在k空间低采样条件下的高质量成像，是MRI模型与算法研究的关键科学问题之一。下面将先综述MRI模型与算法的研究进展，然后进一步归纳基于深度学习的智能成像技术的前沿研究方向。

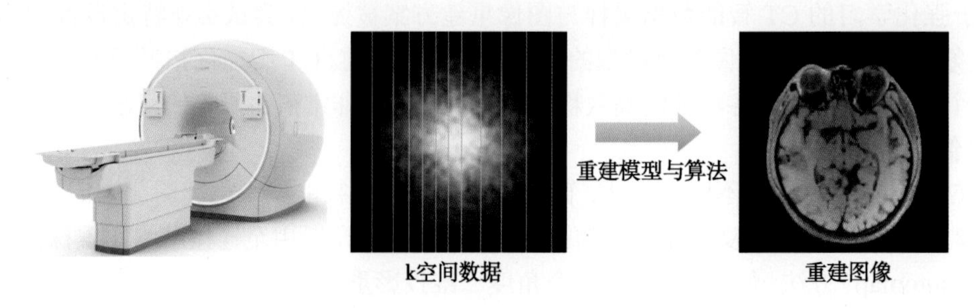


图4-3-2　快速MRI示意图

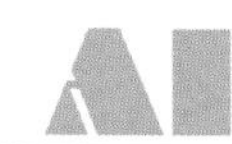

### （一）基于正则化或先验建模的 MRI 方法

MRI 的主要难点在成像问题的强不适定性，传统方法主要关注如何设计约束图像解空间的先验或正则项，例如在图像域、梯度域、小波变换域中应用稀疏正则化约束；非局部方法则利用局部图像块组相似度来捕捉结构稀疏性，可更好地保留重建图像的结构信息。另外，基于字典学习的方法进一步提高了医学影像的重建性能。在这些方法中，使用梯度或小波等传统变换的重建方法成像速度快，但精度较低；依赖于复杂稀疏性的方法，如非局部学习或字典学习方法，通常可以生成高质量图像，但计算速度较慢。

### （二）基于深度学习的 MRI 方法

近年来，深度学习被引入 MRI 领域，使得智能 MRI 成为可能和主流研究方向。深度学习方法本质上是通过学习深度网络实现从观测数据 / 粗成像图像到高质量图像之间的映射，在一定程度上超出了传统人为设计正则项的解空间约束能力。例如 Lee 和 Jin 等提出多尺度残差学习网络用于医学图像重建，可有效消除混叠伪影。Yang 等提出生成对抗网络（GAN）进行医学影像成像。虽然深度学习方法相比传统方法计算速度快，但是它们并没有显式地建模或应用已知的领域知识，并且由于深度学习的黑盒模式，使其缺乏理论基础、可解释性不足，限制其在临床诊断应用中的可靠性。

### （三）融入物理成像机制的模型驱动深度学习方法

模型驱动深度学习使基于模型驱动的传统建模方法与基于数据驱动的深度学习方法有机结合，并被应用于医学影像重建。例如，压缩传感快速 MRI 的交替方向乘子法网络（ADMM-Net）方法将压缩感知模型推广并利用求解模型的 ADMM 算法展开设计 ADMM 网络；变分网络模型基于成像变分模型的求解算法展开设计变分网络成像模型；并行成像模型通过隐式学习图像和敏感度先验设计模型驱动并行 MRI 网络等，取得了领先的应用效果。但如何更好地融合基于模型驱动的物理机制建模与基于数据驱动的解空间先验建模，并进一步降低成像质量对采样数据量的依赖，仍然是医学成像反问题的关键挑战问题之一。

### （四）智能 MRI 的前沿研究方向

1．超快 MRI　针对婴儿或者心脏动态 MRI 问题，往往需要快速或超快 MRI，目的是降低被试由于运动所引起的成像质量低、图像含运动伪影等问题。由于深度学习等智能成像技术的广泛使用，使得超快 MRI 成为可能。超快 MRI 主要基于对 k 空间数据进行超低采样率的数据采样，从而显著降低 MRI 的数据采样时间，减少被成像物体由于运动带来的成像图像运动伪影。Xiang 等、Yang 等以及 Zhou 等采用成像速度更快的 $T_1$ 加权成像序列图像来引导其他序列的成像（例如 $T_2$ 加权序列），使得在被引导成像序列下，仅需要采集少量数据即可实现高精度成像。

2．自监督 / 无监督的快速 MRI　由于深度学习的训练依赖于大量训练数据，尤其是有监督深度学习成像方法需要采集到高质量的 k 空间数据并生成低采样 k 空间数据，从而构建训练数据集。然而在实际应用中，可能难于采集到高质量的 k 空间数据（例如胎儿 / 婴儿 MRI 数据），使得基于有监督训练的深度学习方法难于应用。近年来，自监督 / 无监督的 MRI 深度学习方法成为研究热点。Hu 等提出在采样后 k 空间中对已有采样数据进行进一步采样，并约束两次不同采样的 k 空间数据所重建的图像相近，实现无须给定全采样 k 空间数据下的自监督 MRI。Zhao 等提出一种不依赖于训练数据的磁共振超分辨率方法，主要思想基于磁共振 3D 体数据在不同方向上分辨率不同从而构建训练回归模型的训练数据集。尽管取得一定进展，如何设计辅助的自监督学习任务，进一步提升在无监督情况下的 MRI 精度仍然是一个尚未解决的问题。

3．多中心 / 多器官可泛化的 MRI　由于深度网络容易过拟合于训练数据，所学习到的成像网络模型在未经训练的其他中心或器官数据上应用往往难于获得最优的成像效果。研究如何具有中心 / 器官泛化能力的 MRI 深度学习模型是一个重要课题。Liu 等提出一种可自适应于多个不同器官的 MRI 模型与算法，且在新的未经训练的器官上有更好的模型泛化能力。Zuo 等基于解耦学习方法设计了一种不同中心 MRI 无监督归一化的方法，通过规范化不同中心的 MRI，可提升 MRI 的影像分析深度网络模型在不同中心 MRI 上的泛化性。实现多中心 / 多器官泛化能力的关键在于提升成像深度模型对于不同中心 / 器官的自适应性，以及对未见中心 / 器官的推广能力。

4．k 空间数据采集、MRI 重建与辅助诊断的一体化　广泛采用的 MRI 方法将数据采样、图像重建以及后续诊疗三个目标分离，具体解决各个步骤自身问题，而忽略了数据采样、图像重建算法对基于重建图像的辅助诊断的影响和作用，因此MRI领域也一直在探索如何打通这些过程之间的瓶颈，建立数据采样、图像重建、辅助诊断贯通的人工智能模型与算法。例如，Bahadir和Aggarwal等关注k空间数据采样与重建模型的联合优化与学习，目的是从数据采集源头上优化提升磁共振的成像质量；Sun等关注设计统一的深度网络模型实现MRI的联合重建与图像分割，使得算法在优化图像重建算法时考虑到重建图像的分割精度。上述研究工作只是一些初步工作，如何针对具体疾病联合优化三个关键环节，并且在医疗辅助诊断中切实提高医学影像辅助诊断的精度还是一个挑战。

总之，基于深度学习的智能成像技术已经成为MRI方法研究的主流方向之一。尽管深度学习可以学习复杂的图像映射，有利于在更低采样率下获得更清晰的成像结果，然而由于其自身缺陷(例如容易过拟合、产生图像过光滑、缺少对重建图像的有效性评价等)，智能MRI技术在临床疾病诊断应用中的有效性和优越性还需要进一步探索与实现。

(马建华　孙　剑)

## 第四节　未来展望

展望未来，除了上述的趋势性技术会持续其热点之外，还有很多方向值得关注。

1.“大任务、小数据”　“大任务、小数据”的新计算范式给研究者带来巨大的挑战，通往“大任务、小数据”的顶点之路必然布满荆棘，亦充满惊喜，目前存在三条可能途径(图4-4-1)。①标注高效之“折线”。开发标注高效的算法，先从“小任务、大数据”往左实现“小任务、小数据”，极端情况下只需要单个标注，甚至无标注，然后折头向上，到达“大任务、小数据”。②通用模型之“直线”。构建通用模型可以整合多个任务，降低对每个任务的标注数据量要求，先从“小任务、大数据”达到“中任务、中数据”，然后再进一步从“直线”扩展至“大任务、小数据”。③知识融合之“曲线”。知识是经过提升总结与凝练的、具有系统性的认识；把知识模型融入数据驱动可能实现从“小任务、大数据”到“大任务、小数据”的飞跃曲线。

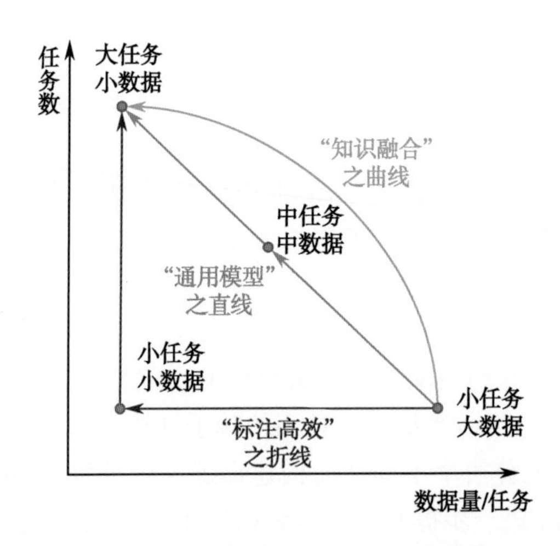


图4-4-1　从“小任务、大数据”通往“大任务、小数据”的三条可能途径

2. AI模型的鲁棒性评估与增强　随着医学AI模型在临床任务中的普及，其安全性和可靠性越来越受到人们的关注，尤其是目前的研究工作中表明，深度模型很轻易就被对抗扰动所欺骗，对抗样本的存在无疑对深度学习模型部署到现实任务中构成了巨大的威胁。错误的诊断结果不仅会对患者造成巨大的伤害，也会引起人们对医疗体系的极度不信任，对抗样本的可操控性甚至会导致一些违法行为，例如骗取医疗保险。基于对抗攻击技术评估深度医学诊断模型的鲁棒性，并提出深度医学诊断模型鲁棒性增强框架，是保证医学诊断模型安全与可靠的重要研究内容，是智能医疗诊断的重要研究方向之一。

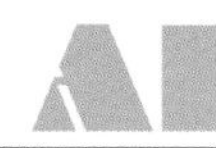

3. AI 模型的伦理因素　伦理方面，医学 AI 模型的不公平性值得关注。只有当患者本身的属性（如性别、年龄等）和模型准确率没有明显的关联，模型才有公平性。近几年，基于自然图像的模型不公平性研究的热度逐渐升高，可以预见的是，医学 AI 模型的不公平性研究也会升温。

4. 智能成像算法恢复信号的可信度　由于智能成像算法是非线性的，其恢复的信号是否含有不真实的伪信号影像判断是个值得探究的问题。这个问题的解决既依赖理论层面的突破，特别是关于深度神经网络的稳定性，也需要在临床上实际验证其安全有效。把具有准确度的智能成像算法与具有可信性的传统成像算法相结合，得到一个兼具准确度和可信性的模型，是一个值得探索的方向。

5. 与临床紧密结合　医学成像与影像分析的计算模型主要是针对共性问题的通用方法，而医学影像计算是一个与临床实践紧密结合的研究领域，因此如何把通用的技术算法与个性的临床问题进行有效结合是把技术真正落地的必经之途，具体结合方式应由具体问题决定。在临床问题中，除了影像数据，还有不少别的数据信息，如病历、体检、心电图等，充分利用多种数据信息可以实现对患者更好的建模。

6. 开源影像数据的构建　算法、算力、数据是人工智能的三大要素。业界有不少自然图像的开源数据库，数据量非常大，甚至达百万级；开源医学影像数据库虽然不少，但是数据却偏小。虽然基于小样本构建医学 AI 模型的研究方兴未艾，但是目前小样本模型的实际性能离临床需求甚远。期望未来数据瓶颈可以得到突破，共同促进医学影像分析的更大发展。

（周少华　郑冶枫　张道强　高　跃　韩　琥　窦　琪　马建华　孙　剑）

# 第五章　医学影像人工智能的临床应用进展

## 第一节　人工智能在优化医学影像工作流程中的应用

近年来，伴随着人工智能（AI）技术的不断发展和产学研用合作机制的不断完善，AI 已逐渐在医学影像工作全流程的各环节发挥作用，体现在检查前、检查中及检查后的各个阶段，在改进影像检查的流程、自动勾画放疗靶区及受累器官、图像质量优化、结构化报告、医学影像质量控制与管理、对比剂 AI 的临床应用和基于互联网的应用与基层服务等，均起到了重要作用，同时其在以患者为中心的个体化诊疗过程中，也凸显出巨大的应用潜力。通过医学与工科交流合作的不断加深，AI 在优化医学影像工作流程中的应用不断走向成熟，并展示出巨大的发展潜力。

### 一、AI 改进影像检查的流程

**（一）背景综述**

影像检查是整个医学影像诊断流程的初始环节，包括患者检查前的预约、分诊，检查中的摆位、定位、扫描协议的选择等步骤。近年来，AI 在放射学的发展中不断扮演重要角色，医学影像 AI 特别是深度学习技术不单在疾病的检测、分割、分类等任务中表现出色，其应用已经覆盖从医疗影像扫描准备、信号采集、图像重建到影像诊断的全流程，提高了整个影像检查流程的效率。

**（二）实际案例**

1. 医学影像检查的智能化预约　医学影像检查质量及效率对医院整个医疗服务流程具有重要的影响。传统人工登记预约模式效率低下，患者预约影像检查费时费力，特别是多检查项目预约时需要反复排队，甚至需多次往返医院才能完成，难以适应现代化的就医模式。

影像检查的智能化预约是优化预约诊疗制度、改善患者就医体验的重要手段，通过智能化、自主性的预约检查登记系统实现了医技科室检查预约的一站式办理，集预约、缴费、退费、候诊提醒、分诊等流程于一体，并支持多检查一键联合预约功能、打通线上线下资源、节省患者排队时间、优化影像检查流程。国内某大型三甲医院设置的放射科指挥中心可与智能软件平台直连，整合预约、检查排队、扫描部位、急诊检查插入等几十项数据，以优化设备的使用安排和医护人员管理，并进行患者流量预判，可使同期扫描量提升 15%，患者等待时间减少 25%，设备使用率提升 18%。

2. AI 赋能的无接触医学影像检查　患者摆位、定位是 CT 检查的重要环节，定位的精确性将直接影响到检查的图像质量和辐射剂量。传统 CT 人工定位操作时间较长，且受人为因素影响容易造成定位偏移，特别是在垂直方向上。研究表明，在 84% 的胸腹部及盆腔的 CT 检查中会出现定位中心偏移。在使用自动管电流调制技术时，较小的垂直方向上的定位偏移也会造成患者较大的辐射剂量的改变，且患者的辐射剂量会跟随偏移距离的增大而增加，当偏离等中心点的距离为 6cm 时，患者受到的辐射剂量将增加 38%。

国内团队依托于 AI 和景深捕捉技术实现了胸部 CT 三维 AI 定位，可通过检查床上方的三维摄像头进行实时三维成像，捕捉患者平面和高度信息，并根据所选的扫描协议智能识别扫描起始线或扫描范围，实现

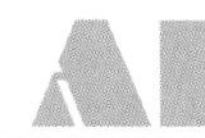

智能定位，同时不受患者表面遮盖影响，增加了定位的准确性，简化了检查流程，三维 AI 定位可使患者的检查用时较传统人工定位模式减少 29.91%，减少患者的辐射剂量并保证图像质量的同时，提高了工作效率。

另外，CT 是新型冠状病毒肺炎患者诊断及监测病情的重要工具，AI 无接触 CT 自动扫描模式可避免传统人工定位时技师与患者在摆位、定位时的近距离接触，有效降低了交叉感染风险，对于疫情防控具有重要意义。

3. 基于深度学习的 MRI 图像重建技术改进影像扫描协议 MRI 是一种无创性的成像方式，可提供丰富的解剖及功能信息，且无电离辐射、分辨率较高，在疾病的诊断方面扮演重要角色，然而却存在扫描时间较长的缺点。传统 MRI 检查在确定患者的扫描协议时须在图像空间分辨率、信噪比和扫描持续时长之间进行平衡。

基于深度学习（deep learning reconstruction，DLR）的 MRI 图像重建技术是一种新的快速、高分辨率成像技术，近来已成为智能成像领域发展最快的方向。通过基于数据驱动或模型驱动的深度学习重建方法，可以在提升 MRI 图像分辨率的同时，大幅度缩减扫描及重建时间，可能会改变传统的扫描协议，特别是在胸腹部受心脏与呼吸运动影响较大的部位。

如在进行上腹部 $T_2$WI 扫描时，无论是选择 2D 快速自旋回波序列（FSE）还是螺旋桨序列（propeller），都不能实现对整个肝脏覆盖范围的单次屏气采集，需要同时使用前瞻性呼吸触发或多次屏气等采集方式，扫描时间较长、呼吸训练烦琐、信噪比不高，以及可能出现的运动伪影都是扫描时需要解决的问题。国内最新临床成像试验发现，基于 DLR 的上腹部 DL 单激发快速自旋回波脂肪抑脂（single-shot fast spin-echo-fat suppression，SS-FSE-FS）$T_2$WI 序列可以通过单次屏气采集实现与呼吸触发 FSE-FS 相当或更好的图像质量，并可将扫描时间缩短 4 倍，应用价值较大，有取代临床上常规使用的 $T_2$ FSE 序列的可能（图 5-1-1）。

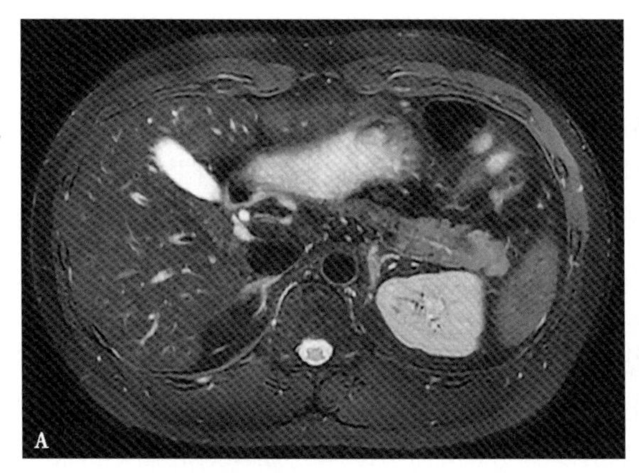


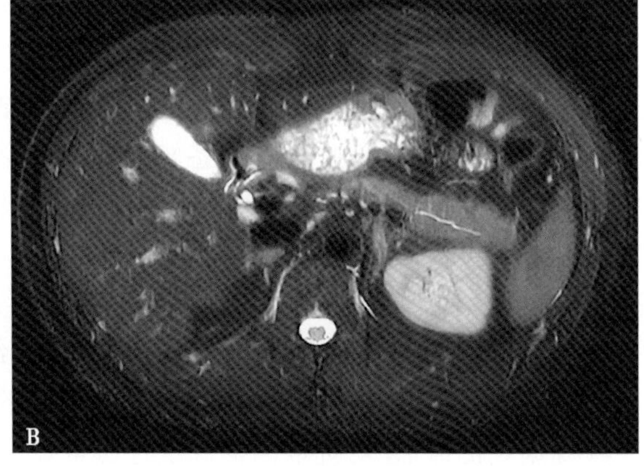


图 5-1-1 基于深度学习重建的单次屏气 DL SS-FSE-FS $T_2$WI 序列（A）有取代常规临床上使用的呼吸触发 FSE-FS 序列（B）的潜能

## （三）国内外对比与展望

AI 加持的影像检查预约系统在国内外都已有广泛的应用，但国内外面临的就医场景不同，功能也稍有差异。国外有研究依靠机器学习模型预测医学影像检查预约后高风险失约患者及高风险失约因素，通过避开患者可能爽约时段、预测高失约风险患者并再次电话确认等方式，减少影像检查患者的失约率，降低医疗部门的经济损失。未来，智能化的医学影像检查预约系统预期将获得更多医院的认可，系统也将在算法优化、智能化程度提高的基础上，进一步整合上下游使用场景，从辅助临床医师正确开具影像检查项目到指导技师扫描方案选择，从而提升影像检查效率。

国内外无接触医学影像扫描的软硬件开发大致处于同一水平，不同公司都提出了自己的 3D AI 无接触扫描方案，其适用范围也在不断拓展，国外团队探索无接触 CT 扫描对儿童头部及胸腹部检查的可行性，随后又研究了成人呼吸状态对 AI 自动定位准确性的影响。未来 AI 赋能的无接触医学影像扫描将向着定位更准、适用范围更广的方向发展，临床价值将进一步增大。

基于深度学习的MRI图像重建技术是最近研究的热点，国内外都有厂商陆续布局，目前国内及国际公司开发的人工智能辅助压缩感知（AI-assisted compressed sensing，ACS）重建、Subtle MR、AIR™ Recon DL等技术都实现了全身MRI的常规序列快速扫描，已在临床上投入使用，多维、定量MRI功能序列的DLR技术也正在研究及推广当中。未来，高速、高超分辨的深度学习MRI图像重建技术将逐步取代传统的MRI重建方法，MRI扫描效率的快速提升也会在多个方向进一步完善目前已经成熟的扫描流程。

## 二、自动勾画放疗靶区及受累器官

### （一）背景综述

放射治疗（radiation therapy，RT）是治疗癌症的重要方式之一，历经30多年，逐步朝着更智能化的精准放疗方向发展。高精度的临床靶区（clinical target volume，CTV）和危及器官（organs-at-risk，OARs）勾画是顺利进行精准放疗的关键和前提。传统的放射治疗流程中，由临床放疗医生耗费3～5小时进行CTV和OARs的手工勾画，存在耗时长、精度低和一致性差等问题。针对这些问题，众多产学研专家采用不同AI技术，开发了一系列放疗靶区自动勾画算法，并逐步从科研深入到实际临床放疗流程中，显著提高化疗靶区的一致性和准确性。目前在实际放疗应用中的AI技术主要可分为两种技术路线：基于图谱（atlas-based）和基于深度学习（deep learning）的自动勾画方法。

基于图谱的自动勾画方法以临床先验知识为基础，核心是建立包含大量已正确勾画的肿瘤靶区和危及器官的影像库，通过图像配准和相似度评估算法，匹配影像库中类似的图像进行映射，从而实现肿瘤靶区和危及器官的自动勾画。图像的自动勾画可以在不降低分割质量的前提下提高效率和可重复性。从其原理可以看出，针对不同类型的肿瘤需要建立独立的影像模板库，且影像库的数量和靶区勾画的准确性会直接影响自动勾画的准确性。此外，对于差异化个体、小体积肿瘤和不同组织结构等情况，其靶区自动勾画的准确性和鲁棒性较差。因此需要放疗医生对自动勾画结果进行人工修正，才能应用于临床。虽然基于图谱的自动勾画方法存在诸多问题，但其具备较成熟的理论基础和较完整的技术体系，面对日益增长的放疗患者和放疗医生的重复低效率的工作情况，产业界应积极研发和推动该技术的临床应用，努力提升放疗医生的工作效率。

### （二）实际案例

基于深度学习的自动勾画方法，随着卷积神经网络（CNN）在传统图像处理任务中的不断突破而得到快速发展和应用。深度卷积神经网络通过大量勾画后的影像进行迭代训练，可以从不同尺度逐层提取图像中的深层次视觉表征信息，对提取的信息进行像素级别的分类划分，从而自动学习如何对肿瘤靶区和危及器官进行分割，相对于基于图谱的自动勾画方法具有更高的分割效能、分割效率、扩展性和泛化能力。由于深度卷积神经网络具有高度的灵活性，可针对不同放疗应用场景、放射影像类型、肿瘤类型和器官等情况，以提升对应肿瘤靶区和危及器官的自动分割准确性和效率为目的，采用增加或删除网络模块、改变卷积路径或核函数、设计损失函数或训练策略等方式进行改进或优化，建立新的深度卷积神经网络模型（图5-1-2）。在头颈部、胸部、腹部和盆腔肿瘤方面，CNN分割的戴斯相似系数（Dice similarity coefficient，DSC）分别为0.80～0.94、0.85～0.91、0.82～0.95和0.64～0.96。国外早期大型放射治疗设备企业成功研发多款基于图谱的放疗靶区自动勾画软件，目前已经在肿瘤放射治疗科获得广泛应用。近年来，国内团队也开展了一系列基于深度学习的自动勾画研究，主要针对鼻咽癌、食管癌、乳腺癌、宫颈癌以及直肠癌等恶性肿瘤进行模型构建，均取得了良好的性能，促进了我国基于AI的靶区自动勾画方法的发展。随着人工AI智能技术上升到国家战略层面，结合我国丰富的医疗资源，国内企业率先研发出多款基于深度学习的靶区自动勾画系统，并逐步投入到临床实践中，推动实现患者个性化精准靶区勾画。目前，融合肿瘤靶区和危及器官自动勾画的放射治疗计划系统（treatment planning system，TPS），将放疗时间缩短至10分钟左右，已经受到放疗医生群体的广泛认同，有效提升了放疗医生的工作效率和患者的就医体验。

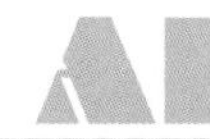

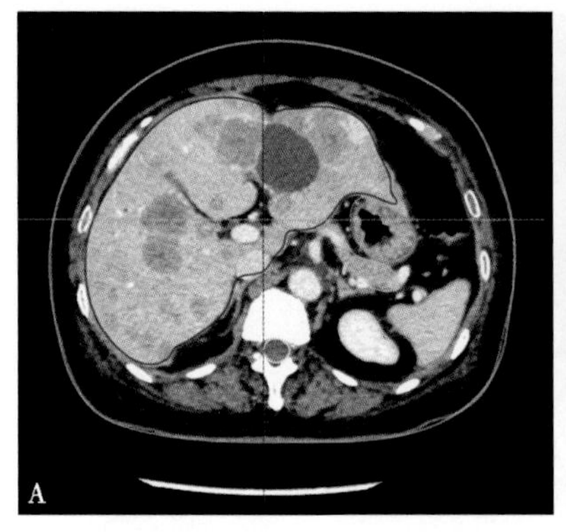


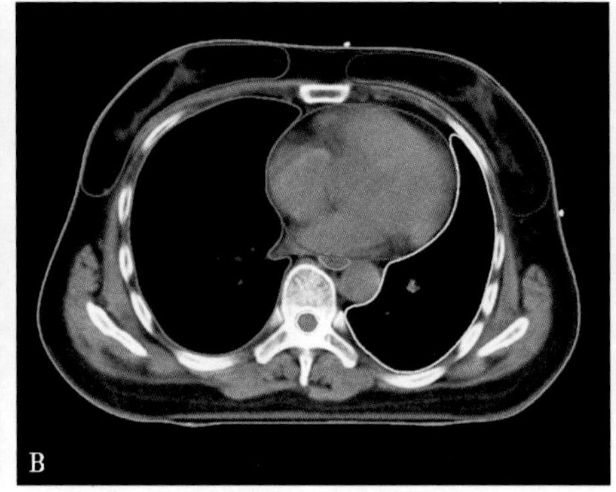


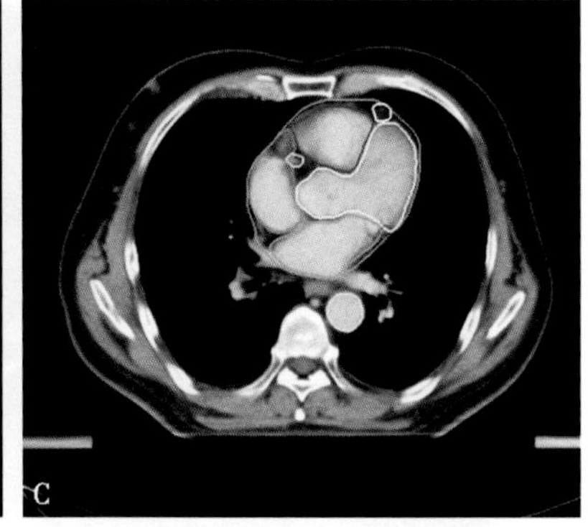


图 5-1-2 基于深度学习的肝占位腹腔自动勾画（A）、乳腺癌保乳自动勾画（B）和心脏亚结构自动勾画（C）示意图

（三）国内外对比与展望

目前，国内外在器官和靶区勾画的研究及应用上基本同步。国外的优势主要体现在深度学习软硬件框架体系完备、基础研究和并行计算应用平台原创性高，而国内的优势在于数据和标注量大，各类应用方法和场景广泛。相比于国外企业，国内企业虽然起步较晚，但是率先研发出多款先进自动勾画放疗靶区产品，不断迎头赶上。随着肿瘤靶区和危及器官自动勾画的准确性不断提升，众多企业正以结合 5G 和云技术构建放疗云平台为主要目标，建立远程互联网放疗模式，实现远程诊断、转诊和教育，促进医联体放疗协作，构建标准化、规范化和均质化的放疗体系，缓解放疗医生资源不足的现状，为广大患者提供个体化精准放疗方案。

## 三、图像质量优化

（一）背景综述

医学影像能够以非侵入方式观察人体内部组织，是临床诊断的重要手段。医生通过医学影像观察被检者体内目标组织器官的病变状况，其质量的好坏对病变的检出至关重要，将直接影响医生的诊断。AI 辅助的图像质量优化可以改善医学影像的视觉效果，提升图像质量，突出对个体化解剖中有用信息的显示。图像质量优化涉及快速成像、图像增强、图像重建等内容。基于 AI 的图像质量优化能够一定程度上补充、扩展甚至技术取代传统的重建或者后处理算法，为患者带来更安全、更精准及更高效的临床体验。

（二）实际案例

1. 低剂量 CT 图像质量改善 CT 成像质量与剂量直接相关，但过多的扫描 X 线会对人体健康产生损害，严重的甚至会导致细胞发生癌变，增加患癌风险。低剂量 CT（LDCT）可以有效缓解辐射问题，但同时会带来随机噪声、伪影和模糊等问题，利用 AI 算法改善低剂量 CT 扫描成像质量具有重要意义（图 5-1-3）。当前在低剂量 CT 图像质量改善方面，深度学习方法是主要的研究热点，在提升图像质量或针对病灶位置进行优化方面取得了一系列研究成果。生成对抗网络通过博弈方法实现模型性能的提升，可以用于处理 LDCT 图像中的噪声和伪影，通过加入基于长短期记忆网络（LSTM）的递归注意子网络捕捉条纹伪影的周期性变化，在保持 CT 图像组织结构和病理信息完整性的情况下提升图像质量。医学图像切片流形具有低维的特点，通过结合图卷积网络分析非局部拓扑特征，能够实现低剂量 CT 图像的重建。CT 胸部检查被广泛应用于肺癌的筛查，但 CT 检查对体检人群存在潜在伤害，特别是对于需要多次复查的风险患者，存在辐射剂量负担增加等风险。当前的研究表明，深度学习重建在改善胸部 LDCT 图像质量方面的效果明显。深度学习算法处理后图像的噪声明显降低，信噪比和对比噪声比明显提高，对磨玻璃结节的显示更清晰，表明深度学习重建算法有助于在较低辐射剂量水平下保证图像质量，改善肺癌筛查及肺结节随访的安全性。由于 CT 具有较高的密度分辨率，其是胰腺疾病首选的检查方法。深度学习算法在胰腺低剂量 CT 增强检查扫描中可以在降低辐射剂量的同时改善图像质量，满足诊断需求。

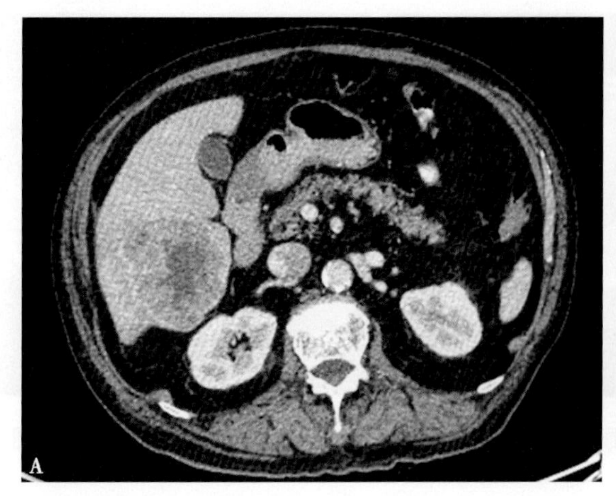

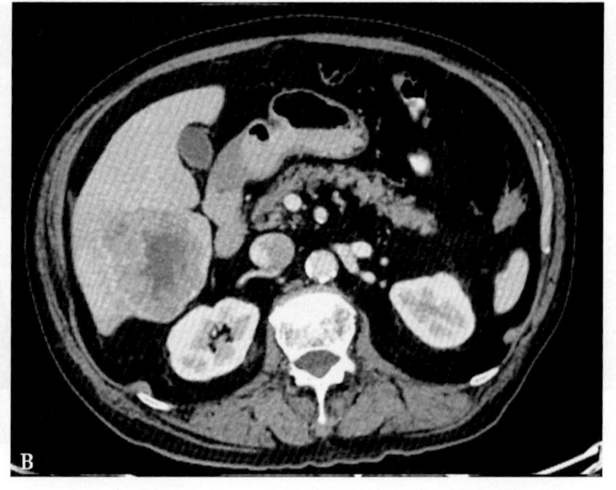


图 5-1-3　基于深度学习重建优化的轴位 HCC 病灶（B）较传统 CT 增强扫描（A）具有更好的图像质量和病灶对比

2. 图像伪影抑制　伪影抑制是医学成像的重要工作，对不同的伪影有不同的处理方法，但部分伪影由于成像机制的限制往往难以达到有效去除。冠状动脉 CT 血管成像（CCTA）技术是筛查和诊断冠心病的影像学检查方法，具有灵敏度较高的优点，但图像质量易受到钙化伪影和呼吸运动伪影的影响。深度学习的图像重建算法能够用于抑制伪影，改善 CCTA 图像质量，提升钙化病变所致血流梗阻性病变的诊断效能。结果显示，相较于混合迭代重建，基于 AI 的深度学习重建算法能够显著降低 CCTA 图像噪声并提高图像质量。主动脉根部噪声降低了 25.1%，信噪比和对比噪声比分别提高了 25.6% 和 66.2%，同时具有更高的图像质量主观评分。深度学习算法重建图像提高了钙化所致血流梗阻性病变的诊断准确性，使面积狭窄和直径狭窄的假阳性病例分别减少 36.8% 和 38.1%，表明深度学习算法能够减少钙化伪影的影响，避免患者经受不必要的有创冠状动脉造影检查，具有临床应用价值。

3. 图像质量增强　图像增强可改善视觉效果，增强图像中的有用信息。对于眼底图像而言，医生往往难以分辨低质量图像上角膜神经纤维、眼底血管、或其他组织的完整结构。基于生成对抗网络的医学图像增强方法能够实现眼底照片从低质量到高质量图像的映射，通过将高质量图像的典型特征迁移到低质量图像上来改善其质量。PET 图像质量与采集时长密切相关，利用 U-Net 深度学习网络改善短时采集 PET 图像质量，通过分析图像对肿瘤定量分析的准确性，表明深度学习重建模型能够较好地改善短时采集 $^{18}$F- 脱氧葡萄糖（FDG）PET 图像质量，满足临床诊断、疗效评估和组学研究的需求。对于磁共振动脉自旋标记（ASL）图像，利用深度学习方法，通过灌注加权成像脑血流量（PWI-CBF）图像为参考标准进行模型训练，可以有效提高 ASL 图像质量，实现对脑血流量（CBF）更高的定量准确性。

由于图像采集设备、采集技师或患者状态的差异，会导致影像灰度不均匀、对比度低、明显的模糊或噪声等问题，甚至可能导致各种伪影，这些因素会降低后续图像分析任务的性能，如病变检测、病灶分割或其他计算机辅助诊断任务，给临床应用带来挑战。通过图像质量优化技术获得具有足够细节和合适对比度的高质量医学图像，对于实现精准医疗的目标至关重要。目前，AI 技术在图像质量优化方面的工作仍存在验证数据较小等普遍问题，进入临床环节有待大量实际数据的验证。

### （三）国内外对比与展望

当前，基于 AI 的图像质量优化技术得到快速发展，融合 AI 技术的成像方法相较于传统方法，能够更加有效地分离图像中的信号、噪声及伪影，从而得到更好的图像质量，具有巨大的潜力。在国内外现有研究和工程实践中，深度学习是当前普遍采用并经验证有效的方法，在医学图像质量优化方面进展基本一致，利用 AI 实现了以前难以达到的高图像质量、低辐射剂量和快速重建速度的三位一体，部分算法已经进入了国内外主流厂家发布的主流机型中。可以预见，AI 对图像质量的改进，必将给患者带来更安全、更精准及更高效的临床体验。

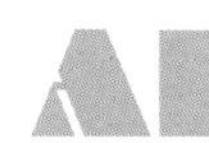

## 四、结构化报告

2007年，在美国放射学会（ACR）社会发展会议的支持下成立了一个部门，该部门提出影像报告结构化报告术语一致性等专业性建议。北美放射学会（RSNA）于2008年成立了报告委员会，旨在为放射学中的结构化报告的普遍应用铺平道路。在2007—2008年，RSNA启动了结构化报告计划，作为RadLex指导委员会行动的支柱之一。RadLex项目（“统一索引和检索放射信息资源的词汇”）是一项涉及RSNA和其他放射学组织的合作，包括ACR、亚专科学会和众多医生，旨在开发全面的放射学词典。ACR和RSNA通过发布一系列报告质量相关指南，鼓励构建结构式报告，提高影像报告的质量，并为进一步的数据挖掘和研究提供结构式信息。

### （一）背景综述

1. 结构化报告的发展现状　国家卫生和计划生育委员会发布了《国家卫生计生委办公厅关于印发医院信息化建设应用技术指引（2017年版）的通知》，在最常规的病历书写项目中要求：病历书写编辑器支持结构化录入及处理、图形图像标注、多媒体调用、医学专用符号及表达式等功能。2019年《中国医学影像AI白皮书》针对科室是否就某一疾病建立影像结构化报告问题进行调研，提出了医疗数据结构化标准化存储的重要性。2020年，中国的数据量占全球的20%，成为世界第一数据资源大国，但健康医疗数据大多为非结构化，为AI发展带来挑战。《“健康中国2030”规划纲要》中提出，要以医疗健康为核心，推动产业间的深度融合，对现有的健康产业结构进行优化。传统的叙述性报告在语言、长度和风格上存在过多的可变性，使临床医生难以获取临床所需的关键影像学信息。结构化报告提供一致和清晰的模板，提示所有必要的数据元素的输入，并支持可伸缩的数据捕获、互操作性和交换，被认为是提高放射学报告质量的一个潜在解决方案。

2. 我国结构化报告的使用现状　2019年《中国医学影像AI白皮书》指出：我国医疗机构中仅10%的科室已经建立并在使用影像结构化报告，且主要集中在肺结节或肺癌、结直肠癌、乳腺或乳腺癌及冠脉这些疾病类型。在医院信息化建设水平上，只有63%的患者信息可在统一系统内查询。医学影像诊断报告的录入仍以手动计算机为主。目前，影像检查结果通常以文字报告形式传递到临床，由于影像描述及诊断存在主观性，需重新进行表述，不但造成临床医生的困扰，同时加大了后续数据治理、应用难度。因此，对影像检查过程和报告进行规范化描述，成为各大医院影像科亟待解决的关键问题。

3. 结构化报告的优缺点　结构化报告提供了质量和安全方面的整体改进方案，有助于学员开发有组织的搜索模式，包括相关的积极和消极的发现（图5-1-4）。影像学结构化报告的优势：第一，如果一个检查涉及的解剖结构比较复杂，平台内置解剖导航图来进行提示，并将这些解剖部位与病理特征的诊断、周边组织器官的关系放在模板当中；第二，某些单病种的诊断逻辑庞杂，比如美国放射学会报告和数据系统（ACR-xRADs）、肿瘤的TNM分期等，将这些知识内置在报告模板当中可以极大地降低一线报告医生的劳动强度；第三，对后处理/影像AI产生的关键图像与测量值、分析图表等诊断依据保存整理，为医疗科研提供基础数据保障；第四，结构化报告可承载临床科室希望获得的临床治疗方案相关的信息。

然而，结构化报告的局限性为缺乏个性化的搜索模式。关于结构化报告方法的价值、其对患者护理和临床服务的影响仍需要进一步进行验证。

### （二）实际案例

1. 前结构化与后结构化　从流程上来说，结构化分为前结构化报告与后结构化报告。前结构化是事前控制，预先设计一套结构化模板，医生在书写诊断信息时，对模板进行填充或者选择，其优点是数据高度标签化，保证了诊断的质量，缺点是模板比较固定，无法面对复杂的业务场景，效率低下。后结构化是事后处理，医生在书写结束后，通过机器学习、自然语言处理、知识图谱等方法，从非结构化文本中提取结构化的信息，然后在模板中进行填充，其优点是不改变现有流程和书写方式，不影响效率，缺点是提取的标签需要事先定义，其性能不稳定，模型选择和医生的书写习惯等都会影响其准确率。

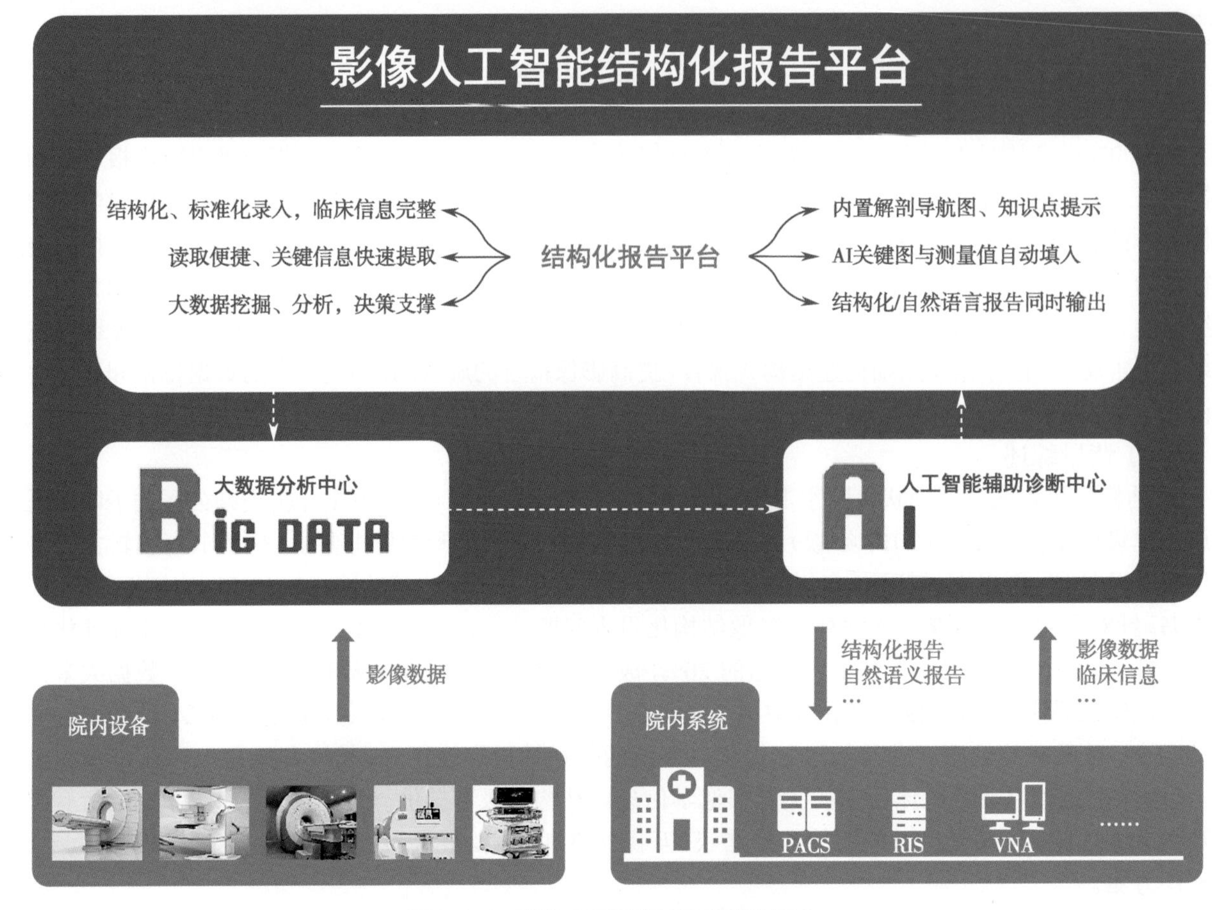


图 5-1-4　影像人工智能结构化报告平台

2. 全结构化与半结构化　从结构化程度来说，结构化分为全结构化报告与半结构化报告。全结构化是将影像中关于临床信息、影像描述和诊断结果等内容全部结构化，模板涵盖几乎所有的内容，在个别地方可以进行少量的文本补充。半结构化是指仅在一些关键的易结构化的部分使用模板，如可量化的影像特征的表达、可枚举的诊断分类等，其他内容仍然由医生进行自由书写。

3. 单病种结构化与通用型结构化　从内容上来说，结构化分为单病种结构化报告与通用型结构化报告。单病种结构化报告一般专注于某单一病种，报告模板根据专家共识来设计，对此病种的相关信息进行深度构建与挖掘，因而逻辑层次多且诊断质量高，但其适用场景比较狭窄。通用型结构化报告要解决的是涉及多个部位及单一部位的多种疾病的结构化问题，一般用于全院或多科室。通用型结构化报告主要分为两大部分，一部分是针对多病种的共同内容的结构化，如既往病史、影像基本信息等，另一部分是针对某种疾病的特定信息的结构化。由于涉及范围较广，所需要的模块较多，因此需要进行多级设计，导致逻辑复杂，学习成本较高。

4. 智能化报告　影像学智能化报告是目前的趋势，其采用 AI 技术从影像中提取相关信息，然后对模板进行自动填充，最后还可以根据专家共识，基于 AI 提取的信息进行推理后给出诊断建议，实现影像报告的全流程智能化。近年来，智能化报告发展迅速，越来越多的产品逐步在临床开展尝试。智能化报告可以提高影像诊断的工作效率、减少医疗错误、避免数据孤岛。根据应用场景不同，智能化报告可分为智能报告查阅与智能报告书写两类，前者包括智能报告显示与检索等，后者包括自动化报告生成、结论生成、报告纠错等。

### （三）国内外对比与展望

影像领域的结构化报告是影像管理领域的必然发展方向，影像学报告模板的优势如下：①特定疾病的报告模板可以提高报告的清晰度和质量，并确保在实践中一致地使用术语；②基于清单的报告可以减少诊断错误以及数字语音识别系统的语法错误；③结构化报告能够确保完整文件的放射报告，促进放射研究领

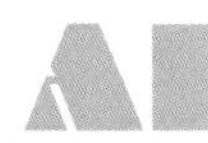

域的数据挖掘。目前在国外，结构化报告在影像诊断报告领域已大量涌入市场，美国的 Nuance 系统不仅可以自动识别病变、预警，而且可以产生对病变描述及印象的文本，即时嵌入在报告中，但其采用语音输入，可能并不适用于我国。在国内已有多家医疗机构的影像科在单病种诊断业务中撰写了超过 5 万份的单病种结构化报告，例如，目前已针对多种疾病提供了单病种结构化报告，以乳腺的诊断为例，影像学报告区提供了报告编辑模板，包括 7 个模块：病史信息、乳腺评估、乳腺整体描述、病灶信息、诊断结果、淋巴结及远处转移信息，生成的结构化报告具有良好的条理性和科学性，提高了效率。某公司设计的影像结构化报告可以将报告的标签反馈给影像 AI 模块，从而实现影像 AI 产品的半自动迭代。某医院建立的鼻咽癌结构化影像报告标准全面系统地记录鼻咽癌侵犯周围解剖结构及淋巴结转移情况。某医院设计了一种基于卷积神经网络生成结构化医学影像报告的方法，该方法使用经训练的卷积神经网络来确定生物体给定部位各评估点的预设评估概率，并将评估结果输出至预构建的医学报告生成系统以生成第一医学影像报告，实现结构化报告智能化输入输出。某医院设计了一种脑卒中一站式 CT 自动结构化报告系统，系统首先通过图像层辅助获取患者图像，数据层用于存储疾病库的内容，疾病库内容包括影像征象内容和疾病诊断内容，输出报告可直接从数据层和疾病库获取诊断内容从而一站式输出结构化报告，缩短诊断耗时。

在未来，结构化报告一方面向更加个性化和以价值为基础的医学转变，将导致对高质量影像报告的需求增加，这些报告包括所有必要的信息，以实现最佳的患者治疗。结构化报告模板可以指导放射科医师撰写报告，帮助减少歧义，增加报告的完整性。另一方面适合于基于计算机自动化分析的结构化报告将是发展和简化工作流程的关键因素，未来的结构化报告数据可以帮助解决机器学习应用中缺乏足够标记数据的问题。未来针对医疗领域的 AI 研究在自然语言处理方面，大量的文本数据将从影像学的结构化报告中提取，而在影像视觉方面，结构化报告可以为影像数据提供更准确的标签。在未来的发展中，应该集中在利用结构化报告的这些潜在优势，系统性地解决结构化报告数据维度和效率之间的矛盾，以提高放射科医师工作的效率。

## 五、医学影像质量控制与管理

### （一）背景综述

影像检查在临床诊疗工作中发挥着不可替代的重要作用，影像学发展迅猛，在临床上应用愈加广泛，影像检查人次尤其是 CT 和 MRI 检查人次年均增幅较大，但最近 10 多年来，医学影像检查的质量与效果、过度使用、不正当使用和重复检查等问题突出，在一定程度上影响了医学影像在临床诊疗中的作用与价值，同时也增加了医保和患者费用的不合理支出，怎样能够合理并充分发挥影像检查的作用一直是政府和医疗机构共同关心的问题。2020 年 6 月 1 日起实施的《中华人民共和国基本医疗卫生与健康促进法》第五十四条规定："医疗卫生人员应当遵循医学科学规律，遵守有关临床诊疗技术规范和各项操作规范以及医学伦理规范，使用适宜技术和药物，合理诊疗，因病施治，不得对患者实施过度医疗。"2020 年 12 月 29 日国家卫生健康委员会等八部门联合发布的《关于印发进一步规范医疗行为促进合理医疗检查的指导意见的通知》（国卫医发〔2020〕29 号）和 2022 年 2 月 14 日国家卫生健康委员会等四部门联合发布的《关于印发医疗机构检查检验结果互认管理办法的通知》（国卫医发〔2022〕6 号）强调了根据诊疗规范和医学影像检查指南与共识加强影像质量控制与管理，保障医学影像检查的质量与安全及影像结果互认。尽管有医学影像检查指南、专家共识及影像质量控制与管理的行业规范，各省、市、自治区卫生健康委员会近几年一直在认真落实这两个通知，制定了相关规定和方案，并持续检查监督，取得了一定的效果，但是目前人为评价的影像质量控制方案在各地和各单位只能采用针对少数影像检查的抽查模式，且影响评估效果的人为因素比较多，医学影像的过度使用、不正当使用和重复检查等问题仍比较突出，因此，医学影像质量控制与管理必须要加强和落到实处，必须对所有影像检查进行全过程质量控制与管理，才能真正提升影像检查的水平和价值，逐步实现影像检查互认，而要做到对所有影像检查全过程质量控制与管理，目前只有采用自动、客观可靠的人工智能辅助系统，才可能实现全部影像检查的质量控制，提高影像质量和诊断准确率。

传统意义上的影像质量控制与管理主要是针对 X 线片图像，而现在 CT 和 MRI 在临床诊疗中的作用和地位及检查人次已远超X线片，此外，影像报告和影像检查方法的选择与适应证评估越来越受到重视，因此，放射科影像质量控制与管理应该包括X线片、CT、MRI、PET/CT、PET/MRI和数字减影血管造影（DSA）的检查和操作、报告及适用性评价（影像检查方法的申请）与管理。尽管人工智能已在影像质量控制与管理方面有一些研究报道，但目前仍局限在胸部X线片。

### （二）实际案例

深度学习等人工智能方法主要用于优化影像质量，用于影像质量评估的报道非常少，国内外目前仅有少数关于胸部X线片影像质量评估的报道。对于胸部X线片影像质量评估标准，重点关注有无胸部投照区域体内外异物、肺结构的空间分布、患者身体摆位、噪声、对比噪声比、肺内主要结构及病变的显示情况。国内研究报道采用深度学习方法对关于有无胸部投照区域体内外异物、肺结构的空间分布和患者身体摆位的影像质量评估。肺结构的空间分布（layout）指所有的肺野都要求在图像视野内，肺尖和肋膈角等区域不能有切掉的情况。摆位（position）指投照前对患者身体姿势的调整摆位，姿势摆位不当有可能导致结构投影变形或与骨性结构重叠等影响诊断评估的情况。在胸部X线后前位片（胸部正位片）上，根据人为影像质量控制主观评估关注的肺野空间分布和摆位，设计了包括胸部边缘（chest edges）、视野（field of view，FOV）、锁骨、旋转角度、肩胛骨和对称性等10个定量指标，采用基于ResNet-34的卷积神经网络（CNN）获得10个定量指标的测量数据以及采用多因素回归分析模型获得肺结构的空间分布和摆位的预测分数分析定量参数，逐步回归分析结果显示，10个定量指标与主观评估分数有显著相关性（$p<0.05$），深度学习模型预测定量指标的准确率很高［组内相关系数（$ICC$）=0.82～0.99，$r$=0.69～0.99］，与放射科医师的平均评估分数相似，从而获得了以下结论：针对肺结构的空间分布和摆位的10个定量指标与放射科医师的主观评估结果相关性很好，自动检测系统对10个定量指标的测量和影像质量的评估方面表现优异（图5-1-5）。2020年国内的一篇文献报道，在胸部X线后前位片（胸部正位片）上，通过对胸部投照区域体内外异物、肺野区域、锁骨区域和肩胛骨进行标注，采用深度学习方法构建图像分割模型和分类模型，开发出了一套能实现辅助拍片功能的智能质控系统，可行性和可靠性较高。与国内研究相比较，国外研究也是针对肺野分布和摆位，采用深度学习方法建立质量控制模型，但采用的评估标准缺乏量化。

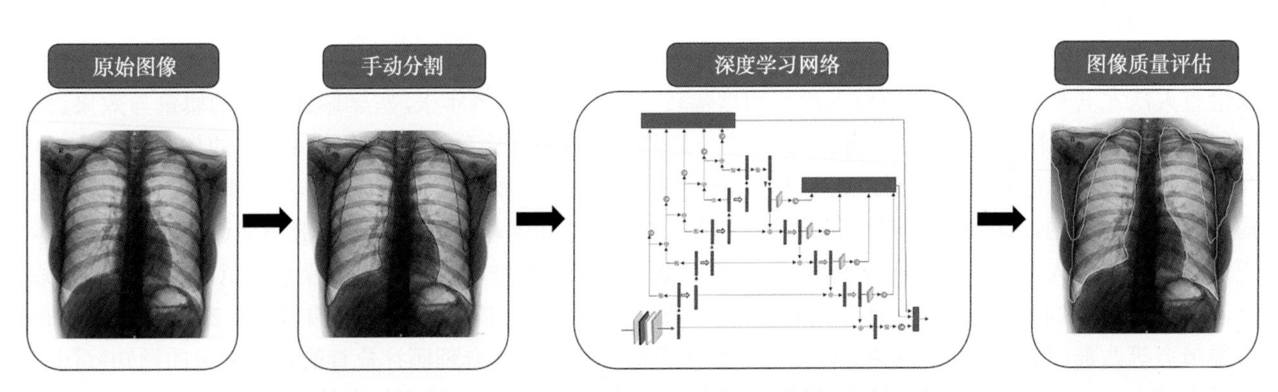


**图5-1-5 基于深度学习开发的胸部X线质量控制预测模型工作流程图**
手动分割图像（红色）与预测模型（黄色）识别基本一致

### （三）国内外对比与展望

综上所述，尽管在实际工作中对于人工智能辅助实施影像质量评估的期望值很高，但目前人工智能用于影像质量的评估刚起步，仅初步用于胸部X线后前位片上体内外异物、肺结构的空间分布和摆位等方面的影像质量控制，而对噪声、对比噪声比、肺内主要结构及病变的显示情况目前还未见报道，在胸部X线侧位片、其他部位X线片和其他影像检查及报告等影像质量控制与管理方面的应用亦未见报道，可见人工智能辅助实施影像质量控制与管理面临的问题与挑战非常大，未来在丰富和完善人工智能辅助实施胸部X线片影像质控并大力推广应用的基础上，应大力开展深度学习等人工智能方法辅助实施其他部位X线片、CT和MRI等影像质控方面的研究和临床应用。

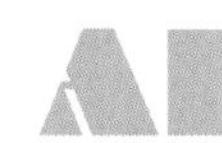

## 六、对比剂AI的临床应用

### （一）背景综述

随着碘对比剂和钆对比剂在医学影像检查中的应用不断增多，对比剂的不良反应及毒副作用也备受关注。对比剂使用的风险因素主要包括：患者相关风险因素（如肾病患者、对碘或钆对比剂过敏患者等）、对比剂相关风险因素（如是否使用指南推荐的相对安全的低渗碘对比剂、大环类钆对比剂等）与操作相关风险因素（如大量使用对比剂以及48～72小时内多次注射对比剂等）。

因此，为降低相关风险，建议在保证图像质量的情况下使用最低剂量的对比剂。而这些也给影像科医师提出了更高的挑战，如何在最少对比剂用量条件下获得满意的诊断图像质量是一个系统性的话题。通过人工智能算法，我们可以结合患者、影像设备、对比剂等综合因素，在保持诊断图像质量的同时减少对比剂用量。

### （二）实际案例

1. 对比剂智能化管理　对比剂管理是在影像技术检查中包括对比剂本身、相关的设备与患者等可控因素的综合运用，以求达三者之间的平衡点，最优化使用对比剂，获得个性化的成像结果，这对操作者本身要求很高，操作中的某些技术经验也因为具有个人主观性难以在临床推广。医疗保健的目标是变得更加个性化、预测性、预防性和参与性，而AI可以在这些方向上做出重大贡献。从所取得的进展来看，我们估计AI将继续发展并成为生物医学的强大工具。虽然目前的研究结果显示基于对比剂的智能化管理还处于初级阶段，但一些领域已实现了对比剂、影像检查与AI的有机结合，并不断探索更多可能性。

在CT对比剂智能管理方面，CTA检查中使用阈值触发方法的缺点是对所有患者使用固定相同的触发后延迟，而不考虑个体心血管参数。近期研究表明，可实现针对心输出量的个体差异引入一种基于机器学习（machine learning，ML）的算法，最终对比剂使用（腹部CTA注射流速和碘量）得到了优化，改善了图像质量，提升了图像均质性。

在高压注射系统智能管理方面，有厂家实现根据录入体重信息自动计算优化注射方案，提升对比剂使用的一致性，从而实现对比剂个性化的智能管理；此外，还有针对CT高压注射系统智能语音系统的专利开发，能实现CT增强前注意事项的智能语音教育，增强中根据受检者发出的指令控制高压注射器停止工作，同时对操作者进行警示灯提醒。

AI在对比剂伪影管理方面也发挥了巨大的作用，特别是在低剂量CT扫描被广泛应用的今天，让很多肿瘤筛查的工作得以实现。例如，CT虚拟结肠镜检查被美国预防服务工作组和美国癌症协会推荐作为结直肠癌筛查的一个选择，CT结肠镜检查并不需要对结肠进行严格的肠道准备，因此，它可以提高患者对结直肠癌筛查指南的依从性，在CT虚拟肠镜检查时患者需口服碘对比剂做肠道充盈。有研究报道，CT双能量技术结合深度学习对结肠内对比剂残留可做到有效清除，提升仿真内镜诊断效能。

2. 对比剂剂量管理　目前影像设备厂商通过优化迭代重建算法和降低管电压的CT方案已经实现了显著降低对比剂用量，如今基于卷积神经网络的深度学习重建算法通过处理CT噪声过高和细节丢失的问题，提高图像质量，为进一步降低对比剂用量提供了可能性。王等通过AI联合迭代重建与单纯通过迭代重建比较获得相同的图像质量，而对比剂用量较常规降低了50%，同时有效辐射剂量也降低了79.18%。另一项研究报道，基于低管电压联合高强度深度学习图像重建，在较低体重指数（body mass index，BMI）$<26kg/m^2$患者冠状动脉CTA的应用，与传统120kVp和迭代算法相比，70kVp明显减少对比剂用量和辐射剂量，同时进一步提升了图像质量。

基于AI优化图像重建的方法同样适用于MRI。有研究通过分别采集零剂量、低剂量（10%）和全剂量（100%）钆对比剂的三维$T_1$加权图像，设计了零剂量图像、低剂量图像以及全剂量图像之间的非线性图像变换，对零剂量图像和低剂量图像采用深度学习方法进行处理。将两组图像（零剂量和低剂量）进行归一化，来合成全剂量图像，并以真正的全剂量图像为参考评估整体图像质量、图像信噪比、病灶显著性、病灶增强效果(图 5-1-6)。结果证明深度学习是一种可行的方法,可以在不牺牲诊断信息的前提下,将脑 MRI 中钆对比剂的剂量降到最低。而对于多发病灶的患者存在小病灶强化缺失的情况,需要改进算法或剂量设计。另有研究表明,利用 AI 深度学习算法将心血管磁共振血管成像(MRA)检查的钆对比剂剂量降低 80%。

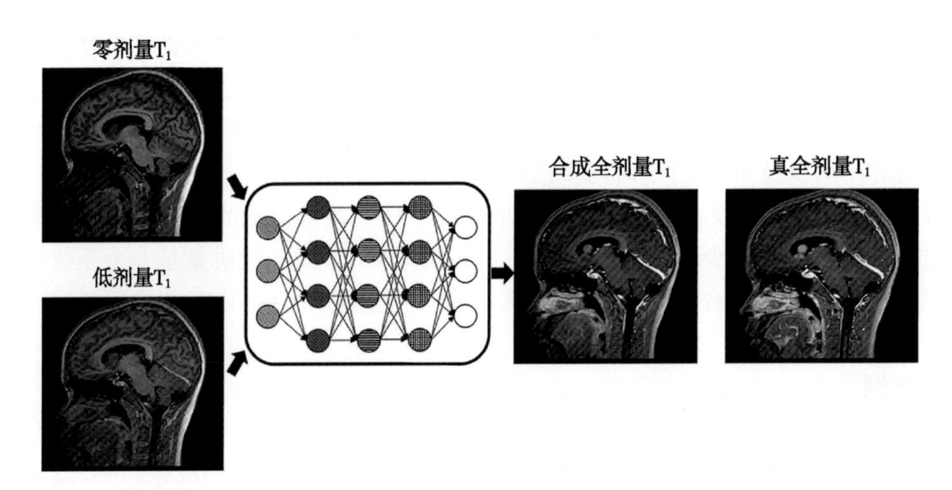


图 5-1-6 低剂量图像通过深度学习合成全剂量图像示意图(北京天坛医院刘亚欧教授提供图片)

### (三)国内外对比与展望

AI 在医学影像领域大放异彩,不断有新的技术涌现,但仍然处于发展初期,对比剂 AI 未来还有很大发展空间。在临床实用的方向上,建立适合 AI 研究的标准数据库和场景、新型对比剂研发等都大有可为。

系统化、标准化的影像数据是 AI 研究的基础。虽然中国绝大多数医院并不缺少数字化图像,但大量的病例资料并不一定能转换为可供 AI 训练和验证的数据。如适合不同人群标准化对比剂注射方案数据库,以及对不同影像设备及扫描部位相匹配的对比剂应用方案数据库等。

另外,AI 可以虚拟筛选候选药物,帮助科研人员高效找到活性较高的化合物,提高潜在药物的筛选速度和成功率。对于对比剂领域药物研发也是如此,国外有研究报道,机器学习引导的 $^{19}$F-MRI 试剂的自动合成,通过 AI 发现新型 MRI 对比剂。未来 AI 必将加速新型对比剂的研发,辅助临床造福于患者。

## 七、基于互联网的应用与基层服务

### (一)背景综述

我国地域辽阔,但是人口、经济、医疗资源分布极不平衡。随着医学影像数据的快速增长,具有优质医疗资源的三级甲等大医院的影像科工作越来越繁重,患者等待检查时间长,医务人员工作强度过大。而基层医院特别是乡镇卫生院医疗水平提升缓慢,即便政府层面配备了相应的设备,但往往缺乏影像诊断医生,不能充分发挥基层医疗机构的职能。另外,国务院《关于推进分级诊疗制度建设的指导意见》要求大病不出县,基层诊疗占比超过 65%,县域就诊率达到 90% 以上,乡镇医疗机构能识别 100 种常见病,集中建设高质量县域基层医疗机构是实现这些目标的关键。互联网 + 医疗是目前推进分级诊疗体系构建的有效方式,而结合 AI 的互联网 + 医疗无疑能够更好地帮助优质医疗资源下沉,促进影像新技术的基层应用,快速提升基层医疗水平,实现影像的互认、互通、互联,建立有效的影像帮扶,助推实现分级诊疗,从而解决基层看病难的问题。

### (二)实际案例

1. AI 与辅助诊断　目前,AI 医学影像从诊断环节单点切入,前沿技术落地应用的场景或病种单一,购置费用昂贵,使用多限于医院内部体系。AI 集成通过互联网平台扩大覆盖范围,降低基层医疗机构的应用成本,能更好地将顶级医疗机构的诊疗能力赋能到基层。智能型影像互联共享服务平台实现了影像全序列

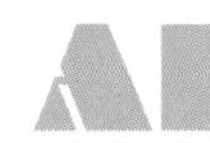

原图高速传输和安全存储，在线无缝对接 AI 辅助云诊断系统，助力远程会诊和远程诊断。依托云计算、大数据等技术，三级公立医院每天可帮助基层医院处理数千张影像。产品的成熟带动识别率的提升，如肺结核诊断的敏感度、特异度、准确率分别达到 96.3%、97.2%、97.1%。随着 5G 技术不断涌现和升级，资源共享和信息互通更加便捷，为基层医院提供了更精准的影像辅助诊断技术支持，优化医疗资源配置，缓解了其对经验丰富影像医生的迫切需求。医学影像云平台在实现医联体内医学影像数据共享和协同诊疗的同时，也促进了专家支持和双向转诊。

2. 互联网区域质控　以医学影像为载体的互联网医疗，其核心内容包括远程会诊、远程诊断、互联网医院等，基于全面质量管理理论构建并实践质控体系。从组织承诺、组织架构、流程导向、患者导向和持续改进五个方面进行监管，涵盖人员管理、诊疗行为、患者隐私保护和信息安全等。落实知情同意制度，明确法律责任划分，进行邀请方、受邀方、病历质控和诊断质量评价，同时关注诊断追溯、医疗服务闭环管理等问题，做到线上线下同质化管理，切实保障医疗质量和医疗安全。

3. 基层医生培训　AI“赋能”可缩短基层医生的培训周期，通过构建区域性的影像同质化培训中心，持续支持基层医生继续教育，有规划性地举办广泛覆盖乡镇影像医生的“空中课堂”，线上远程教育和线下培训相结合，加强人才队伍培养和技术应用交流，推动优质影像医疗资源下沉到基层医院，提升县域基层医疗机构影像服务能力与水平，促进影像学科的持续发展，助力分级诊疗。

4. 医疗大数据分析　AI 依靠强大的图像识别和深度学习技术，可很好地解决医学影像大数据人工处理中存在的主观性高、重复性低、信息利用度不足、耗时耗力且知识经验传承困难等行业痛点，自动化实现诊断的定量评估，为个性化精准治疗打下坚实的基础。借助互联网、物联网，推动健康大数据的应用，建立并共享国家级影像学数据库，还可即时交互，在此基础上嫁接诊断云，促进医院智能化，构建新时代下智慧医疗的生态圈（图 5-1-7）。

### （三）国内外对比与展望

美国、中国、欧洲是世界范围内在医疗 AI 表现最抢眼的三个区域。欧美注重对影像的定量化分析，而国内医学影像供需缺口巨大，以满足基础临床需求为第一要务。AI 落地实际应用场景如雨后春笋般层出不穷，借助互联网实现了区域间数据资源的互联互通和医疗水平的整体提升。但是，现有辅助诊断产品同质化、单一化问题较为突出。随着对多疾病横向拓展与纵向深挖的需求增加，病种急需扩大，临床诊断场景的适应能力也有待增强。此外，AI 产品在三甲医院的渗透与覆盖在未来可能即将封顶，市场趋于饱和，而基层医疗市场影像科医生资源稀缺，对 AI 医学影像的需求迫切，市场空间和应用前景广阔。我国第三方独立影像中心市场几乎空白，政策引导可带来发展新机遇，减轻三级医院负荷，缓解医疗资源不平衡的现象。

探索互联网医疗的质量与安全管理思路及模式，是促进 AI 医学影像进一步发展的核心与命脉。AI 医学影像标准和评估体系的制定存在滞后性。同时，AI 产品“假阳性”现象多，全面客观对待其发展需要更加理性。医学影像 AI 领域的中国企业数量、规模及其发展情况优势突出，覆盖面广泛，在慢病和专病管理上专注度更高，与医疗机构不断深入合作，商业模式逐渐清晰，为规模化发展奠定基础。

可以预见的是，AI 技术将改变临床影像，继续开拓影像诊断的其他疾病市场，提供多脏器一体化诊断服务，开发手术规划与导航等影像治疗类产品，形成诊断治疗一体化的服务体系，是未来的新方向。从政产学研用等诸多领域，解决数据集、伦理、风险、隐私安全等一系列问题；从基础研究、人机交互、伦理和法律安全等方面推进 AI 发展，加强标准数据库建设及人才培养、AI 评估以及如何扩大各领域的合作规则。该领域的学者应以国家战略需求为导向，面向世界科技前沿、经济主战场、国家重大需求和人民健康，迎难而上，积极探索，勇于创新，成为领域快速长足发展的中坚力量。

随着科技不断进步，医学影像 AI 功能也日趋完善，在医学诊断和治疗中发挥着越来越重要的作用。从“优化医学影像工作流程”的角度来看，AI 已经围绕前台预约、技师扫描、放射治疗、图像后处理、诊断报告、影像质量控制、基层服务等多个环节展开研究和应用，大大提高了工作效率，减轻了医生的工作负荷。具体而言，“前台预约”可通过智能化预约实现医技科室检查预约的一站式办理，打通线上线下资源，避免患者多次往返医院。“技师扫描”可实现智能定位和扫描协议的远程化共享及对比剂剂量智能管理等，改善熟练操作设备的医疗人员欠缺的困境，避免患者多次扫描，发展无接触医学影像检查，推进扫描及对比剂使用的标准化与个性化。“放射治疗”可实现自动勾画放疗靶区和受累器官，智能化评估放射剂量，辅助高效快速地制定放疗方案。“图像后处理”可实现智能图像质量优化、MRI 快速扫描和降低扫描剂量等，图像质量优化可改善视觉效果、增强图像中的有用信息、辅助降低 CT 辐射剂量、缩短 MRI 扫描时间及去除图像伪影等，从而以疾病为中心进行患者管理。“诊断报告”可实现关键图的胶片排版和智能化报告，节约胶片排版时间和提高关键图展示效率，促进影像报告的标准化。“影像质量控制”可实现 AI 影像质量评估，实现辅助扫描功能的智能质控系统，提高影像图像质量。“基层服务”通过互联网 + 医疗模式推进分级诊疗体系的构建，帮助优质医疗资源下沉，快速提升基层医疗水平，实现影像的互认、互通、互联，建立有效的影像帮扶，助推实现分级诊疗。随着 AI 技术的不断迭代更新，相信未来 AI 在优化医学影像工作流程中会扮演更为重要的角色。

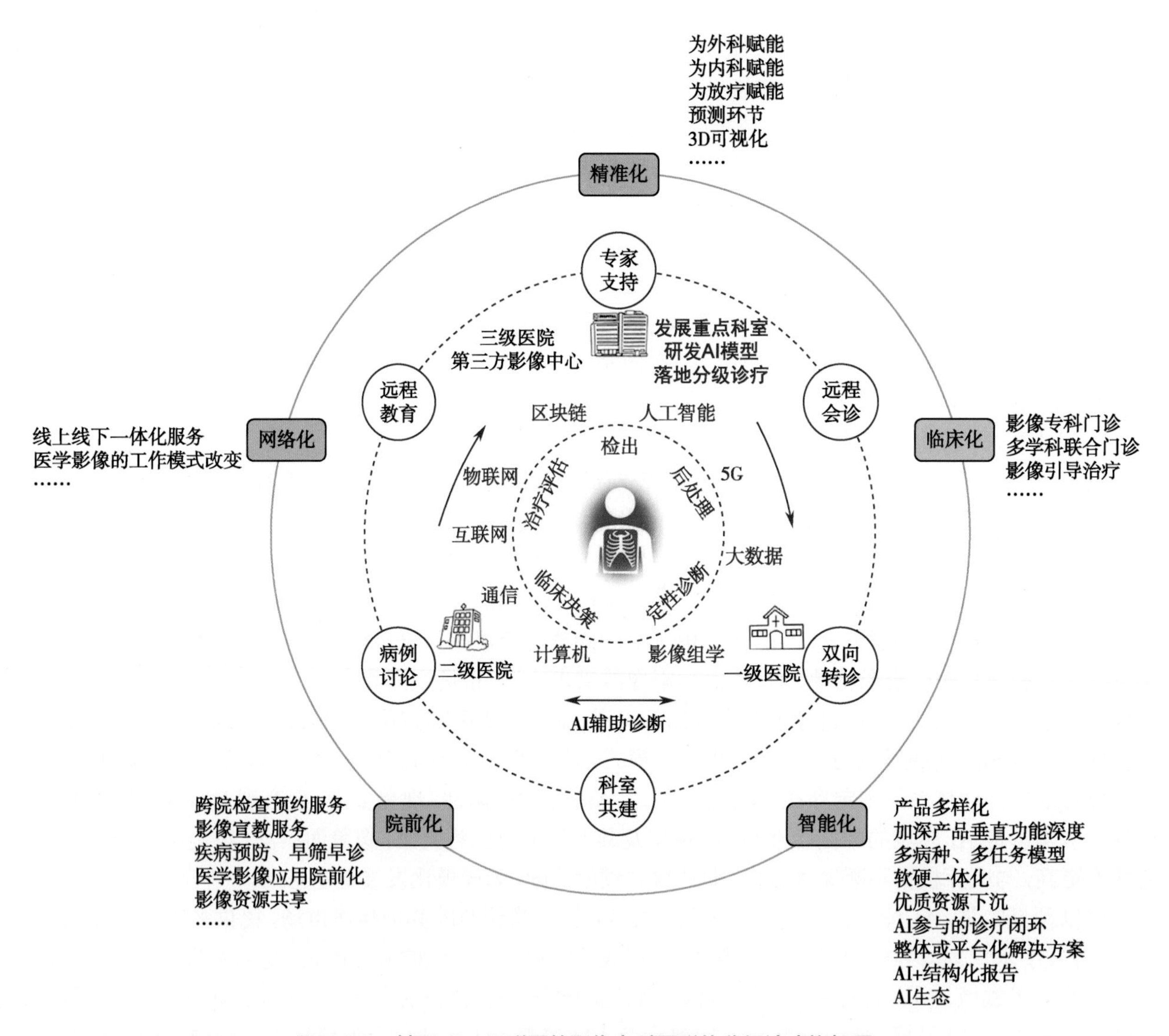


图 5-1-7 基于 AI + 互联网的影像专科医联体分级诊疗构架图

（查云飞　吕文志　朱文珍　王梅云　侯　阳　鲜军舫　曹代荣　王　峰　黄　刚）

## 第二节　以疾病诊疗为中心的医学影像人工智能应用

医学影像作为循证医学最重要的“证据”来源之一，医学影像数据在整体医疗数据中的占比已超过 90%，且随着医院信息化水平的不断提高，医学影像数据正在以每年 30% 的速度递增，这给医学影像 AI 的

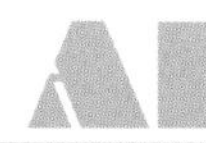

发展带来了巨大的机遇，AI 在医学影像后处理中的应用也随之越来越广泛，涉及的临床科室和医学影像模态众多，包括放射科医生日常接触的 CT、MRI、X 线以及介入医生日常工作中的介入手术影像等，而在不同的应用场景中，不同体部的疾病因其各自不同的属性使得各自领域呈现出不同的 AI 发展态势。本节将围绕 AI 在不同应用场景下图像后处理中的应用来进行分别阐述（图 5-2-1），包括：中枢神经系统、头颈部、胸部疾病、心血管、乳腺、腹部、骨肌系统、儿科、介入以及传染性疾病等，分别由各自领域内的权威专家为大家逐一梳理近两年国内的最新进展，并对比国外进展，进一步思考该领域在未来的发展趋势和应用落地前景，以抓住推动发展的关键要素和契机。

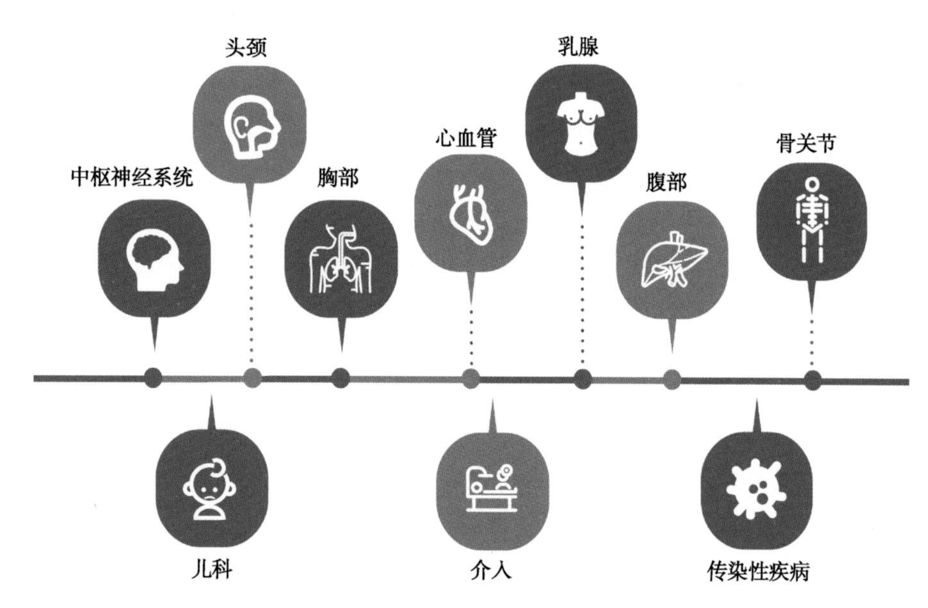


图 5-2-1 AI 在不同场景下图像后处理中的应用

## 一、AI 在中枢神经系统影像中的应用

### （一）背景综述

中枢神经系统疾病的种类多、范围广、病理生理机制复杂，致残率及致死率高，严重威胁人类健康和社会发展。近年来，以深度学习为代表的 AI 技术得到了快速发展，在提高临床诊疗效率、推进个体化精准医疗方面具有巨大潜力。在中枢神经系统影像领域，AI 技术同样也得到了广泛研究和应用，涵盖了疾病诊断、疗效评估、预后预测以及临床流程提升等各个方面，在临床诊疗中得到较为深入的应用和发展。目前，国家药品监督管理局已经批准了颅内出血 CT 影像辅助分诊、颅内肿瘤辅助诊断等多个 AI 系统用于中枢神经系统疾病的临床诊疗。

### （二）实际案例

1. 人工智能与脑卒中 脑卒中是我国居民的第一位死亡原因，分为出血性和缺血性两种类型。由于脑卒中大多发病急骤，早诊早治对改善其预后至关重要。AI 技术在脑卒中的早期诊断、灌注影像分析、治疗及预后预测中都具有广泛应用。对于出血性脑卒中，国内研究团队提出了一种鲁棒的深度学习分割算法用于血肿体积的快速和精确分析，深度学习算法能够达到和临床专家相似的分割性能，在内部测试集中的 Dice 系数为 0.861±0.139，在外部测试集中的 Dice 系数为 0.874±0.130。国内学者也设计了一种深度学习算法用于颅内出血探测和亚型分类，该算法利用 2019-RSNA 颅脑 CT 出血挑战数据集进行训练和测试，分类结果达到了放射科专家水平。对于急性缺血性脑卒中，国内学者开发了基于深度学习的自动 ASPECTS 评分系统，其在独立测试集中的灵敏度和准确率分别达到了 93.7% 和 92.4%。国内另一个研究团队发展了一种基于 DWI 和 FLAIR 的机器学习模型，用于预测醒后脑卒中的发病时间，预测的 AUC 和准确率分别为

0.895和0.825。目前已经有多种脑卒中辅助诊疗产品经批准上市，主要帮助医生快速分诊，精准量化，最终提高临床的诊疗效率，改善患者预后。

2. 人工智能与神经退行性疾病　随着人口老龄化问题的加剧，神经退行性疾病的发病率逐年升高，成为影响中老年人健康和寿命的重要因素之一。神经退行性疾病主要包括阿尔茨海默病（Alzheimer's disease，AD）、帕金森病（Parkinson's disease，PD）等，这类疾病起病隐匿，早期诊断困难。主观认知下降（subjective cognitive decline，SCD）是一种可能发展为AD的早期高风险状态，也是AD防治的重要关口。国内学者提出了一种基于198个神经影像学特征和25个临床测量值的机器学习模型，用于鉴别稳定的SCD受试者和发展成为轻度认知功能障碍（mild cognitive impairment，MCI）的SCD受试者，准确率达到了69.74%。一项国内研究基于其早期所构建的影像组学相似性网络，利用AI技术成功定义了MCI的两个亚型，并且从多方面论证了MCI亚型的异质性与进展为AD之间的关系，为理解MCI的异质性提供了一种新视角。另一项国内研究提出了一种双注意力多实例深度学习网络（DA-MIDL）用于MCI和AD的早期诊断，DA-MIDL模型在两个独立数据集中进行了评价，分类的准确率和泛化能力都要优于传统方法。国内另一个研究团队利用原始$T_1$图像训练深度学习模型，用于诊断额颞叶痴呆、AD和健康受试者，分类准确率达到了91.83%。国内学者提出一种聚类进化随机神经网络集成（CERNNE）模型用于预测PD相关的基因和脑区，CERNNE融合了多个随机构建的神经网络，采用聚类进化策略优化集成学习器，保证集成模型的泛化能力。国内团队也开发了一种神经退行性疾病评估随访系统对脑形态进行评估，自动分割出112个脑部子结构，一键获得量化指标，自动标记预警高危病灶，并随访多年变化，辅助医生进行MCI及AD的早期诊断。

3. 人工智能与脑肿瘤　脑肿瘤是中枢神经系统的常见疾病，我国脑肿瘤的发病率和死亡人数均居全球首位。脑肿瘤具有明显的异质性和复杂的影像学表现，使其临床诊断比较困难，也给放射科医生带来很大挑战。AI技术在脑肿瘤领域的研究较为成熟，包括脑肿瘤分割、分类及分级诊断、基因突变状态预测、预后和生存预测等方面。国内研究团队利用多参数MRI影像组学特征预测胶质瘤的异柠檬酸盐脱氢酶（isocitrate dehydrogenase，IDH）突变状态，通过结合$T_1$加权、$T_2$加权和动脉自旋标记三种序列的影像组学特征，分类器的准确率和AUC达到了0.823和0.770。该团队的另外一项研究利用结合ADC和MRI形态学特征的机器学习模型预测*IDH*突变状态，预测*IDH*状态的AUC达到了0.897。尽管影像组学在提高脑肿瘤诊断和预后判断准确性方面具有很大潜力，但是其生物学意义仍然有待深入研究。国内学者利用配对的MRI和RNA测序数据揭示了胶质母细胞瘤中影像组学表型的生物学意义，提示其参与免疫调节、肿瘤增殖、治疗反应和细胞功能的不同关键路径驱动等。国内另一个研究团队使用深度注意力网络（DeepRisk）从全脑MRI图像中预测胶质瘤的生存期，DeepRisk不需要肿瘤分割，预测胶质瘤6、12、24、26和48个月生存期的AUC值在0.77和0.94之间。国内另外一项研究提出了一种基于多模态MRI的多任务学习模型用于胶质瘤分割和*IDH*基因分型，该模型利用混合CNN-Transformer编码器处理两个任务的相关性和异质性，从而提取胶质瘤分割和*IDH*基因分型的共享空间和全局信息。

4. 人工智能辅助多种颅脑疾病的联合诊断　目前，中枢神经系统的AI研究通常只针对某种特定的疾病，这在实际临床应用中受到很大的限制。因此，国内研究团队提出了一种新的人工智能诊断系统，能够同时用于脑缺血、脑出血、脑肿瘤和颅骨骨折四种常见脑部疾病的诊断（图5-2-2），该系统利用104 597例颅脑CT数据和相应的诊断报告进行弱监督训练，仅需要从诊断报告中提取的弱标注信息，就可以实现准确和高泛化能力的脑部疾病诊断性能。该系统在回顾性、前瞻性、跨中心、跨设备和跨国家测试集上的AUC值分别达到了0.976、0.975、0.965、0.971和0.964，与4名放射科医师的诊断水平相当，并且能够辅助放射科医师诊断的灵敏度和特异性提高0.109和0.022。该系统已经进入实际测试阶段，能够显著提高放射科医师的日常工作效率。

### （三）国内外对比与展望

AI技术凭借其优越的性能和效率，在中枢神经系统疾病的诊断、治疗和临床疗效评估等各个环节均发挥了重要作用。目前，国内中枢神经系统的AI研究已经进入了快速发展阶段，与国外的AI研究基本处于同步阶段。国外已经建成阿尔茨海默病神经影像学计划（Alzheimer's Disease Neuroimaging Initiative，

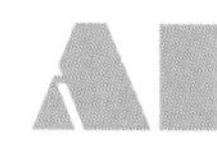

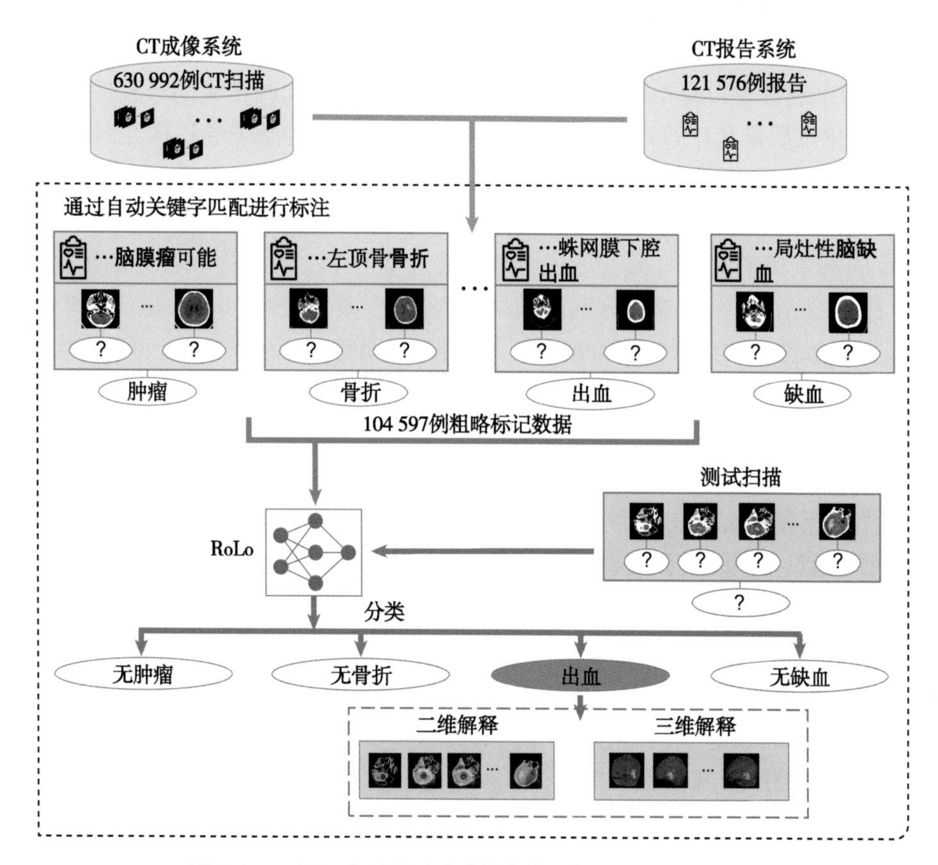


图 5-2-2　用于多种颅脑疾病诊断的弱标注人工智能系统

该系统利用大批量 CT 数据和相应的诊断报告进行弱监督训练，能够实现脑缺血、脑出血、脑肿瘤和颅骨骨折四种常见脑部疾病的精确诊断

ADNI)、神经影像工具和资源协作（Neuroimaging Tools and Resources Collaboratory，NITRC)、脑肿瘤分割（Brain Tumor Segmentation，BraTS）等多个优秀的公开数据集及开源软件平台，为 AI 模型的开发提供了有力支撑。但是，我国目前还缺乏成熟的公开数据库，国内研究者多采用国外公开数据集或国内单中心数据进行训练和测试，模型的鲁棒性及临床适用性尚待进一步评估。

目前，将 AI 应用于中枢神经系统影像的可行性探索阶段已接近尾声，需要将更多的 AI 模型部署到临床实践中。在此过程中，仍然有一些挑战亟待解决，如 AI 模型的鲁棒性和可解释性、小样本下 AI 模型的构建、不同机构的数据共享和隐私等。随着 AI 医疗器械数据集通用标准的制定、AI 技术的不断发展及产学研制度的日趋完善，未来会涌现一系列中枢神经系统影像的 AI 辅助软件并用于我国的临床实践。在不久的将来，AI 技术将大幅度提高临床诊疗效率，为医生提供辅助支持，为基层医院的患者筛查及转诊等提供帮助，从而促进中枢神经系统疾病诊疗的快速发展。

## 二、AI 在头颈部影像中的应用

### （一）背景综述

头颈部解剖结构复杂，疾病种类繁多，涉及多个临床科室，目前头颈部影像学及人工智能研究依然较少，未来发展前景巨大。近年来，头颈部影像组学与人工智能技术应用主要集中于头颈部病变与解剖的自动精准分割、常见病变的筛查、诊断及鉴别诊断、组织学分期与分级、疗效评估以及预后预测等方面。这些工作有望为个性化精准诊疗提供关键信息，为提升诊疗效果奠定基础。

### （二）实际案例

1．头颈部病变与重要组织结构的自动精准分割　头颈部病变和重要结构的准确勾画是提升人工智能辅助诊断准确性和治疗效果的基础和关键环节，但临床工作中感兴趣区的勾画是一项极其耗时且烦琐的工作；同时，受勾画者的主观性及自身不同专业素质的限制，很难保证勾画结果的一致性及准确度，这些差异会影响治疗计划的优化及质量和疗效评估。国内一项研究提出了一种基于卷积神经网络(CNN)，通过使用多模态 MRI 融合网络从 MRI 图像中分割鼻咽癌区域和亚区域的方法。结果显示，其准确度为 0.882，Dice 相似系数为 0.719。多模态图像的组合使用能够生成可靠的鼻咽癌区域和子区域，为判断患者之间的异质性和指导放射治疗的剂量提供依据。另一项采用基于改进型 U-Net 的眼周联合分割优化模型对头颈部组织结构进行勾画，结果显示，大部分器官分割的效果较为稳定，其中眼球、口腔、脑干、腮腺、颌下腺的分割效果较好，平均形状相似性系数结果均在 0.820 以上，眼球甚至达到 0.900 以上，可以很大程度上把医务工作者从烦琐而重复的工作中解脱出来。

2. 头颈部肿瘤的诊断及鉴别诊断　很多头颈部肿瘤在临床和影像学表现上难以区分，需要活检来提供组织诊断。而不同肿瘤的病理分期、手术方案、治疗决策及预后不尽相同，因此术前准确的鉴别诊断至关重要。由于活检是一个有已知风险的侵入性手段，所以寻找非侵入性诊断方法备受关注。有研究采用一种基于 MRI 的影像组学模型，通过方差阈值和最小绝对收缩选择算子(least absolute shrinkage and selection operator，LASSO)方法进行特征分析和特征选择，最终构建了基于支持向量机(SVM)分类器的影像组学模型，用于区分鼻窦原发性淋巴瘤和鳞状细胞癌(squamous cell carcinoma，SCC)。最终影像组学模型的 AUC 值与 3 名放射学家的 AUC 值无显著差异，能较准确地鉴别鼻窦原发性淋巴瘤和 SCC。另一项研究显示，通过基于 $T_1WI$ 增强图像的纹理分析技术可以很好地鉴别腮腺多形性腺瘤与腺淋巴瘤，在提取的 30 个纹理参数中，28 个在腮腺多形性腺瘤组与腺淋巴瘤组间存在差异($p<0.05$)，其中 3 个纹理特征的诊断效能较好。

3. 头颈部肿瘤的分期及分级　肿瘤的分型、分级和分期是评价肿瘤生物学行为的重要指标，对指导个体化治疗方案的制定和疗效监测有着重要作用。但在常规影像学上因多种条件影响常常难以准确判断，而人工智能已在这方面显示出明显的优越性，提高了分级和分期的准确性。口腔、舌鳞状细胞癌(OTSCC)是头颈部最常见的恶性肿瘤之一，颈淋巴结转移是其预后不良的一个重要指标。文献报道，通过基于术前常规 MRI 的影像组学模型对临床早期 OTSCC 隐匿性颈淋巴结转移具有一定的预测价值，其中，$T_2WI$ 影像组学标签是隐匿性颈淋巴结转移的独立预测因子(图 5-2-3)。另外一项多中心回顾性研究，开发及验证了一种基于双能量 CT 的影像组学模型来预测头颈部鳞癌的组织学分化，结果显示，结合肿瘤位置和两个影像组学特征模型的列线图在训练组(AUC = 0.987)和验证组(AUC = 0.968)队列中均获得了最好的表现，具有良好的校准度，能够较好地预测癌组织的分化程度。

4. 头颈部肿瘤预后预测和疗效评估　准确预测头颈部肿瘤治疗后复发与生存期等预后情况，对术前治疗方式的选择非常关键。有文献报道，采用多参数 MRI 影像组学模型对进展期鼻咽癌(NPC)局部复发进行预测分析，最终提取了 15 个与进展期 NPC 局部复发相关的特征参数，依据特征参数建立线性回归模型，其平均灵敏度为 82.9%，平均特异度为 98.0%，平均准确度为 91.8%，平均 AUC 值为 0.953。该研究表明，多参数 MRI 影像组学模型对预测进展期 NPC 患者局部复发的性能较好，能为评估进展期 NPC 复发风险提供参考。另一项研究表明，通过基于术前 T 分期及双能量 CT 碘图定量参数标准碘浓度($SIC_{动脉期}$和 $SIC_{静脉期}$构建的列线图模型，可以有效地预测早期声门型喉癌(EGC)术后无复发生存期，且较 T 分期模型的临床获益高。但总体来说，以上研究尚处于从试验数据到临床试验验证的过渡阶段，只有更严格地证明这些模型的临床用途，才能得到广泛应用，从而辅助临床诊疗。

5. 头颈部肿瘤的基因表达预测　影像基因组学是将影像组学与肿瘤的基因组学相结合，建立肿瘤的基因表型与影像组学特征之间的联系，有助于临床医师了解肿瘤的基因表达情况，但在头颈部肿瘤方面的应用较少。国内一项研究通过构建并验证一种基于 CT 对比增强的影像组学模型，以区分头颈部鳞状细胞癌(HNSCC)患者在免疫治疗前程序性死亡配体 1(programmed death ligand 1，PD-L1)的表达水平，在训练集和验证集上均取得较好的结果，AUC 值分别为 0.889 和 0.834。结果表明，该模型可能有助于筛选出抗 PD-L1 免疫治疗中获益较高的 HNSCC 患者。

6. 头颈部其他疾病中的应用　除上述应用之外，AI 及影像组学技术还被应用于头颈部其他疾病中。

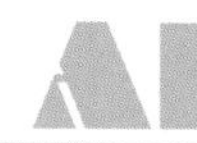

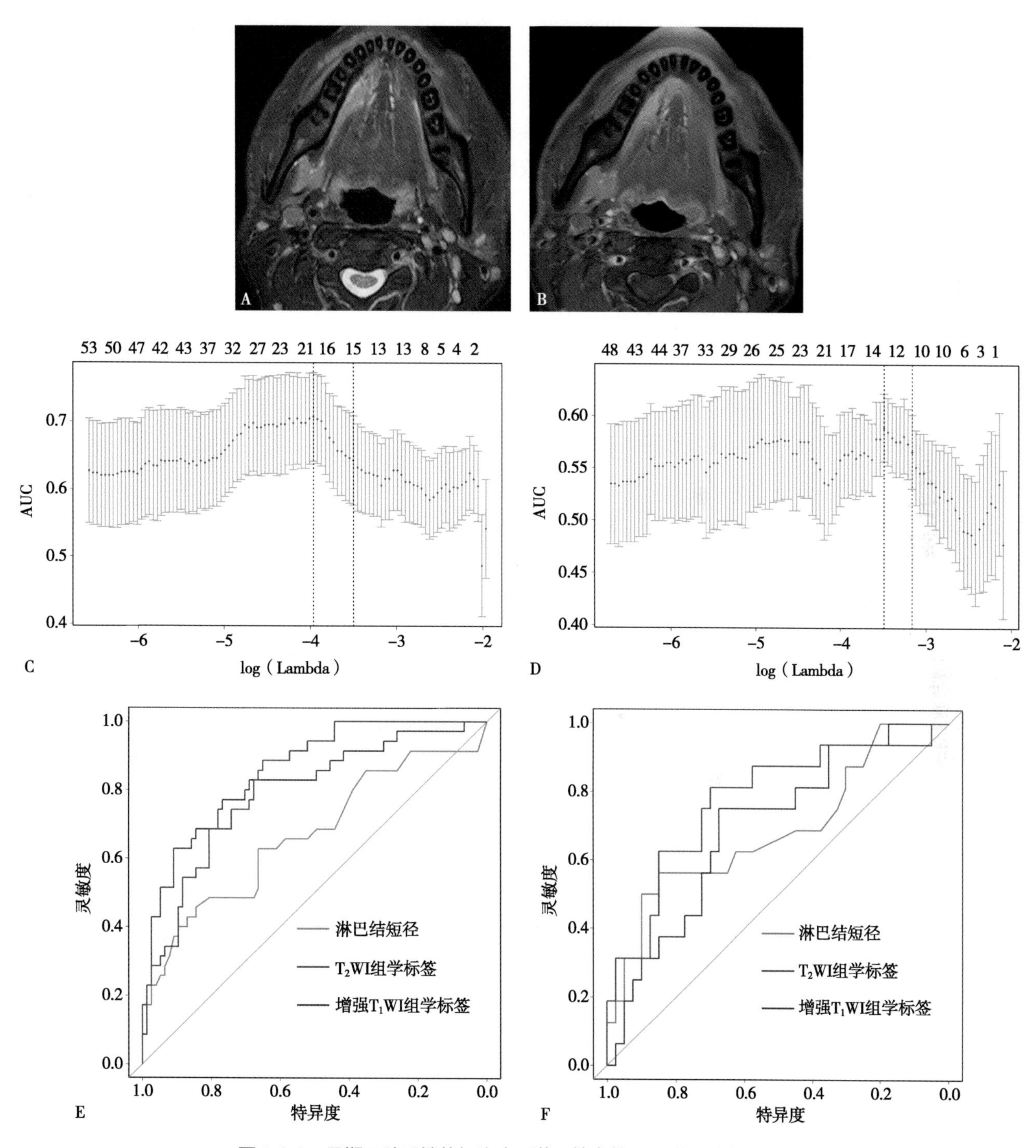


图 5-2-3　早期口腔舌鳞状细胞癌颈淋巴结术前 MRI 的影像组学模型

A、B. 早期口腔舌鳞状细胞癌颈淋巴结三维容积感兴趣区（VOI）勾画示意图。在 $T_2$WI（图 A）、增强 $T_1$WI（图 B）上逐层沿边缘勾画淋巴结轮廓（红色区域），尽量包全淋巴结获得 VOI 图。C、D. 使用最小绝对收缩与选择算子算法回归分析对影像组学特征进行筛选图。使用十折交叉验证方法，基于平均误差在 1 个标准差以内选择最大 λ 的标准，筛选出最佳特征子集。在 $T_2$WI（图 C）和 $T_1$WI 增强图像（图 D）中，分别选择出 15 和 10 个最佳特征。E、F. 预测早期口腔舌鳞状细胞癌隐匿性颈淋巴结转移的受试者操作特征（ROC）曲线。在训练集中，淋巴结短径、$T_2$WI 组学标签、增强 $T_1$WI 组学标签的曲线下面积（AUC）分别为 0.67、0.83、0.82（图 E）；在验证集中，三者的 AUC 值分别为 0.69、078、0.70（图 F）

一项采用基于深度学习算法建立的 AI 模型对鼻骨区骨折的检出研究表明，模型能够提高低年资医师对鼻骨区骨折的诊断效能，并且缩小与高年资医师之间的差距。另有文献报道，采用超声人工 AI 智能与甲状腺影像报告和数据系统（TI-RADS）分类对甲状腺结节均具有较高的诊断效能，且二者联合诊断能更有效地鉴别甲状腺结节的良恶性。

**（三）国内外对比与展望**

近几年国内外学者对于头颈部疾病 AI 的研究基本相似，主要是应用影像组学或深度学习模型对头颈部恶性肿瘤进行诊断、治疗及预后评估，但是，大多数研究都为单中心研究，且尚处于从试验数据到临床验证的过渡阶段，缺乏大规模的多中心验证。虽然国外已经建立了癌症图像档案（TCIA）等数据平台，但数据配置文件的质量参差不齐，不可避免地影响模型在其他数据库中的推广能力。

现有的研究成果已充分展示了 AI 在头颈部疾病精准诊疗中的巨大发展潜能，尤其在头颈部肿瘤的诊断、风险分层、疗效预测方面有其独特的优势，有望成为临床精准诊疗的重要参考指标。未来，有关头颈部疾病的 AI 研究将不仅局限于影像资料，而是会与更多的临床参数、肿瘤生物学标志物及基因表型等相结合，并且寻找有效手段阐释其与病理、临床之间的因果关系，这将大大提高临床诊断的准确率，辅助医师制定更加个性化的治疗方案。此外，数据提取的标准化有待进一步提升，多中心和大数据的建立，将为进一步提高 AI 技术的实用性和可靠性提供更好的基础和应用前景。

## 三、AI 在胸部疾病影像中的应用

**（一）背景综述**

2012 年，随着 AlexNet 在 ImageNet 图像分类竞赛中横空出世，AI 开始越来越多地在医学图像领域中落地研究。较为代表性的研究是 2018 年发表在 *Cell* 的论文，其首次利用深度学习模型对视网膜疾病进行鉴别诊断，同时利用迁移学习方式对幼儿胸部 X 线检查进行肺炎鉴别诊断，取得较好的诊断性能，证明了 AI 模型可以运用于不同疾病类型，且可以横跨自然图像与医学影像图像。值得注意的是，该研究由国内学者完成，说明我国在世界 AI 医学领域的研究中占据一席之地。自此，胸部影像学的 AI 成果呈指数增长，在 2021 年达到新的高峰。

**（二）实际案例**

目前胸部疾病的 AI 影像学应用主要有：①智能化扫描方案；②病灶检出与定位；③判断病灶密度类型，如实变、混合磨玻璃影、磨玻璃影等；④病灶定量计算，如体积、质量；⑤判断征象，如胸膜凹陷、支气管征、血管集束征等；⑥诊断与鉴别诊断，如良恶性肿瘤、病毒性肺炎与社区获得性肺炎、肺结核等；⑦分析病变的转归及判断预后。这些需求所涉及的工程学问题包括：①正常肺组织与病灶的自动提取、分割、配准和计算；②基于密度差的不同病变性质计算；③基于正常肺组织和病灶的 3D 建模，包括叶间裂、肺叶、全肺体积、病灶性质的计算和可视化；④基于图像的病变和肺血管、支气管分割、计算和可视化等。实际上，AI 在医学影像的图像采集与质量评价、图像重建、优化图像质量、图像后处理、病灶检测与辅助诊断等方面，均已经发挥出重要作用。

1. 胸部图像采集与重建 AI　由我国学者和厂商共同研发的 AI 智能定位系统可以实现基于视觉和体型分析的自动摆位、智能定位功能和个性化扫描剂量控制，最大程度减少医技人员与患者的接触，同时提高患者定位的准确度及病变信噪比。基于深度学习的图像重建（deep learning image reconstruction，DLIR）算法在低剂量 CT 中，可以获得比传统迭代重建算法更低的噪声、更高的图像质量。目前 DLIR 算法主要配置在国外厂商高端 CT 设备，但国内影像设备厂商的相关研究有望在今后的 2 年内搭载国内高端 CT 进入临床应用。此外，目前国内已经上市大量商用 AI 辅助软件，通过 AI 进行图像处理，可以大大减轻临床医师的工作负担。

2. 胸部病灶检测与疾病诊断 AI

（1）肺结节与肺部肿瘤：虽然目前临床应用的肺结节 AI 软件仍局限于结节的筛查与检出，且医疗器械

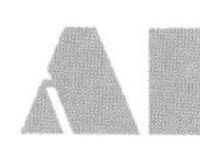

注册证许可的应用范围是检出≥4mm 的结节，并不可独立应用于辅助临床决策。同时，学者们提出了多种应用模型，用于病灶提取、分割及分类。多级卷积神经网络、DenseNet 模型、卷积块注意力模块均可用于肺结节分割及分类。卷积块注意力模块（CBAM）作为一种高效和（部分）可解释的肺结节分类模型，更可以帮助理解推理过程，解释 AI 的黑箱，增加参数的可比性。综合临床 - 生物 - 放射学（包括 PET/CT 及 CT 图像）多模态数据，可用于治疗前准确鉴别腺癌和鳞癌，其中 CT 放射组学参数在预测方面拥有最佳效率和临床效用（AUCs = 0.932，0.901）。肺部良恶性肿瘤的 MRI 肿瘤异质性模型，相较于基于肿瘤整体的传统放射组学模型，具有更强的诊断效能。传统放射组学、传统放射组学结合 $T_2$ 快速刀锋自旋回波序列（$T_2$-fBLADE-TSE）影像新技术亦可以用以鉴别良恶性、炎性结节。关于肺腺癌的淋巴结转移，有学者构建了不确定性超图学习模型，能够准确识别肺腺癌的淋巴结转移，同时避免了高质量数据短缺的掣肘；一个融合了癌胚抗原（CEA）、代谢性肿瘤体积和 PET/CT 的组学模型显示出对于肺腺癌隐匿性淋巴结转移的良好预测效能；PET 放射组学特征，特别是与 CT 组学特征相结合时，可以识别非小细胞肺癌患者纵隔、腹腔受累淋巴结。

（2）肺感染性病变：国内学者基于胸部 CT 图像，开发并评估了用于肺结核全自动诊断和分类的 AI 模型，分类准确率为 81.08%～91.05%，可以达到主治医师水平的诊断性能。最近，国内学者提出了一种新的基于医学图像识别和临床特征解释的机器学习系统，该系统鉴别新冠肺炎、普通病毒性肺炎、细菌性肺炎、真菌性肺炎的准确率分别为 99.7%、99.4%、98.9% 和 99.6%。该方法将有助于对肺炎患者进行快速诊断以及后续治疗。目前，国内 AI 影像诊断系统已拓展到结合 CT 图像和临床数据，应用于多种肺部疾病的诊断与鉴别诊断研究，如常见肺炎类型的分类、肺炎与肺炎性肺癌的鉴别等。

（3）肺部慢性疾病：AI 在慢性阻塞性肺疾病（chronic obstructive pulmonary disease，COPD）相关影像研究中的应用已有了长足的进步，尤其是在量化肺气肿、CT 纹理分析以及分割解剖结构等方面的研究进展迅速，大大提高了 COPD 的筛查和诊断效率。国内学者通过一种 CNN 转移多实例学习模型对胸部 CT 影像进行识别以判断有无 COPD，并且在描述病理变化和空间异质性方面有其独特优势。AI 也能够评估肺气肿的严重程度，国内学者利用深度学习中的多尺度残差网络对 CT 影像中的肺气肿进行分级量化，其量化结果与多种肺功能检查参数的相关系数绝对值最高可达 0.922。肺解剖结构的分割、重建是肺部疾病诊断和治疗的重要步骤，AI 针对 COPD 在这些方面的研究也取得了进展。国内学者 Xu 等使用 CNN 模型自动分割肺实质，其与人工分割法的一致性达到了 96%，显示出 CNN 在肺部病变的定位和分析上的潜力。我国在 COPD 影像上的 AI 发展虽较国外起步慢，但发展迅速，目前针对肺实质的自动分割、肺气肿的量化，已经有不少成熟的产品。

3. 胸部疾病疗效评估与预测 AI　CT 放射组学特征可以用来预测直径为 5～10mm 的磨玻璃结节患者单独发生浸润性腺癌的风险；预测Ⅰ期非小细胞肺癌（NSCLC）患者的独立生物标志物；也是一个独立的预后因素，可以与肺腺癌的临床危险因素（包括分期、组织学亚型和年龄）一起预测无病生存率和总生存率；更可以用于预测 NSCLC 患者新辅助化疗、热消融治疗的生存获益。在目前非常热门的免疫治疗领域或靶向治疗领域，CT 多模态组学信息与实验室检查、基线临床信息相结合，融合形成深度学习模型，可以预测晚期 NSCLC 患者对抗 PD-1/PD-L1 治疗或靶向药物治疗的疗效。通过匹配基因组学与 PET/CT 影像组学数据，相关研究找到能够反映肿瘤生物过程（如细胞周期和 p53 信号通路）的影像组学特征；影像组学特征更能进一步识别 NSCLC 患者的间变性淋巴瘤激酶重排状态；识别表皮生长因子受体基因突变状态。COVID-19 暴发后，也出现了大量聚焦于 COVID-19 预后模型的研究，包括并不局限于 XGBoost 分类器（AUC = 0.953）、基于智能平台的肺炎体积计算（AUC = 0.868，敏感性 81.3%，特异性 80.6%）、列线图（nomogram）、COVID-GRAM（AUC = 0.850，敏感性 65%，特异性 87%）等，但值得注意的是，随着 SARS-CoV2 病毒的变异毒株不断出现及相应的毒力减低、疫苗的大规模接种对 COVID-19 疾病进程的抑制作用，基于原始毒株的 COVID-19 重症与危重症预测模型可能已不适用于广泛人群，并需要放射学家及相关 AI 模型研究人员不断基于新的毒株亚型开展相关研究。

4. 胸部结构化报告 AI　结构化报告能够规范报告术语，提高影像报告的质量和完整性，提高影像结果的清晰度和交流能力，减少歧义，降低不同年资医师所写报告的差异，便于临床医师和患者理解。目前商用AI结构化报告软件可以将前后随访的肺结节、COVID-19等胸部CT影像进行对照显示、同步滚动，通过定量指标，更直观、精确地评估病变的稳定、吸收或进展，一键生成结构化报告。

### （三）国内外对比与展望

目前国内AI肺部疾病的研究多在基于影像图像的筛查、诊断方面，而国外研究更注重肺部影像结合临床数据，通过AI辅助临床决策及管理。国内AI学者依靠人口优势（如各家医院体检中心的大样本量胸部CT体检数据）及强大的医学背景支持（如各家医学院都热衷于与工科的跨界合作研究），能够迅速打开胸部疾病AI研发应用的局面，但同时，国内AI研究及临床应用在规范化数据库建设、临床推广应用及研究方法等方面仍与国外存在差距。首先，AI技术对数据要求很高，需要大样本、多中心、高质量的数据来进行训练与测试。相较于国外大样本、标注完善的众多在线数据库，国内统一、共享、公认的医学图像数据库严重匮乏。其次，数据驱动的AI模型存在黑箱效应，没有直观的可解释性，放射科医师理解困难，难以在临床广泛应用。此外，国内学者的研究大部分是单中心、单病种的回顾性分析研究，图像采集、重建的参数不同、权重不同、模型不同，均影响结论的稳定性和可重复性，实际临床应用受限。且国内学者更热衷于某一疾病的横向研究，鲜少有众多模型间比较的纵向研究。而国外研究基于众多AI影像的前瞻性、多中心临床研究与可靠验证，可在临床广泛开展及应用。

因此，未来胸部影像数据库的建设、AI及影像组学模型的可重复性及泛化性、前瞻性多中心的临床研究，是国内胸部AI影像产学研用发展至下一阶段需要迫切解决的问题。此外，从产业落地角度而言，未来AI助力的临床应用可能需要从广度和深度两个方向切入。在广度上，胸部影像AI未来应注重肺多病种乃至肺外，如乳腺、心脏、纵隔、骨密度、脂肪肝定量、肾上腺疾病等常见疾病的整合筛查，并简化综合性AI模型，降低算力要求，提高计算速度，满足临床需求；在深度上，胸部影像AI需紧跟各类临床诊疗指南，整合开发从早期诊断及鉴别诊断、治疗方案的个体化选择，到预后分析的全链条多模态数据模型，形成某一种疾病全面AI解决方案并用于临床实践（图5-2-4），获取循证医学证据循环推动临床诊疗指南更新发展，为我国胸部影像AI产学研用做出贡献。

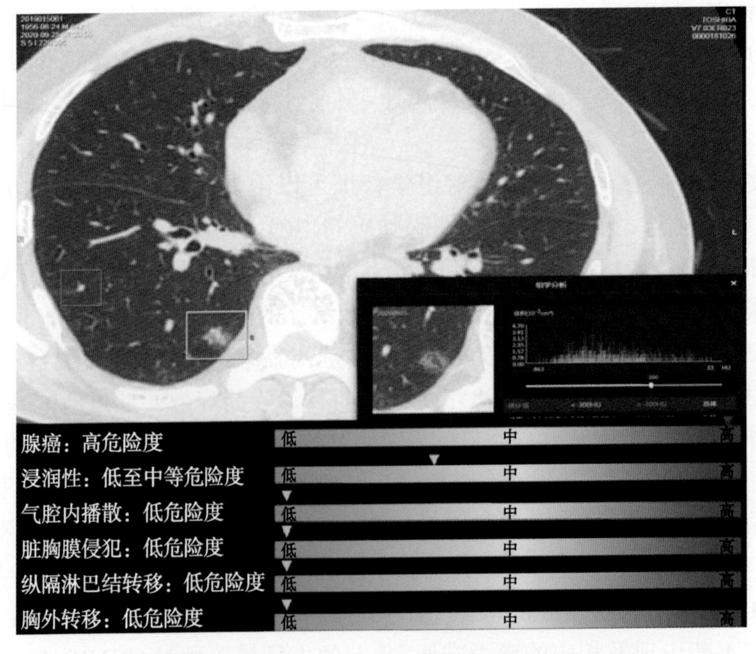


图5-2-4　肺腺癌CT-AI辅助临床决策系统示意图

通过放射组学及基于影像的多模态AI模型提供肺结节的腺癌可能性、浸润性评估、局部侵袭性（气腔内播散、脏胸膜侵犯）、纵隔淋巴结转移及胸外转移危险度等辅助临床诊疗信息（单飞原创并提供）

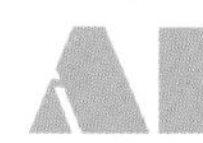

## 四、AI 在心血管影像中的应用

### （一）背景综述

心血管影像方法包括超声心动图（echocardiography）、心脏 CT 血管成像（cardiac computed tomography angiography）、心脏磁共振（cardiac magnetic resonance，CMR）和心脏核素成像（nuclide cardiac imaging）等，近年来在心血管疾病的诊疗中发挥着不可替代的作用。不同于体内其他器官，心脏存在周期性运动。因此，心血管影像数据具有时空多维度特征，这为人工智能方法在该领域的蓬勃发展提供了新的机遇。人工智能方法目前在心血管影像领域的应用覆盖了心血管影像检查流程和诊断流程。重建算法和扫描方式的革新使心血管影像的图像质量和成像效率得到显著提升。在心血管疾病诊断方面，人工智能方法可以实现冠状动脉自动提取、狭窄程度量化分析等，进一步提高冠心病诊断的准确度；在心血管疾病危险度分层方面，人工智能方法可以将影像学与临床信息结合，优化危险度分层，实现个体化治疗。

### （二）实际案例

1．心血管成像技术方面　目前，人工智能方法在心血管成像质量控制方面的应用主要在缩短成像扫描时间、减少对比剂用量等。CMR 扫描多在 40 分钟以上，临床推广应用难度大。因此，通过人工智能方法缩短扫描时间，满足临床需求尤为重要。Ke 等开发了一种基于非线性流形深度学习网络 Manifold-Net，可以从高度欠采样的采集数据中重建 CMR 图像。该网络利用低秩张量流形方法对压缩感知进行优化，相比传统压缩感知方法具有更优的效果。钆对比剂心肌延迟强化（late gadolinium enhancement，LGE）成像是心肌纤维化病变的参考标准法，由于需要使用钆对比剂，在肾功能不全的患者应用受到限制。Zhang 等利用人工智能 CMR 虚拟原生增强（virtual native enhancement，VNE）成像技术，通过构建多流卷积神经网络（CNN），在 $T_1$ 平扫图像和心脏电影成像上生成与 LGE 成像等效的图像（图 5-2-5）。VNE 技术无须注射钆对比剂，在病灶分布和量化方面与 LGE 图像高度一致，图像质量也明显改善。

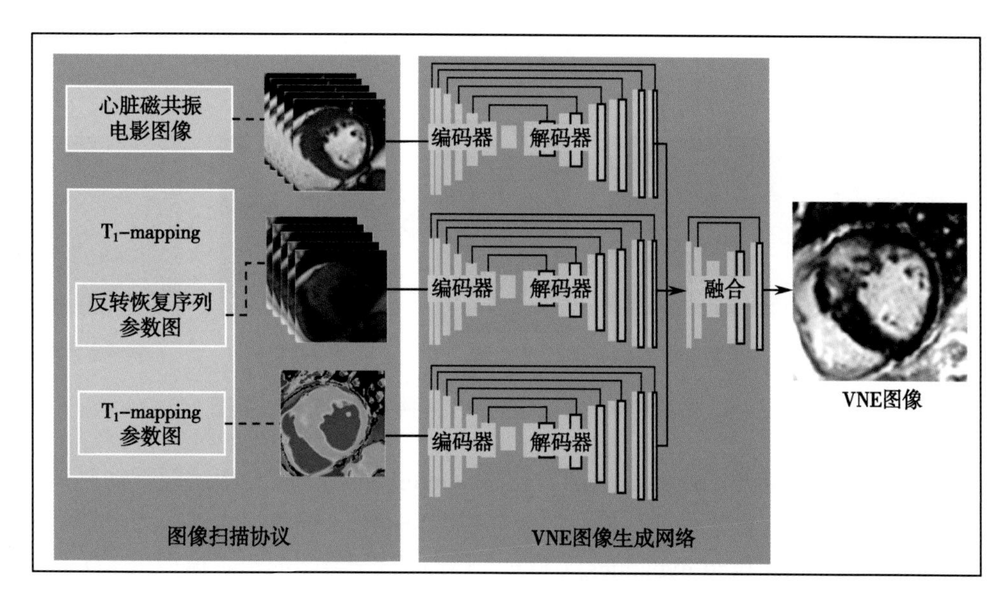


图 5-2-5　CMR-VNE 技术网络模型图

2．心脏组织结构分割方面　在心血管疾病的影像诊断中，常需要对心脏结构与功能相关的指标进行量化测定，只有准确地勾画心内、外膜位置，才能计算射血分数和室壁运动情况。传统手动勾画方法由于存在分割精度不足和可重复性差的问题，会导致相关指标测量结果存在误差。人工智能技术能实现心内、外膜自动勾画和心脏房室腔自动分割，自动输出测量结果，与手动方法比较具有很好的准确性。

超声心动图是评估心脏结构和功能的首选方法，可提供心房心室的容量、左右心室收缩和舒张功能、室壁厚度和射血分数等指标。为更准确地计算这些指标，Zhang 等利用 14 035 张超声心动图像训练 CNN 方法，对心腔结构自动识别与分割，实现了对心腔结构的参数量化和射血分数的计算。相比人工手动分割的测量结果，前者的准确率和效率更高。除此之外，该团队进一步利用 CNN 模型学习 8 666 张超声心动图影像，可自动检测肥厚型心肌病、心脏淀粉样变性和肺动脉高压三种疾病。不仅实现了对超声心动图的自主解释，还实现了相关疾病的自主诊断，提高了超声诊断医生的工作效率。

相比于超声心动图，CMR 具有更优的软组织对比度和大视野成像特点，因此它被广泛用于心血管疾病的早期检查和风险评估。为了利用 CMR 图像更准确地评估房间隔缺损患者在房间封堵术前术后的变化，Zhao 等提出一种新的 U-Net 方法，可在有伪影的 CMR 图像中准确地分割心房，从而降低伪影对计算左右心房体积比的影响，进而更准确地评估房间隔缺损患者在房间封堵术前术后的变化情况。同样，为了更准确地对心肌瘢痕和水肿进行分割，Wang 等通过在深度学习网络中引入强化学习，探索建立在特定任务目标下不同监督层之间的交互机制，从而构建出一种新的自动加权监督注意力网络框架（auto-weighted supervision attention network，AWSnet）。该方法在公开数据集 MyoPS 2020 的心肌病变分割试验中，相比其他方法表现更为突出。

3．冠心病狭窄诊断与血流评估方面　近年来，冠心病的影像诊断与评估正逐步向精准诊疗方向发展。以人工智能技术为基础的冠状动脉狭窄程度自动测量、钙化积分测量、血流动力学和 CT 血流储备分数（coronary computed tomography angiography-derived fractional flow reserve，CT-FFR）等定量化分析指标为冠心病的精准影像诊断提供了一个新的发展方向。

冠状动脉狭窄程度的分级评估一般是医生根据有创的冠状动脉造影视频图像序列进行视觉评估完成的。由于视觉评估存在主观经验误差，导致组内和组间观察者差异较大。Zhou 等提出一种以深度学习为基础，建立由关键帧提取、血管分割和狭窄测量三阶段组成的自动分析方法，分析过程如图 5-2-6 所示，可在冠状动脉造影中突出显示感兴趣的冠状动脉血管，并快速客观地量化狭窄程度，其关键帧提取精度可达 98.4%，血管分割 F1 分数（F1 score）可达 0.891。樊荣荣等利用深度学习，度量非门控胸部低剂量平扫的冠状动脉钙化积分并构建其危险分层的人工智能模型，模型评估的冠状动脉钙化积分对风险分层的平均准确率可达 94.0%，与标准钙化积分风险分层具有较高的一致性，Kappa 值可达 0.899。

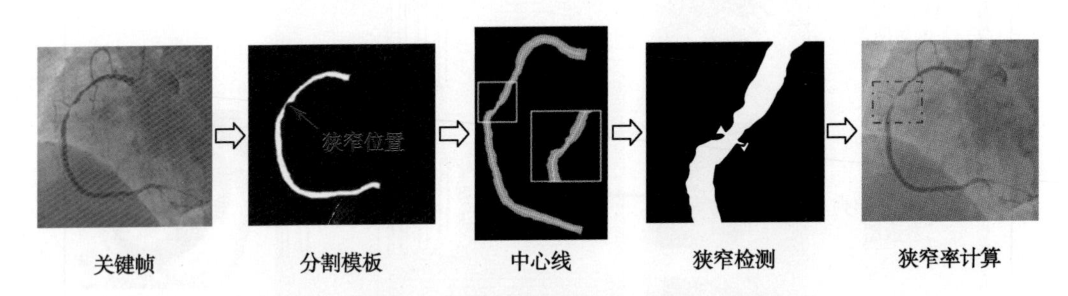


图 5-2-6　冠状动脉造影视频图像序列狭窄测量分析过程图

冠心病经皮冠状动脉介入治疗（percutaneous coronary intervention，PCI）手术通常需要基于血流动力学参数——有创的 FFR 指导决策，FFR 是评估缺血性狭窄的“金标准”。而模拟血流动力学指标的主要方法是计算流体动力学（computational fluid dynamics，CFD）。然而，对于特定的患者模型，CFD 的复杂操作和高计算成本阻碍了其在临床上的广泛应用。Li 等开发了基于冠状动脉血流动力学点数据集和双采样通道的深度学习网络，可对冠状动脉的几何形状与内部血流动力学之间的关系进行分析和复现。统计分析表明，基于深度学习的血流动力学预测结果与常规 CFD 方法一致，但计算时间为原来的 1/600。在超过 200 万个节点的数据上可达到 90% 左右的预测准确率，同时可在 1 秒内完成血流动力学预测。在评估复杂动脉系统的通用性方面，可以满足大多数情况的需求。

4．心血管疾病风险预测及预后评估方面　在临床上，心血管疾病风险和远期预后的判断大多基于有限的临床及影像学参数，但又受限于人脑处理和分析数据的维度和数据量。而人工智能技术可通过构建复

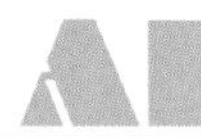

杂的网络模型，实现对更高维度、更大量级的数据进行处理分析，从而提高对患病风险及远期预后判断的准确性。

临床研究显示，扩张型心肌病（dilated cardiomyopathy，DCM）且左心室射血分数（left ventricular ejection fraction，LVEF）严重降低的患者发生不良心脏事件的风险非常高。基于该风险特征，Shu 等建立了一个人工智能模型来预测左心室收缩功能严重受损的 DCM 患者的不良事件。该模型的参数包括收缩压、左心室收缩末期和舒张末期容积指数以及磁共振 LGE 图像，并选择支持向量机作为分类器。该模型在预测 LVEF 严重降低的 DCM 患者的不良事件方面表现出优异的性能（AUC 和准确度值分别为 0.873 和 0.763）。

急性冠脉综合征（acute coronary syndrome，ACS）主要包括急性心肌梗死和不稳定型心绞痛。其中，急性心肌梗死的最常见原因是斑块破裂。目前有多种方法可用于鉴别斑块特征，但在确定斑块的易损性（易破裂性）方面依然存在挑战。Li 等建立了一个人工智能模型来预测斑块的易损性。该模型结合影像组学与机器学习方法，其诊断性能表现良好（AUC＝0.782），超过传统的基于冠状动脉 CTA（CCTA）特征的高危斑块特征评估（AUC＝0.656）。在预测 ACS 的风险方面，Wang 等基于 CCTA 的动态斑块特征预测 ACS 的风险，探索了斑块特征与 ACS 风险事件的前瞻性关系，证明了斑块特征的动态变化与随后的 ACS 事件高度相关，并整合了多种病变特征（如 CT-FFR、坏死核心、重构指数、斑块体积和钙化等），构建了人工智能预测模型，具有良好的预测 ACS 风险的潜力。

冠状动脉周围脂肪（pericoronary adipose tissue，PCAT）是心外膜脂肪组织的一部分，其不仅是血管结构支撑组织，也是代谢活跃的内分泌器官，被认为是维持心血管生理功能稳态和导致心血管疾病的关键因素。目前 PCAT 的特征，如形成脂肪细胞大小不同的梯度，可通过 CCTA 影像进行观察和测量，但如何依据这些影像学特征识别潜在的高风险心血管病患者仍面临着挑战。Lin 等建立了一个机器学习分类模型来区分急性心肌梗死患者与没有冠心病或稳定型心绞痛患者。通过对 CCTA 影像中 PCAT 进行分割，并提取其定量的影像学特征作为影像学标记物，然后利用正则化提升模型（XGBoost 模型）对患有急性心肌梗死患者和没有或稳定型心绞痛患者进行分类，其诊断性能表现良好（AUC＝0.87），超过传统临床诊断方法（AUC＝0.76）。

### （三）国内外对比与展望

随着国内大量的医工交叉及多学科研究工作的开展，国内学者对推进人工智能技术在心血管疾病领域的临床应用起到了至关重要的作用。人工智能技术在心血管影像领域的研究也迎来快速发展阶段，目前已有多款具有二类或三类医疗器械注册证书的人工智能心血管影像辅助分析产品应用于临床诊断。相较于国内侧重于人工智能技术在心血管影像领域临床应用落地，国外的相关研究则侧重于利用人工智能技术挖掘与疾病相关的影像标记特征。国外学者通过建立统一的心血管影像扫描和电子病历标准，实现对指定疾病人群的影像学特征的挖掘，但受人口数量限制，其采集数据总量往往较少。国内虽有大量的心血管影像数据，但由于缺乏统一的心血管影像扫描和电子病历行业标准与规范，难以开展跨区域的大数据分析研究。

未来，随着人工智能算法的不断优化以及医疗设备、医疗数据的标准化程度不断提高，构建可靠的心血管疾病风险分层和结局预测模型，帮助临床医生筛查高风险患者，制定个性化治疗和健康管理方案，降低心血管病的发病率，将是心血管影像人工智能发展的方向。同时，通过人工智能技术对心血管疾病的结局进行预测分析，可以让患者更了解自身健康状况和疾病未来的发展趋势，增强患者本人的健康管理意识。综上，为实现这些技术在临床中的广泛应用，后续仍需不断优化算法以及提高医疗数据的标准化，以期我国人工智能技术在心血管影像领域的发展得到进一步提升。

## 五、AI 在乳腺影像中的应用

### （一）背景综述

乳腺医学影像 AI 技术始于 20 世纪 60 年代，最先发展起来的是计算机辅助检测 / 诊断（computer aided detection/diagnosis，CAD）系统。虽然传统 CAD（传统 AI）系统在国内不少医院已有使用，但其功能单一、性能不足，在病灶检出上假阳性过高，性能上很快到达瓶颈。因此，传统 CAD 系统的临床价值并没有得到充分肯定。但是，AI技术辅助影像科医生减少漏诊、减轻工作量的理念已经得到广泛认可，也吸引着研究人员从不同角度尝试提高乳腺AI系统的实用性。

乳腺AI应用最广泛的领域是乳腺癌X线摄影CAD系统。自1998年美国FDA首次批准乳腺X线摄影CAD系统应用于乳腺癌筛查，目前已有多家公司的乳腺CAD得到了美国FDA的批准。而将深度学习算法应用于数字乳腺体层合成（digital breast tomosynthesis，DBT）摄影、动态增强磁共振成像（dynamic contrast enhanced magnetic resonance imaging，DCE-MRI）和超声影像的乳腺AI技术研究相对较少。研究发现，新一代基于深度学习算法的乳腺AI系统，在肿块和钙化检测方面可以获得90%以上的准确率，几乎和医学影像专家的水准相当。同时，在病灶的良恶性判别上，新一代AI模型可以获得87%的敏感性和90%以上的特异性，甚至超越了医学影像专家的水平。在应用测试中，基于深度学习算法的乳腺AI系统的各种性能指标（如敏感性、准确性、特异性）相较于传统CAD系统有所提高，使得乳腺AI系统显示出良好的应用前景。因此，AI技术在乳腺疾病中的应用已成为当下乳腺影像研究的热点之一。

### （二）实际案例

1．乳腺肿瘤检测、分割和良恶性鉴别　在乳腺肿瘤检测、分割和良恶性鉴别方面，国内AI团队的研究涉及乳腺X线、DCE-MRI和乳腺超声等领域，并且已有部分转化成果产出。在乳腺X线影像研究方面，一项国内学者的研究将乳腺X线影像和临床特征融合构建了基于深度学习的BI-RADS4微钙化病灶的恶性鉴别模型，结果表明，AI模型在测试集上获得的AUC、敏感性和特异性，分别为0.910、85.3%和91.9%，且能够帮助低年资医生提升诊断的准确率。图5-2-7为深度学习模型提取钼靶X线乳腺肿瘤特征热图。在

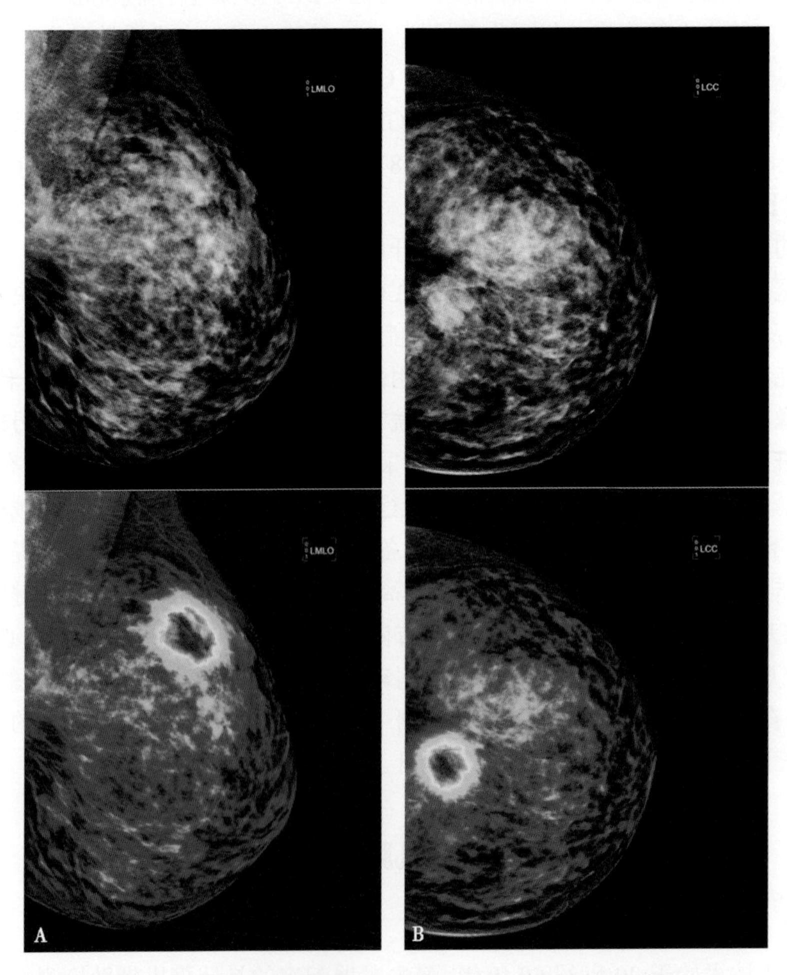


图5-2-7　深度学习模型提取钼靶X线乳腺肿瘤特征热图

A、B. 分别为内外侧斜位（MLO位）和头尾位（CC位）影像，其中，上方为原始钼靶影像，下方为AI模型提取特征热图

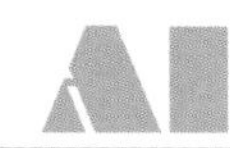

DBT 影像研究方面，一项国内学者的研究发现，基于 DBT 的列线图模型是无创辅助鉴别乳腺肿块良恶性的有效方法，在训练集和测试集上获得的 AUC 分别为 0.942 和 0.928。在 DCE-MRI 研究方面，国内另一项研究利用一个独立、连续的 DCE-MRI 临床数据集鉴别乳腺良恶性病变，结果表明，经过训练的机器学习系统的灵敏度达到 99.5%，推荐的活检次数减少了 9.6%。在超声影像研究方面，国内学者构建的基于卷积神经网络（CNN）AI 辅助诊断模型对乳腺肿块四分类（乳腺良性肿瘤、恶性肿瘤、炎症、腺病）进行超声鉴别诊断，研究表明，基于 CNN 构建的 AI 深度学习可以对乳腺肿块进行更细致的分类，提高诊断率，对乳腺肿瘤患者的治疗具有较好的指导作用。此外，国内一些公司的研究成果已经转化为临床成果，可在不改变现有超声设备和医院工作流程的基础上，利用神经网络架构搜索（NAS）算法对超声信号进行实时智能分析，实现实时病灶检出，对病灶进行自动分割及良恶性分析。

2. 乳腺癌分子亚型研究　乳腺癌的临床亚型与治疗方案选择密切相关，可直接影响治疗效果，AI 技术可以通过图像分析预测乳腺癌的分子亚型，为治疗方案选择提供技术支持。国内某医院团队开发和验证了一种可解释和可重复的机器学习模型方法，从临床信息、乳腺 X 线和 MRI 图像中预测乳腺癌的分子亚型。国内某高校开发了一种基于深度学习的方法，可利用超声获得浸润性导管癌图像，结合免疫组织化学方法进行诊断，结果显示，受体状态与亚型有很强的相关性（$p<0.05$；AUC＝0.760）。这些研究结果可为临床的个性化精准治疗提供有利依据。

3. 乳腺癌淋巴结转移的临床评估　淋巴结转移存在与否，可直接影响临床治疗决策及乳腺癌的预后，AI 技术可以早期预测临床淋巴结阴性的乳腺癌患者腋窝淋巴结转移状态。某高校的一项研究表明，深度学习模型能通过原发性乳腺癌患者的超声图像，有效预测临床阴性腋窝淋巴结转移。国内某医院团队将 MRI 影像组学特征与临床、病理和分子特征融合，构建了乳腺癌腋窝淋巴结转移 AI 预测模型，结果发现，基于多组学特征融合的 AI 模型能够在治疗前准确预测早期浸润性乳腺癌腋窝淋巴结转移风险（训练集、外部验证集和前瞻性验证集 AUC 分别为 0.90、0.91 和 0.93）。此外，还发现 MRI 影像组学特征与肿瘤微环境（包括免疫细胞、长链非编码 RNA 和甲基化位点类型）之间存在关联。由此可见，基于乳腺影像的 AI 技术可以早期预测乳腺癌的疾病发展趋势，从而为治疗争取更多的治疗时间，延长生存时间，提高生活质量。

4. 乳腺癌新辅助化疗疗效预测和预后评估　新辅助化疗（NAC）是乳腺癌规范化治疗方案之一，可以使肿瘤降期，提高患者保乳率，AI 技术能够挖掘乳腺肿瘤影像的异质特征，可以早期预测患者的 NAC 疗效，实现个体化精准医疗，在乳腺癌临床诊断和综合治疗中具有指导性作用。国内某高校的一项研究挖掘了与乳腺癌 21 基因检测（Oncotype DX）复发评分（RS）相关的术前 DCE-MRI 影像组学特征，对乳腺癌 NAC 治疗效果和生存情况进行评估和预测，结果显示，影像组学模型在预测 NAC 疗效的 AUC 为 0.85（$p<0.001$）。国内某医院团队则运用多时间点超声图像构建了深度学习模型，预测乳腺癌 NAC 治疗疗效，结果表明，多时间点超声影像深度学习模型，可以获得 AUC 为 0.937（95%*CI*：0.913～0.955），特异性为 90.5%（95%*CI*：86.3～94.2）。因此，基于乳腺影像的 AI 技术可以早期预测乳腺癌 NAC 疗效和预后，从而为患者提供个性化的精准治疗方案。

### （三）国内外对比与展望

虽然我国 AI 研究起步较晚，但在乳腺影像应用方面发展迅速。目前，国内部分企业研发的乳腺 AI 产品已获批二类医疗器械经营许可证，但尚无获批三类医疗器械经营许可证的产品。在国际上，美国、韩国、以色列等国的多家公司研发的乳腺 AI 产品通过了 FDA 认证，已逐步应用于商业化的乳腺筛查，但相关产品多数尚未在国内推广应用，目前，仅有韩国的产品拟在国内开展临床试验。当前的乳腺 AI 产品多集中于乳腺 X 线摄影方面，主要应用于乳腺癌辅助诊断。而针对 MRI、DBT 和超声影像的 AI 系统都处于研究阶段，还没有较为成熟的产品应用于临床。此外，用于分子分型、疗效评估和预后预测的 AI 方法是当下学术界研究的热点，尚无成熟的商业化产品。

总之，乳腺影像 AI 技术正在蓬勃发展、逐步完善，在优化医疗资源配置、缓解放射科医生工作压力、提升检测和诊断的准确率等方面，已展现出了巨大的潜力。虽然国内研发的产品距真正实现新一代乳腺影像 AI 系统的临床应用落地还有一段距离，相信随着一些关键问题的逐步解决，如乳腺影像多中心、大样本、多任务、多模态数据库建设的完成，研发出鲁棒性强、特异性好的乳腺影像智能分析算法等，乳腺影像AI技术将为乳腺影像诊断学科发展提供新的动力，为未来智能医学影像的发展开拓更加广阔的前景。

## 六、AI在腹部影像中的应用

### （一）背景综述

腹部疾病种类繁多，影像学检查在腹部疾病的诊断、治疗方案的选择及疗效监测中起着重要作用。而影像学评估的准确性受医生诊断水平的影响，基于形态学评估的传统影像学技术不断进步为临床提供了很多有价值的信息，但也存在固有的局限性。近年来，随着AI技术的迅速发展，特别是对深度学习（DL）算法的广泛研究，其在肺结节的检出等领域已经应用到临床工作中，但腹部影像存在病变与背景影像差别小，而且需要多期检查，使得AI检出和诊断腹部病变相对困难，在胰腺癌、胃癌、结直肠隆起病变等有初步的检出和诊断研究，AI对腹部的研究应用更多集中在腹部肿瘤性疾病的病理分级、预后及疗效评估等方面，在消化系统空腔脏器及实质脏器疾病和泌尿生殖系统疾病等的研究中获得了很多有价值的成果，显示出了临床应用潜力。

### （二）实际案例

1．人工智能与肝癌　微血管侵犯（microvascular invasion，MVI）是肝癌患者术后复发的独立危险因素之一，故通过DL模型预测肝癌MVI的研究仍是热点。Liu等开发的基于CT图像的DL模型可以用于术前预测肝细胞癌（hepatocellular carcinoma，HCC）的MVI情况，该模型在测试集及外部验证集中的AUC值分别达0.850及0.780。Zhang等基于MRI图像构建的DL模型实现了HCC患者术前MVI端对端精确预测。Gao等基于MRI图像开发了术前预测肝内胆管细胞癌MVI状态的DL模型，该模型在外部验证集中的AUC达0.888。术前准确预测病理学分级有助于制定手术切除范围及术后随访策略。Chen等应用CT图像区分HCC组织病理学分级方面效能良好，AUC值高达0.937。此外，AI模型在预测肝细胞癌患者术后早期复发及经动脉化疗栓塞术治疗反应方面有较高的准确性，且选取多个序列、联合临床指标建模可以进一步提高预测的准确性。

2．人工智能与胰腺癌　胰腺癌起病隐匿、预后极差，早期诊断并进行根治性手术切除是改善患者预后的关键。Si等构建了一个完全端到端的DL模型来诊断胰腺肿瘤，该模型在所有类型的胰腺肿瘤中的平均准确率为82.7%，识别导管内乳头状黏液瘤和胰腺导管腺癌的准确率分别为100%和87.6%，应用该模型对每个病例的平均测试时间为18.6秒，而人工复查则至少需要8分钟，极大地提高了诊断效率。

3．人工智能与胃癌　基于AI的胃癌早期诊断和浸润深度预测都表现出了优异的性能，并且可以实现与包括良性胃溃疡在内的非肿瘤性病变进行鉴别诊断。国内研究者的研究方向主要集中于化疗的优势人群筛选及术后的生存预测。腹膜复发是胃癌根治性手术后复发的主要模式，预示着预后不佳。准确的个体化预测腹膜复发对于识别可能从强化治疗中受益的患者至关重要。姜等依据在2 320名患者间进行的多中心研究，开发了一种多任务DL模型，可实现术前同时预测腹膜复发和无病生存率，并能识别化疗优势人群。Li等联合影像组学特征、深度学习特征及相关临床因素，建立了用于诊断胃印戒细胞癌的AI模型，并根据术前增强CT扫描图像挑选术后化疗的优势人群，从而实现患者疗效预测及预后分层。

4．人工智能与结直肠癌　CT结肠成像（CT colonography，CTC）是一种针对结直肠癌的非侵入性影像学检查。计算机辅助检测诊断可提高CTC对于良恶性病变的鉴别诊断能力。宋博文等基于Haralick纹理分析方法构建出虚拟病理模型，从图像强度分布的高阶微分（即梯度和曲率）中探索纹理特征对于肿瘤与非肿瘤病变鉴别诊断的价值，最终证明使用影像纹理特征可将AUC提高到0.85。

周围神经浸润（perineural invasion，PNI）是结直肠癌预后不良的重要病理特征，早期识别PNI可帮助临床医生尽早发现可能从辅助治疗中受益的患者。Huang等在直肠癌患者的CT图像中提取纹理特征，构建影像组学与临床预测模型，该模型可有效地评估结直肠癌中的PNI风险，为患者分层及个体化辅助治疗提供依据。

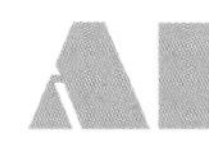

结直肠癌患者治疗方式的选择由准确的术前分期决定，将AI与MRI结合，可在短时间内建立稳定的图像识别诊断平台。Wu等应用区域卷积神经网络建立了一个自动诊断平台，提高了直肠癌T分期的准确性。结直肠癌N分期也可以为辅助治疗方案的制定及临床手术切除提供重要信息。黄彦琪等通过结直肠癌增强CT的门静脉期提取影像组学特征，并将其与CT报告中的淋巴结转移状态和CEA水平相结合，构建了列线图对结直肠癌患者淋巴结转移进行术前个体化预测，C指数为0.736。肝转移是结直肠癌患者常见转移部位，是癌症相关死亡的主要原因。如果影像上能早期对肝转移瘤进行准确诊断，将能提高多学科治疗策略的有效性。Li等选取原发灶门静脉期增强CT图像的最大层面进行影像组学特征提取，并将其与临床信息结合建立预测模型，实现了对结直肠癌肝转移较为准确的预测。腹膜转移是晚期结直肠癌常见的转移部位，在结直肠癌的治疗中具有重要意义。Li等通过提取原发灶和最大外周淋巴结的影像组学特征，构建临床-影像组学模型（AUC=0.855），可用于结直肠癌患者同时性腹膜转移的术前预测。袁等用ResNet-3D算法构建一种矢量向量模型分类器，预测结直肠癌同时性腹膜转移。为了提高该模型对腹膜转移的诊断准确性，将ResNet-3D的AI模型与12个腹膜转移特征相结合构建联合模型，联合模型对腹膜转移的诊断准确率为94.11%，其诊断能力明显优于常规增强CT（AUC=0.791）。

人工智能在新辅助治疗反应预测及预后评估方面也显示出潜在应用价值。Wan等建立一种结合放射学和病理学特征的多尺度模型，用于预测局部进展期直肠癌新辅助放化疗后降期至$ypT_{0\sim1}N_0$期的病理良好反应（图5-2-8）。Cai等从结直肠癌患者的术前静脉期CT图像中提取影像组学特征，并将其与临床病理危险因素相结合构建列线图，用于预测结直肠癌患者的预后。通过多因素分析证实了术前CT图像的影像组学评分对于结直肠癌的独立预后价值[训练组：风险比（HR）=5.35，95%*CI*为2.14～13.39，$p<0.001$；验证组：HR=5.19，95%*CI*为1.22～22.00，$p=0.026$]。

人工智能在结直肠癌影像学的应用中也存在一定的局限性，如在进行图像识别时，由于丢失的或不正常的像素，图像可能会有一些像素的畸变，从而导致识别误差；不同患者间的解剖学具有个体差异性，可能会导致图像识别差异；患者定位方式上的差异会导致图像采集的位置变化，从而导致潜在的误差。

5. 人工智能与肾癌　肾脏肿瘤的病理亚型是影响患者生存和治疗的最重要的预后因素。Zheng等建立了基于肾脏肿瘤$T_2$WI的深度卷积神经网络模型，该模型在识别不同亚型肾实质肿瘤方面的平均准确率为61.7%，宏观平均AUC为0.82；在诊断肾透明细胞癌、嫌色细胞癌、血管平滑肌脂肪瘤和乳头状肾细胞癌患者中的AUC分别为0.94、0.78、0.80和0.76。病理分级是肾脏恶性肿瘤侵袭性和预后的独立预测因子。王等基于平扫CT图像构建了影像组学预测模型，结果显示，其对肾透明细胞癌WHO/ISUP病理分级的评估具有应用潜能，AUC为0.875。Zheng等建立了基于增强CT图像的影像组学模型，AUC为0.846。伴有同步远处转移的肾透明细胞癌具有明显的病理和分子表型，预后不良。早期识别同步远处转移可以及时提供有效治疗，提高患者的生存率。Bai等的研究表明，基于多参数MRI放射组学特征的列线图可以有效预测肾透明细胞癌患者的同步远处转移，其在内部验证组和外部验证组中的AUC值分别为0.854和0.816，该列线图在不同大小的亚组中也显示出良好的预测能力。Huang等的研究提示，基于CT增强图像的影像组学特征、基因组特征和临床参数所构建的联合模型有助于对肾透明细胞癌患者进行全面的预后评估。

6. 人工智能与膀胱癌　膀胱癌的临床治疗决策取决于是否存在肌肉浸润和肿瘤分期，AI在膀胱癌的精确诊断方面也显示出巨大的潜力。Zheng等的研究表明，基于多参数MRI的放射组学特征可以在术前有效预测膀胱癌的病理分级，在训练组和验证组中的准确率分别为93.3%和89.9%。Zhou等对术前无创预测膀胱癌肌层浸润进行了研究，结果表明，基于多参数薄层增强CT的影像组学模型可初步定量表征膀胱癌肌层浸润风险，对预测膀胱癌肌层浸润具有极好的潜力。Yang等基于增强CT图像构建了DL卷积神经网络系统，用于区分肌肉浸润性膀胱癌和非肌肉浸润性膀胱癌，该模型在训练组和验证组中的AUC值分别为0.946和0.988。此外，Zhang等基于术前CT尿路造影的肾相图建立了DL模型，并在预测膀胱癌肌层浸润中表现出较好的性能（内部验证组：AUC=0.861；外部验证组：AUC=0.791），且其表现优于放射科医师。

7. 人工智能与前列腺癌　前列腺癌诊断的临床“金标准”是前列腺活检，但活检可能导致疼痛、出血、炎症和排尿困难等并发症。He等的研究表明，基于ADC和$T_2$WI图像的放射组学模型在区分良性和恶性

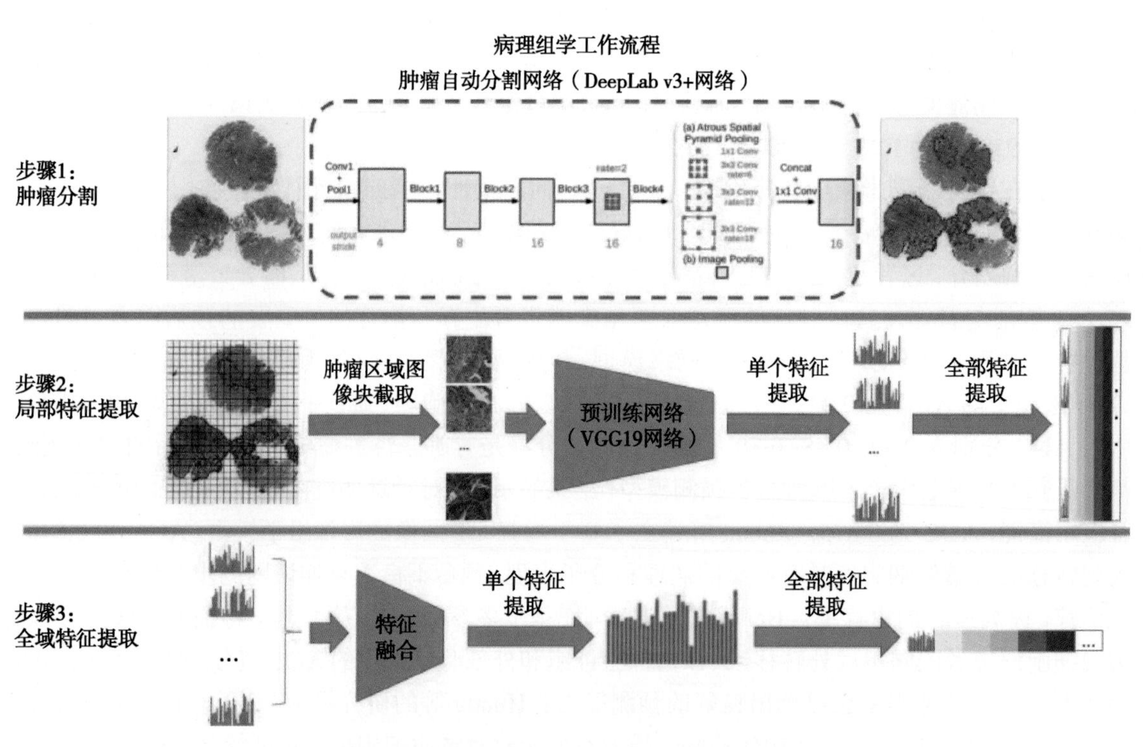


图 5-2-8 影像组学和病理组学的研究流程图

前列腺病变方面表现出良好的性能，结合影像组学特征和临床因素的联合模型进一步提高了诊断性能，AUC 值可达 0.912，这可能有助于临床诊断和治疗。前列腺癌根据 Gleason 评分可分为低级别和高级别，二者的治疗策略差异很大。因此，术前准确预测前列腺癌的分级对于前列腺癌患者治疗方案的选择至关重要。Zhang 等基于 ADC 和 $T_2$WI 序列提取影像组学特征，并采用不同 ML 算法构建了低 / 高级前列腺癌鉴别模型，结果显示，采用随机森林算法构建出的模型效果最佳，能有效区分高级别及低级别前列腺癌，在训练组和验证组中的 AUC 分别为 0.982 和 0.918，并且优于 PI-RADS V2.1 评分。

前列腺癌的盆腔淋巴结转移不仅对患者的治疗方案有重要影响，还是前列腺癌患者根治性治疗后复发和远处转移的重要预后因素。Hou 等结合临床、病理、MRI 图像特征及影像组学特征，采用不同 ML 和 DL

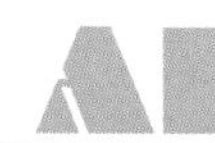

方法构建出预测模型，并与 Briganti 和纪念斯隆 - 凯特琳癌症中心标准对比，结果表明，该模型具有良好的预测效能，AUC 值达 0.92。

8. 人工智能与子宫内膜癌　在我国，尤其是在经济发展迅速的地区，子宫内膜癌（endometrial carcinoma，EC）的发病率明显上升且出现年轻化趋势。EC 肌层浸润深度可通过术前影像学检查进行辅助诊断，但其准确性受影像学检查方法和医师诊断水平影响较大。Zhu 等构建的多特征融合和概率支持向量机集成模型对深肌层浸润进行诊断，其准确性高达 90.0%。病理分级也是影响 EC 治疗的重要因素之一。Zheng 等对多模态 MRI 序列进行影像组学特征提取，并联合临床数据，构建鉴别 EC 病理分级的术前综合预测模型，实现了对病理分级的高效预测。血管淋巴间隙浸润（lymph-vascular space invasion，LVSI）是影响淋巴结转移的独立危险因素，是评估早期 EC 患者风险等级的重要指标。Long 等基于 MRI 图像构建预测 LVSI 的影像组学模型，并联合计算机视觉列线图构建联合预测模型，联合模型的 AUC 值高于影像组学模型，在训练集和测试集的 AUC 值分别为 0.93 和 0.81。此外，术前预测 EC 淋巴结转移在国内得到广泛研究。Yang 等结合临床指标及 DWI 影像组学特征，采用计算机辅助分割和 ML 技术建立预测 EC 淋巴结转移的诊断模型，最终构建的决策树模型诊断性能显著高于传统 ADC 值和淋巴结大小评估标准。

9. 人工智能与宫颈癌　宫颈癌是常见妇科恶性肿瘤，影响其治疗方案选择和预后的主要因素是肿瘤分期及病理学因素。早期宫颈癌的研究重点在于治疗前准确预测肿瘤的病理学危险因素，排除隐匿性的局部侵犯和淋巴结转移。Jiang 等结合 DCE-MRI 和 $T_2$WI 序列，采用基于 DL 的影像组学技术建立预测早期宫颈癌血管侵犯的多个 DL 模型，其中注意力集成模型的 AUC 值为 0.911，有助于辅助放射科医师术前诊断早期宫颈癌的血管侵犯情况。宫颈癌淋巴结转移是影响患者预后的重要因素，但常规影像学检查方法评估淋巴结转移的敏感性较低。Song 等对盆腔正常大小淋巴结的 $T_2$WI 图像影像组学特征进行提取，联合临床指标，建立预测盆腔正常大小淋巴结转移的模型，在训练集和测试集的 AUC 值分别为 0.82 和 0.70，但原发病灶的影像组学特征对预测淋巴结转移无明显价值。宫颈癌复发一直是临床研究中的难点及热点问题，早期预测疗效及预后有助于临床及时调整治疗方案。Liu 等基于高分辨率 $T_2$WI 序列构建预测局部晚期宫颈癌新辅助放化疗疗效的随机森林模型，使用 Gini index 划分的预测性能更高，AUC 值为 0.917，为临床预测新辅助治疗疗效的客观依据。Liu 等结合 $T_2$WI 序列和 ADC 图建立预测局部晚期宫颈癌同步放化疗预后的影像组学模型，其预测效能优于临床预测模型。

10. 人工智能与卵巢癌　卵巢癌是女性生殖系统常见的恶性肿瘤，早期准确鉴别卵巢肿瘤的良恶性和组织学级别对于治疗方案的选择及预测预后具有重要价值。Jian 等基于 $T_2$WI、DWI 及增强 MRI 序列，开发鉴别交界性与恶性卵巢上皮源性肿瘤的多示例卷积神经网络诊断模型，诊断性能显著高于放射科专家的诊断水平。Wang 等结合临床及 MRI 影像数据，开发基于 DL 的 AI 辅助诊断系统，用于鉴别卵巢肿瘤的良恶性，在该模型协助下，放射科初级医师鉴别诊断的准确性及敏感性达到放射科高级医师水平，且特异性高于放射科高级医师。早期发现卵巢癌转移是肿瘤准确分期的关键，有助于改善患者的预后、治疗及生存质量。Ai 等基于肿瘤的 CT 影像组学特征联合临床指标建立术前预测卵巢癌转移的综合诊断模型，AUC 值为 0.86，能够为临床早期发现转移患者提供客观量化工具，以协助临床制定精准化治疗方案。

### （三）国内外对比与展望

目前在腹部疾病影像的 AI 相关研究中，CT 和 MRI 仍是最主要的检查方式；研究方法主要包括传统 ML 算法和 DL 算法，且基于 DL 算法的影像组学研究数量逐年攀升。AI 模型的建立依赖大量经过专业人员标注的医学数据，医学数据资源不足是 AI 技术的最主要障碍。相较于国内学者的研究，虽然国外的研究基本与国内研究处于同步阶段，但国外目前已经建立了多个公开的影像数据库，比如国外有研究纳入了来自美国密歇根州 45 个不同医院泌尿外科的 7 500 多例前列腺癌患者，临床病理学数据包括前列腺穿刺活检时的患者年龄、诊断前的前列腺特异性抗原水平及 Gleason 评分等，以此为基础，该团队测试并训练了一种 ML 算法来预测主要治疗结果。该工具现已通过网络和智能手机应用程序免费提供，使患者能够轻松利用大量相关的临床数据和 ML 算法进行长期主动监测，更有利于患者信息随访。目前国内只有少量的公开数据库，数据库内包含的病例数量较少且患者来源单一。国内的研究目前也仍以单中心、小样本研究为主，且多为回顾性研究，研究结果较为复杂，可重复性仍需进一步验证。

随着AI新算法诸如征象检测与多任务识别网络、影像相似性度量网络、小样本学习网络等针对腹部病变的开发应用，能够提高AI对腹部病变的检出率和诊断精度；另外，腹部影像检查的标准化和多中心研究与验证是将AI由科研推向临床的重要过程，需要医、工交叉多学科的协作及共同努力，使AI技术在腹部疾病的诊疗过程中发挥更大的作用。

## 七、AI在骨肌系统影像中的应用

### （一）背景综述

骨肌系统疾病种类多，患者数量大，以非肿瘤性病变为主，影像学检查依赖度高，且存在着大量的重复性工作，诊断结果受放射科医生的经验影响，存在不同读片者之间的变异性。基于目前患者数量不断增多的情况，提高骨肌系统疾病的诊断效率和准确度对放射科医生和临床决策都非常重要，AI的出现为解决此问题提供了契机。目前，骨肌系统的AI研究侧重于疾病的诊断和分类，随着骨肌系统的AI研究不断增多，研究范围逐渐涵盖骨龄评估、骨折检测、骨密度分析、运动损伤和肿瘤分类等多种疾病领域。研究结果表明，AI独立诊断的效果能够与放射科医生相媲美，同时具有更快的诊断速度和优秀的稳定性，AI辅助放射科医生将会获得更多的收益。目前，国家药品监督管理局已经批准多个AI辅助诊断系统用于骨折检测。

### （二）实际案例

1. 人工智能与骨折　骨折是骨肌系统常见疾病之一，但隐匿性骨折容易发生漏诊，肋骨骨折的诊断相对耗时。AI能够辅助医生快速检出骨折的同时识别隐匿性骨折，提高诊断效率并减少漏诊概率。目前，AI能够对四肢骨、肋骨和脊柱骨折进行检测和识别。除此之外，国内学者通过ResNet50区分CT图像上的良性和恶性椎体骨折，诊断准确度达到0.88。通过X线预测椎体骨折风险是AI独有的能力之一，有研究通过深度学习对骨盆X线进行研究，预测患者10年内发展为骨盆骨折的风险，其预测准确度为0.90。同时，也有研究结果表明，AI辅助能够提高住院医师识别肋骨骨折的敏感性，并提高诊断的阳性预测值。目前已经有多种骨折检测产品经批准上市，主要用于四肢骨折和肋骨骨折的检测。

2. 人工智能与骨质疏松　随着全球人口老龄化的加速，骨质疏松已经成为全球关注的主要健康问题之一，尽早筛查骨质疏松和骨量减少是预防骨折的重要手段。目前，通过AI在腰椎CT图像上区分骨量正常、骨量减少和骨质疏松的准确度已经达到0.82、0.84和0.96。机会性筛查逐渐成为AI诊断骨质疏松的主要方向，进行低剂量胸部CT等检查的同时开展骨密度测量有助于筛查人群骨质疏松并节约医疗资源。然而，由于不同扫描设备参数和图像重建算法的差异，根据不同设备进行AI骨密度值测量时可能出现较大的差异，导致AI的判断也相应出现偏差。

3. 人工智能与运动损伤疾病　随着全民健身的开展和群众健身意识的提高，运动损伤疾病受到越来越多的关注。由于骨肌系统解剖的复杂性和解剖变异等原因，人工诊断的一致性有待提高。目前，AI辅助诊断主要关注膝关节运动损伤疾病，如半月板、软骨、韧带的损伤等，而对于其他部位的研究较少。研究结果显示，通过DenseNet对前交叉韧带损伤分类的准确度达到0.96，LeNet-5分类髋臼盂唇损伤的准确度达到0.97。同时，AI也能辅助临床医生进行角度和相关数值的测量，有助于减少测量者之间的变异性并节约时间。国内学者通过深度学习进行髌骨高度的数值测量（图5-2-9），测量结果能够达到甚至超过放射科医生水平，也有学者通过深度学习测量单侧下肢的髋膝踝角（HKA角），与3位外科医生手动测量的结果具有高度一致性。

4. 人工智能与骨关节退行性疾病　退行性疾病是骨肌系统中发病率最高的病变之一，以关节和脊柱的退行性变最为多见，是引起反复疼痛和致残的主要原因之一。国内学者基于Kellgren-Lawrence分级系统使用深度学习对膝关节炎进行分级获得了0.69的分类准确度，而另一项研究通过改良Fast R-CNN进行膝关节炎的分级获得了0.82的分类准确度。对于脊柱退行性疾病，有研究通过深度学习按照Pfirrmann分级对腰椎间盘退行性变分级的准确度达到了0.86。然而，无论是脊柱还是关节，都需要对多种结构进行综合评估，但目前还没有国内的学者开发完整的评估系统用于关节或脊柱退行性变的评价当中。

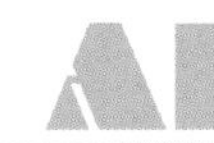

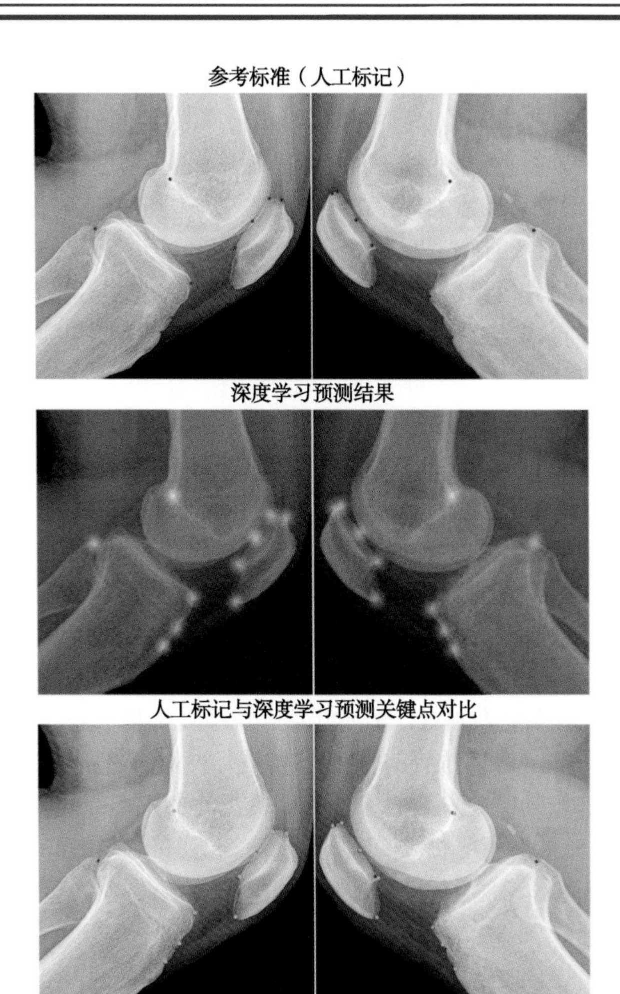


图 5-2-9　髌骨高度测量关键点检测结果与人工标注"金标准"对比

分别对比左侧和右侧膝关节，红色点为放射科医生标注点（"金标准"），绿色点为深度学习的预测结果，同时显示预测热力图

5. 人工智能与骨肌系统肿瘤　转移瘤是骨肌系统最常见的肿瘤，而骨肌系统原发性肿瘤的发病率远低于其他部位，并且大部分缺乏特异性的影像学征象，尤其是发生在软组织的肿瘤，对缺乏经验的放射科医生存在一定的挑战。针对此问题，有学者通过深度学习，在 X 线图像中初步对良性、中间性和恶性肿瘤进行 AI 分类，分类的平均 AUC 为 0.82。肿瘤转移是决定治疗方式的重要因素之一，通过影像组学在术前判断软组织肉瘤的转移，其准确度达到 0.91。对于骨肌系统肿瘤的 AI 研究，不仅能帮助经验不足的放射科医生进行更精确的报告，而且能为临床决策提供更多的帮助。但由于骨肌系统肿瘤发病率低，目前的研究多以小样本研究为主，对于骨肌系统肿瘤的相关研究数量相对较少。

### （三）国内外对比与展望

目前，对于骨肌系统的 AI 研究已经与其他系统的研究数量相当，研究阶段已经从起步阶段逐步进入加速发展阶段，越来越多的研究不断涌现，涵盖不同疾病的诊断、分类和预后等多个方面，越来越多的科研转化成果将在今后不断出现。相较于国内学者的研究，虽然国外的研究基本与国内研究处于同步阶段，但国外目前已经建立了多个公开的影像数据库，包含骨关节炎、骨折等多种骨关节疾病，并且部分数据库包含资深放射科医生的标注信息和病理诊断结果，为 AI 模型的建立和验证提供了平台，而目前国内只有少量的公开数据库，数据库内包含的病例数量较少且患者来源单一。随着 AI 研究的不断深入，研究的主要目标也逐渐从单一病变诊断转变为多病变同步诊断，对于关节或脊柱的系统性多任务研究目前国内不如国外成熟。同时，国外也有多款骨肌系统 AI 辅助软件被批准应用于临床，主要用于骨龄的测定和骨折的识别。

未来，随着硬件设备的不断发展、算法的改进、AI相关标准的制定、医工结合的密切合作和相关制度的完善，AI对多种骨肌系统疾病的辅助诊断成果将转化为相关产品应用于临床工作当中，极大地改善放射科医生的工作效率、增强诊断信心并减少漏诊率，同时辅助临床医生进行综合决策。缺乏经验的放射科医生能够在AI的辅助下达到专家级的诊断水平，经验丰富的放射科医生能够将更多的时间分配到复杂病例的分析之中。虽然目前AI在骨肌系统的研究处于加速发展阶段，但仍存在许多问题，如无法进行系统性的分析，而只能对几个结构进行独立分析，模型的鲁棒性、泛用性不足以及多任务模型效果较差等。相信随着各个方面的发展以及相关数据平台的建立，AI会逐渐克服目前存在的问题，为放射科医生提供更多的帮助，为临床提供更多的信息。

## 八、AI在儿科影像中的应用

### （一）背景综述

人工智能(AI)已广泛应用于医学影像的多个领域，但与神经影像学、肿瘤影像学等其他影像亚专科相比，AI在儿科影像学的应用尚未引起足够重视，在儿科影像成像技术和临床诊断应用的研究明显落后于成人影像。究其原因，一是儿科医学影像数据较成人少，缺少大型的高质量数据库用于AI训练。二是儿科医学影像数据的获取和同质性较成人更为困难。例如儿童影像检查依从性差，往往需要镇静。儿童具有不同的生理发育阶段，其正常数据本身存在明显的差异性。三是儿科疾病谱病理生理改变与正常儿童生长发育差异性之间存在明显的交叉影响或重叠现象，从而影响了数据库的统一性和高质量性。

尽管儿科AI领域的发展与成人相比相对滞后，但依然有一些相对成熟的项目或案例在儿科临床应用及研究之中，借此有望改变儿童影像医生的工作方式，增加AI在儿科临床的实用性与可行性，让孩子们受益。

### （二）实际案例

我们检索审阅了近年来国内外有关儿科影像的AI文献，主要是围绕儿科影像成像技术和图像质量、儿科疾病诊断和鉴别以及对预后预测等几个方面的报道。现归纳总结如下：

1. AI在改善儿童成像技术方法和质量方面的临床应用　减少MRI图像采集时间、X线辐射剂量和改善图像质量一直是医学影像技术的研究热点。

在MR成像方面，AI可优化MR成像序列，缩短采集时间，提高图像信噪比和清晰度，实时消除MR成像中的混叠现象，提高了图像重建速度。这样既缩短了儿童检查的有效时长，减少全身麻醉用量和风险，又避免了图像运动伪影。

在CT成像方面，AI的目的是降低CT辐射剂量、减少CT原始数据采集量，同时确保图像质量。例如国内学者采用低辐射剂量(管电压70kVp)和低对比剂剂量(0.8～1.2ml/kg)对儿童进行“双低”胸部CTA扫描，通过深度学习图像重建(DLIR-H)算法提供高质量图像，同时减少了辐射剂量和对比剂的使用量。此外，在儿童头颅CT成像时，在0.625mm薄层层厚和同等图像质量的情况下，DLIR-H算法不仅改善了图像质量，还能减少约85%的CT辐射剂量。

2. AI在儿童神经精神系统疾病的临床应用　儿童脑发育规律、神经发育障碍以及儿童常见神经精神疾病一直是儿科神经影像学的研究热点。国内学者通过神经影像多模态成像技术及机器学习方法进一步完善了婴儿大脑皮层结构图谱，同时开发了多种可靠、高性能的深度学习算法(如基于3D卷积神经网络方法的端到端AI系统)用于0～5岁儿童和青少年的脑年龄预测。通过对比婴幼儿、青少年的正常大脑发育规律，结合AI技术有望预测髓鞘发育延迟患儿的神经功能缺陷程度及其脑发育轨迹，并根据患儿脑发育偏离正常儿童脑发育轨迹的时间节点，更加精准地规划相应时间节点患儿的康复及治疗。此外，目前国内多个团队将AI的预测模型用于挖掘早期识别和预测不同神经精神疾病发生的影像学生物标志物，例如脑瘫、自闭症谱系障碍、注意缺陷与多动障碍、强迫症、癫痫等疾病。还有研究将多模态MRI与深度学习算法相结合用于提高新生儿急性胆红素脑病的诊断性能，结果发现，DenseNet201深度卷积神经网络通过将$T_1$WI、

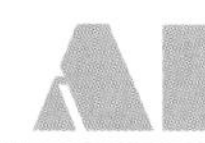

$T_2$WI 和 ADC 三种模式组合实现了最佳性能，准确度为 0.929%±0.042%，AUC 高达 0.991±0.007。

3. AI 在儿童肿瘤的临床应用 AI 正在改变肿瘤学影像领域，针对儿童肿瘤影像的 AI 研究正在呈指数增长，主要包括肿瘤分类诊断及分级、肿瘤分割和预后预测等方面。脑肿瘤是儿童最常见的实体瘤，也是儿童癌症死亡人数最多的病因。国内学者采用自动机器学习优化工具和基于广义线性模型分类器的最优化模型，用于鉴别常规影像扫描中小儿颅后窝肿瘤的类型（包括室管膜瘤、髓母细胞瘤和毛细胞星形细胞瘤），对三类肿瘤的分类诊断准确度达 0.74%～0.83%，AUC 值为 0.91～0.92。也有国内团队通过构建 3D U-Net 神经网络用于自动分割儿科高级别胶质瘤、髓母细胞瘤和软脑膜种植肿瘤的 MRI 图像，对肿块进行二维和体积尺寸测量，预测分割分数与手动分割计算分数之间存在高度一致性，结果充分显示自动化深度学习算法对于评估小儿脑肿瘤治疗反应的潜在效用。此外，在针对脑肿瘤的预后研究方面，国内学者探索患儿临床特征和术前放射影像学特征的组合模型在区分髓母细胞瘤分子亚型、预测髓母细胞瘤脑脊液播散临床特征和肿瘤复发风险，以及儿童大脑中线区高级别胶质瘤 *H3K27M* 突变的研究中，均获得了较好的预测性能。

体部肿瘤同样是儿科肿瘤的研究热点，神经母细胞瘤是儿童期最常见的颅外实体瘤，国内学者研究基于 CT 的影像组学特征预测神经母细胞瘤患儿 *MYCN* 基因扩增，结果有助于判断神经母细胞瘤的侵袭性行为和不良预后。有研究发现，通过影像组学以及机器学习方法对儿童肾母细胞瘤临床分期进行预测是可行的，通过支持向量机分类器建立的基于 6 个影像组学特征的模型在区分肾母细胞瘤临床Ⅰ期和非Ⅰ期方面具有较高的准确性。还有团队通过卷积神经网络算法更清晰、更准确地分割肿瘤图像，对比儿童淋巴管瘤介入治疗前后的 CT 图像特征，采用 AI 算法辅助 CT 影像检查有助于指导临床医生精准治疗儿童淋巴管瘤。此外，国内学者利用 CT 影像组学特征结合支持向量机模型能有效鉴别儿童盆腔横纹肌肉瘤与卵黄囊肿瘤，提高诊断的准确性。

4. AI 在儿童骨科的临床应用 AI 在儿科放射学的研究中，国内外文献报道较多的领域是骨骼系统的 X 线分割和疾病诊断分类，主要包括评估小儿骨龄、脊柱侧弯阶段评估、肘部骨折、腕部骨折和腿长差异。国内专家团队根据《中国人手腕骨发育标准——中华 05》，通过深度学习结合 TW3-C 腕骨法构建了基于当代中国儿童大样本的腕骨骨龄自动评估系统，该系统将骨龄差值缩小至 0.01±0.45 岁，整体准确度在 90.5% 以上，且达到平均 0.76 秒的阅片速度，实现了准确度和速度的平衡，结果将对中国儿童生长学关键指标评估和建立骨龄评价国家标准发挥重要的科研价值。为提高青少年特发性脊柱侧弯治疗工作流程的效率和准确性，国内学者使用 Deeplab V3+ 进行脊柱椎骨分割自动估计 Cobb 角，其提出的边界顶点法显示了最小距离点与两位专家之间的良好相关性（>0.95），同时发现，角度估计误差也较小。另外，国内团队用深度学习算法分析骨盆 X 线片用于诊断发育性髋关节发育不良，其诊断髋关节脱位的敏感度、特异度和 AUC 分别为 95.5%、99.5% 和 0.975，深度学习算法在其诊断方面与临床医生的诊断结果高度一致且更加便捷。

### （三）国内外对比与展望

大量研究表明 AI 在儿科影像学的应用实践具有良好的前景。尽管如此，迄今为止在 100 多种美国 FDA 批准的医学影像分类、检测或诊断算法中，只有 1 种被批准用于儿童，许多算法已被批准用于成人，但不适用于儿童。机器学习尤其是具有卷积神经网络的深度学习算法，需要非常大的数据库，并且通常需要大量标记才能实现准确分类。虽然这是成人和儿童影像学的共同难点，但儿科患者整体数量较少且疾病状态不同可能会加大这一限制，如果能突破这一难点，获得国内较为丰富的儿童病例影像资源，构建出像儿童骨龄片一样庞大的数据库或者多中心数据库，将会大大促进 AI 在儿科影像的开发和应用。例如国外学者通过创建多中心临床和影像数据库用于开发检测和预测新生儿缺氧缺血性脑病的机器学习框架的案例，为我国开展儿童多中心临床研究及建设标准数据库提供了经验。

在当前世界 COVID-19 疫情依然严峻的情形下，国内学者开发了基于高级决策树的机器学习模型，该模型通过临床指标来预测反转录聚合酶链反应（RT-PCR）结果阳性的儿童患者的胸部 CT 结果，预期能帮助易受辐射伤害的儿童患者避免进行胸部 CT 扫描（图 5-2-10）。

AI 的飞速发展为儿科影像工作者提供了机遇，加快了 AI 研究与儿科临床应用的融合，在实践中检验 AI 方案，在应用中不断发展和完善。我们相信，儿科影像 AI 广泛应用的春天不远了。

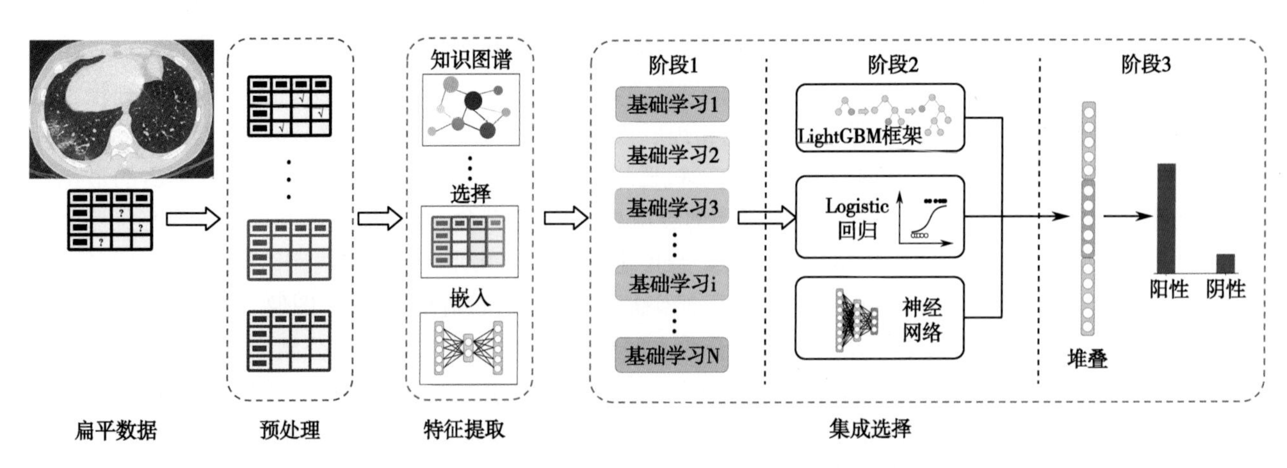


图 5-2-10 新冠肺炎儿童胸部 CT 高级决策树的机器学习流程
通过 RT-PCR 结果阳性儿童患者的临床指标来预测 CT 结果，从而避免不必要的 CT 辐射

## 九、AI 在介入医学领域中的应用

### （一）背景综述

介入医学依靠医学影像设备的引导，利用穿刺和导丝导管等技术对疾病进行诊断和治疗，具有定位准确、创伤小、并发症少、见效快、疗效高、可重复性强等特点。介入治疗已成为与内科治疗、外科治疗并列的第三大临床治疗手段。随着科技的迅速发展，AI 在介入医学领域的研究与日俱增，现已基本嵌入于各种介入手术，主要体现在医学图像处理、手术导航和介入手术靶点追踪技术等方面，以及将这些关键技术进一步整合，研发上市了介入手术机器人。AI 技术的出现，为实现更加精准、智能、安全、高效的介入手术提供了全新方法。

### （二）实际案例

1. 基于 AI 的介入手术相关医学图像处理技术　图像运动伪影校准和图像分割等医学图像处理技术可为介入手术提供便利，其中多模态影像设备引导的介入手术还应考虑多模态图像的配准和融合。基于 AI 的医学图像处理技术为相关问题的解决提供了有效工具，可辅助介入手术顺利实施；此外，用于介入手术的医学图像处理方法还需要着重关注算法的实时性和精准性。针对运动伪影的校准问题，可以利用多尺度无监督学习方法对存在运动伪影的图像进行配准以去除伪影，也可通过贝叶斯模型评估运动误差并加以补偿。这些方法解决了该关键难题，将运动伪影校准精度提升至新高度。多模态图像配准和融合一直是业内的一大难点问题，国内通过长短期记忆（long short-term memory，LSTM）网络隐式学习图像间的相似性，进而以蒙特卡罗方法提升配准精度，使得 MRI 和 CT 图像的配准精度得到了进一步提升。还有团队提出基于光谱总变异（spectral total variation，STV）的 AI 算法对 MRI、PET、CT 图像进行两两配准，对比研究显示，该方法超越了 11 种经典算法。通过这些方法配准的图像进一步融合后可为介入精准手术提供参考。由此可见，AI 技术能使介入手术相关医学图像处理的各个环节更加精准、智能和高效。

2. 基于 AI 的介入手术导航技术　在实行介入手术时，由于呼吸运动导致胸腹部软组织及脏器发生相对位移，给手术精准定位带来了困难。而基于 AI 的手术导航技术可为精准介入手术提供前提。例如，国内研发了一种基于边界元的 4D-CT 图像去运动伪影和分割算法，应用在肝脏疾病中的呈现方式（图 5-2-11），图 5-2-11A、B 分别为肝脏 CT 图像去运动伪影和分割结果；该团队进一步将其融入 LSTM 中用于目标定位，并基于文本重要程度选择性正则化（comprehensive importance-based selective regularization，CISR）方法优化图像分割模型。该团队利用这些模型进行手术导航，还实现了基于时间序列的肿瘤靶点轨迹预测，融入了上述多种算法的介入手术导航软件如图 5-2-11C 所示。此外，还有团队研发出了多视角医学图像的实时显示和渲染优化方法，并将其升级为“大纵深医学图像裸眼真三维显示”系统，研究结果证明，该系统具

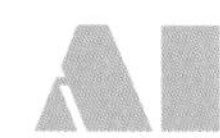

有呈现较高精度三维组织解剖结构的能力：图像在至少数十厘米显示纵深的范围内，三维图像的弥散程度较轻，将能够保证人体三维结构在各个观察方向的准确显示效果。该系统改进后已初步运用于神经外科介入手术和微创膝关节手术。还有团队评估了三维手术路径规划和导航系统在肝脏血管瘤微波消融治疗的价值，并进行了临床试验研究，表明由三维可视化导航系统辅助的手术路径规划及导航可以提高肝脏血管瘤的完全消融率，减轻肝肾功能损伤，值得临床推广。

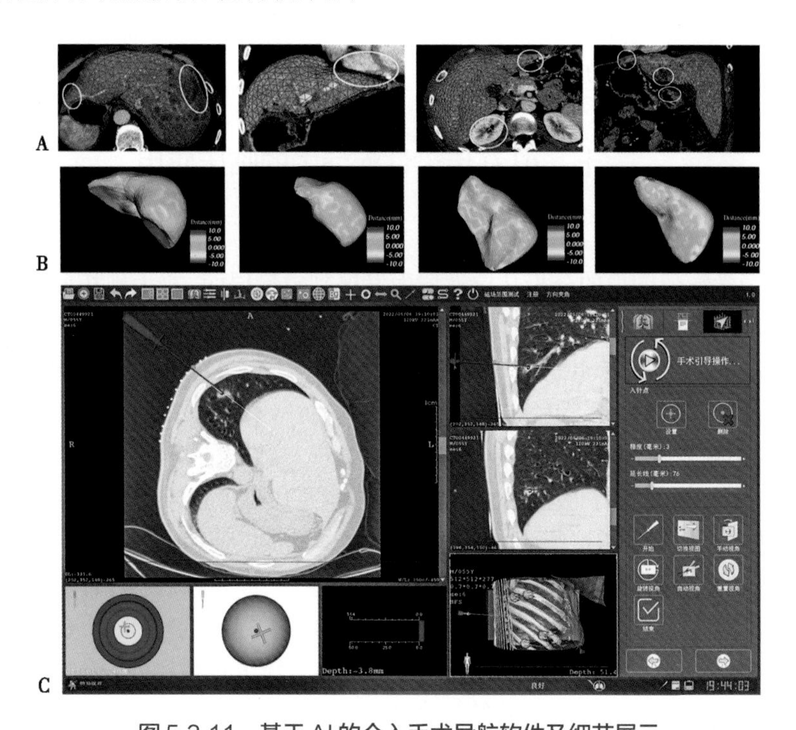

图 5-2-11 基于 AI 的介入手术导航软件及细节展示

A. 肝脏 CT 图像去运动伪影结果；B. 肝脏 CT 图像分割结果；C. 手术导航软件界面

3. 基于 AI 的介入手术靶点追踪技术 根据手术导航系统提供的手术路径在术中快速追踪定位靶点，精准地将介入器材(如穿刺针、消融针、导丝和导管等)放置于体内靶点区域，是实行精准介入手术至关重要的一环。近年来，深度学习技术被应用于靶点追踪定位。如某团队利用生成对抗网络(generative adversarial network，GAN)开发了 OffsetNet，以弥合现实和模拟场景之间的差距，使得术中追踪满足跟踪所需的保守阈值。国内学者则利用时空背景知识，采用空间转换网络(spatial transformer network，STN)和时空上下文(spatial-temporal context，STC)方法，增加手术器械的实时追踪能力。这些 AI 技术提高了靶点定位的精度，为介入手术靶点追踪技术的优化提供了良好的借鉴价值。

4. 智能介入手术机器人及其应用 研发智能介入手术机器人需要整合上述关键技术，并进一步形成产品，辅助介入手术。国内智能介入手术机器人的相关研究起步较晚，近两年逐渐有少许介入机器人面世并运用于临床。目前，国内有少许几家公司手术导航系统逐渐获得三类医疗器械许可证，并在多家医院中投入使用。而介入手术机器人所需的机械臂和控制系统则仍处于研发或者临床试验阶段，至今国内尚未形成获得三类医疗器械许可证的介入手术机器人整机产品。

### （三）国内外对比与展望

介入手术本身是一个新兴且快速崛起的手术类别，随着介入领域 AI 技术日趋发展，研发多种基于 AI 关键技术的智能介入机器人已成为介入医学、AI 和生物医学工程等多学科交叉领域研究的一大热点。据 Frost & Sullivan 统计，2020 年全球手术机器人市场中，介入机器人占比还不足 6%，并且市场主要集中在北美和欧洲等地。国内相关研究起步较晚，并且至今尚未形成获得三类医疗器械许可证的介入手术机器人整机产品。骨科和腔镜两大手术机器人国内都已有整机产品获批并成功上市，手术机器人这项技术本身的价值，已经在相应产品应用过程中得到了体现。就介入手术而言，不仅对操作精准度要求高，同时存在医生长期“吃”射线、职业寿命短等痛点，在持续扩大的介入手术需求面前，其市场需求必然存在。当前在介入机器人的设计、结构、控制等方面都有较高的技术壁垒，多种关键技术仍未解决。如图像处理过程中，以介入手术为目的运动校准算法，还应考虑靶点所在器官的生理环境动态变化特征和病灶区域局部形变特征；在手术导航过程中，还应在动态变化的器官环境中探寻穿刺靶点的最优路径，以提高手术疗效；另外，在靶点追踪时，对复杂部位和形状不规则肿瘤的追踪定位精准度仍有待提升。

医工交叉融合是介入医学＋AI领域未来发展的大趋势，如何针对以上未解决难题进一步突破、优化相关方法和技术是多学科将要共同努力探索的方向。

## 十、AI在传染性疾病中的临床应用

### （一）背景综述

AI技术的发展将医学影像图像的分析从定性层面发展到定量层面，极大地拓展了影像中有效信息的发掘和应用，提高了影像的诊断质量。在传染病领域，AI积累了丰富的成果，其中肺结核、获得性免疫缺陷综合征（acquired immune deficiency syndrome，AIDS，简称艾滋病）相关肺结核以及新冠肺炎均为该领域内的研究热点，主要的研究方向包括基于DR和CT放射学的辅助诊断，定量评估、病变分级以及预后分析，随着该领域内AI技术的不断发展，将逐渐拓展到多维度、多模态数据的整合分析，以及诊治流程的全覆盖。目前许多单一的研究成果已经实现了从技术到产品的转换，并获得了相应的二类及三类医疗器械认证。新冠肺炎大流行以来，更是直接促进了这些AI产品的产业化以及推广应用。

### （二）实际案例

1．AI在肺结核诊断上的应用　肺结核（tuberculosis，TB）的早期筛查和诊断在结核病控制和治疗中具有重要作用。临床上通常认为活动性肺结核以及耐药结核具有较大传播风险，因此针对两者开展的早期筛查与辅助诊断的研究较多。由于约90%的肺结核来源于公共卫生条件较为落后的TB高负担国家及地区，而这些地区往往缺乏有经验的放射医生，应用AI技术能够在一定程度上帮助TB高负担国家改善结核流行情况。针对活动性肺结核，国内团队在一项结核病筛查项目中采用AI系统检测胸部X线图像上的结核。通过将AI系统生成的TB检测分数与高级放射科医生进行比较，结果发现系统可检测出研究中所有的肺结核确诊患者，且检测表现超过放射医生。除胸片外，AI技术在CT图像上的活动性肺结核检测也取得了突出表现，Ma等开发了一种AI自动检测系统，通过进行独立测试和验证，最终模型的AUC值为0.980。准确性、灵敏度和特异性分别为0.968、0.971和0.971，该研究成果显示AI能够较为准确地区分出活动性与非活动性肺结核。AI的快速自动化识别有望帮助医生从高风险人群中筛查活动性肺结核，从而降低传染率和死亡率。

根据2021年的全球结核报告，2020年全球接受治疗的耐药TB患者比2019年下降了15%。耐药性检测需要对结核病进行细菌学确认，检测方法包括快速分子方法、培养方法以及基因测序技术。这些方法通常成本高且耗时长，不利于及时发现耐药TB并调整诊治方案。针对耐药识别，各类基于AI的方法包括纹理图模型、超像素方法和深度学习技术等开始出现。在ImageCLEF 2017的结核病比赛中，耐药TB和药物敏感TB分类的最佳准确率（ACC）为51.64%，在此基础上，有研究基于胸部CT图像采用AI技术从药物敏感患者中预测耐多药患者，以监测治疗的有效性。最终发现支持向量机分类器与深度卷积神经网络结合的AI模型在ImageCLEF 2017竞赛数据集上可以获得91.11%的分类准确率。耐药TB的诊断识别即使对于医生也是具有挑战性的任务，AI的发展为耐药性的预测提供了新颖的思路与方法。

尽管AI作为一种辅助诊断方案显示出极大的潜力与应用前景。但是，世界卫生组织强调将AI系统应用于临床之前，在目标人群中进行独立外部测试是尤为重要的，这在一定程度上保证了AI系统的安全有效性。周等利用来自5个不同中心的胸片数据集开发了深度学习肺结核筛查模型，并且在超过30万的外部测试数据集上进行了独立验证，结果显示，该模型对胸片表现出出色的肺结核检测性能，AI系统在用于检测TB、非TB异常和正常图像时，在内部数据集上的AUC值大于0.9，在外部数据集上的AUC值大于0.8，

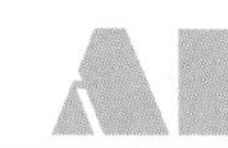

这项真实环境中的研究测试表明，将 AI 系统作为结核病筛查工具并指导放射科医生开展进一步检查具有巨大潜力。

2．AI 在 AIDS 相关肺结核诊断中的应用　通过比较艾滋病并发肺结核与单纯性肺结核的影像差异，AIDS 合并肺结核的胸部影像特征多表现为下肺野炎性渗出改变，粟粒性肺结核及肺门、纵隔淋巴结肿大或肺外结核等不典型肺结核征象。而上肺野或肺尖部的增殖性、干酪性病灶少见，病灶内合并空洞或纤维化等继发性肺结核的特征少见，这些征象与传统的单纯性肺结核典型征象明显不同。

临床上往往通过 DR 或 CT 观察不同类型 TB/AIDS 感染者的影像表现来提高诊断准确率。但由于艾滋病合并肺结核的影像学表现过于多样，当前的影像学诊断方法实施效果有限。AI 技术可以提供有价值的辅助诊断工具，这对于需要立即治疗的 TB/AIDS 重病患者具有重大意义。尤其是在 AIDS 和 TB 流行的国家，由于缺乏经验丰富的放射科医生，难以对晚期 AIDS 患者进行胸部 X 射线等的阅片，因此该技术在医疗资源有限的地区也显示出巨大的价值。目前，基于 AI 技术应用于 TB 合并 AIDS 的研究较少，2021 年国内一项研究将 AI 自动阅片技术用于 AIDS 人群结核病的主动筛查，该研究以肺结核病原学诊断为参照标准，分别采用人工阅片和自动阅片进行诊断并比较两者的表现，结果显示，人工阅片诊断 AIDS 并发病原学阳性肺结核的敏感度为 70.2%，特异度为 71.8%，一致率为 71.7%；AI 自动阅片技术诊断 AIDS 并发病原学阳性肺结核的敏感度为 89.4%，特异度为 33.1%，一致率为 37.3%。AI 自动阅片技术在 AIDS 人群中诊断病原学阳性肺结核的敏感度高于人工阅片。国外一项关于采用深度学习技术辅助医生诊断 TB/AIDS 患者胸片的研究指出，深度学习算法的使用能够提高临床医生的诊断准确度。将医生的平均准确度从无 AI 辅助情况下的 0.60（95%*CI*：0.57～0.63）提高到有辅助下的 0.65（95%*CI*：0.60～0.70），这对 TB/AIDS 合并感染负担重的地区具有重要的应用价值。

3．AI 在新冠肺炎诊断上的应用　新冠肺炎疫情暴发之初，受限于核酸检测能力，CT 以其高效及高灵敏度的优势，在疑似病例的早期筛查上发挥了重要作用。随后，分子检测能力大幅提升，CT 的重要功能逐步拓展到病变分级与预后分析上。

在新冠肺炎的早期筛查方面，Xie 等采用 U-Net 从图像中分割肺部区域并判断病变类型。实验对比了高级医生在有无 AI 系统帮助下的阅片表现，最终医生独自阅片的表现劣于其获得 AI 帮助的表现，在 AI 系统的帮助下，两位医生的准确度分别从 56.4% 和 71.8% 提高到 64.1% 和 76.9%。同样，Yang 等也将医生在是否有 AI 系统辅助前提下的阅片表现进行对比以评估 AI 的临床应用价值。研究结果表明，放射科医生使用 AI 辅助与单独阅片不用 AI 相比，其平均准确度和灵敏度分别从 94.1% 和 89.5% 提高到 95.1% 和 94.2%。此外，影像组学作为机器学习在医学图像方面的应用，也被用来开发新冠肺炎早期筛查模型，Fang 等通过从 CT 图像中提取 23 个与新冠肺炎高度相关的特征，并利用这些特征构建筛查模型，最终模型在训练集和测试集上的 AUC 值均大于 0.8。国外针对 AI 辅助新冠肺炎诊断的研究也取得了一定成果。Syed 等基于 1 252 例新冠病毒感染患者的胸部 CT 扫描和 1 229 例非新冠病毒感染患者的胸部 CT 扫描训练 AI 模型，最终获得了 93.7% 的准确度，耗时 34 秒。

在病变分级方面，王等发现，由于医生通过传统的影像分期不能量化分析病变，可能导致影像学表现与临床严重程度分型不匹配，即新冠肺炎影像表现为早期的患者可能是临床重型，而影像表现为进展期的患者也可能是临床普通型。且由于存在主观影响因素，影像分期容易产生个体判断差异。而基于 AI 技术的影像辅助诊断软件由于对病变进行量化分析，客观地反映了肺部病变，因此能够较准确地区分普通型和重型 / 危重型患者。黄等采用 AI 软件和医生同时评估 CT 图像的病变累及范围，记录两者的阅片时间以及阅片结果，并绘制不同时间段的变化趋势图。通过对人工与 AI 系统的结果进行相关性分析，发现两种评估方式对病变范围随时间变化的评估趋势吻合度较高。AI 软件能较精准完成新冠肺炎患者胸部 CT 病变累及范围的定量评估，提供病变分级作为参考，为临床提供客观评价指标，提高工作效率。

在预后分析方面，Liang 等利用新冠肺炎患者的实验室检查结果等临床数据构建了新冠肺炎重症变化预测模型，能够准确预测新冠肺炎患者转变为病情危重的概率。Wang 等联合新冠肺炎患者的 CT 数据和临床数据建立了病情恶化的 AI 预测模型，研究纳入多中心阳性确诊数据共 1 051 例。将 737 例患者的 CT 图像作为训练集建立AI模型，剩余数据105例作为验证集，209例作为测试集，用于评估模型性能。结果显示AI预测模型成功地将患者分为高风险组和低风险组，AUC值为0.856，准确度为0.833，灵敏度为0.622，特异度为0.890。影像组学模型在新冠肺炎患者不良预后上的研究显示，患者胸部CT放射组学特征能够更有效地预测晚期新冠肺炎患者的不良结果，对于早期患者，将放射组学特征与临床风险因素相结合，也可以比较准确地预测个体不良预后结果，从而对新冠肺炎患者进行适当的管理和监测。目前基于CT图像进行新冠肺炎诊断的研究越来越多，提高了早期诊断的效率和准确率。但是，在治疗评估、预后和随访管理等方面的研究工作较少。

**（三）国内外对比与展望**

目前，国内外在AI传染病领域的研究大多以单一病种作为研究对象，这主要是因为缺乏公开的、高质量数据集来进行AI模型的开发。新冠肺炎暴发以前，以TB为代表的传染病被研究得最为广泛，这得益于国外公开数据库为AI模型的建立和验证提供了平台，但是国外的数据库普遍面临的问题包括标注质量得不到保障，缺乏病原学断标准，且以DR为主，这在一定程度上限制了多模态AI模型的开发，国内学者通过结合公开数据库以及回顾性数据收集较好地解决了这一问题。随后，基于复杂的疾病诊断场景，临床上对AI工具的需求逐渐从单一病种演变到多病种的同步诊断以及鉴别诊断，因此针对肺部多种疾病的AI辅助诊断以及感染合并诊断的研究开始出现，如TB合并AIDS，这些研究成果满足了临床的实际需求，因此显示出巨大的应用潜力，并且成为AI在横向领域不断拓展的重要表现。新冠肺炎暴发之初，作为“金标准”的核酸检测能力受限，胸部影像成为新冠肺炎诊断以及治疗评估的重要工具，为了满足大量影像诊断需求，国内针对新冠肺炎影像的AI研究获得快速发展，且研究成果在诊断流程上实现了从筛查到病变分级、预后评估以及院外随访管理的全链条覆盖，使得AI在单一疾病种类的研究上获得了前所未有的纵向发展，加速了以新冠肺炎为代表的AI工具的落地应用。

未来，AI产品有待在以下几个方面进一步提高：①数据集构建与质量控制。围绕研发目标，构建恰当的训练数据集，兼顾训练集数量，区域、设备和扫描参数覆盖，人群特征，以及影像分期等方面。②数据标注规则。数据标注是医学影像AI算法落地过程中至关重要的一环，目前尚缺乏统一的业界的标注共识，且标注人员的培训及培训效果也有待加强。③影像、临床、实验室检查的整合建模。帮助医师面对疫情筛查时实现快速诊断，避免漏诊，同时实现精准分层和对比，提供疗效评价和病程监测，从而为临床治疗提供更精确的信息。④算法的突破。影像医学乃至医学是多维度的数据资源，多模态、多任务动态的医学数据的处理和建模，依赖于算法的突破。

（张惠茅　段曹辉　马　林　陶晓峰　郑敏文　杨　旗　彭卫军　龚　敬　赵心明　袁慧书　严志汉
卢　毅　邵剑波　李　欣　郑传胜　赵煌旋　李宏军　郭　琳　郭　妍　杨　琪　马霄虹）

## 第三节　人工智能在核医学中的应用

在核医学领域，AI主要应用于核医学方法学改进和核医学图像分析及诊断能力的提升。在方法学方面，AI用于PET图像的衰减校正和无伪影图像重建等，以更短的采集时间和更低的辐射剂量，获得更好的图像质量；在图像分析及诊断领域，AI用于肿瘤方面较多，包括肿瘤病灶的自动勾画、分析、病灶鉴别诊断等，在减轻临床工作量的同时，以更短的时间达到更精准的诊断，并进一步辅助临床决策；此外，AI在神经及心血管疾病的诊断等方面也有一些应用。

### 一、核医学技术

**（一）低剂量快速高质量显像**

AI技术越来越多地应用于核医学成像数据预处理和后处理等基础性和技术性更强的领域。与放射成像技术相比，核医学数据有噪声，尤其是对无法长期保持固定体位、辐射敏感、需多次PET复查、需多种显

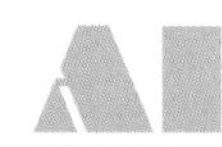

像剂显像的特殊人群进行检查时，需要低剂量采集或快速采集技术。有研究将卷积神经网络（CNN）嵌入到迭代图像重建框架中，并在降低噪声的同时提高了图像质量。也有研究显示，10% 的显像剂剂量即可对 PET 图像中的肺小结节进行准确量化[平均标准摄取值（$SUV_{mean}$）偏差 <15%]。但这些结论无法在临床普适应用，因为这类研究一般采用全剂量采集，随后进行剂量模拟分割，达到模拟低剂量 PET 数据的目的。有研究基于一台 PET 的 237 例脑部 $^{18}$F-FDG PET 显像数据，开发了一种生成对抗网络（GAN）的 AI 方法，随后在 3 台不同的 PET 设备和 2 种不同的显像剂显像图中进行验证，从低剂量显像信息中复原出了高质量图像（图 5-3-1），采用 1/20 的低剂量即可达到临床诊断效果图像，达到了减低剂量的目的，并提高了其临床应用的泛化能力。

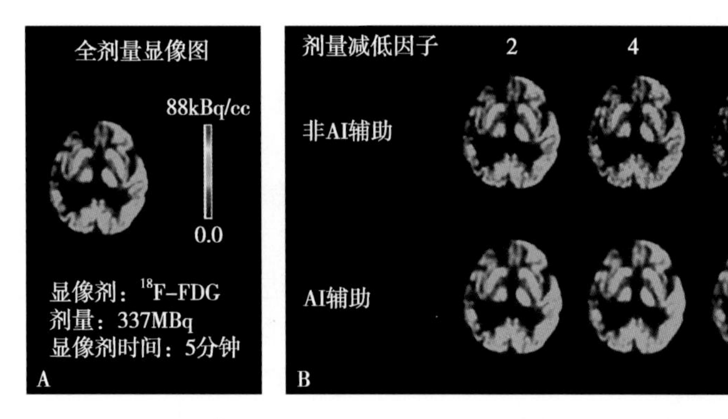


图 5-3-1　基于 AI 的低剂量 PET 图像复原

A. 全剂量显像图及显像参数；B. 第二列从左到右分别为 1/2、1/4、1/10 及 1/20 常规剂量显像图的 AI 复原效果，第一列为未经 AI 辅助的对照

### （二）无 CT 衰减校正

衰减校正是图像重建及定量分析的重要步骤，随着 PET/CT 设备性能的进步与迭代，PET 显像剂使用的剂量逐步减低，CT 的 X 线剂量逐步成为 PET/CT 应用中的主要辐射来源。当前的 PET/CT 系统中主要使用配准的 CT 数据导出的衰减图来完成 PET 衰减校正，而 AI 技术的进步，使得 PET 图像的无 CT 衰减校正成为可能。有研究采用循环生成对抗网络（CycleGAN）的方法进行衰减校正训练及验证，其衰减校正效果与基于 CT 的衰减校正效果无显著差异，并证实了其定量可靠性和准确性。这些技术有望在未来替代传统的衰减校正方法。

## 二、临床应用

### （一）肿瘤诊断和鉴别诊断

病灶性质的良恶性鉴别诊断始终是一个难题。$^{18}$F-FDG PET/CT 已广泛应用于肺癌的鉴别诊断，并针对于此开发了多种 AI 技术。一项大规模研究筛查了来自我国三家医院的 12 186 例非小细胞肺癌（NSCLC）的数据进行机器学习并判断学习效果，结果显示，其对 NSCLC 诊断的准确性为 77%。有研究采用五重交叉验证方法进行特征选择和模型开发，对 135 例 PET/CT 肺部病变图像提取 CT 放射组学特征和 PET 代谢参数，进行分类及鉴别，结果发现，PET/CT 图像中表面积体积比和标准摄取值峰值（$SUV_{peak}$）特征具有鉴别良恶性病变的潜力。也有研究采用双时相显像的纹理特征来区分孤立性肺结节（SPN）的良恶性，结果发现，基于延迟显像的纹理分析方法在 SPN 鉴别诊断方面显示出较高的敏感性（86%）、特异性（91%）和准确性（86%）。一项研究进一步通过 235 例肺腺癌（131 例）及肺结核（104 例）病例建立了 $^{18}$F-FDG PET/CT 影像组学特征多变量预测模型，从 92 个预测因子中选出了 9 个最佳预测因子，其曲线下面积（AUC）显著高于临床模型（0.889 vs 0.644，$p<0.01$）。此方法对孤立性肺腺癌与肺结核的鉴别诊断具有重要价值。传统意义上，转移出现于肿瘤晚期，而 AI 辅助的肿瘤示踪技术在肿瘤原发灶检出之前甚至就可发现早期

转移灶，这改变了针对肿瘤的传统认知，可更准确地诊断恶性病变，克服了 PET 在检测微转移方面的局限性。

除肺癌外，核医学 AI 在其他肿瘤鉴别诊断方面也有一些研究。有学者开发了一种基于 $^{18}$F-FDG PET/CT 显像的胰腺癌计算机辅助诊断模型，包括胰腺病灶分割、特征提取选择和分类器设计，对 80 例患者（40 例胰腺癌和 40 例胰腺良性病变）的分析结果显示，其诊断胰腺癌的敏感性为 95.23%、特异性为 97.51%、准确性为 96.47%。白血病骨髓浸润的判断也是临床难点，除骨髓活检外，通常依据医师对 $^{18}$F-FDG PET/CT 图像的视觉评估，准确度受限且工作量繁重。一项研究采用无监督的共识聚类方法来分析特征相关性，指导随机森林有监督的机器学习模型进行特征分析，筛选出 2 个 PET 和 1 个 CT 纹理特征。该模型对疑似复发性急性白血病患者骨髓受累判断的准确性达到 83.3%，而作为对照的医师视觉评估的准确性仅为 68.1%。

**（二）肿瘤病灶特征分析**

肿瘤的形态、体积及位置分布、不同的示踪剂摄取情况和其他临床参数结合基因组信息有助于更准确地剖析肿瘤生物学特征，从而优化治疗策略。在改善肿瘤个性化检测、治疗和监测方面具有巨大潜力。酪氨酸激酶抑制剂（TKI）和免疫检查点抑制剂（ICI）是 NSCLC 的重要治疗策略。其治疗方案选择基于治疗期间动态变化的异质性生物标志物。一些研究采用 $^{18}$F-FDG PET/CT 双模态的组学特征模型来预测表皮生长因子受体（EGFR）突变状态，这为无法获得足够肿瘤组织样本来进行 EGFR 免疫组化测定，以及随后 EGFR-TKI 治疗方案选择的非小细胞肺癌患者提供了另一种可选择的有效工具，但其泛化能力还需多中心大数据的验证。类似研究基于 $^{18}$F-FDG PET/CT 的放射组学特征对 NSCLC 的 *EGFR* 突变状态进行了预测。248 例肺癌患者治疗前进行了 $^{18}$F-FDG PET/CT 显像，使用最小绝对收缩和选择算子（LASSO）算法提取了可反映肿瘤异质性和表型的 47 个 PET 和 45 个 CT 影像组学特征。该模型显示出显著的区分突变型和野生型 *EGFR* 的能力，其 AUC 在验证集中可达到 0.85，在预测 NSCLC 的 *EGFR* 突变方面表现出良好的性能，为临床靶向治疗方案选择提供了有效方法。

**（三）肿瘤病灶范围勾画**

基于 PET 显像的肿瘤病灶勾画和定量分析极其耗时且缺乏客观标准，特别是在疾病晚期和病灶多发的情况下。同时，由于 PET 显像时多种脏器可见生理性摄取，如何鉴别病理性与生理性摄取并自动剔除生理性摄取区，也是 AI 的主要任务之一。肿瘤疗效评估时，每次检查的病灶体积随时间变化的过程也可通过 AI 量化，精准评估。AI 的应用不但可以减低勾画工作量，而且可以优化肿瘤病灶的精确体积勾画。$^{18}$F-FDG PET/CT 显像肿瘤病灶范围的勾画在放疗计划制订中的应用越来越多。有研究开发了一种自动化深度学习方法来勾勒来自 2 个中心的 22 例新诊断头颈部肿瘤轮廓。将基于 CNN 方法的肿瘤勾画结果与医师手动勾画结果进行比较，发现两者勾画的肿瘤靶区（GTV）具有高度一致性。也有研究针对弥漫性大 B 细胞淋巴瘤（DLBCL），通过 CNN 混合学习方法来提取 PET/CT 中的融合显像信息，提出了一种基于 AI 的分割方法，通过特征融合提高了对互补信息的理解，并可能指导临床放射治疗。同样，类似的病灶自动分割方法也可用于肿瘤治疗后的病灶勾画，以评估治疗反应。多年来，$^{18}$F-FDG PET/CT 显像已被纳入霍奇金淋巴瘤和某些类型的非霍奇金淋巴瘤的分期和疗效评估中，但基于淋巴瘤的复杂多样性和累及不同脏器后表现的多样性，加之生理性摄取的干扰等原因，导致淋巴瘤病灶自动勾画的困难。一项研究基于 CNN 的方法对 40 例全身淋巴瘤 $^{18}$F-FDG PET/CT 显像结果进行了分类判断，取得了更好的准确性。基于我国常见的 NK/T 细胞淋巴瘤，有学者用对抗神经网络的方法进行病灶分割，与常规神经网络方法比较，不但可完成病灶快速自动勾画，而且可最大程度还原病灶的形态特征。

**（四）肿瘤治疗疗效评估及预后判断**

$^{18}$F-FDG PET/CT 问世以来，针对肿瘤疗效评估最成功的范例就是淋巴瘤疗效评估。Lugano 分期及疗效评估体系已纳入淋巴瘤的诊疗规范并广泛应用于淋巴瘤诊疗决策。基于 $^{18}$F-FDG PET 显像的肿瘤代谢负荷信息，如肿瘤代谢体积（TMTV）、糖酵解总量（TLG）与预后密切相关。AI 方法估算 TMTV 可快速排除生理性摄取，极大简化工作量的同时减少观察者主观勾画的差异。$^{18}$F-FDG PET/CT 在 NK/T 细胞淋巴瘤中的分期价值已得到确认，但其判断预后的价值仍存争议。AI 技术的发展为预后判断提供了契机。常用 AI 技

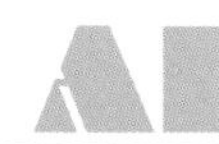

术依赖于大数据，而现实中临床资料常不完整，降低了数据质量及数量，限制了 AI 技术的应用。有研究基于弱监督深度学习方法对 84 例病例进行训练，并在 83 例病例中进行了验证，采用弱监督深度学习方法来判断 NK/T 细胞淋巴瘤的预后，提高了不完整数据的使用效率，改善了深度学习效果，提高了 NK/T 细胞淋巴瘤预后判断的准确性。

其他肿瘤方面，有研究回顾性纳入了 17 例经过 $^{18}$F-FDG PET/MRI 检查并经病理证实的胰腺导管癌患者，评估 PET 和表观弥散系数（ADC）的常规定量特征和图像纹理定量特征。从患者术前显像中提取 PET 葡萄糖代谢活动参数和弥散加权成像的影像生物标记，作为胰腺导管癌远处转移的潜在预测因素。一项研究评估了基于 PET/CT 的深度学习方法对晚期鼻咽癌（训练组 470 例，验证组 237 例）预后判断及个体化治疗方案制定中的价值，共选择了 18 个特征来构建与预后相关的 CT 和 PET 影像的特征，建立了一个放射组学列线图，通过此图可将患者分层为高危组和低危组，相应的 5 年无疾病生存率分别为 50.1% 和 87.6%。进一步研究发现，高风险患者可从诱导化疗中受益，而低风险患者则不能获益。此模型的疾病分层能力高于 EB 病毒 DNA 的模型。还有研究纳入 142 例宫颈癌 $^{18}$F-FDG PET/CT 显像数据，设计了一个用于预测局部复发和远处转移的深度学习模型。其预测局部复发的准确率为 89%，预测远处转移的准确率为 87%。软组织肉瘤的远处转移提示预后不佳，远处转移的早期判断是一个焦点。基于传统 CNN 方法的不足之处，有研究开发了一种深度多模态协同学习模型以预测远处转移。该研究对来自公开数据集的 48 例病理证实的软组织肉瘤 $^{18}$F-FDG PET/CT 图像（24 例有远处转移）进行分析，并与其他模型比较，表现出了更高的准确度。

## 三、国内外对比与展望

AI 技术在我国核医学领域的研究及应用进展很快，但也存在一些短板。当然，这些短板也将是我们未来潜在的发展方向。

在疾病谱方面，目前我国的核医学 AI 研究主要集中于肿瘤，且以肺癌和淋巴瘤为多，而非肿瘤疾病研究较少。扩展核医学 AI 研究的疾病谱是未来一个趋势。国外在该方向有一些大规模临床研究，主要集中于心血管、神经系统。如 AI 在心肌灌注成像数据分割、心脏瓣膜自动定位、伪影消除、自动诊断及心脏不良事件预测等领域均取得了进展，其诊断效果优于人工，这也是核心脏病学 AI 非常有前景的研究方向。国外在神经系统核医学 AI 研究方面则以神经退行性疾病研究较多。Aβ 淀粉样蛋白的脑积聚发生于阿尔茨海默病（AD）出现临床症状之前长达 20 年，脑 PET 显像自动评估可能有助于识别从治疗干预中获益的患者。有研究开发了用于早期预测 AD 的深度学习算法，可较临床平均提前 75.8 个月诊断 AD，实现了 100% 的敏感性和 82% 的特异性，优于人工判断。

在显像探针方面，我国的研究目前集中于 $^{18}$F-FDG，而核医学的一个优势是有多种特异性分子探针，可反映疾病不同的分子特征；不同探针的组合更可表征体内病变的异质性，如 $^{68}$Ga-FAPI、$^{68}$Ga-DOTATATE、$^{68}$Ga-PSMA 等非 $^{18}$F-FDG 分子探针在近几年已逐渐在国内应用并获得临床认可，这将进一步推动基于新型探针的 AI 应用研究。国内外在非 $^{18}$F-FDG 探针方面的 AI 相关研究均不多，这也将是未来的一个方向。

其他，如在样本规模方面，AI 研究依赖于大数据，构建有效可靠的大规模数据库是一项重大挑战，目前研究主要基于回顾性的小样本研究结果，众多 AI 相关研究仍期待大规模临床数据支持；在泛化能力方面，因缺乏统一标准，实际工作中，如何将一个中心、一台设备和一种显像剂训练得到的模型应用于其他中心、其他设备及其他显像剂中，在不降低准确度的情况下拓展其适用范围也是亟待解决的问题；在设备进展方面，全景 PET 第一次真正实现了全身实时动态成像，是药代动力学研究及疾病精准定量诊断的有力工具，但传统重建方法难以处理全景 PET 采集的海量信息，限制了其临床应用，国内外都面临此难题，开发通用且稳健的基于 AI 的重建算法，提高全景 PET 重建速度和精度，进一步研究其动态显像参数及其他高级功能，也是未来一个发展方向。

（郭　睿　李　彪）

## 第四节 人工智能在超声医学中的应用

随着机器学习和深度学习等各种算法不断演进，超声(ultrasound，US)医学也已进入AI时代。在AI技术的支持下，因操作者经验、仪器性能不同、患者个体差异等带来的超声图像重复性和一致性较差的问题，得到一定改善。此外，AI拥有强大的自学能力、图像处理能力和泛化能力，擅长自动识别复杂的模式，并可提供影像特征的定量评估，在协助超声医生获得更准确和可重复结果等方面具有巨大潜力。近年来，AI辅助的超声成像在甲状腺、乳腺、腹部、妇产、血管、心脏、肌肉骨骼系统等脏器和组织的应用中呈现快速增长的趋势，部分领域已进入临床实用阶段。与之相关的产、学、研、用、管等AI生态逐渐形成，形成了全链条同步发展的良好态势。

AI技术在超声医学领域的主要应用包括以下几点：①检测。自动识别器官、结构、病变和感兴趣的区域。②诊断或分类。分析超声图像以评估疾病，并将其归为特定类别。③分割。对感兴趣区域的边界进行精确划分，以更好地辅助诊断或辅助实现精准影像引导下的手术。④其他应用。辅助扫查、快速寻找标准断面、快速生物学测量等。

### 一、AI在甲状腺超声成像中的应用

#### (一)背景综述

甲状腺超声检查是鉴别诊断结节良恶性的首选无创影像学方法，但存在15%～20%的误诊率。尽管目前基于超声图像的甲状腺影像报告和数据系统(thyroid imaging reporting and data system，TI-RADS)已在临床广泛应用，并取得了良好的效果，但TI-RADS仍存在主观性、一致性和重复性较差等问题；TI-RADS分类对甲状腺结节良恶性的判别敏感性高，特异性低，可能导致不必要的细针穿刺和外科手术。

通过AI系统自动判断结节的位置，并自动提取结节的特征来预测结节良恶性风险，可以辅助超声医生的诊断，减少依靠主观经验诊断的局限性。同时AI也可以在不降低诊断敏感性的前提下提高特异性，避免过度诊疗。

#### (二)实际案例

Li等利用深度卷积神经网络(deep convolutional neural network，DCNN)模型，发现AI提高了识别甲状腺癌患者的准确性、敏感性和特异性，诊断水平可媲美熟练的超声医生。Peng等应用DL技术构建了一种AI诊断模型(ThyNet)，结合ThyNet和TI-RADS指南建立了AI辅助决策模型，使需要甲状腺细针穿刺活检(fine needle aspiration biopsy，FNAB)的患者比例从87.7%下降到53.4%。Zhao等开发了ML辅助视觉方法来预测甲状腺结节的恶性程度，发现基于多模态超声的AI诊断性能和减少不必要的穿刺活检均显著优于传统影像组学方法和当前的权威指南。

对乳头状甲状腺癌(papillary thyroid carcinoma，PTC)患者淋巴结转移(lymph node metastasis，LNM)风险的无创评估对治疗方案的选择具有重要价值。国内多个团队均建立了基于甲状腺B型超声图像的迁移学习影像组学(transfer learning radiomics，TLR)预测PTC患者LNM的风险模型，取得了较好的预测效果。

2021年，TN-SCUI2020国际分析竞赛中，国内专家提供了目前为止全球最大规模的超声甲状腺结节公开数据集，包含了采集自不同厂商的4 557个病例，由20年以上经验的医生标注良恶性标签和分割肿瘤。该竞赛对AI自动分析甲状腺结节算法的发展具有重要意义，排名第一的挑战组采用级联的分割框架和双注意力机制的分类框架，实现了分割任务中平均交并比(IoU)81.43%，分类任务中得到了平均F1分数83.22%的较好预测结果。

在相关产品方面，国内有公司已提出全球领先的甲状腺超声AI动态实时诊断解决方案，正在申报国家药品监督管理局(NMPA)三类证。该产品可以实时同步分析超声影像，给出精准判断结果，实现甲状腺有无结节、结节良恶性以及有无桥本甲状腺炎的超声定性、定位、边界分割等实时辅助诊断功能(图5-4-1)。

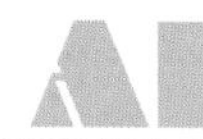

同时还具备自动识别及勾画甲状腺腺体、结节特性（纵横比、边界情况、回声、钙化灶等）分析、基于结节特性分析的 TI-RADS 分级建议等功能，具有便携式、操作简易等特点，能适配不同机型的超声设备，在节省医生时间和精力的同时提高了诊疗效率。

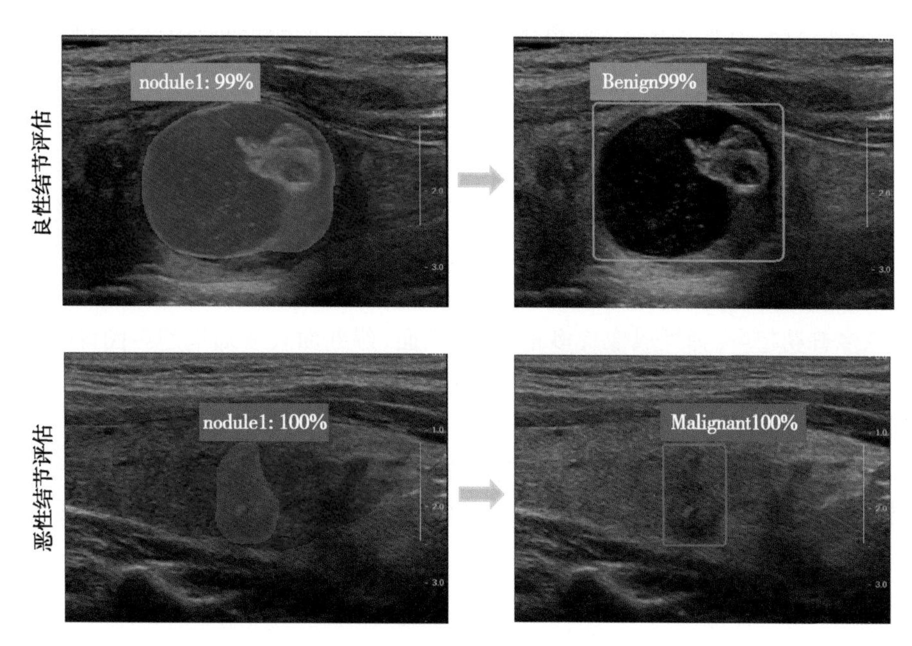


图 5-4-1 基于甲状腺超声图像的对良恶性结节进行分析

也有来自中国台湾的甲状腺超声计算机辅助诊断系统已通过美国 FDA、欧盟 CE Mark、中国 NMPA 认证，可适用于各品牌超声机器诊断系统，能对甲状腺结节特征进行量化和可视化，同时能提供依据不同指南的多层次良恶性分类法，并自动生成诊断报告（图 5-4-2）。

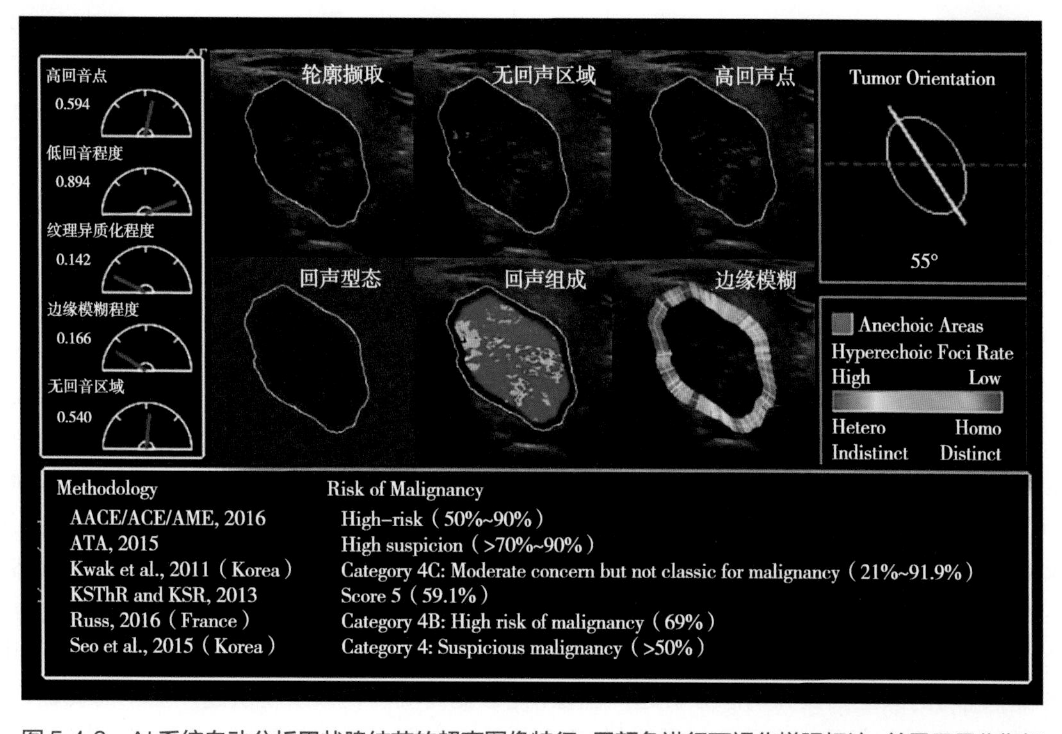


图 5-4-2 AI 系统自动分析甲状腺结节的超声图像特征，用颜色进行可视化增强标注，并显示量化指标

## 二、AI在乳腺超声成像中的应用

### (一)背景综述

乳腺癌是全球女性癌症相关死亡的主要原因,早期发现和及时诊断对乳腺癌患者的治疗和预后十分重要。针对乳腺超声图像,已研发了多款超声AI辅助诊断及定量测量软件,可实现疾病的诊断、分型及预后预测,提高了超声检查的效率和重复性。

### (二)实际案例

Wei等基于超声图像使用计算机辅助诊断系统以区分良性和恶性乳腺肿块,结果发现,该系统诊断性能优于超声医生,且使患者不必要的穿刺活检率从37.8%降至14.5%。Xiao等一项基于超声图像的CNN模型评估乳腺肿块良恶性的研究表明,迁移学习方法优于传统DL和CNN模型。Qian等构建了基于多模态(B型超声、彩色多普勒超声、弹性成像)、多角度(横断面、纵断面)、多通道超声图像融合的CNN系统评估乳腺癌风险,结果发现,该系统的诊断水平达到经验丰富的超声科医生水平,并且在一定程度上降低了假阳性率,减少了必要的活检。

基于深度学习的乳腺智能辅助诊断性能与标注数据的质量高度相关。然而,人工标注琐碎而费时,且存在主观性。国内团队提出了一个端到端可训练的CNN模型(图5-4-3),用于超声乳腺病变的交互式分割。所提出的框架在无须后处理步骤的情况下实现了交并比(IoU)89.33%±5.16%、Dice相似系数94.28%±3.11%。

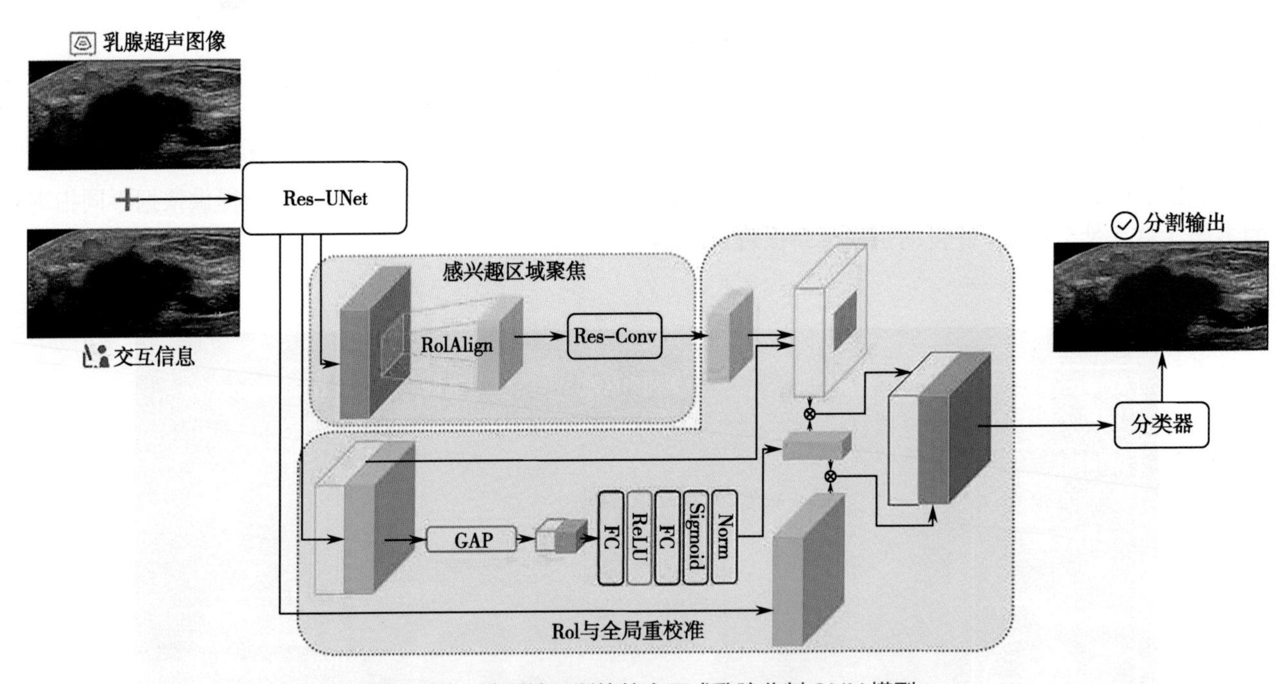


图5-4-3 端到端可训练的交互式乳腺分割CNN模型

Zhou等开展了一项前瞻性多中心研究,采用基于灰阶超声、彩色多普勒血流成像(color doppler flow imaging,CDFI)和剪切波弹性成像(shear wave elastography,SWE)多模态超声图像的CNN模型,用于解码超声图像中包含的乳腺癌分子分型信息。结果发现,基于多模态的模型预测效能显著高于单模态CNN模型(AUC:0.89~0.96 vs 0.73~0.75)。该方法提供了一种潜在的术前精准预测乳腺癌分子分型的方法,可为临床的个性化精准治疗提供参考。Sun等开发了一套远程超声系统,通过同步的远程超声,专家可以实时监控远端位于现场的医生扫查并动态分析超声图像,能够提高现场初级或基层超声医生的乳腺诊断水平。远程和AI的结合也是将来的一个重要发展趋势,有利于医疗资源下沉,更好地发挥AI的作用。

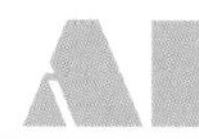

中国台湾的学者提出了一种利用瘤周超声图像来预测乳腺癌患者腋窝淋巴结转移的DL模型，结果表明，肿瘤瘤周3mm区域的AI特征预测腋窝淋巴结转移的性能最好，其准确性、敏感性和特异性分别为81.1%、81.4%、80.9%。另有团队分别构建了基于超声的CNN模型和DL模型，对早期乳腺癌患者术前腋窝淋巴结转移的预测具有较好的诊断性能。Guo等开发了一个多中心DL超声组学模型来预测原发性乳腺癌中前哨淋巴结和非前哨淋巴结转移风险。该模型对患者进行风险预测的同时并将其自动归类到不同腋窝淋巴结管理组，提供了一种简单的术前患者个性化管理工具。

Wang等提出了一个自动分割全乳容积超声图像中肿瘤的神经网络框架。通过采用密集深监督的神经网络和新颖的自适应阈值化损失，达到了95%的肿瘤分割敏感性和较低的假阳性率。Huang等采用四个模态的数据（B模态图像、多普勒图像、剪切波图像、应变弹性图像），利用深度强化学习优化不同模态的权重，可以在缺失部分模态的情况下仍能做出较准确的分类。该框架能辅助医生进行诊断，提升效率。

在相关产品方面，国内有公司自主研发了深度学习技术平台DE-Light，与通用开源框架相比，模型训练速度提高了1/4，推理速度提高了10倍，而显存只需要不到原来的10%。基于DE-Light开发的乳腺智能辅助诊断系统可以实时检出乳腺结节，自动标记结节位置，同时进行智能诊断（恶性程度评分、良恶性判断、分级），完成诊断分析仅需0.2秒，检出率高达95%以上，良恶性诊断准确率达到90%以上，若发现多个结节，系统将自动对结节进行分组编号，提供特征分析图，降低读片的观察者间和观察者内差异，最后可快速生成结构化报告，提高医生的工作效率（图5-4-4）。

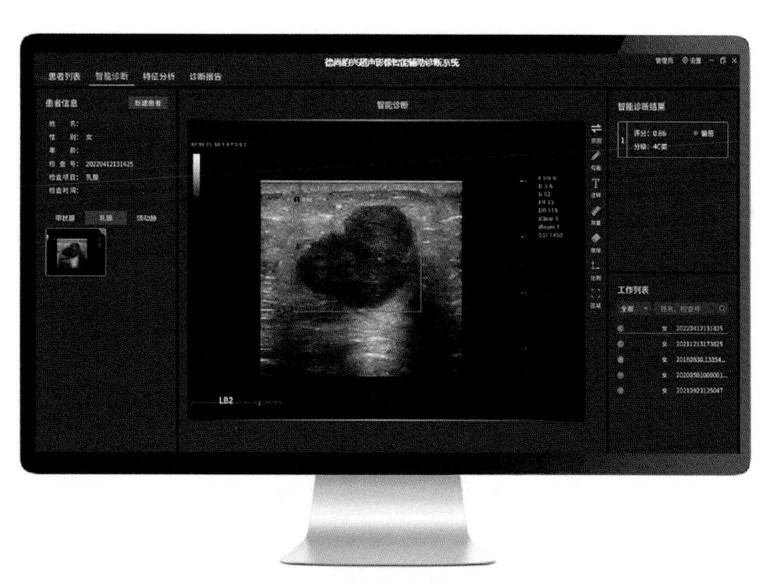


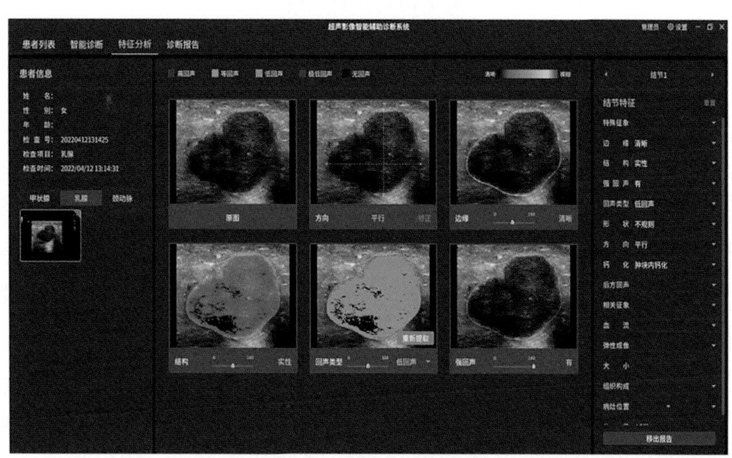


图5-4-4 乳腺AI系统

其他公司也开发了类似的AI产品,可协助临床医生诊断及决策。这些AI产品能利用AI技术实现病灶的全自动检出及病灶边缘的精确分割,并结合影像组学等技术实现病灶BI-RADS特征分析,且融合病灶的多个断面信息实现BI-RADS分级,并生成乳腺超声报告,能够有效减少医生的操作步骤,提高诊断效率;多断面综合分析的方式可提升患者诊断信息的维度,提高病灶分析的精度、准确率,从而高效地辅助低年资、基层医院医生进行诊断。也有产品能对病灶进行形态、回声类型、生长方向、边缘、边界等自动描述,同时自动测量出病灶尺寸,为医生诊断提供全面的数据参考。还有产品在利用传统超声信息外,还综合了弹性硬度分析、非线性系数分析等信号特征,能更好地对病灶的良恶性进行判断。

## 三、AI在腹部超声成像中的应用

### (一)背景综述

腹部疾病种类多且复杂,对超声影像学检查依赖程度较高。近年来,得益于AI技术的快速发展,AI在腹部器官的定位、分割,以及疾病的筛查、精准诊断、个体化治疗和预后监测等方面都得到了较为广泛的应用。

### (二)实际案例

超声对肝纤维化的精准分期是临床决策的重要依据。有团队相继开发了基于DL的弹性成像影像组学(DLRE)和DLRE2.0用于评估肝纤维化程度,两种方法的准确性均大于90%,达到了与肝脏穿刺活检相似的诊断效能。Xue等提出了一种多模态迁移学习影像组学模型,有效结合灰阶和弹性超声图像的信息,用于肝纤维化分级。多模态迁移学习模型显示出比单模态更优异的诊断性能(AUC:0.95 vs 0.93)。

Guo等将超声造影多视图机器学习用于鉴别肝脏局灶性病变良恶性,结果发现,该方法对肝脏良恶性病变鉴别的敏感性、特异性以及AUC分别达到了93.6%±5.9%、86.9%±9.4%和90.4%±5.8%。Zhang等应用迁移学习技术,通过迁移多视图超声造影(CEUS)图像的特征,明显改善了基于B型超声计算机辅助诊断的结果。Yang等提出了基于超声图像的DCNN模型,对肝脏局灶性病变的诊断敏感性和特异性优于拥有15年经验的超声医生水平(分别为86.5% vs 76.1%,85.5% vs 76.9%)。Hu等构建了一种基于超声造影图像的AI模型以识别肝脏病变性质,在AI的辅助下,超声医生对肝脏病变良恶性诊断的准确性提高至91.0%~92.9%。Zhang等开发了一种基于超声造影图像的影像组学算法模型,用于术前评估肝细胞癌患者的微血管浸润程度。该算法模型相较传统临床预测模型在术前预测微血管浸润方面具有更高的价值(AUC:0.849 vs 0.690),可以帮助临床医生制订更合适的手术计划。

超声对肾脏病变的准确评估有助于医生的临床决策。Chen等构建了一种多尺度和监督学习的CNN模型,从超声图像中分割肾脏,取得了不错的模型性能。Yin等提出了一种基于迁移学习的深度神经网络用于肾脏B型超声图像的自动分类,发现其识别肾脏肿瘤良恶性的准确性为96.5%,显著高于普通超声医生。

## 四、AI在妇产超声成像中的应用

### (一)背景综述

超声检查以实时成像、分辨率高、诊断准确、安全无创等优势成为目前妇产科不可缺少的影像检查手段,可对盆腔脏器以及胎儿形态结构、生长指标、行为、附属物(胎盘、脐带、羊水)及血流动力学变化进行观察和检测。随着AI技术的发展,基于妇产科超声成像的应用越来越成熟。

### (二)实际案例

在妇科应用方面,超声检查是评估卵巢病变的一线影像技术。Wang等利用影像组学特征提取方法和ML联合模型来分析良性、恶性和正常卵巢的三维和二次谐波超声图像,结果显示,该模型在不确定的三种组织类型病例中的AUC分别高达0.98、0.96和0.94。

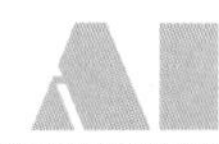

在产科应用方面，Ghi 等开发了一种 ML 算法，用于经会阴超声自动识别胎儿头部位置，可以准确区分第二产程中的枕前位（occiput anterior，OA）和非 OA 位置。这个算法不仅有助于支持产科医生的诊断，也有可能支持助产士和监护人在临床上使用经会阴超声来确定胎儿枕部位置。利用 AI 分析产前超声影像对提高超声影像采集和分析的同质化水平、客观性和效率等都有至关重要的作用。国内产前超声 AI 研究的团队对产前超声质量控制和动态断面识别等做了系列深入的探索，相关文章的引用次数在该领域居于国际前列。该团队首创胎儿三维超声图像内多解剖结构的全自动分割，实现了胎儿、胎盘和绒毛膜腔三维容积的全自动分割，并且精度领先（图 5-4-5）。针对经阴道三维卵巢卵泡超声，该团队实现了卵巢和卵泡的精确分割，达到领域内的领先水平。同时，针对从三维超声快速获取多种标准断面的临床需求，该团队利用神经网络搜索技术和多智能体强化学习方法，以轻量化的方案实现了子宫和胎儿脑部三维超声数据集中多断面的精确定位，精度可达 7.03°/1.59mm 以及 9.75°/1.19mm。

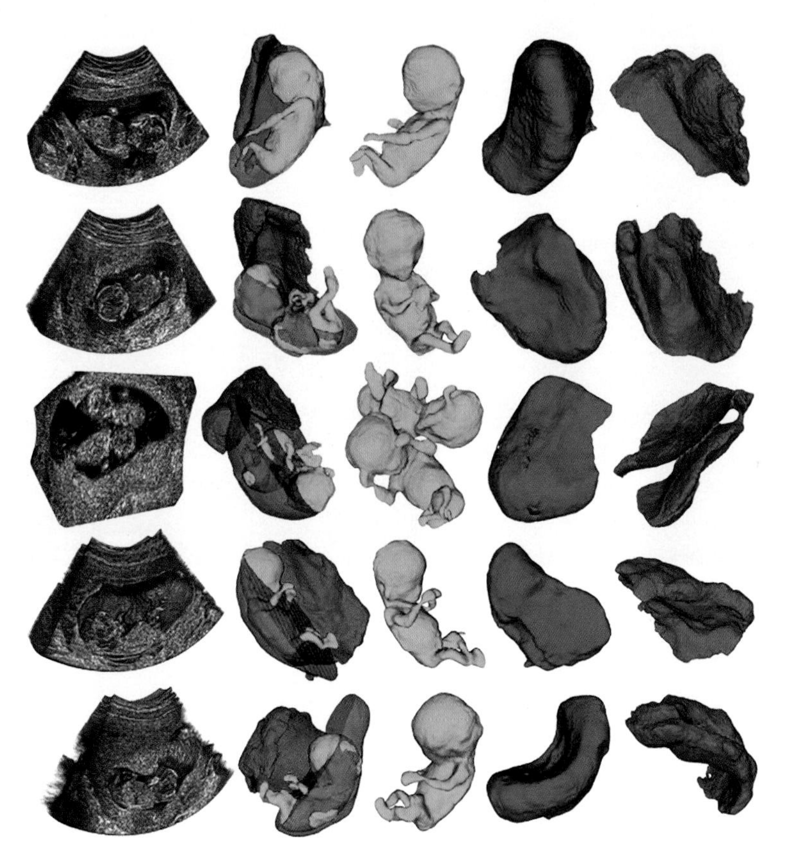

**图 5-4-5　三维胎儿超声容积分割**
绿色：胎儿；蓝色：绒毛膜腔；红色：胎盘

在相关产品方面，有公司开发的产科自动测量可以实现双顶径、头围、腹围、肱骨长度、股骨长度等多个测量项目，能成功实现产科筛查全流程无须干预的实时标准切面抓取、质控、测量、自动化报告，将 2D 产科产前筛查效率提升 50%，按键次数减少 70%。盆底 AI 能够帮助医生自动识别和测量膀胱颈下降、后膀胱角度、尿道 2D 旋转角度等，大大减轻了医生的工作量（图 5-4-6）。

在辅助生殖超声领域，AI 产品可准确实现卵巢和卵泡的精确计数和边缘轮廓勾画，极大地缓解了生殖科超声医生的检查压力。

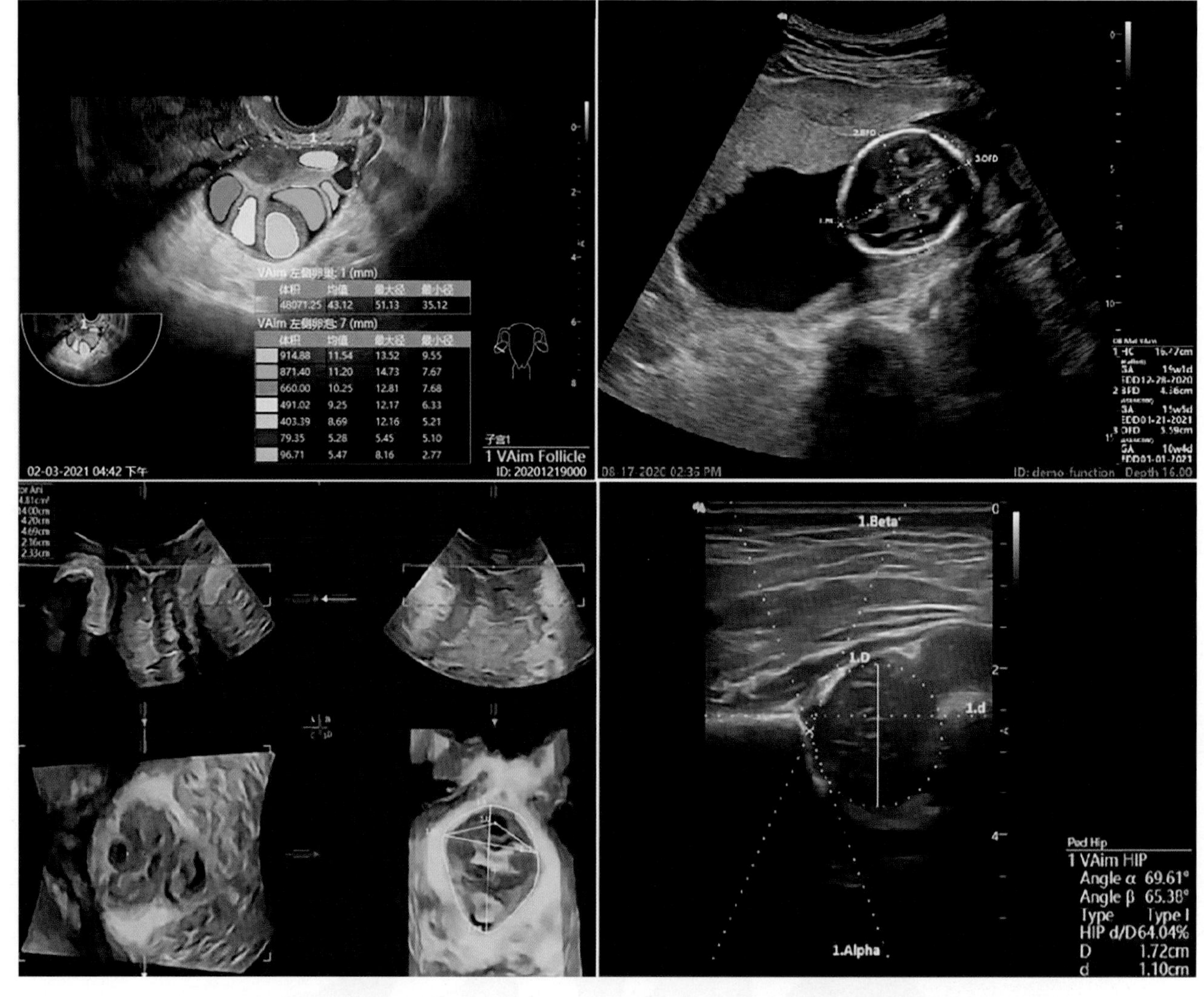


图 5-4-6 产科 AI 为孕前、孕中、产后和新生儿超声图像上多个关键测量项提供自动测量的结果

## 五、AI 在血管超声成像中的应用

### (一)背景综述

脑卒中是我国成年人致死、致残的首位病因,具有发病率高和复发率高的特点。有效预防、筛查与控制高危因素尤其是颈动脉斑块,是降低致死率和致残率的关键。

### (二)实际案例

国内有公司通过颈动脉扫查过程中的连续视频重建出颈动脉三维体数据,利用基于 U-Net 的深度学习模型自动识别出每一帧图像上的颈动脉和斑块,计算出能最好地从三维体数据中分割颈动脉长轴方向的断面参数,并实现自动分割颈动脉、一键测量内膜厚度、自动生成诊断报告等功能,可以为医生的诊断提供多方位的协助。

另有公司针对颈动脉斑块,也提出了一种基于 AI 的导航 + 识别 + 量化的筛查管理方案,该方案可整合在掌上超声上,携带方便,操作简单,易学易用,社区或者家庭医生可随身携带上门检查,大大提升了检查效率。具体可实现以下功能:① AI 导航。可实现颈动脉自动识别、颈动脉内中膜自动识别,大大降低了超声评估颈动脉血管斑块的难度。② AI 识别。利用原始射频信号多脉冲技术自动重复识别颈动脉壁、内中膜厚度及颈动脉斑块,可有效自动区分高回声、等回声、低回声或混合回声斑块,实现颈动脉斑块的自动筛

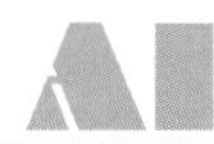

查。③ AI 量化。血管彩色多普勒血流一键优化可自动调节取样框大小和血流角度，实现频谱自动测量和实时计算，有效摒弃了传统手动测量导致的人工误差、效率低下、对手法要求高等问题。

## 六、AI 在心脏超声成像中的应用

### （一）背景综述

超声心动图在心血管疾病的管理中发挥着核心作用，准确可靠的超声心动图评价对临床诊断和治疗至关重要。AI 在超声心动图中的应用包括自动心室定量和射血分数计算、应变测量、瓣膜形态及功能评估，以及心脏疾病的自动诊断。

### （二）实际案例

DL 已被应用于左心室射血分数的自动测量，Liu 等开发了一种基于 U-Net 的 DL 模型，用于自动测量左心室射血分数。该模型在诊断正常心脏和疾病表型（包括心房颤动、肥厚型心肌病、扩张型心肌病）方面，其 AUC 分别为 0.974、0.948、0.968 和 0.972，对判断心力衰竭具有较高的诊断性能。

有公司开发了“心脏结构自动识别 Smart Echovue”智能应用，基于 RetinaNet 的多目标、多分类神经网络，并结合多尺度融合层以及多层级信息交换模块，实现了在超声扫查过程中实时识别心脏标准断面及相应结构，辅助医生认识并掌握心脏超声标准断面，提升心脏超声的成像质量（图 5-4-7）。

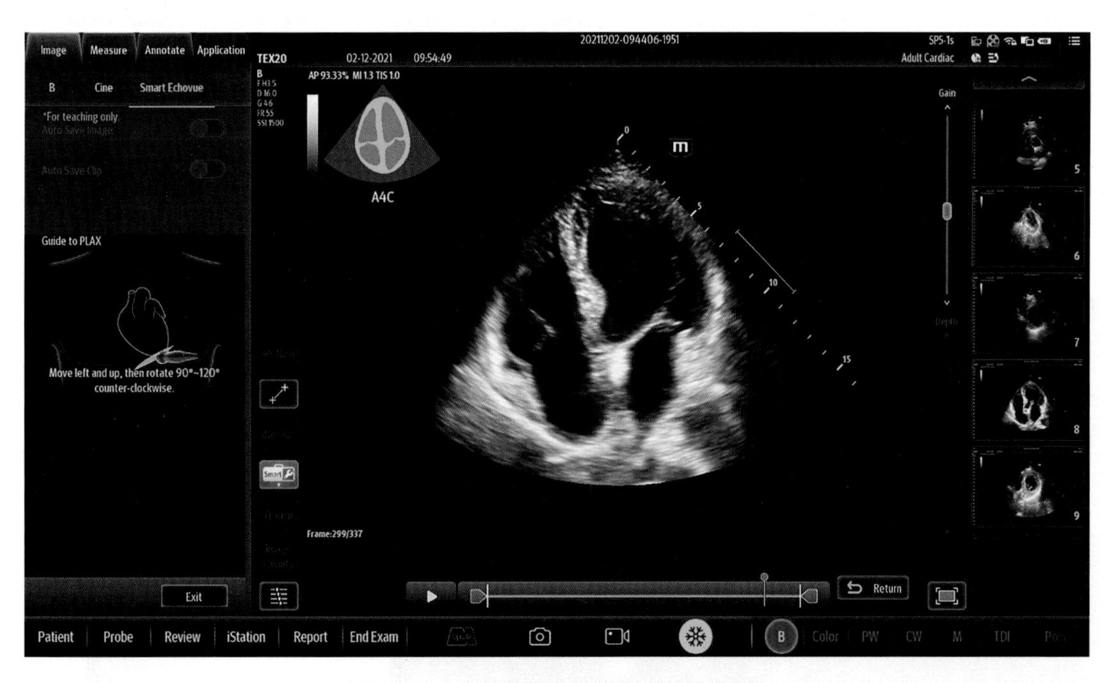


图 5-4-7　心脏结构自动识别 AI 软件效果

## 七、AI 在肌骨超声成像中的应用

### （一）背景综述

应用高频超声能够清晰显示肌肉、肌腱、韧带、周围神经等浅表软组织结构及其发生的病变，如炎症、肿瘤、损伤、畸形引起的结构异常，成为诊断肌肉骨骼系统疾病的重要影像学手段。超声医生借力 AI 技术，有望提高肌骨损伤等疾病超声影像判读的一致性及准确率。

（二）实际案例

超声检查能够显示肌骨组织结构和运动异常，这些异常可指示相应的病理改变，从而改善患者的诊断和治疗。Feng 等提出了一种基于超声的 DL 和相关滤波器跟踪算法，用于检测吞咽过程中的舌骨位置，可以为临床医生评估吞咽障碍的患者提供便利，减少查看舌骨位置的时间。

## 八、AI 在介入超声中的应用

（一）背景综述

介入超声已发展为超声医学的一门亚专科。此外，超声作为一种可视化工具，逐渐广泛地应用于麻醉、疼痛、康复等学科。超声引导下的神经阻滞可清晰地看到神经结构及神经周围血管、肌肉、骨骼及内脏结构，并且实时监控穿刺过程和注射药物的扩散情况，可以改变麻醉的盲目性，提高成功率，降低并发症，减少局麻用药量。超声对指导建立血管通路有着极大的辅助作用，在患者血管条件不好（如药物滥用、烧伤、血管先天变异、狭窄、儿童、重度肥胖者）的情况下，超声可视化的优势可帮助提高静脉置管的准确率，降低手术失败率。

医生借力超声 AI 技术，可以更快地找到目标组织，避开穿刺路径上的危险结构，引导穿刺针到达靶目标。

（二）实际案例

在相关产品方面，有公司推出 AI 智能麻醉专科超声，具有智能神经识别功能，建模之后通过大数据深度学习，用不同的颜色实时在超声图像上标注出标准断面的肌肉、神经、血管等组织，协助医生准确识别，在提高工作效率的同时，可避免并发症的发生。同时，可以明显地缩短麻醉超声入门的学习曲线（图 5-4-8）。

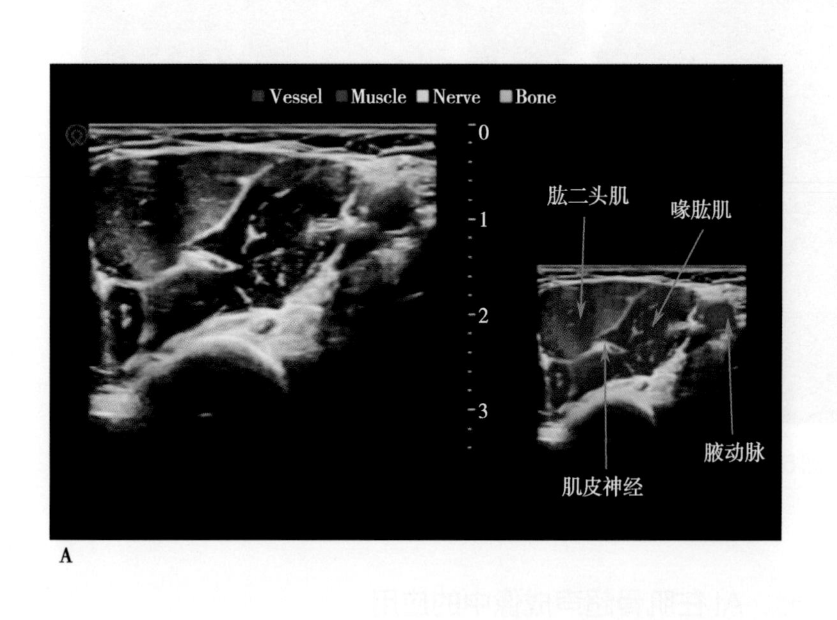


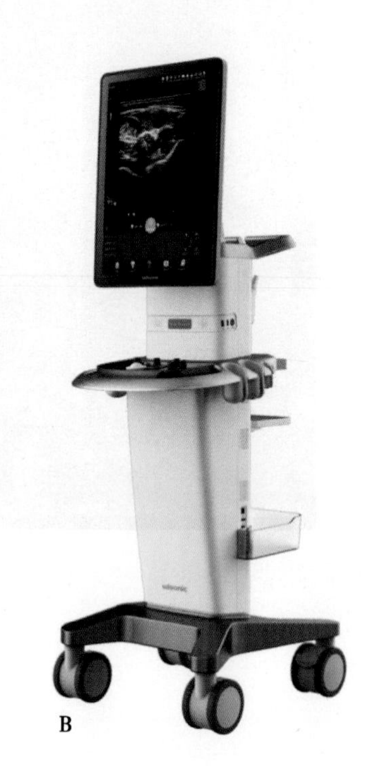


图 5-4-8　AI 智能麻醉专科超声

A. 超声 AI 识别腋路臂丛神经；B. AI 超声

另有公司开发出“臂丛神经自动识别 Smart Nerve”智能应用，在端到端全卷积神经网络（fully convolutional network，FCN）的分割模型基础上，融入多尺度融合技术，充分提取目标特征，并结合时序信息，从空间、时

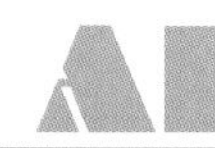

间两个层面提高分割精准度及一致性。实现了在超声引导臂丛神经阻滞的过程中，实时识别臂丛神经区域并增强该区域的显示效果，显著提升操作便利度，缩短神经阻滞前定位时间。

## 九、AI在其他领域的应用

AI还可以联合肺部超声应用于COVID-19诊断。肺部超声或床旁超声近些年在肺部包括COVID-19诊断方面发挥了重要作用。Wang等依据DL模型，利用肺部超声数据进行COVID-19的分类，可以为临床医生提供客观的诊断信息，对COVID-19的诊断具有良好的性能。Xue等提出了一种基于深度学习的肺部超声分析框架用于评估新冠肺炎患者的临床严重程度，准确率达到75.0%（4级分类）和87.5%（2级分类）。该框架可以对每个肺区进行分级（准确率为85.28%）和病理模式识别，来对疾病严重程度进行判断。

超声AI技术与机器人技术近年来不断融合发展。远程超声诊断系统是机器人技术与超声AI技术相结合的产物，超声机器人产品主要由机器人辅助超声平台、医生控制台、远程数据传输模块三部分构成（图5-4-9）。通过远程操作技术，由医生端有经验的医生，通过此系统控制患者端超声探头扫查。医生端和患者端之间通过网络进行通信，可以实现远程控制的实时超声检查。患者端子系统可以投放到隔离病区或偏远基层地区，能有效缓解医疗资源不均衡的现状。Wang等利用机器人远程US成像系统对COVID-19患者进行超声检查，成为大流行期间隔离区患者诊疗的宝贵工具。Zhang等开展了一项前瞻性临床研究，评估了基于5G的远程超声机器人系统在偏远岛屿地区用于甲状腺检查的临床可行性和准确性。研究结果显示，远程超声机器人系统检查的时长、图像质量以及诊断结果与传统超声检查相仿，具备充分的可行性。

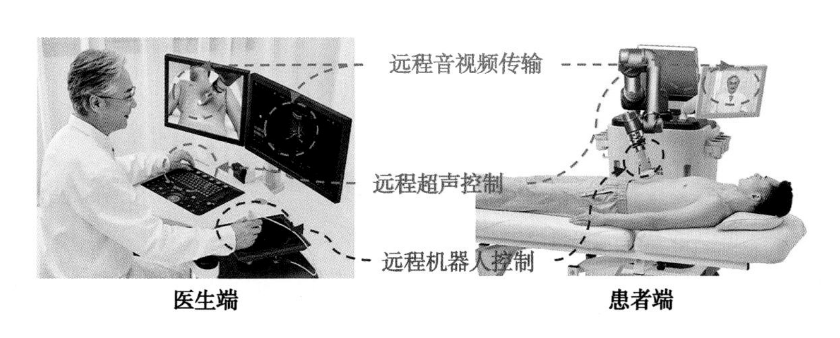


图5-4-9 远程超声机器人系统总览

## 十、超声AI行业基础专业软件研发的进展

超声影像AI分析的研究与开发是以大量的专家手动标注影像为基石的。超声影像具有以下特点：①图像质量影响因素多；②文件格式不一；③影像维度多样（二维、视频、三维、四维等）；④影像模态丰富（A型超声、B型超声、M型超声、彩色多普勒血流成像、剪切波成像等）；⑤影像文件数量庞大；⑥超声影像AI分析所需标注任务繁杂；⑦超声医生的电脑水平和软件使用习惯特殊。以上特点对超声图像标注软件形成了极高的挑战。市面现有的医学影像标注软件大多来自国外，如LabelMe、ITK-SNAP、3D Slicer、MITK等，均无法有效满足国内超声影像AI领域大量兴起的通用标注需求。因此超声影像标注软件的缺失在一定程度上制约了国内超声AI的发展。

国内有团队开发了医学影像专用标注软件，有效支持了超声影像AI领域庞大复杂的标注需求，为国内超声影像AI的健康稳步发展提供了强大、统一和通用的基建式软件支撑（图5-4-10）。该标注软件具有以下特点：①支持常见的影像模态和文件格式；②支持超过20种标注功能；③支持大规模影像的标注；④可提供信息脱敏、资源加密功能，确保病例隐私和超声影像资源在标注过程中的安全性；⑤提供大量超声AI

辅助智能标注功能，可提升超声视频、超声容积影像的标注效率 50% 以上；⑥提供可定制和规范化的标注环境，从标注机制上减少超声影像的误标注和噪声污染。

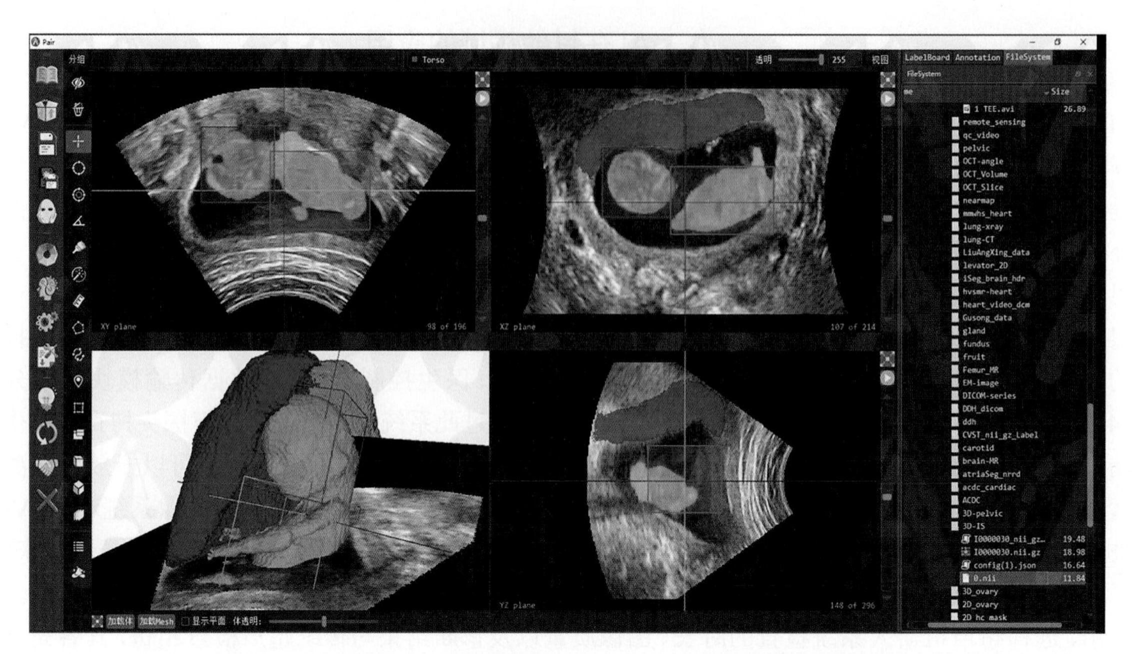

图 5-4-10　标注软件对视频超声影像、三维超声影像的标注支持示例

## 十一、国内外对比与展望

由于 AI 技术发展日新月异，其在超声医学领域的应用研究也不断迭代更新，但基于 AI 技术的超声医学应用仍存在一些不足，需加以改进。

与国外相应的临床研究比较，国内大部分研究为回顾性分析，是否能真正应用于临床，还需要更多的前瞻性研究来验证。在算法方面，国内的研究和产品仍以 ML 或 DL 为主，在新型算法的开发和应用方面稍显滞后，亟待寻求突破。由于超声图像本身缺乏标准断面和图像重复性较低等问题，一定程度上制约了 AI 在超声医学领域的应用，因此，对算法突破的需求尤为迫切。

在相关产品方面，国内 AI 辅助超声诊断的设备和产品不断开发和应用于临床，覆盖的病种范围日益扩大，对超声医学的发展起到了重要的推动作用。但目前国内 AI 商业化的产品输出结果更多采用单一影像数据，无法综合医疗文本数据对患者的整体情况进行评估，同时尚缺乏用于疗效评价、临床决策和预后预测相关的产品。相关超声 AI 公司的产品普遍测试数据集不大、应用场景不明确、缺乏高水平临床研究的数据支撑。国内目前从事超声 AI 研发的公司众多，但缺乏行业规范和标准，处于各自为政的局面，相关数据获取及伦理也处于模糊阶段，不利于行业的长远高质量发展。

国内超声 AI 产品在场景应用方面有独特的优势，近年来 AI 技术与医用机器人、5G、大数据、区块链、远程超声等技术不断融合演进，推动了超声 AI 场景应用的拓展。超声 AI 除了用于疾病诊疗外，在广义上还可用于超声科预约叫号系统、超声科影像大数据管理、超声科教学和科研、超声科运营管理等，对超声科的数字化和智能化转型具有重要意义（图 5-4-11）。随着超声 AI 技术的不断进步与发展，以及医疗数据平台的日益完善，超声 AI 技术将为超声科医生提供更高效和准确的辅助诊断，从而更好地服务于临床。

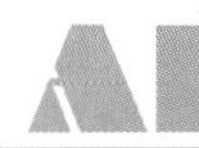

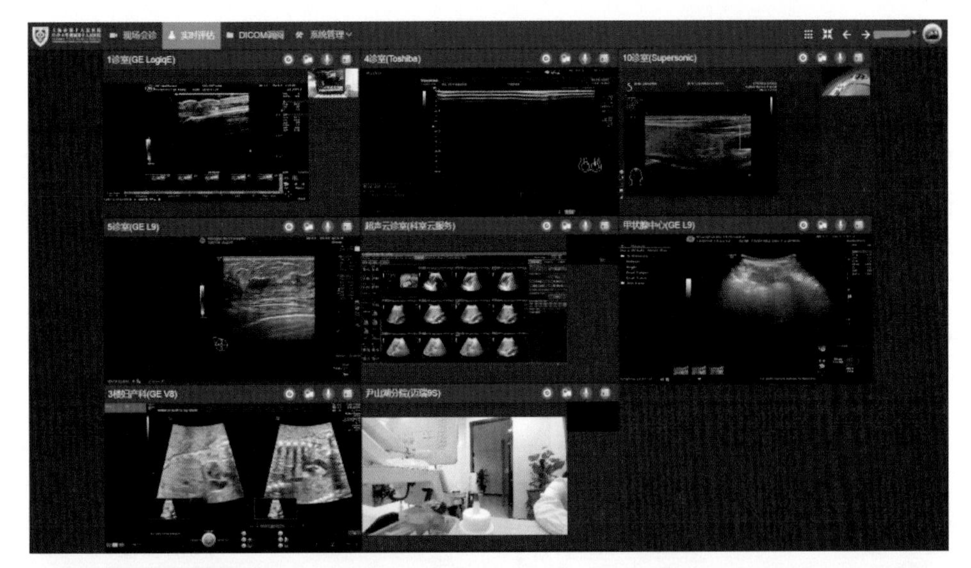

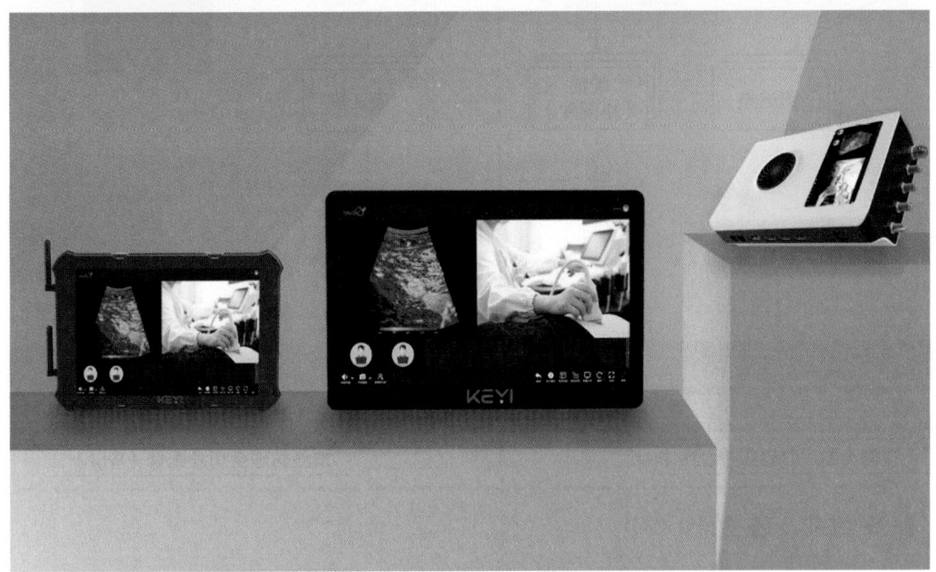


图 5-4-11　国内机构开发的超声大数据及远程超声系统，显著提高了科室管理和个人工作效率，同时实现了医院资源下沉，产生了显著的社会效益

（徐辉雄　沈玉婷）

# 第五节　人工智能在组织病理学中的应用

## 一、背 景 综 述

组织病理学是疾病诊断的“金标准”，但培养一位合格的病理医师需要经历漫长的周期，严重阻碍了病理从业人员的增长。目前，我国病理医师存在巨大的缺口，已成为当前亟待解决的痛点问题。

在高性能计算设备和深度学习理论的推动下，AI 与组织病理学得到了深入的交叉融合，催生了全新的计算病理学，为缓解当前病理人才不足带来了一丝曙光。计算病理学在各类临床问题中都得到了广泛研究，本部分重点对其在病理诊断、生存分析和预后评估、基因信息预判等领域的代表性工作进行概述与总结。

## 二、实际案例

### （一）病理诊断

病理诊断是 AI 在组织病理中最重要的任务之一。研发专家级的 AI 诊断模型将极大缓解病理资源匮乏的困境，推动国内病理环境良性可持续发展。

结直肠癌是世界第三大恶性肿瘤，严重威胁人类健康。国内 Wang KS 等团队采用来自多中心的海量全切片图像（whole slide image，WSI），构建了专家级的结直肠癌病理 AI 诊断模型（图 5-5-1），经多中心验证取得了 AUC 为 0.988 的优异性能，优于实验组病理专家的平均诊断水平（AUC＝0.970）。

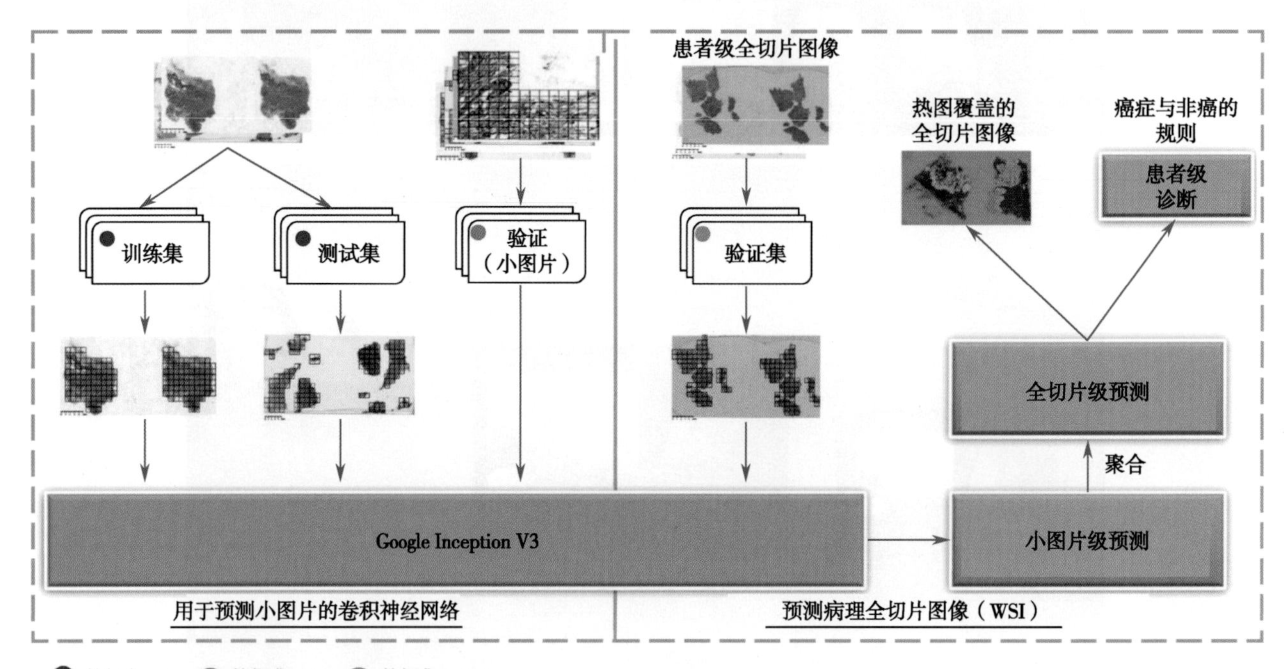


图 5-5-1　结直肠癌病理 AI 模型

EB 病毒相关性胃癌（EBVa GC）是胃癌的一种分子亚型，该亚型患者对免疫检查点抑制剂敏感，预后良好。Zheng X 等提出一种用于检测胃癌患者 EBV 状态的深度学习模型 EBVNet。在内部交叉验证中实现了平均 AUC 为 0.969 的性能，在多中心外部测试数据集和 TCGA 数据集上分别实现了 AUC 为 0.941 和 0.895 的性能。

精准病理诊断皮肤肿瘤具有较高的挑战性。Jiang S 等提出了一种基于轻量级注意力机制的深度学习框架 DRANet，对 11 种皮肤疾病实现了准确区分，并能输出可视化的诊断报告，显示 WSI 中与疾病相关的可能区域。

宫颈癌严重威胁女性健康，近年来发病率逐年攀升。对其进行早期筛查是保护女性健康的重要措施，也是我国的基本公共卫生服务的内容之一。Cheng S 等开发了一种结合低分辨和高分辨 WSI 的渐进式宫颈癌识别方法，以及一种基于递归神经网络的宫颈癌病变评估模型。独立测试结果显示，该方法可以在 WSI 级别上实现 93.5% 的特异性和 95.1% 的灵敏度，性能优于三位临床病理学家的平均水平。

靶向治疗、免疫治疗等可极大地改善癌症患者的生存和预后，但同时也对癌症诊断的精准度提出了更高的要求。Yang H 等提出一种基于深度学习的肺部疾病诊断模型，实现从 WSI 准确区分肺癌及其易混淆疾病。该模型能够准确区分肺腺癌、肺鳞癌、小细胞肺癌、肺结核、机化性肺炎和正常肺部组织，多中心测试的 AUC 结果最高达到了 0.978，性能与高年资临床病理学家的诊断水平相当。

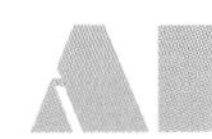

此外，在肝细胞癌、胃癌、前列腺癌等的识别方面，国内众多研究团队亦取得了一系列优异成果。

（二）生存分析和预后评估

对癌症患者进行生存分析和预后评估，评价临床治疗措施，根据生存结果制定个体化的治疗和随访方案，合理规避风险诱因具有重要的临床意义。计算病理学在生存分析和预后评估方面同样也给出了相应的解决方案。

TNM 分期是癌症治疗策略制定和预后评估的决定性因素。然而，临床上处于同一 N 分期的患者，预后的生存风险却存在较大的差异。Wang X 等使用深度学习方法识别肿瘤区域和转移性淋巴结区域，揭示两者的面积比（T/MLN）关系为一种可解释的胃癌预后定量评估指标（图 5-5-2）。基于 T/MLN 指标以及可视化分析显示，随着 N 分期的提高，T/MLN 指标将逐步递增，说明 T/MLN 指标可以为患者提供更多的预后信息。

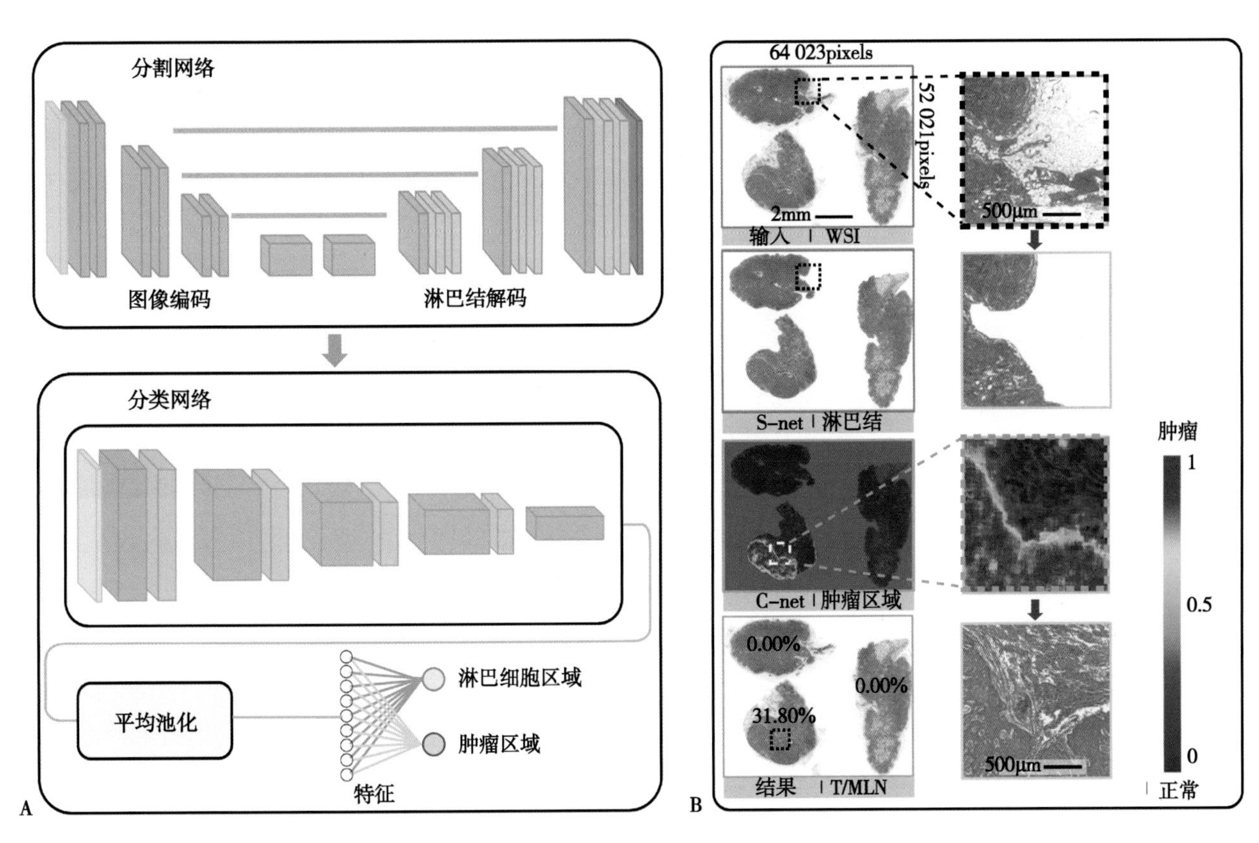


图 5-5-2 T/MLN 分析流程

除了在胃癌预后定量评估工作方面的进展，该研究团队还提出了一种基于先验知识的、可解释的、弱监督的深度学习框架来评估肝细胞癌病理组织学特征，建立了一种“肿瘤风险评分（TRS）”模型，用于对患者的预后评估。结果证明，TRS 可作为一种独立预后指标，其预测能力明显优于临床分期系统。

*HER2* 阳性乳腺癌是乳腺癌中较为严重的一种亚型，具有易复发、易转移且预后较差的特点。评估 *HER2* 阳性乳腺癌复发风险并制定相应治疗方案，对于改善患者的预后和生存期具有重要意义。Yang J 等提出一种结合病理和临床信息的深度学习方法，用于预测 *HER2* 阳性乳腺癌的预后。在 TCGA 数据库中的 123 名患者数据中独立验证结果显示，该多模态模型可实现 AUC 为 0.72 的性能。

（三）基因信息预判

数字病理全切片图像（WSI）为癌症的分析与诊断提供了丰富的特征信息，部分基因与癌变密切相关，然而在临床上无法直接从 WSI 上获取相关的基因突变信息，必须依赖于基因检测手段实现。计算病理学为从 WSI 中预测相关的基因突变提供了解决方案。

胃癌是一种较为常见的恶性肿瘤，发病机制较为复杂，具有丰富的组织学和分子特征。在胃癌分子亚型中，诊断微卫星不稳定性（microsatellite instability，MSI）状态对于肿瘤的治疗和预后具有重要意义。Su F 等提出一种直接从 HE 染色制作的 WSI 对胃癌进行分级和 MSI 识别的深度学习方法，使用 467 张 WSI 进行训练验证以及测试。实验结果显示，该模型对低分化腺癌和高分化腺癌识别结果的 F1 值分别为 0.861 5 和 0.897 7，并且成功实现了对 MSI 状态的识别，在患者级别的准确率达到了 86.36%。

免疫组化检测结果对于指导乳腺癌患者的治疗以及评估患者预后具有重要的意义。然而，这些结果仍然无法解释在不同临床阶段中所观察到的异质性，例如，约 1/4 的 *HER2* 阳性乳腺癌会对曲妥珠单抗产生耐药性。基于基因表达对乳腺癌进行分子分型为上述局限提供了解决方案。Phan NN 等提出一种基于迁移学习的乳腺癌分子分型方法，可以实现从没有任何标注的 WSI 中对乳腺癌进行 PAM50 分型。实验结果显示，该模型对乳腺癌的四种内在潜在亚型的分类准确率可高达 0.913，显著优于 Genefu 分型工具的结果，这就证明可使用深度学习方法从 WSI 中预测基因表达特征。

肺癌是全球范围内发病率和死亡率最高的恶性肿瘤，与多种基因突变存在密切的关系。对于不适合手术的肺癌患者，使用靶向药物进行治疗成为优选方案，因此准确识别与肺癌相关的基因突变至关重要。Huang K 等提出一种直接从 WSI 中识别肺癌基因突变的深度学习方法 DeepIMLH（图 5-5-3）。实验结果显示，DeepIMLH 对 *MET*、*FGFR1*、*FGFR2*、*HRAS* 以及 *ALK* 五个突变基因的识别准确率分别为 86.3%、83.2%、82.1%、78.7%、72.3%。

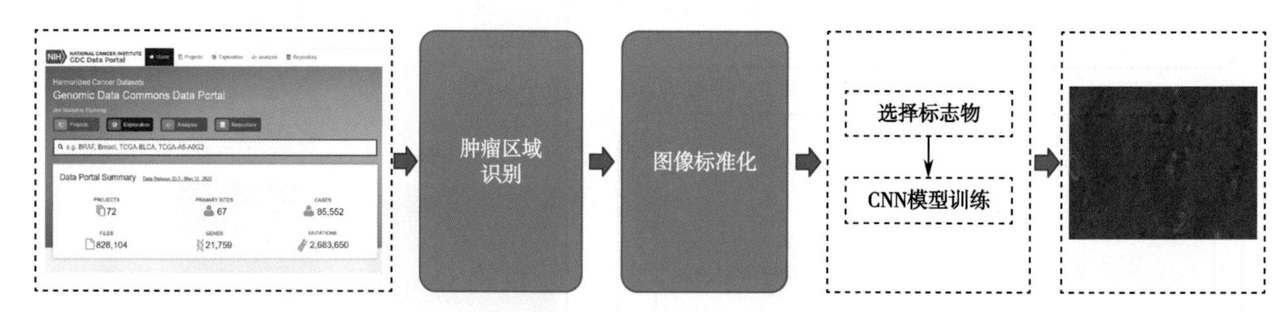


图 5-5-3　DeepIMLH 工作流程

## 三、快速建立 AI 辅助病理诊断系统

计算病理学在诸多临床任务中，已实现了和高年资病理医师相媲美的性能，然而，当前的计算病理学主要基于有监督学习方式，依赖于海量的标注数据。数据标注过程费时、费力，严重制约了病理 AI 系统的开发和落地。如何高效建立病理 AI 系统成为计算病理学下一步发展的关键。

针对当前建立病理 AI 系统遇到的高昂成本问题，Yu G 等首次应用半监督学习方法建立了专家级的肠癌识别模型（图 5-5-4），当少量标注图像时，半监督学习肠癌模型明显优于相同标注数量的有监督学习模型。

然而，前文所述的病理半监督模型是建立在 Patch（WSI 切分为的小图像）级别上的，模型直接输出 Patch 级别的结果，然后按照预定义的规则将结果聚合到 WSI 级别，形成患者级别的结论。基于 Patch 级别的病理图像数据构建的半监督诊断模型，虽然减少了数据的标注量，提高了开发效率，但专家对 WSI 的精细标注工作仍然是存在的。值得注意的是，在临床病理诊断工作中，诊断结论已经为患者或 WSI 提供了标注，即 WSI 存在天然的标注。综合考虑 WSI 巨大的尺寸和弱标注的本质，基于多实例学习（multiple instance learning，MIL）的弱监督学习使用 WSI 天然标注成为快速构建病理 AI 系统的另一种解决方案。

在病理 AI 问题中，MIL 可以将一张尺寸巨大的 WSI 视为一个包（bag）进行处理，通过将 WSI 划分为若干个 Patch，每个 Patch 相当于一个实例，即一个多实例包由 WSI 的多个 Patch 构成，临床对 WSI 的诊断结论作为多实例包的标签。现有的 MIL 方法包括三个主要范式：包空间（bag-space，BS）MIL、实例空间（instance-space，IS）MIL 以及编码空间（embedded-space-ES）MIL。BS 范式直接在多实例包水平上分析，利

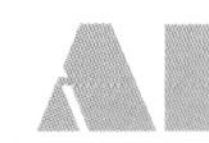

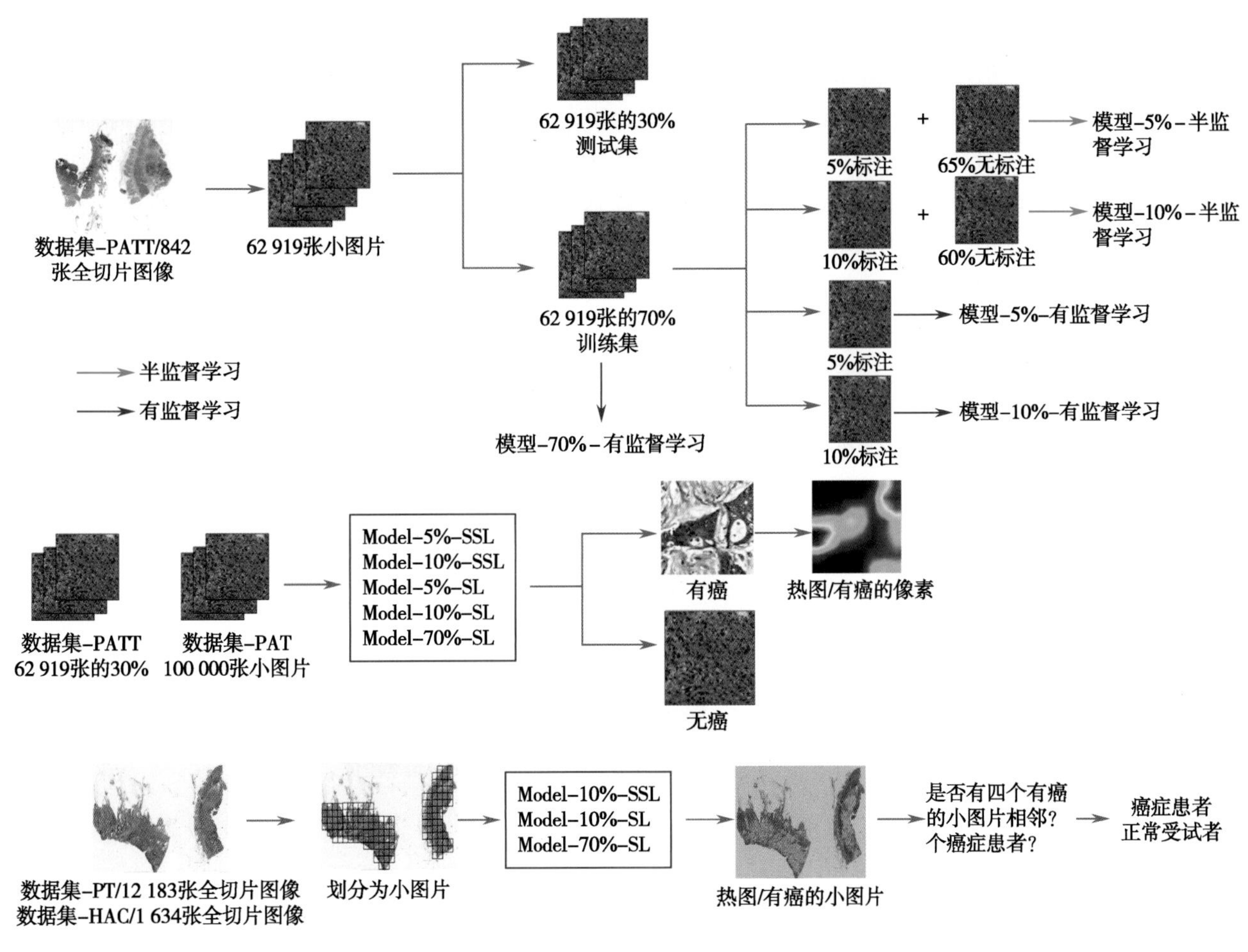


图 5-5-4　半监督肠癌识别模型

用多实例包之间的距离进行分类，然而由于 WSI 巨大，BS 范式在病理 AI 相关任务中表现较差。IS 范式以多实例包内的多实例成分为学习对象，通过将实例水平的结果简单聚合获得多实例包的结果，这种范式的性能往往也相对较差。ES 范式则首先将所有实例编码到低维的特征空间中，然后使用这些低维特征表示作为包的表示，这种范式对比病理分析任务具有潜在的应用潜力，可以根据具体的任务设计编码方式。

Li H 等提出一种基于可变形 Transformer 的编码空间多实例学习方式，通过将病理全切片图像以完全可训练的方式编码为一个包，并且在编码过程中充分考虑不同实例的位置关系和上下文信息，在肺腺癌分类任务和淋巴结转移预测任务中分别取得了 AUC 为 0.99 和 0.73 的性能。然而，值得注意的是，在临床诊断中，一张病理全切片图像中并不是所有的组织区域都具备诊断价值，因此，将病理全切片的所有组织区域进行编码会存在数据冗余的问题。Wang Z 等又提出了一种基于聚类和注意力的多实例学习方式，通过在多实例包内对 Patch 进行鉴别性挑选后，提高了数据的有效性，在淋巴结转移预测任务中取得了优异的性能。

## 四、建立临床级病理 AI 系统的障碍以及对策

建立临床级病理 AI 系统的主要障碍在于数据集。第一个障碍是数据集缺少代表性，即建立 AI 数据集难以反映真实的临床病理世界。第二个障碍是临床实践的病理图像标准化。制片和数字化差异，包括不同中心、不同制片流程和数字化设备带来的差异，造成 AI 系统在临床的性能下降。第三个障碍是标注数据过少或者缺少代表性。

计算病理学的核心之一在于收集病理切片并且高分辨扫描进行数字化获取 WSI。然而，WSI 的像素数量巨大，导致极高的图像存储成本和扫描时间成本。因此，即使不考虑标注需求，高昂的数字化成本也难以承担。针对病理数字化成本问题，Sun K 等提出用低分辨率扫描病理切片并且存储，在使用图像时，用超分辨率图像技术生成高分辨率的病理图像，从而将数字化成本降低到 1/64(图 5-5-5)。这种新颖的低成本数字化方式有望解决切片数字化的高成本问题，解决病理 AI 系统的训练集和大范围验证集问题，从而推动计算病理学的发展，建立真正的临床级的病理 AI 系统。

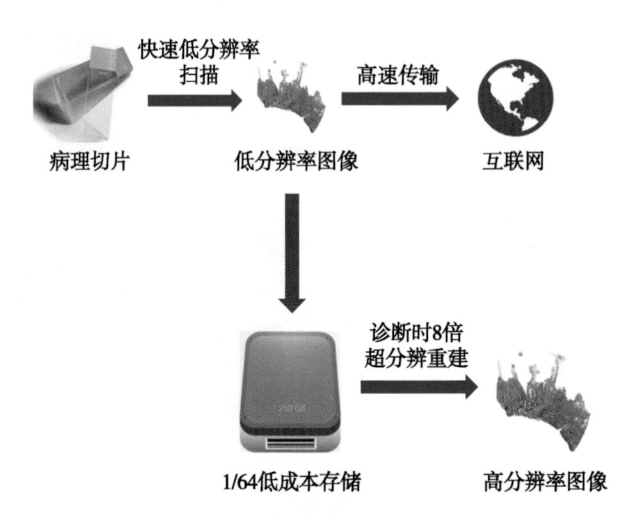


图 5-5-5　低成本病理数字化方式

不同中心的制片流程、数字化过程存在差异，因此限制了 AI 在多中心的性能。一种有效提高 AI 跨中心性能的手段是切片制备和数字化的标准化。第一，应该对制片流程标准化，例如使用化学物质的浓度，特别是建立切片的质量标准。第二，应该对每一款病理扫描仪的分辨率、清晰度和色彩进行评估，建立数字化全切片图像的质量标准，最终形成制片和数字化指南及行业标准。研发一套全自动的标准化评估方法，定期对制片和数字化质量进行审查，助推医疗中心和设备厂家改进效果。制片流程、数字化过程的标准化有望降低当前临床数据的差异，使训练数据和临床数据尽可能一致，病理 AI 模型才有可能在多临床中心得到较好的泛化使用。

当前病理图像标注的主要困难在于像素级或者 Patch 级别的标注。由于病理图像巨大，完成一张 WSI 的标注经常需要大量的时间。Sun K 等所提出的低成本病理数字化方式使得获取足够的 WSI 用于训练不再困难。然而，标注大量的像素或者 Patch 仍然是主要的障碍。正如前文所述，基于多实例学习的弱监督方法对解决这一问题进行了探索，目前已有诸多多实例学习方式成功应用于病理图像分析任务中，并实现了优异的性能，进一步推进了构建临床级病理 AI 系统的进程。

## 五、国内外对比与展望

国内的计算病理学研究主要集中考虑模型高性能、落地低成本以及临床有需求等几个关键点，现有研究成果已经基本涵盖组织病理学在临床中的所有可能应用方向。但是，在数据使用的过程中，因法律、伦理以及道德所导致的“数据孤岛”问题，并未见到国内在计算病理学领域这方面的工作。英国利兹大学 Saldanha OL 等提出一种基于 SL 技术的分散式病理 AI 分析模型，成为计算病理学中“数据孤岛”问题的一种有效解决方式，保证在模型构建过程中，所有合作者可以平等、透明、安全地共享与共建，更有利于高效部署更加可靠的强鲁棒的病理 AI 系统。此外，在病理资源公开数据库整合与建立方面，国内也尚未有规划性举措。

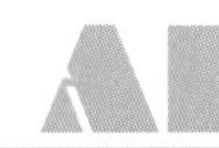

近些年，计算病理学在国内外都取得了长足的发展与进步，综合考虑临床需求、现实发展状况等因素，计算病理学成为AI在医学中落地应用的重要突破口之一。同时，计算病理学与影像组学的有效整合已成为目前AI在医学领域发展的一个重要方向。最新的一篇来自*Lancet Digit Health*的文章为它们的联合运用提供了一个较好的示范。文中作者整合了多中心肠癌的MRI特征、病理HE切片中细胞核及微环境特征后，采用机器学习的方法构建了影像病理融合预测系统（RAPIDS），用于预测肠癌患者新辅助治疗的病理学完全缓解（pCR）率，该系统在验证集上获得了0.888的准确率，特异性为0.740，AUC达到了0.812。这些研究均表明，计算病理学可以提供反映分子特征或遗传模式的信息，补充肿瘤的异质性，从而增强现有影像组学模型的预测能力，因此整合影像、病理等图像的“人工智能＋医学图像”模式是未来研究发展的必然走向。如果在此基础上再整合其他预后相关指标，势必能更客观地反映疾病的真实状态，避免病理医师之间评估的个体差异，为制定后续临床治疗方案提供更精准、可靠的依据。

（王宽松　喻　罡　孙　凯）

## 第六节　人工智能在眼科中的应用

眼球拥有丰富和多样的组织结构学特征，如角膜、晶状体和眼底血管等。在临床实践中，许多眼部疾病的诊断很大程度上依赖于眼科辅助检查，包括角膜共聚焦显微镜检查、眼前段裂隙灯照相、眼底彩照、眼底荧光造影和眼底光学相干断层成像（optical coherence tomography，OCT）等，其中大部分检查都是影像学检查，产生的大量图像资料也为眼科人工智能（AI）的深度学习算法训练及构建奠定了基础。

鉴于眼睛是最容易获取影像数据的体表器官之一，且眼科诊疗主要依据眼部图像数据，使得眼科AI的研发和应用具有明显的学科优势。在眼前段和眼底病变等多种眼部疾病的筛查诊断中，眼科AI的研究日趋成熟，主要表现为“眼部图像数据＋AI”的模式；在此基础上，眼科AI的应用也日臻完善，有望减少医疗系统对人工诊断的依赖程度，使眼病相关筛查诊断更快速、更准确，从而显著提高医疗服务的效率和成本效益。

### 一、AI在眼前段疾病中的应用

#### （一）角膜相关性疾病

1．圆锥角膜　圆锥角膜是以角膜扩张、中央变薄向前突出，呈圆锥形为特征的一种眼病。基于以上角膜的形态学改变，有学者利用卷积神经网络（convolutional neural network，CNN）构建了一种圆锥角膜检测模型。在临床实验中，其诊断的准确度、灵敏度和特异性分别为96.4%、94.1%和97.6%。另外，有学者开发了一种支持向量机（support vector machine，SVM）算法来识别圆锥角膜、成形圆锥角膜、散光、屈光术后和正常这5种不同的角膜模式，其准确率为88.8%，加权平均灵敏度为89.0%，特异性为95.2%，具有很大的临床应用潜力。

2．角膜炎　微生物性角膜炎（microbial keratitis，MK）是全球引起角膜盲的主要眼病之一。目前临床对于角膜炎严重程度的判断主要依赖于眼科医生的观察和经验，主观性较大，且耗时耗力。因此，应用AI技术实现微生物性角膜炎的快速准确诊断具有重要的临床价值。有学者开发出一种自动神经网络，可以对细菌性角膜炎和真菌性角膜炎进行分类，准确率高达90.7%，明显高于眼科医生62.8%的预测率。此外，有研究利用自适应鲁棒二进制模型（adaptive robust binary pattern，ARBP）结合SVM构建了一种自动诊断模型，可以准确地诊断识别微生物性角膜炎，与角膜刮片结果相比具有很好的一致性。

#### （二）干眼病

泪膜脂质层变化引起的泪液蒸发增加是蒸发性干眼病（眼干燥症）的特征。通过干涉测量法对泪膜表面脂质层进行无创成像，可以对泪膜脂质层的质量和厚度进行评估。有学者证明，基于深度学习训练模型对泪膜脂质变化的分析可以作为检测干眼病的诊断工具，其准确率、特异性和敏感性分别为93%、90%和

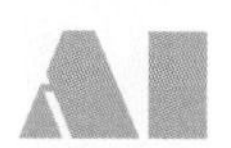


90%，这为干眼病的准确诊断提供了新的方向。

（三）白内障

白内障是指由于晶状体浑浊而导致晶状体透明度丧失。目前，白内障已成为全球第一位致盲性眼病，是造成可逆性视力障碍和失明的主要原因。随着中国老龄化进程加速，白内障的发病率也在逐年上升。因此，实现白内障的早诊断早治疗尤为重要。

相关研究表明，AI技术在白内障诊断中的应用具有一定的优越性。有学者建立了一个能够帮助眼科医生进行先天性白内障筛查及管理的AI系统，其在多中心临床测试中的识别网络准确率高达98.25%，评价网络在混浊区域、密度和定位的准确率分别为100.00%、92.86%、100.00%，决策网络的准确率为92.86%，可以准确诊断先天性白内障，并判断患儿白内障的严重程度，辅助医生分析患儿是否需要进行手术。在多中心随机对照试验中，该平台诊断的平均时间为2.79分钟，远少于专家所需的8.53分钟，有利于实现对先天性白内障的大规模人群筛查。此外，有研究也建立了一种用于白内障诊断及多层次协同管理的AI医疗影像诊断平台（图5-6-1），可以识别白内障并判断其严重程度，从而进一步确定是否需要转诊或保持随访。结果显示，该AI平台诊断白内障的曲线下面积（area under curve，AUC）大于99%，服务患者人数同传统医疗模式相比增加了10倍，大大提高了医疗效率，增加了受众的医疗资源覆盖率。

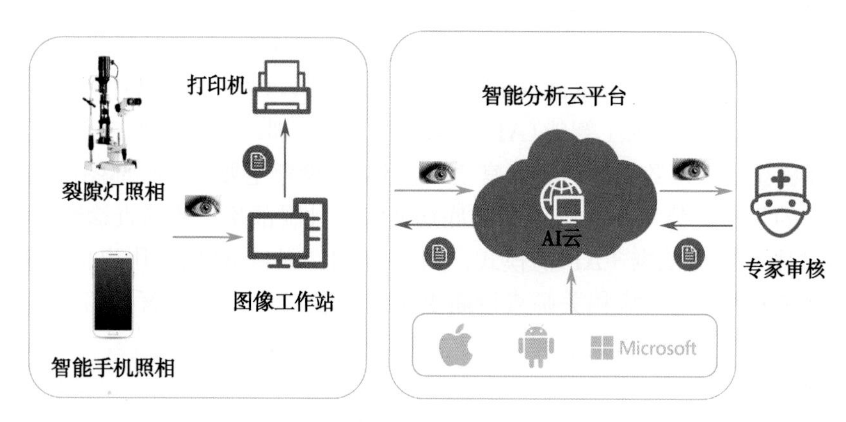


图5-6-1 眼病智能诊疗平台的工作流程

## 二、AI在眼底疾病中的应用

（一）糖尿病视网膜病变

糖尿病视网膜病变（diabetic retinopathy，DR）是一种具有特异性改变的眼底病变，也是糖尿病患者的严重并发症之一。目前，AI在DR的应用主要聚焦在眼底图像的分割和分类，分割是为满足定向的需求，即在指定的眼底图像上发现并标记病变形态，包括特征性生物学结构如中央凹、视杯比、渗出和血管瘤等；分类则是进一步进行DR的诊断和分级。

有学者基于CNN开发了一种DR的AI筛查模型，并进行了诊断试验准确性的系统评价和荟萃分析，结果表明，该模型可以正确检测出91.9%的DR患者，排除91.3%的非DR患者，具有较好的临床应用潜力。可喜的是，国内科技公司的创新产品“糖尿病视网膜病变分析软件”已经被国家药品监督管理局审查通过，并成功获批注册。这是国内首个获批的基于深度学习技术的眼底病变辅助诊断软件三类证书。该产品通过获取相机拍摄的患者眼底彩照，利用CNN技术对图像进行计算、分析，得出对于糖尿病视网膜病变的辅助诊断建议，可作为眼科医生的辅助诊断工具。

（二）年龄相关性黄斑变性

年龄相关性黄斑变性（age-related macular degeneration，AMD）是一种发病机制尚不明确的黄斑病变，可引起老年人不可逆的视力损害，是发达国家老年人致盲的最主要原因。随着人口老龄化日益加重，AMD

的发病率明显增加，因此，利用AI技术实现对AMD的智能诊断，对老年人防盲工作的开展具有重要意义。

有学者基于CNN开发出一种AI算法，基于眼底彩照对AMD自动分级，测试结果表明，其诊断结果与专家组几乎一致。此外，我国的眼科团队基于生成式对抗网络开发出一款基于治疗前的眼底OCT图像生成预测抗血管内皮因子治疗后4～6周OCT图像的模型，预测准确率达85%。该研究首次从“图像合成”入手，为眼底病预后预测提供了“可视化结果”，有望为治疗决策提供有力支持。

### （三）早产儿视网膜病变

早产儿视网膜病变（retinopathy of prematurity，ROP）是指在孕36周以下、低出生体重、有高浓度吸氧史的早产儿，其未血管化的视网膜发生纤维血管瘤增生、收缩，并进一步引起牵拉性视网膜脱离和失明。ROP是全世界儿童失明的主要原因。专业医生的缺乏及检查设备的落后是ROP诊疗的短板。因此，AI在ROP的应用有望解决这些临床实际问题。

有学者使用5 511张RetCam照相机拍摄的新生儿眼底图像来训练基于CNN的AI系统。结果显示，该系统在诊断ROP中附加病变的准确性与人类专家相当或更高。因此，该系统在有ROP风险婴儿的疾病检测、监测和预后方面可能具有潜在的应用价值。另外，有学者利用CNN对早产儿早期视网膜病变进行自动检测和分类，并通过5倍交叉验证对模型进行训练，结果表明，该系统能够准确区分ROP的早期阶段，这有望为ROP的诊断和早期分类提供帮助。

### （四）视网膜静脉阻塞

视网膜静脉阻塞（retinal vein occlusion，RVO）是较为常见的眼底血管病，病因复杂，与全身疾病关系密切，可分为视网膜分支静脉阻塞（branch retinal vein occlusion，BRVO）、半视网膜静脉阻塞（hemiretinal vein occlusion，HRVO）和视网膜中央静脉阻塞（central retinal vein occlusion，CRVO）。

有学者使用基于超广角检眼镜的深度学习分类器检测BRVO，结果显示，相比于SVM模型，深度学习（deep learning，DL）模型和超广角检眼镜相结合可以很好地区分健康眼和BRVO眼。同年，他们再次提出使用基于深度神经网络的超广角检眼镜检测CRVO的方法，同样评估了DL和SVM算法在超广角眼底图像中检测CRVO的性能，在所有评价指标中，DL模型均优于SVM。此外，他们也提出了基于DL的光学相干断层扫描血管成像（optical coherence tomography angiography，OCTA）的视网膜静脉阻塞引起的无灌注区（nonperfusion area，NPA）的自动检测方法，评估了DL和SVM在OCTA中检测RVO引起NPA的能力，结果表明，DL和OCTA图像相结合对NPA的检测具有较高的准确性，在临床实践中有一定的应用价值。

### （五）青光眼

青光眼是一组异质性的退行性神经疾病，其特征是视网膜神经节细胞及其轴突进行性丢失。青光眼的诊断复杂，需要综合多模态的影像学资料，包括视野、眼底照相和OCT等，且严重依赖临床医生的经验和专业知识。

AI与影像学资料的配合可助力青光眼的筛查诊断。有学者基于国际“金标准”Humphrey视野数据开发了青光眼自动判读系统iGlaucoma。该系统在实际诊所患者样本的检验中准确率达99%，灵敏度为95.4%，特异度为87.3%，是一种视野检查的高效工具。另外，有研究开发了一种基于眼底彩照样本，利用卷积神经网络进行训练的DL模型，用于诊断青光眼。该模型在测试过程中诊断灵敏度大于95%，特异性大于90%，具有很好的临床应用潜力。

## 三、眼睛可作为全身疾病的观察窗口

眼睛是观察人体全身健康状况的“窗口”，与全身性疾病的关系极其密切。包括呼吸、消化、循环、内分泌、血液、神经、运动等系统在内的数十种全身疾病都可以引起眼部的并发症，而眼部的异常临床表现又可以提示疾病的诊断，反映全身疾病的严重程度和治疗效果（图5-6-2）。由于眼球位于体表，是全身唯一可以直接观察到神经组织和动静脉血管的器官，且其相关检查便捷、不具侵袭性，至今各研究团队已经利用AI

技术通过眼部影像筛诊在糖尿病、心血管疾病、贫血、肾脏疾病和肝胆疾病等方面取得了系列成果。其中糖尿病视网膜病变的AI筛查在第二部分已有提到，此处不再赘述。

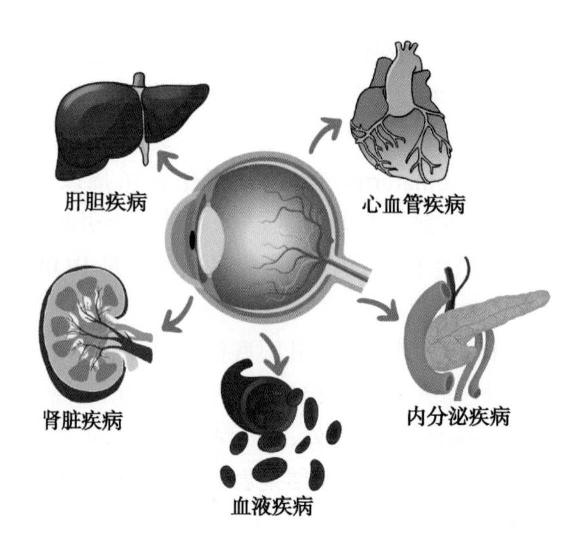


图5-6-2 眼睛可作为全身疾病的观察窗口

### （一）心血管疾病

心血管疾病是中国城乡居民死亡的首要原因，其早期诊断、精准决策与风险预警，对提高患者的生存率至关重要。有眼科研究团队基于十万数量级眼底照片，通过DL技术提取出了与心血管疾病风险相关的若干因素，包括视网膜血管直径、年龄、性别、吸烟状态、收缩压等，并可预测心血管疾病风险。

### （二）贫血

贫血患者会表现出如静脉曲张等眼底视网膜病变。有研究基于数万张眼底图像进行DL模型训练，最终成功通过眼底图像量化了血红蛋白浓度，同时可检测出参与者是否患有贫血。

### （三）肾脏疾病

肾脏和眼睛具有相似的结构、发育、生理和致病途径。患者如有临床可见的视网膜微血管征象，如动脉狭窄和静脉扩张，则更容易患有慢性肾病。有研究基于全球多中心慢性肾病患者的眼底照片研发出了可筛查是否患有慢性肾病的DL模型，并取得了良好的性能，可作为眼部疾病患者排除慢性肾病的大规模筛查工具。

### （四）肝胆疾病

肝胆疾病患者可出现结膜和巩膜黄染等临床体征。然而这些改变仅局限于少数病种，非特异，且检出率低，限制其成为临床独立诊断特征。通过使用DL技术，研究团队建立了眼部特征与6种常见肝胆疾病之前的定性关联，成功实现了通过单张眼前节图片或者眼底图片即可对肝胆疾病进行大规模无创筛诊。

除此之外，数种系统性生物标志物也被尝试使用AI技术从眼底图片中提取出来，包括肾血清肌酐、血细胞比容、高密度脂蛋白、γ-谷氨酰转移酶和谷丙转氨酶等，相关研究团队正在探究不同生物标志物与眼部图像参数的相关性。

## 四、未来展望

### （一）AI应用于眼科手术

眼科手术机器人的出现和应用是眼科AI医疗技术创新、发展的重大进展。机器人手术具有精确、可控等多方面优势，相对于传统的术者，机器人在空间分辨率、深度感知、触觉反馈等方面均具有更高的精准性，而且不会出现术者生理性手抖等不利因素，这些优势更适用于眼科手术的精细操作。机器人眼科手术

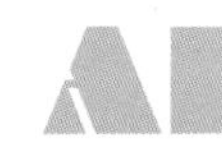

还可用于示范教学，培养年轻医生，远程指导角膜手术、白内障摘除及眼底视网膜静脉插管等手术。

视网膜静脉阻塞的矫正手术需要眼科医生将一根超细针头插入静脉，并注射药物以溶解血栓。极少数的外科医生可以手动将药物注射到 0.1mm 宽的视网膜静脉中，同时保持针头完全静止 10 分钟，在临床实践中，人为操作损伤静脉或周边视网膜的危险性较高。随着智能机器人技术的发展，研究人员转向使用医疗机器人技术进行手术。有国外研究团队开发出一种能够精准、稳定地将针插入静脉的装置。插入针头后，机器人可以保持不动，并成功地对患者进行视网膜静脉阻塞手术。这些都是未来发展的重要方向，国内也将在这个方向不断深入挖掘，实现多种手术的机器智能化操作。

**（二）AI 应用于眼部个性化识别**

眼作为重要信息含量的器官，在生物识别上占据重要位置。人体具有的众多生物特征，其中涉及眼球的组织，如虹膜、眼底血管、动静脉等，这些个性化信息可应用于医学诊断、工业及管理等各个方面。国内外研究团队在相关领域不断挖掘，国外领先开展了虹膜结构及眼底血管的研究，并对精细神经、微血管、微循环等取得新的认识，为个体识别和相关病理生理机制探索提供了新的依据。

在眼科 AI 中，神经网络在图像识别领域的表现优于或接近人类，使得“眼部图像数据 +AI”的模式具有了较大的临床应用潜能，尤其是在常见眼部疾病和眼部相关全身疾病中。短期内，眼科 AI 技术可通过分析大量的临床数据帮助医生加快疾病诊断的效率与分类、发现异常并提供转诊服务等，减少临床医生的工作量，降低误诊率，进而成为眼科疾病一线筛查的重要手段。长远来看，随着 AI 算法的不断改进，数据库的扩充，眼科 AI 或可进化为具备独立思考和指挥能力的医疗元素，并有望成为“智慧大脑”的重要参与角色，更好地为医疗大健康服务。

（李　强　项毅帆　陈睛晶　林浩添）

## 第七节　中国医学影像人工智能应用现状调研报告

“人工智能（AI）是新一轮科技革命和产业变革的重要驱动力量，加快发展新一代人工智能是事关我国能否抓住新一轮科技革命和产业变革机遇的战略问题”。以 AI 为核心的信息技术革命正迅速成为传统行业转型升级的重要驱动力。在医学影像领域，AI 有助于逐步实现临床诊断的精准化、智能化、网络化。目前，国内外医学影像 AI 产业发展均在如火如荼地进行中。2022 年 4 月，为了更好地了解中国人工智能在医学影像及相关领域的应用现状，中华医学会放射学分会和中国医学影像 AI 产学研用创新联盟携手发起中国医学影像 AI 应用现状和发展需求的调研工作。在本节中发布了此次调研的统计数据，并对此调研结果进行解读。调研结果显示，医学影像 AI 产业在中国处于蓄势待发阶段，机遇与挑战并存，加快信息化建设步伐、完善患者隐私和数据安全、数据分享等行业政策和法规，加强 AI 相关知识的培训和宣传，搭建产学研用合作交流平台和相关转化机制，将有利于中国医学影像 AI 产业向着标准化和规范化的方向发展。

**（一）调研样本分布**

本次医疗调研问卷总计 6 347 份，调研区域覆盖全国 34 个地区，包括 22 个省份，5 个自治区和 4 个直辖市以及港澳台地区，其中问卷华东地区共 1 560 份（25%），西南地区共 1 508 份（24%），西北地区共 1 089 份（17%），中南地区共 976 份（15%），东北地区共 647 份（10%），华北地区共 521 份（8%），港澳台地区共 45 份（1%）（图 5-7-1）。参与调查人员中，从事医学影像诊断者（放射、核医学、超声、介入）共 4 696 人（74%），从事医学影像技术者共 1 423 人（22%），研究院、公司等相关人员共 45 人（1%），其他专业共 183 人（3%）。6 118 名参与调查的医务工作人员来自三级医院，占比 72%，二级医院为 25%，其余 3% 为一级医院或社区卫生服务中心及其他医疗机构。公立综合性医院占比为 87%，公立专科医院占比为 9%，民营综合性医院占比为 3%，民营专科医院占比约 1%。其中大学附属医院或教学医院占比 68%，非大学附属医院或教学医院占比 32%。

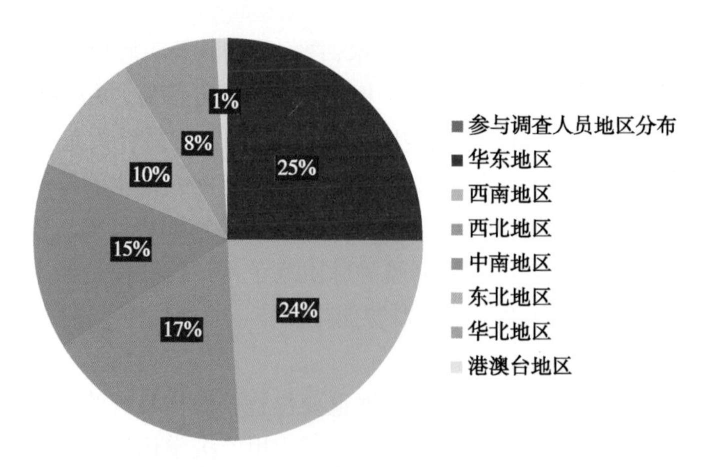


图 5-7-1　参与调研人员地区分布

参与调查人员总体年龄分布上，41～50 岁占比最多，为 33%，其次为 31～40 岁，占比为 28%，51～60 岁占比为 20%，20～30 岁占比为 18%，60 岁以上占比为 1%（图 5-7-2）。在总体学历分布上，本科最多，其次是硕士，分别占比 66% 和 17%，博士及以上占比为 14%，其他占比为 3%。参与调查的人员中，职称比例分布较为平均，副高职称（包含）以上占比为 48%，副高职称以下占比为 52%。参与调查者在医院、科室、研究院和公司中担任管理职责的达到了 48%。

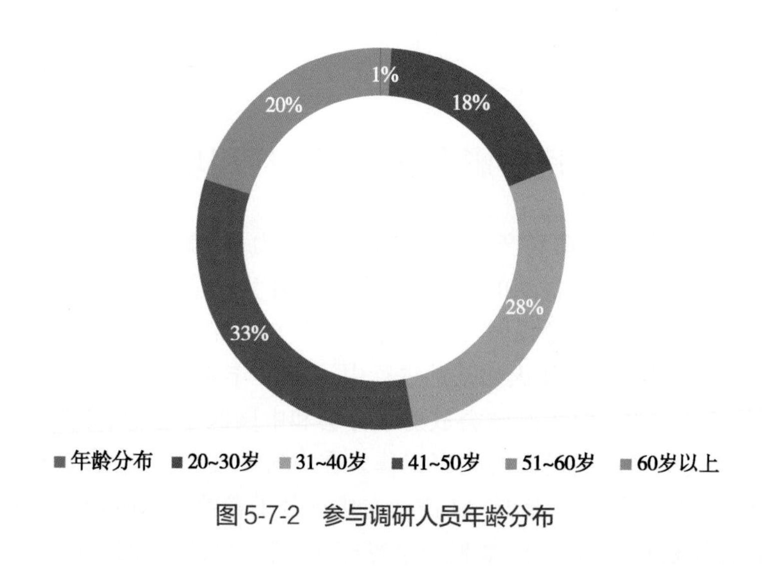


图 5-7-2　参与调研人员年龄分布

调查结果分布提示，参与调查人员来自华东地区和西南地区的占比接近 50%。参与调查人员中，公立医院人数的占比接近 90%，从事医学影像诊断人员的占比超过了 70%，二级以上医院参与比例占据绝大多数。而年龄分布中，中青年更为关心 AI 的发展。职称分布以及担任不同职责的调查参与者之间分布差异较小。由此可见，不同职称以及在医院、科室、研究院和公司中担任不同职责的参与者对 AI 均有相似关注度。参与调研人员学历以本科及硕士学历为主，教学医院参与度更高。在制定发展规划及策略时，应充分关注不同人群的需求及意愿。

**（二）医学影像 AI 现有基础**

1. 医学影像 AI 普及情况　目前，超过 90% 以上的医师人员对 AI 有了初步以上的了解（表 5-7-1）。已有 62% 的医师已经有医学影像 AI 产品的应用经历，而在 2019 年的调查中，仅有 20% 的医师使用过相关产品，医学影像 AI 产品医师的使用率大幅度提升。最常见的 AI 产品获取途径为采购（50%）或免费试用（69%），自主研发或联合医工团队合作开发仅占 13%，采购或免费试用已成为科室获取 AI 产品的主要途径。目前，仅有 6% 的科室已有 AI 产品并开始向患者收费，94% 的科室没有进行收费。目前主要的收费形式为

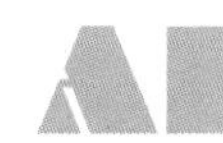

按诊断费收取、按会诊费收取、按检查费用收取和按检查打包收费等，占比分别为25%、15%、46%、22%。由此可见，医学影像AI产品还没有进行系统化的收费策略制定，只有少部分科室已开展收费，但是收费形式多样，缺乏统一的收费模式。

表5-7-1 影像医师对AI产品的了解程度

| 对AI产品的了解程度 | 人数 | 比例 |
|---|---|---|
| 非常了解 | 1 251 | 20% |
| 了解 | 3 235 | 51% |
| 比较了解 | 1 279 | 20% |
| 不了解 | 582 | 9% |
| 合计 | 6 347 | 100% |

2. 医学影像AI在影像检查流程中的应用情况　医学AI已经在影像检查工作的全流程中开展应用，尤其在辅助诊断中应用更为成熟。在整个影像检查流程中，已在扫描前使用的AI产品方向为智能预约、体位自动识别及运动检测、智能患者分流、智能患者摆位以及其他方面，占比分别为27%、20%、17%、16%和60%。已在扫描中使用的AI产品方向为低剂量CT成像、MR快速成像、图像伪影抑制、基于AI的对比剂剂量选择以及其他方向，占比分别为54%、23%、23%、10%以及48%。已在辅助诊断中使用的AI产品中，肺结节AI筛查占比最高，达到了90%，其次为冠脉AI后处理软件及结构化冠脉报告，占比为59%（图5-7-3）。与2019年相比，肺结节仍然是最广泛使用的医学影像AI软件，但目前使用AI软件的种类明显增多，尤其是冠脉AI软件的使用率迅速提高。目前没有应用AI产品的科室，其主要原因是采购AI产品的费用比较高（43%），影响采购AI产品的最主要原因仍然是采购费用。目前，普遍认为AI在医学影像应用中，最具有临床价值的功能包括基于AI进行病灶的自动检出（93%），其次为基于AI辅助进行病灶良恶性的鉴别（68%）、基于AI进行病灶的自动分割（59%）和基于AI辅助制定患者的治疗方式（16%），这与2019年的调查一致。目前AI产品形式比较单一，主要集中于辅助诊断，其他AI产品多数处于研究阶段，需要对现有AI产品类型进一步丰富。

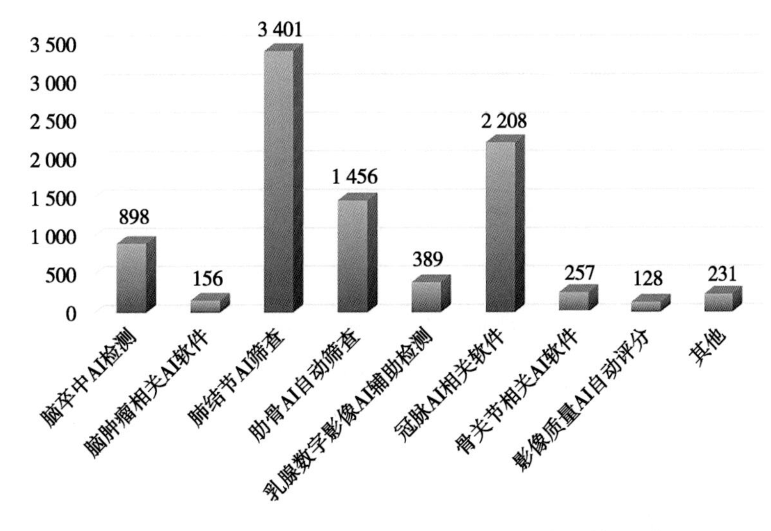


图5-7-3 影像科室辅助诊断中已使用的医学影像AI产品

（三）问题与展望

1. 医学影像AI发展问题　目前，仍然存在很多制约医学影像AI发展的问题，尤其是在AI产品性能、法律法规及相关政策、医工交叉人才和伦理道德方面。科室在医学影像AI产品使用中存在的问题主要包括实际可应用产品少(46%)、产品性能不可靠(35%)、产品临床实用性不强(21%)、不能很好嵌入现有医学影像诊疗流程(43%)以及使用成本高(29%)(表 5-7-2)。对比 2019 年的调查,参与本次调研的人员认为 AI 发展中最主要问题是可用产品少,而不再是缺乏行业标准。这表明科室越来越注重产品质量和实用性。在本次调查中,被认为制约 AI 在医学影像快速发展的因素主要包括数据质量普遍较低、共享开放机制不完备、产品功能不完善、算法和算力不完备、产业模式不成熟、缺乏持续性的盈利模式支撑产业发展、缺少医疗 +AI 的复合型人才、用户对 AI 不够信任和缺少相关法律法规、标准、评估体系、监管机制等方面(表 5-7-3)。其中人才、数据和产品功能被认为是制约 AI 在医学影像发展的最重要的三个因素,比例分别为 47%、46%、40%。被调查者认为医学影像 AI 存在的伦理问题有数据隐私的侵犯(64%)、医疗过错归责问题(78%)、道德伦理界定问题(46%)以及人文关怀缺失(40%)。这与 2019 年调查结果一致,医疗纠纷以及数据隐私仍然是医师最为关注的问题,需要建立统一的标准来规范。

表 5-7-2　目前科室没有医学影像 AI 产品的应用主要原因

| 医学影像 AI 产品的未应用原因 | 人数 | 比例 |
|---|---|---|
| 不想用 | 31 | 1% |
| 认为 AI 产品不可靠 | 45 | 2% |
| 采购 AI 产品的费用比较高 | 1 012 | 43% |
| 不具备自主研发的条件 | 167 | 7% |
| 正在推进 AI 产品的应用 | 412 | 17% |
| 其他 | 704 | 30% |
| 合计 | 2 371 | 100% |

表 5-7-3　制约 AI 在医学影像快速发展的因素

| 制约因素 | 人数 | 比例 |
|---|---|---|
| 数据：数据质量普遍较低、数据共享开放机制不完备 | 2 898 | 45.7% |
| 产品：产品功能不完善 | 2 566 | 40.4% |
| 技术：算法和算力不完备 | 1 685 | 26.5% |
| 产业：产业模式不成熟，缺乏持续性的盈利模式支撑产业发展 | 2 216 | 34.9% |
| 人才：缺少医疗 +AI 的复合型人才 | 3 002 | 47.3% |
| 观念：用户对 AI 不够信任 | 1 330 | 21.0% |
| 保障机制：缺少相关法律法规、标准、评估体系和监管机制 | 2 228 | 35.1% |
| 其他 | 231 | 6.1% |

2. 医学影像 AI 未来展望　与 2019 年对比,医学影像 AI 相关产品在种类以及应用数量上均有了明显提升。医学影像 AI 的未来发展中,被调查者认为应该通过制定促进 AI 发展的法律法规(66%)、完善支持 AI 发展的重点政策(62%)、建立 AI 技术标准和知识产权体系(67%)、建立 AI 安全监管和评估体系(64%)、加强伦理规范(36%)、大力加强 AI 人才培养(58%)、广泛开展 AI 科普活动(42%)来保障和促进医学影像 AI 的进步与发展。对于未来医学影像 AI 的发展,被调查者认为,改善图像质量,促进医学影像的质量控制(82%)、AI 提高工作效率,降低工作强度(88%)、AI 辅助基层诊疗,助力影像结果互认(82%)以及 AI 智能教学平台,提高教学水平(70%)等可能成为潜在发展方向。超过 87% 的影像医师对 AI 产业商业化落地的建议是提高 AI 产品的临床实用性。医师对 AI 发展抱着相对冷静和积极的态度。伴随着医学影像 AI 产品进一步的升级和落户,相较于 2019 年调查,临床实用性成为临床医师最为关注的问题。通过完善政策、法规以及推动医工交叉人才的培养是进一步促进医学影像 AI 应用和发展的关键。

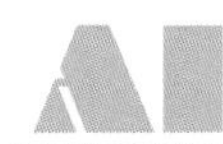

### （四）总结

目前，医学影像 AI 的应用主要集中于医学影像诊断，而检查前和检查中的应用多处于研究阶段，实际投入使用中的产品较少。在接下来的医学影像 AI 发展中，要加强在影像检查全流程中的研究落地，实现医学影像 AI 在检查前中后的均衡全面发展。收费问题仍然缺乏统一的行业标准和法律规范，如何合理收费仍是需要进行认真思考的问题，临床实用性依然是医学影像 AI 前进发展的命脉。因此，围绕医师临床实践中的实际需求，逐步开展医学影像 AI 的临床相关转化是切实可行的办法。未来 AI 赋能的无接触医学影像扫描将向着定位更准、适用范围更广发展，临床价值将进一步增大，并将会在未来医学影像工作流程中发挥更重要的作用。

（薛彩强 周俊林）

# 第六章　医学影像人工智能科研现状与展望

医学影像人工智能是在机器学习和深度学习等新一代人工智能技术、高性能计算能力以及医学影像大数据共同作用下产生的划时代产物，同时也是当今医学领域重要的发展方向。人工智能理论和技术与医疗健康卫生大数据、信息化系统的发展相融合，为疾病诊断、智能医疗决策等领域带来了巨大的发展机遇。

近年来，医学影像技术、人工智能技术以及这二者相结合的临床应用在全球范围内得到了快速长足的发展。随着医学影像数据的扩增、人工智能算法模型的改进优化以及软硬件设备的提升，越来越多的人工智能技术开始应用并落地于临床诊疗实践中，从而协助医生提高诊疗精度和效度，以缩短患者就诊等待时间，降低患者就医成本等。人工智能正在改变医疗健康服务的许多方面，其迅速发展为疾病的临床诊疗提供了全方位的支持。

过去 10 年里，医学影像人工智能的技术创新主要有两方面。第一，受基因组学、蛋白质组学等组学的启发，2012 年荷兰学者首次提出了影像组学（radiomics）的概念，强调从医学图像中高通量地提取定量影像信息，以协助临床诊疗决策。简单来说，影像组学可直观地理解为将视觉影像信息转化为深层次的特征，并随之进行后续的生物学信息挖掘。影像组学方法使用海量定量特征来量化、表征肿瘤的生物学特点，有望实现无创、全面、动态量化病灶的时间和空间异质性。国内外众多学者纷纷利用影像组学方法对各种肿瘤开展相关研究，临床应用包括肿瘤的定性诊断、临床分级分期、基因分析、疗效评估和预后预测等。此外，影像组学的研究方向不再局限于肿瘤，也包含许多非肿瘤性疾病的应用研究，极大丰富了影像组学研究涉及的领域。第二，受益于计算设备的巨大进步，以卷积神经网络为代表的深度学习技术在病灶检测、分割、配准等方面呈现出巨大优势。依靠强大的图像处理和识别技术，人工智能可以大幅度提升医学影像数据处理的效率和准确性，减轻临床医生的负担；相比于人工操作，基于深度学习开发的工具更加客观、稳定、可靠。同时，深度学习在疾病诊断、疗效评估以及预后预测方面也表现出巨大潜力，有望协助临床推进个体化精准诊疗。本章将从论文、基金以及专利三个方面介绍医学影像人工智能近些年来国内外的发展趋势和挑战机遇。

## 第一节　医学影像人工智能相关论文发表概况

下面我们将对过去 3 年全球范围内发表的医学影像人工智能相关论文进行归纳与分析，其中着重分析 2021 年度以及我国科研论文发表的情况。基于外文医学信息资源检索数据库（FMRS），主题关键词为“Radiomics/Radiomic OR Medical imaging/image artificial intelligence OR Medical imaging/image machine learning OR Medical imaging/image deep learning OR Medical imaging/image deep neural networks OR Quantitative imaging analysis”，论文类型为论著，发表时间限定为 2019—2021 年，语言为英文，最终检索到 21 650 篇被 SCI 期刊收录的医学影像人工智能相关论文，由此可见学术界对人工智能技术在医学影像领域研究的青睐程度。下面我们将从不同角度分析这些论文。

从 2019 年到 2021 年，全球学者发表医学影像人工智能相关论文的数量呈现逐年上升的趋势（图 6-1-1），从 2019 年的 5 189 篇到 2020 年的 6 778 篇，在 2021 年迅速增长到 9 683 篇，几乎等于 2019 年发表论文数量的 2 倍。

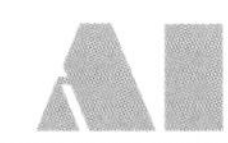

从全球范围内各国发表医学影像人工智能相关论文的数量来看，中国、美国、德国、英国、日本、韩国、加拿大、荷兰、意大利和法国分别位居前十位（图 6-1-2）。其中值得注意的是，2019 年中国和美国发表论文的数量分别为 1 070 篇和 1 226 篇；而在 2020 年，中国首次超越美国，成为全球发表医学影像人工智能相关论文数量最多的国家，并在 2021 年继续扩大领先优势，发表相关论文 2 770 篇。而且，中国与美国发表论文的数量远远超过其他国家，2021 年分别是第三名德国发表论文的数量的 5.1 和 3.5 倍，领跑全球。

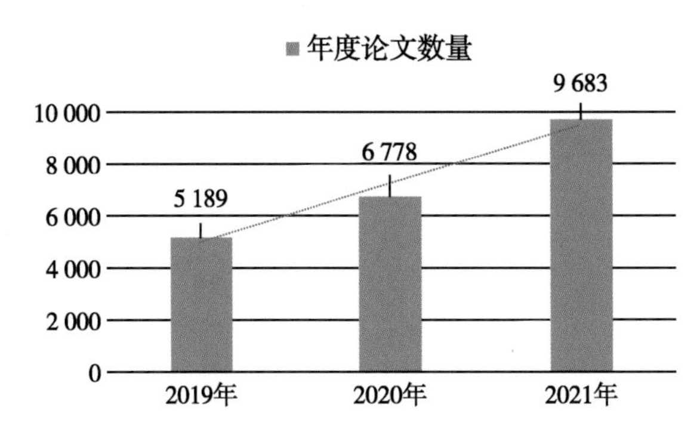


图 6-1-1　2019—2021 年全球范围内发表医学影像人工智能相关论文数量

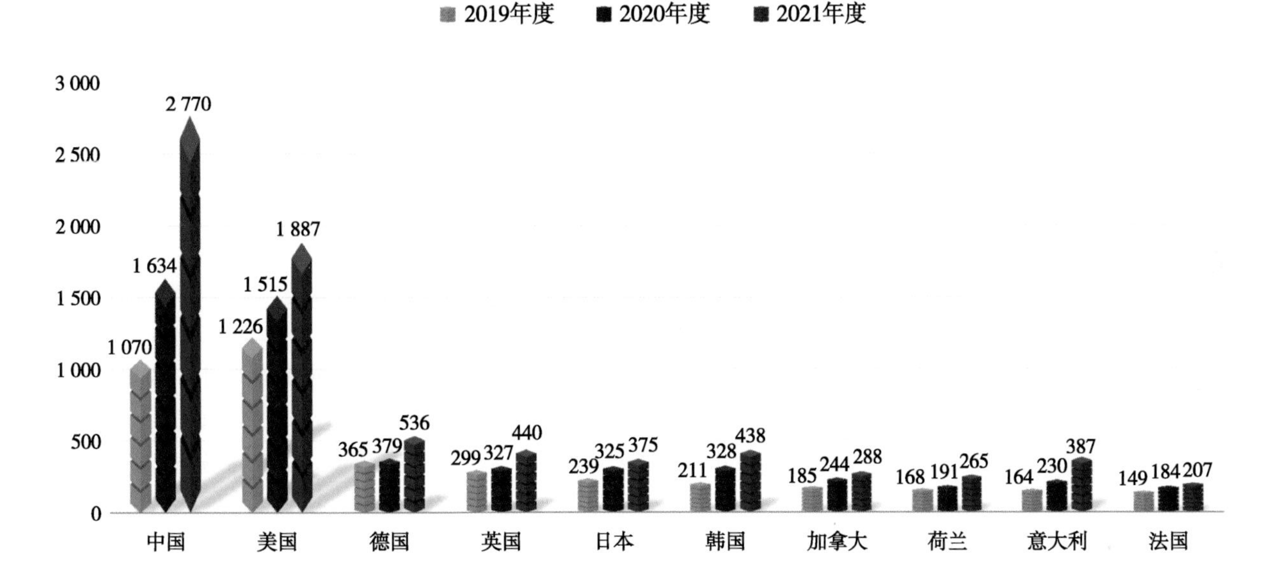


图 6-1-2　2019—2021 年全球发表医学影像人工智能相关论文数量前十位的国家

在过去 3 年，医学影像人工智能在我国发展同样迅猛。图 6-1-3 展示了全国 34 个省级行政区（包括 23 个省、5 个自治区、4 个直辖市、2 个特别行政区）发表医学影像人工智能相关论文数量的情况，其中，北京、上海、广东在过去 3 年内保持前三。2021 年，北京、上海、广东地区的学者分别主持或参与发表医学影像人工智能相关论文 764 篇、646 篇和 610 篇，分别是第 4 名江苏的 2.2、1.8 和 1.7 倍。

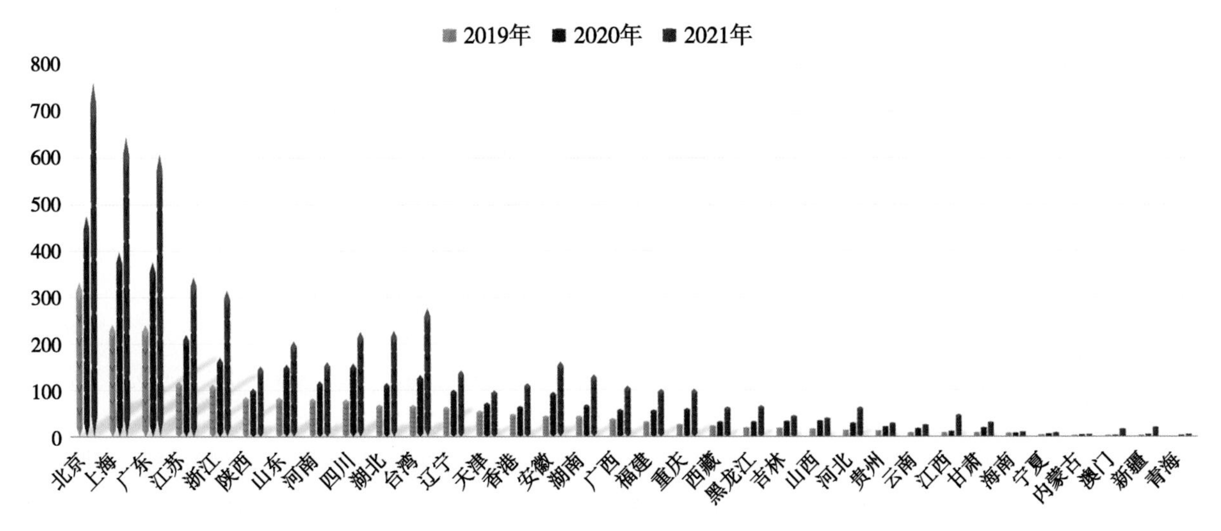


图 6-1-3　2019—2021 年全国各省级行政区发表医学影像人工智能相关论文数量

下面我们分析一下 2021 年度发表的 9 683 篇医学影像人工智能相关 SCI 论文杂志分布以及关键词分布情况。如图 6-1-4 示，*Sci Rep* 收录了 368 篇、*Front Oncol* 收录了 325 篇、*Med Image Analysis* 收录了 260 篇、*Eur Radiol* 收录了 223 篇、*Med Phys* 收录了 210 篇，分别位列所有杂志的前五名。

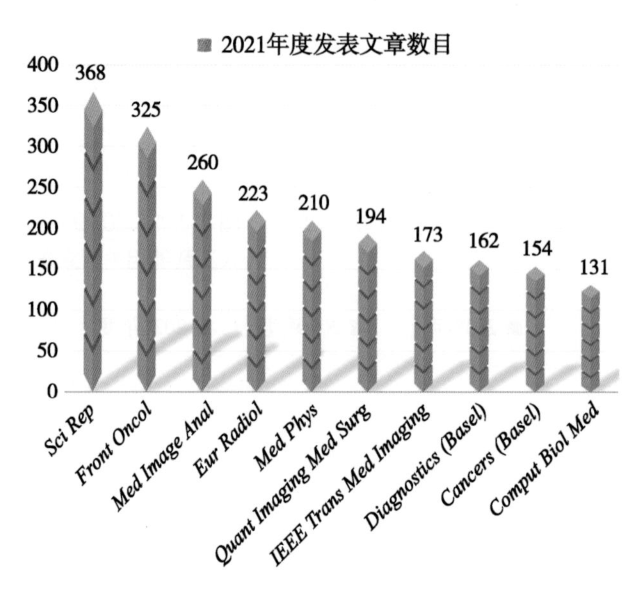


图 6-1-4　2021 年度各杂志收录医学影像人工智能相关论文数量

在影像模态分布方面，以磁共振成像（MRI）与计算机断层成像（CT）为主，分别涉及 1 633 篇和 1 154 篇相关论文（图 6-1-5）；其余模态与这两种模态差距较大，分别是排名第三位超声成像的 6.3 倍和 4.4 倍。其原因可能是 MRI 与 CT 不仅涉及多种疾病的临床常规检查，涵盖疾病种类较多、临床容易获取，同时也涉及医学影像人工智能应用链条上的多项任务，例如病灶分割与定位、图像配准、疾病分级、治疗反应评估、预后预测等。

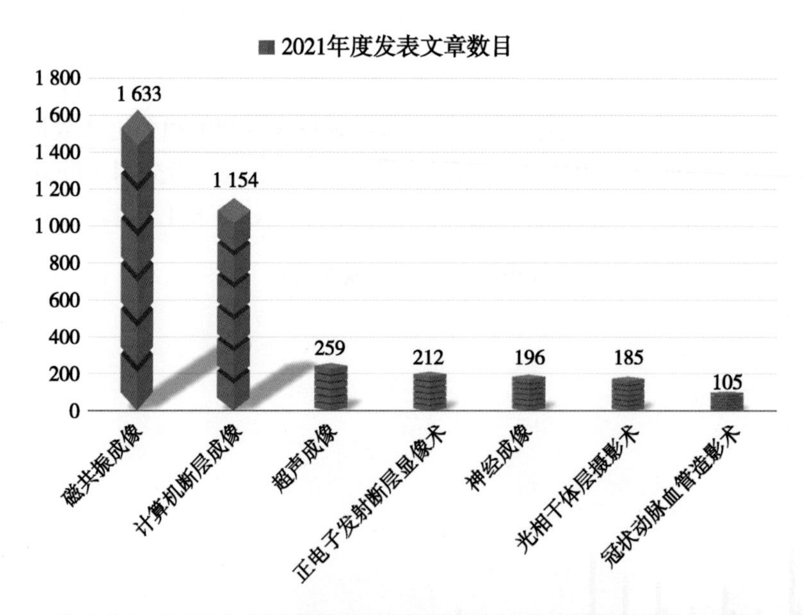


图 6-1-5　2021 年度医学影像人工智能相关论文的影像模态分布情况

从涵盖的疾病方面分析来看（图 6-1-6），前五名均为肿瘤相关疾病，包括肺肿瘤、乳腺肿瘤、脑肿瘤、肝肿瘤和前列腺肿瘤，分别发表相关论文 270 篇、257 篇、176 篇、167 篇和 142 篇。紧随其后的是阿尔茨海默病（126 篇）、冠状动脉疾病（111 篇）、神经胶质瘤（86 篇）以及结直肠肿瘤（66 篇）。上述数据表明，肿瘤相

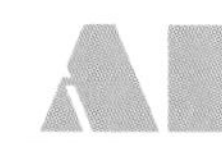

关疾病依然是医学影像人工智能的主战场，但随着其他疾病的数据积累不断完善，成像技术日益成熟，医学影像人工智能渐渐开始发挥作用，如阿尔茨海默病和冠状动脉疾病等。

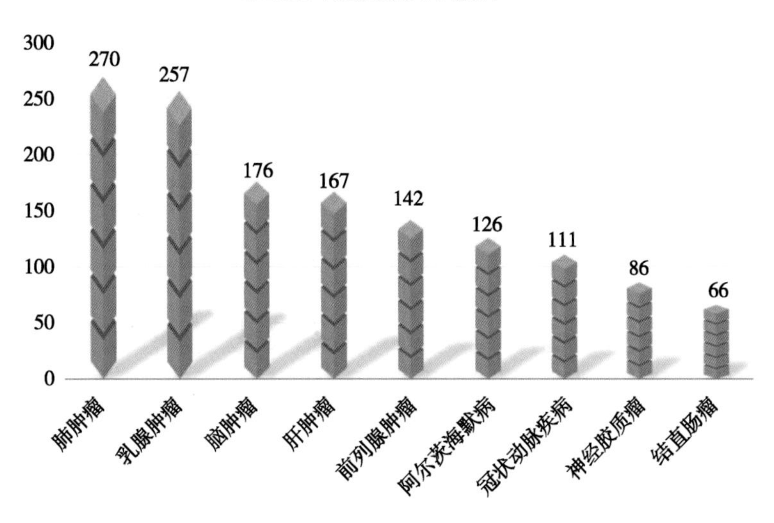


图 6-1-6　2021 年度医学影像人工智能相关论文的疾病类别分布情况

近些年来，一些中文期刊同样收录了医学影像人工智能相关成果，如《中华医学杂志》《中华放射学杂志》《中华超声影像学杂志》及《中华核医学与分子影像杂志》。近 3 年发表相关中文论文 137 篇，如图 6-1-7 所示，以肿瘤研究为主。其中，所使用的影像模态主要包括 CT、MRI、PET/CT、超声等（图 6-1-8）。

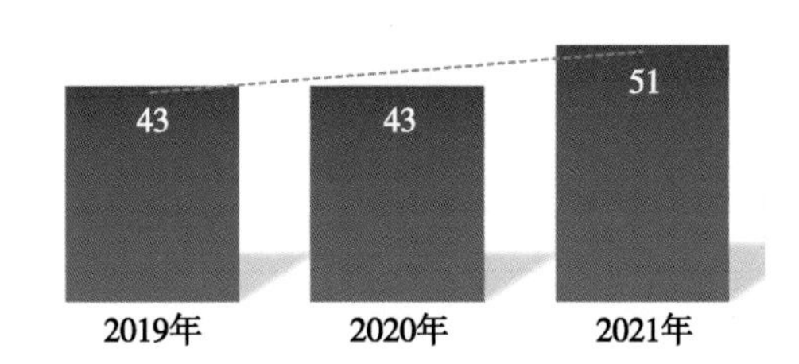


图 6-1-7　2019—2021 年度医学影像人工智能中文论文数目情况

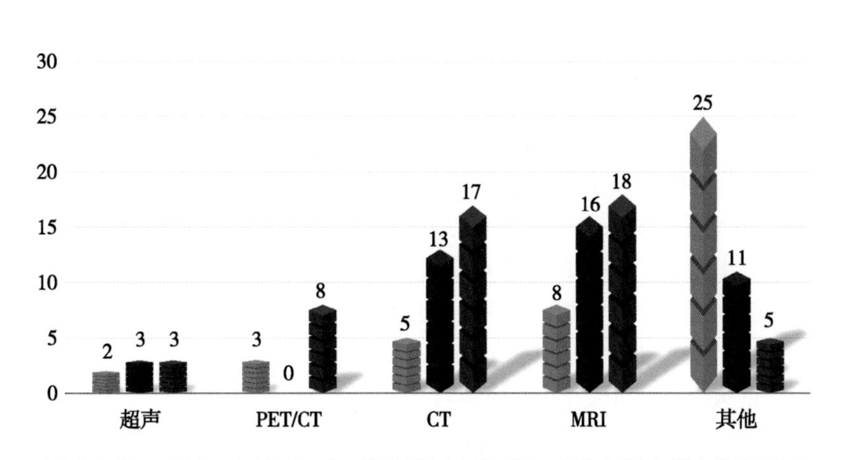


图 6-1-8　2019—2021 年度医学影像人工智能中文论文模态类别分布情况

（刘再毅　石镇维）

## 第二节　医学人工智能相关项目国家自然科学基金委员会资助概况

2020—2022 年，国家自然科学基金委员会共资助医学人工智能相关项目 366 项，其中 2020—2021 年度资助项目 191 项，2021—2022 年度资助项目 175 项，资助的项目类型主要包括青年科学基金项目 176 项（45.6%）、面上项目 150 项（41%）、地区科学基金项目 19 项（5.2%）以及联合基金项目 7 项（1.9%），重点项目及专项项目各 6 项（各 1.9%）（表 6-2-1）。此外，国家自然科学基金委员会资助的医学相关人工智能项目的 1 级申请代码共计 109 个，资助项目数≥10 的有 9 个，其中磁共振成像（H2701）资助项目数最多，共计 45 项，占资助总数的 12.3%；其次是医学图像数据处理、分析与可视化（H2708，30 项，8.2%）和医学影像大数据与人工智能（H2709，19 项，5.2%）。

表 6-2-1　2020—2021 年国家自然科学基金委医学人工智能项目类型分布

| 项目类型 | 2020—2021 年 | 2021—2022 年 | 总计 |
| --- | --- | --- | --- |
| 青年科学基金项目 | 87 | 80 | 167 |
| 面上项目 | 73 | 77 | 150 |
| 地区科学基金项目 | 11 | 8 | 19 |
| 联合基金项目 | 3 | 4 | 7 |
| 重点项目 | 2 | 4 | 6 |
| 专项项目 | 6 | 0 | 6 |
| 国际（地区）合作与交流项目 | 5 | 0 | 5 |
| 重大研究计划 | 3 | 0 | 3 |
| 国家重大科研仪器研制项目 | 0 | 1 | 1 |
| 外国学者研究基金项目 | 0 | 1 | 1 |
| 优秀青年科学基金项目 | 1 | 0 | 1 |
| 总计 | 191 | 175 | 366 |

通过对项目关键词进行分析，国家自然科学基金委员会资助的医学人工智能项目研究领域较广，涉及多个学科和领域，但主要集中在医学影像相关研究（251 项，68.6%），其中基于 MRI 及 CT 的研究较多；研究方法主要为影像组学、深度学习、机器学习、人工智能、神经网络等；研究方向集中在图像处理、疾病预防与早期干预、辅助诊断、治疗疗效及预后评估、药物研发以及方法技术研究等。研究的疾病类型主要为肿瘤相关疾病，其中以肺肿瘤、乳腺肿瘤、肝肿瘤及脑肿瘤等研究较多；非肿瘤研究多为心脑血管疾病、神经退行性及精神疾病、眼相关疾病。值得注意的是，新型冠状病毒肺炎（COVID-19）相关研究也是近些年的热门方向之一；2020—2021 年国家自然科学基金委员会共资助新型冠状病毒肺炎相关项目 8 项，主要为早期预警、进展风险及预后预测、药物研发及生物学机制相关研究。

此外，由于全国各省市地区经济实力、科研能力及医疗水平的差异，国内各省市及科研院校的医学人工智能相关受资助项目存在明显差异。例如，2020—2021 年，北京、上海、广东这三个综合实力较强省市受国家自然科学基金委员会资助的医学人工智能项目分别超过 50 项，占比高达 54.6%；紧随其后的有江苏、四川、浙江、湖北、辽宁等省份，受资助项目超过 10 项，占比为 26%。同样，以首都医科大学、中山大学、复旦大学、上海交通大学、北京大学、四川大学、华中科技大学等为代表的科研实力雄厚的高等院校，获资助项目占比约 33.6%。随着人工智能技术在医学领域的广泛应用并取得的丰厚成果，以及国家自然科学基金委员会对医学人工智能项目的持续资助，人工智能技术与医学的深度融合将得到进一步蓬勃发展。

（刘再毅　石镇维）

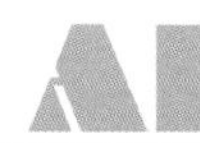

# 第三节 医学影像人工智能专利研发概况

本节的专利文献数据主要来自科睿唯安(Clarivate Analytics)公司的 incoPat 全球专利文献数据库，主要专利分析工具为 IncoPat 在线分析平台。由于发明专利自申请日起约经 18 个月才能进入公布阶段，再加上入库延迟等因素，因此 2020 年以后的专利数据目前尚不完整。为使分析结果客观体现趋势，本节主要选取 2006—2020 年(15 年)的专利数据进行分析。

## 一、国 际 现 状

### (一) 全球申请趋势 2015 年成拐点，中国排名居前

近 15 年(2006—2020)全球医学影像人工智能专利的总体申请趋势和前 5 位国家的申请趋势如图 6-3-1 所示。

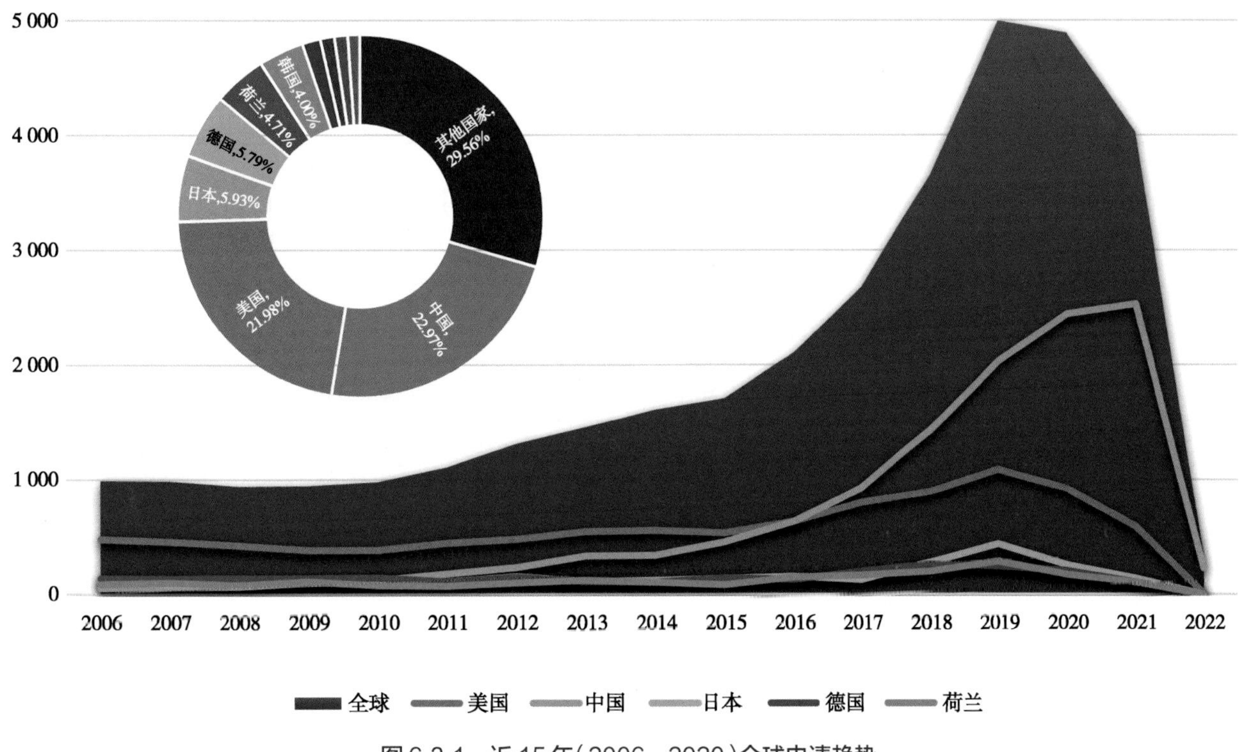


图6-3-1 近 15 年(2006—2020)全球申请趋势

2015 年，在 ImageNet 国际计算机视觉挑战赛(ILSVRC)中，采用 CNN 算法的机器正确率首次超过了人类，成为行业发展的重要转折点。此后，在医学影像人工智能技术取得新进展和政策利好的背景下，该领域的专利申请量发生了明显攀升。与之相应的是国内外资本开始布局医学影像人工智能行业，融资交易活动频繁，一批本土医学影像人工智能企业陆续成立。

从图 6-3-1 中还可以看到，在全球申请量排名前 5 位的国家中，中国和美国的申请趋势与总体趋势最为吻合，两者均在 2015 后出现拐点。而中国更在 2017 年之后实现了对美国的申请量反超。不过需要注意的是，此处的中国专利申请不仅包括本国申请人提交的申请，也包括国外申请人提出的申请。

### (二) 技术原创美国居首，目标市场锚定中国

优先权国 / 地区 / 组织一般意味着技术原创国 / 地区 / 组织，从表 6-3-1 的数据来看，美国是目前医学影像人工智能领域居首的技术原创国，在过去的 3、5、10 年中，其专利受理比例均大幅领先于其他各国 / 地

区/组织。欧洲、日本、中国和韩国紧随其后,也是医学影像人工智能技术的主要原创国/地区。虽然它们的专利受理比例在近3、5、10年间略有波动,但相对排名未发生变化。值得注意的是,中国台湾地区已在近年取代澳大利亚,跻身技术原创排名前十,专利受理比例提升较快。

表6-3-1 近3、5、10年全球专利技术原创国/地区/组织分布

| 2018—2020(3年) | | 2016—2020(5年) | | 2011—2020(10年) | |
|---|---|---|---|---|---|
| 优先权国/地区/组织 | 专利占比 | 优先权国/地区/组织 | 专利占比 | 优先权国/地区/组织 | 专利占比 |
| 美国 | 24.30% | 美国 | 26.67% | 美国 | 30.26% |
| 欧洲专利局(EPO) | 5.54% | 欧洲专利局(EPO) | 6.04% | 欧洲专利局(EPO) | 5.88% |
| 日本 | 4.33% | 日本 | 3.76% | 日本 | 3.90% |
| 中国 | 3.62% | 中国 | 3.29% | 中国 | 2.85% |
| 韩国 | 2.44% | 韩国 | 2.03% | 韩国 | 2.06% |
| 英国 | 1.28% | 英国 | 1.39% | 英国 | 1.42% |
| 德国 | 0.74% | 德国 | 0.91% | 德国 | 1.09% |
| 印度 | 0.45% | 印度 | 0.44% | 世界知识产权组织 | 0.62% |
| 世界知识产权组织 | 0.39% | 世界知识产权组织 | 0.37% | 印度 | 0.40% |
| 中国台湾 | 0.36% | 中国台湾 | 0.33% | 澳大利亚 | 0.29% |

以公开国/地区/组织为指征的目标市场国/地区/组织分析表明(表6-3-2),中国是目前医学影像人工智能领域最大的目标市场,在过去的3、5、10年中,其专利公开比例均大幅领先于其他各国/地区/组织。美国、日本、欧洲和韩国紧随其后,也是医学影像人工智能领域的重要市场国/地区。虽然它们的相对排名在近3、5、10年间略有波动,但整体仍保持第一梯队不变。

表6-3-2 近3、5、10年全球专利目标市场国/地区/组织分布

| 2018—2020(3年) | | 2016—2020(5年) | | 2011—2020(10年) | |
|---|---|---|---|---|---|
| 专利公开国/地区/组织 | 专利占比 | 专利公开国/地区/组织 | 专利占比 | 专利公开国/地区/组织 | 专利占比 |
| 中国 | 42.83% | 中国 | 40.42% | 中国 | 35.84% |
| 世界知识产权组织 | 18.17% | 美国 | 18.78% | 世界知识产权组织 | 20.05% |
| 美国 | 17.64% | 世界知识产权组织 | 18.71% | 美国 | 19.87% |
| 韩国 | 5.42% | 韩国 | 5.13% | 日本 | 5.48% |
| 日本 | 4.67% | 欧洲专利局(EPO) | 4.99% | 欧洲专利局(EPO) | 5.17% |
| 欧洲专利局(EPO) | 4.64% | 日本 | 4.87% | 韩国 | 4.99% |
| 印度 | 1.47% | 印度 | 1.47% | 印度 | 1.55% |
| 俄罗斯 | 1.09% | 俄罗斯 | 1.13% | 俄罗斯 | 1.37% |
| 德国 | 0.69% | 德国 | 0.73% | 德国 | 1.31% |
| 澳大利亚 | 0.63% | 澳大利亚 | 0.69% | 加拿大 | 0.71% |

### (三)高价值专利欧美占优,中国地位逐渐提升

本报告对专利价值的评估采用了incoPat"合享价值度"模型。该模型目前选用的专利参数包括:专利类型、被引证次数、同族个数、同族国家数量、权利要求个数、发明人个数、涉及国际专利分类(IPC)大组个数、专利剩余有效期等,共计20余个数据。为了使评价结果更加客观、合理,合享价值度评价模型针对不同的专利数据库,选用了不同的评价指标和模型公式,并对各个数据库的价值度进行了10分制的打分。本报告选取合享价值度在8~10范围的专利作为医学影像人工智能领域的高价值专利进行后续分析。

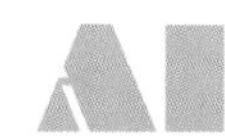

从高价值专利的地域分布情况来看（表 6-3-3），美国在近 5～10 年中一直保有本领域 30% 以上的高价值专利，竞争实力最为雄厚。位居第二的是欧洲，其高价值专利保有量在近 5～10 年中亦超过 6%，与排名三四位的日、中两国拉开了一定距离。不过近 3 年来这一格局正悄然发生变化：一方面美欧的高价值专利占有比率均有所下降，其中美国较之 2011 年下降了近 10 个百分点，欧洲下降了近 2 个百分点；另一方面中国取代日本的第三位置，至 2020 年，其高价值专利占有比率与欧洲几乎无明显差别。

表 6-3-3 近 3、5、10 年全球高价值专利国/地区/组织分布情况

| 2018—2020（3 年） | | | 2016—2020（5 年） | | | 2011—2020（10 年） | | |
|---|---|---|---|---|---|---|---|---|
| 优先权国/地区/组织 | 专利数量 | 专利占比 | 优先权国/地区/组织 | 专利数量 | 专利占比 | 优先权国/地区/组织 | 专利数量 | 专利占比 |
| 美国 | 1 676 | 27.72% | 美国 | 2 937 | 32.05% | 美国 | 5 331 | 37.44% |
| 欧专局（EPO） | 288 | 4.76% | 欧专局（EPO） | 566 | 6.18% | 欧专局（EPO） | 900 | 6.32% |
| 中国 | 280 | 4.63% | 中国 | 361 | 3.94% | 日本 | 628 | 4.41% |
| 日本 | 257 | 4.25% | 日本 | 346 | 3.78% | 中国 | 455 | 3.20% |
| 韩国 | 139 | 2.30% | 韩国 | 174 | 1.90% | 韩国 | 304 | 2.13% |
| 英国 | 67 | 1.11% | 英国 | 130 | 1.42% | 英国 | 221 | 1.55% |
| 德国 | 49 | 0.81% | 德国 | 105 | 1.15% | 德国 | 191 | 1.34% |
| 印度 | 34 | 0.56% | 印度 | 45 | 0.49% | 世界知识产权组织 | 114 | 0.80% |
| 中国台湾 | 22 | 0.36% | 世界知识产权组织 | 33 | 0.36% | 印度 | 63 | 0.44% |
| 世界知识产权组织 | 19 | 0.31% | 中国台湾 | 31 | 0.34% | 澳大利亚 | 42 | 0.29% |

## 二、国 内 概 况

### （一）申请态势各地趋同，布局意识广东略强

首先，从专利申请总量上看，近 15 年国内医学影像人工智能领域的专利申请量以表 6-3-4 中列出的前 10 位省市为基础形成了三个梯队，即由北上广三地形成的第一梯队，江浙两省形成的第二梯队，其余五省形成的第三梯队。

表 6-3-4 近 15 年（2006—2020）国内主要省市的申请量排名

| 申请人省市 | 申请总量 | 国内申请量 | PCT 国际申请量 | PCT 占比 |
|---|---|---|---|---|
| 广东 | 1 767 | 1 531 | 233 | 13.19% |
| 北京 | 1 067 | 1 007 | 57 | 5.34% |
| 上海 | 1 040 | 1 008 | 32 | 3.08% |
| 江苏 | 942 | 888 | 54 | 5.73% |
| 浙江 | 813 | 790 | 23 | 2.83% |
| 山东 | 463 | 453 | 10 | 2.16% |
| 四川 | 374 | 369 | 5 | 1.34% |
| 陕西 | 346 | 338 | 8 | 2.31% |
| 湖北 | 311 | 296 | 15 | 4.82% |
| 辽宁 | 274 | 269 | 5 | 1.82% |

注：PCT 国际申请是指依据《专利合作条约》提出的申请，其目的是为解决就同一发明创造向多个国家或地区申请专利时，减少申请人和各个专利局的重复劳动。在开拓海外市场的过程中，拥有一定的国际专利申请数量，可从侧面反映企业的技术研发能力，以及专利保护的成熟程度

其次，从PCT国际申请的数量及其占比上看(表6-3-4)，广东省的优势明显，其PCT相关指标均领先于其余各省，从侧面反映出该省较强的专利布局意识。

再次，从近15年(2006—2020)国内主要省市的医学影像人工智能专利申请趋势(图6-3-2)中不难看出，各主要省市(申请量排名前五的省市)的专利申请态势与国际申请态势趋同，即均以2015年为拐点，之后产生申请量明显攀升。其中以广东省的增量最为明显。

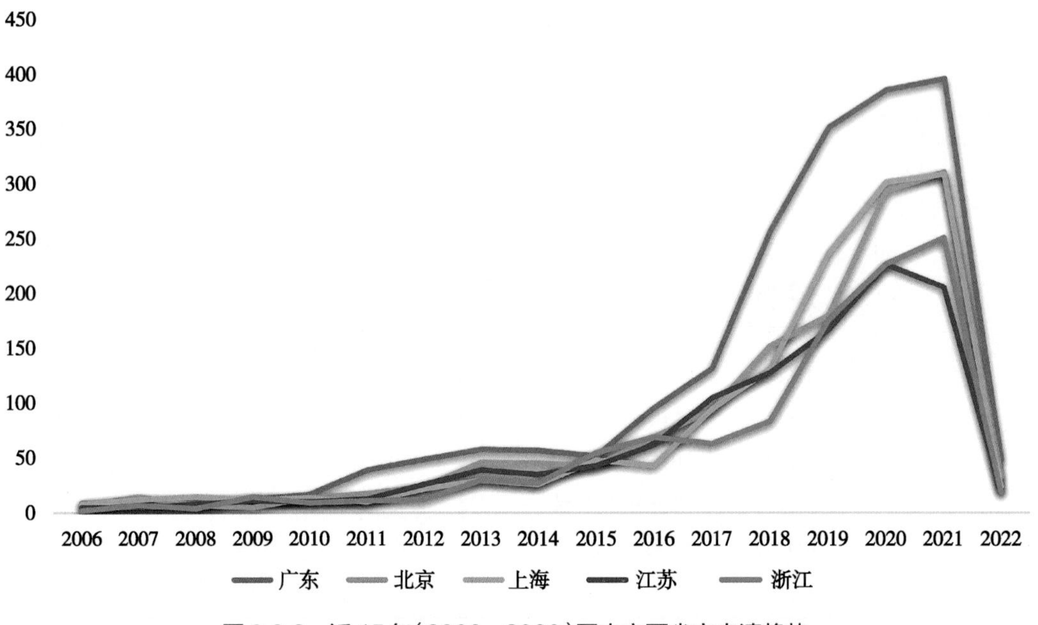


图6-3-2　近15年(2006—2020)国内主要省市申请趋势

最后，国内主要省市的PCT占比逐年变化显示(表6-3-5)，虽然北上广三地在近10年(2010—2020)中均出现了PCT占比居高的年份，但较之北京和上海的零星呈现，广东省的PCT占比高位年份更多，且在2015年后连续出现，与该时间段内专利申请总量的上升趋势相对应。结合表6-3-4的分析结果，再次展示了该省较强的专利布局意识。

表6-3-5　近10年(2010—2020)国内主要省市的PCT占比逐年变化

| | 2010 | 2011 | 2012 | 2013 | 2014 | 2015 | 2016 | 2017 | 2018 | 2019 | 2020 |
|---|---|---|---|---|---|---|---|---|---|---|---|
| 广东 | 0 | 5% | 2% | 7% | 7% | 12% | 19% | 11% | 9% | 21% | 22% |
| 北京 | 14% | 6% | 0 | 7% | 11% | 2% | 6% | 10% | 7% | 4% | 4% |
| 上海 | 0 | 0 | 0 | 0 | 15% | 2% | 9% | 4% | 4% | 3% | 2% |
| 江苏 | 0 | 8% | 8% | 8% | 6% | 5% | 2% | 6% | 5% | 8% | 7% |
| 浙江 | 0 | 9% | 0 | 10% | 4% | 0 | 0 | 3% | 1% | 3% | 4% |

注：表中数值位列前10%的数据，其单元格背景用红色高亮显示

## (二)高价值专利占比沪鲁川三地小幅提升

从高价值专利的地域分布情况来看(表6-3-6)，近10、5、3年各省市的该项指标排名未曾出现大的调整，变化多见于比率上的波动。深入数据对比发现，上海、山东、四川三地近年来的高价值专利占比呈持续上升态势，略有别于其余各省，或值得进一步关注。

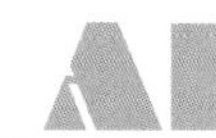

表6-3-6 近10、5、3年国内高价值专利省市分布情况

| 申请人省市 | 10年高价值专利占比 | 5年高价值专利占比 | 3年高价值专利占比 |
| --- | --- | --- | --- |
| 广东 | 16.04% | 15.96% | 17.21% |
| 北京 | 11.99% | 11.83% | 11.51% |
| 上海 | 10.78% | 11.24% | 11.54% |
| 江苏 | 8.64% | 8.61% | 8.64% |
| 浙江 | 7.90% | 7.97% | 7.91% |
| 山东 | 4.14% | 4.37% | 4.66% |
| 四川 | 4.01% | 4.18% | 4.32% |
| 陕西 | 3.83% | 3.27% | 2.66% |
| 湖北 | 3.38% | 3.33% | 3.35% |
| 辽宁 | 2.79% | 2.74% | 2.59% |

综合本节的专利分析结果可以发现，目前在医学影像人工智能专利领域，欧美各国仍具有雄厚的竞争实力，具体体现为其对原创技术和高价值专利的长期高占有比率。

但另一方面，我国近年来的追赶势头也不容小觑，主要表现为中国的专利申请总量在2017年后反超美国，高价值专利占有量近10、5、3年不断增长，业已引起国际排名的提升。再加之近几年政府出台的系列扶植政策、不断壮大的行业组织及逐步完善的行业规范等外因，行业发展前景整体向好。

关于中国是医学影像人工智能专利领域最大的目标市场国这一点，我们认为既是中国的机遇也是挑战。如何进一步加强原创技术研发，在激烈的本土竞争中取得优势，如何未雨绸缪在国际专利布局中突破防线占得一席，就目前国内的PCT专利申请状况来看仍是一个需要高度重视的问题。

（赵晓勤）

## 第四节 医学影像人工智能科研挑战与展望

随着全球范围内医学影像数据的扩增、人工智能算法模型的改进优化以及软硬件设备的提升，医学影像人工智能领域在过去10年中取得了突飞猛进的发展。我国在该领域的科研产出稳居全球的第一梯队，同时已经吸引了众多业内顶尖学者投身医学影像人工智能领域。依据上述调研报告来看，我国医学影像人工智能相关的论文、基金和专利呈现整体上升的趋势。

在发表论文方面，不仅在论文数量上逐年增多，而且所覆盖的病种也是愈发广泛，不仅涉及肿瘤相关疾病，还涉及心血管、阿尔茨海默病以及冠状动脉疾病等。所使用的模态，从多年前的单一模态数据，逐渐向多模态数据联合研究转变。目前许多高质量论文趋向联合影像、病理以及基因，从不同尺度的数据对疾病的发生与演进进行分析、预测。其次，随着深度学习技术的愈发成熟，我们发现越来越多的科研论文使用深度学习开展临床研究。但在享受医学影像人工智能技术对科研带来便捷的同时，也要考虑该项技术所面临的挑战，如模型泛化能力不足、生物学可解释性差以及临床易用性等问题，这也是该领域未来发展的重要方向。

在基金项目方面，我们发现许多国家自然科学基金项目开始使用医学影像人工智能技术，覆盖的基金项目类型众多，如青年项目、面上项目、联合项目、重点项目以及各类基金人才项目等。随着人工智能技术开源程度不断加深，使用该项技术的门槛逐步降低，越来越多的临床医生与科研人员开始结合医学影像人工智能技术计划解决临床问题，这种趋势促进了医学影像人工智能技术的发展。

在专利领域，欧美各国仍具有雄厚的竞争实力，体现为其对原创技术和高价值专利的长期高占有比率。但我国发展势头不容小觑，专利申请总量已经反超美国，并且高价值专利占有量近10、5、3年不断增长，这与学术界、工业界相关从业者不断的努力分不开。其次，近些年政府出台的扶植政策也推动了我国医学影像人工智能在专利领域的蓬勃发展。在业界，我们也看到了各家学术机构与医院开始鼓励科研人员与医生对自己的研究进行专利申请保护。最后，我们确信，在国内外学者的共同努力下，医学影像人工智能的未来充满曙光。

（赵晓勤　刘再毅）

# 第七章　医学影像人工智能产品标准化

## 第一节　人工智能医疗器械标准体系发展概况

近年来，国家日益重视人工智能标准化。2021 年，中共中央、国务院印发《国家标准化发展纲要》，提出“加强关键技术领域标准研究。在人工智能、量子信息、生物技术等领域，开展标准化研究”。同年，国家药品监督管理局、国家标准化管理委员会印发《国家药品监督管理局　国家标准化管理委员会关于进一步促进医疗器械标准化工作高质量发展的意见》。该文件提出，加强有源医疗器械标准研制。加快推进医用机器人、人工智能、有源植入物、医用软件、5G+工业互联网、多技术融合等医疗器械新兴领域共性技术研究和标准制定工作。在国家政策支持和产业发展的双重助力下，我国人工智能医疗器械标准化工作不断取得进展，标准体系日益壮大。

### 一、标准体系规划

“十四五”期间，我国人工智能医疗器械标准体系规划如图 7-1-1 所示。根据《医疗器械标准管理办法》，划分为基础标准、管理标准、方法标准和产品标准四个大类。

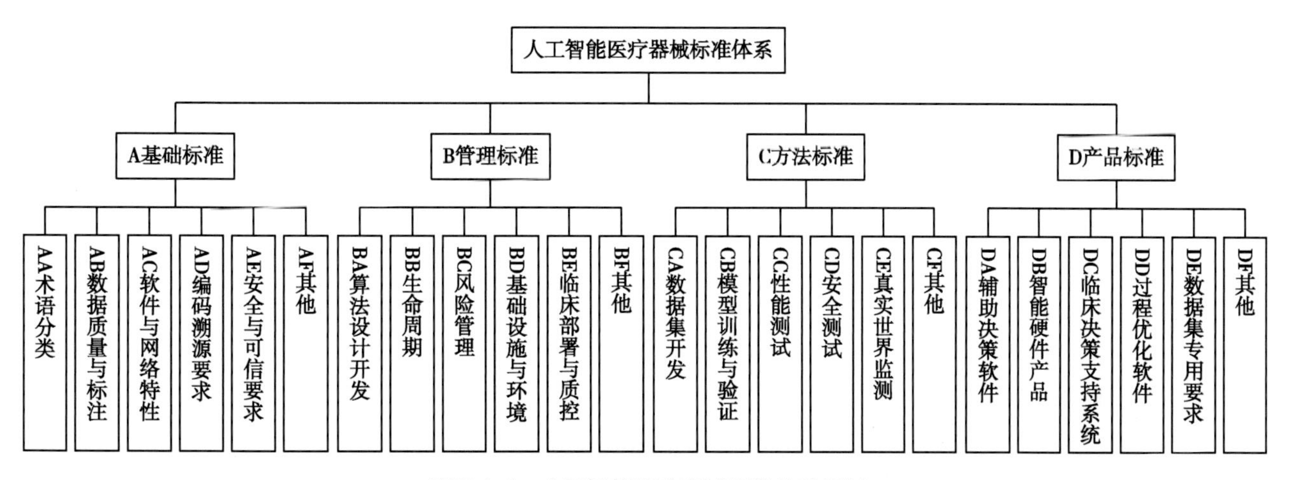


图 7-1-1　人工智能医疗器械标准体系规划

#### （一）基础标准

基础标准旨在凝练人工智能医疗器械的通用问题，提出关键概念，为行业提供共性的规范，为管理标准、方法标准和产品标准的发展提供理论支持。基础标准具体包括六个分支：

1.“AA 术语分类”　主要围绕人工智能医疗器械术语定义、产品分类、范围、实例开展工作。

2.“AB 数据质量与标注”　旨在规范人工智能医疗器械数据集质量表征、数据标注活动，从而保障人工智能医疗器械使用的数据集质量。

3.“AC 软件与网络特性” 主要关注人工智能医疗器械软件特性、网络安全、隐私保护三个方面，解决人工智能医疗器械领域的软件特殊风险、网络安全问题。

4.“AD 编码与溯源要求” 主要解决人工智能医疗器械编码、唯一标识与可追溯性问题，确保产品决策过程可追溯、产品和数据流通可追溯。

5.“AE 安全与可信要求” 主要围绕人工智能医疗器械的安全、隐私保护、算法可信度、可解释性开展工作，提出通用、专用要求，旨在确保用户使用人工智能产品的安全感、信任感，控制算法风险。

6.“AF 其他标准” 针对其他的基础通用问题进行规范，例如算法框架、人机交互、代码的健壮性等。

**（二）管理标准**

考虑到人工智能技术的快速迭代风格和算法的黑盒特性，人工智能医疗器械产品的质量管理有别于其他医疗器械，尤其是数据治理、产品变更、风险控制等方面。目前国外在大力研究适用于人工智能的专用质量管理标准、法规，例如 AAMI/BSI（美国医疗器械促进协会 / 英国标准协会）提出的 ISO 34971 草案，美国 FDA 和加拿大、英国共同提出的良好机器学习规范（good machine learning practice，GMLP）十大原则。

我国的人工智能医疗器械管理标准在参考国内监管政策的基础上，对六个方面进行规范：

1.“BA 算法设计开发” 对人工智能医疗器械算法设计开发流程进行规范，从源头控制人工智能的特殊风险。

2.“BB 生命周期” 提出对人工智能医疗器械的全生命周期管理进行规范，寻求适合我国的算法更新与再评价解决方案。

3.“BC 风险管理” 主要规范人工智能医疗器械生产研发中的风险管理活动，包括算法、数据、产品等各个层面；偏倚风险也是其中的组成部分。

4.“BD 基础设施与环境” 主要规范人工智能医疗器械生产研发中的基础设施与环境管理，例如计算资源、云平台、边缘计算等。

5.“BE 临床部署与质控” 旨在规范人工智能医疗器械临床安装、使用、质控环节的管理，确保产品在应用阶段质量可控。

6.“BF 其他” 旨在规范其他人工智能医疗器械质量管理要素，例如人员培训等，作为对标准体系的补充。

**（三）方法标准**

方法标准旨在统一产品质量评价使用的方法、流程，为验证、确认活动提供依据。方法标准具体包括六个方面：

1.“CA 数据治理” 对人工智能医疗器械研发、测试过程中的数据治理技术进行评价和规范，例如对智能标注、数据中台、数据扩增等具体技术开展验证。该方向与基础标准中的“AB 数据质量与标注”的定位不同，侧重具体指标的评价。

2.“CB 模型训练与验证” 主要规范人工智能医疗器械算法模型训练、调优环节所使用的方法。

3.“CC 性能测试” 主要规范人工智能医疗器械性能测试使用的方法、工具、平台和结果的表达形式，对产品的检验检测有直接的指导作用。

4.“CD 安全测试” 主要规范人工智能医疗器械安全测试使用的方法、工具、平台和结果的表达形式，在产品的检验检测中也发挥重要作用。

5.“CE 真实世界监测” 旨在规范人工智能医疗器械在真实世界的安全性、有效性监测方法，助力形成产品质量评价证据链的闭环。

6.“CF 其他” 主要提出人工智能医疗器械质量评价需要的其他方法标准，例如可靠性测试、可用性测试方法。

**（四）产品标准**

目前，我国已有 30 多个人工智能医疗器械产品获得三类医疗器械注册证，产品的数据模态以医学影像居多，包括 CT、MRI、X 线、眼底彩照等，部分产品涉及生理信号例如心电图。随着注册证和企业数量的增

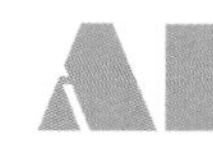

加，未来有望推动人工智能医疗器械产品标准的制定和修订。产品标准一般用于对功能、性能指标提出要求，明确试验方法、检验规则等内容，可以考虑医疗器械成品、附件、原材料（包括数据集）等层次。

在目前的标准体系中，产品标准主要按照预期用途进行细分，具体包括六个方面：

1.“DA 辅助决策软件”　面向采用人工智能算法实现预期用途的辅助决策软件，例如糖尿病视网膜病变辅助诊断软件、肺结节辅助检测软件、心电辅助诊断软件等；人工智能算法主要提供后处理功能。

2.“DB 智能硬件产品”　面向采用人工智能算法实现其预期用途的智能硬件产品，此类产品一般内嵌人工智能算法或芯片，硬件的工作过程伴随着人工智能的分析、决策功能。

3.“DC 临床决策支持系统”　面向符合医疗器械定义、采用人工智能算法的临床决策支持系统，属于比较前瞻的方向。

4.“DD 过程优化软件”　面向采用人工智能算法进行前处理或过程优化的医疗器械软件，例如用于原始图像重建、患者摆位的软件产品。

5.“DE 数据集专用要求”　用于提出人工智能医疗器械数据集的专用要求、指标、验证方法等，如肺部影像 / 神经影像 / 乳腺影像 / 肝脏影像、CT 影像 /MRI 影像 / 超声影像等。

6.“DF 其他”　对其他人工智能医疗器械、附件、原材料给出技术要求、性能指标与验证方法，以及产品说明书的要求，例如辅助治疗、辅助康复类产品。

## 二、当前工作进展

在 2019 年 10 月正式成立以来，人工智能医疗器械标准化技术归口单位目前已完成 4 个行业标准的起草工作，在 2022 年继续承担 2 个新的行业标准项目。具体情况如表 7-1-1 所示。其中，基础标准《人工智能医疗器械　质量要求和评价》已经完成了 3 个部分的起草。《人工智能医疗器械　质量要求和评价　第 1 部分：术语》属于基础工作，为后续标准的起草提供通用的名词术语。《人工智能医疗器械　质量要求和评价　第 2 部分：数据集通用要求》主要对数据集的说明文档、质量特性、质量检验过程提出规范，有助于帮助数据集制造责任方和用户开展数据集质量评价，从而把数据集纳入人工智能医疗器械质量评价的大框架中来。《人工智能医疗器械　质量要求和评价　第 3 部分：数据标注通用要求》主要对数据集的标注任务描述文档、质量特性、业务流程组织和评价方法提出规范，有助于对数据标注服务和结果开展评价。《人工智能医疗器械　肺部影像辅助分析软件　算法性能测试方法》作为第一个方法标准，主要围绕肺部影像辅助分析软件的各种应用场景及算法质量特性，明确测试指标、测试方法、测试流程，并对测试环境、测试工具、测试集、测试文档和测试结果的表述提出要求。人工智能医疗器械的算法性能测试方法实际上也可以用于对人工智能辅助标注算法进行评价，因此两个标准在方法学角度互相支撑。

表 7-1-1　人工智能医疗器械行业标准汇总

| 立项时间 | 标准编号 | 标准名称 | 标准性质 | 类型 |
|---|---|---|---|---|
| 2020 | YY/T 1833.1—2022 | 人工智能医疗器械　质量要求和评价　第 1 部分：术语 | 推荐性行业标准 YY/T | 基础标准 |
| 2020 | YY/T 1833.2—2022 | 人工智能医疗器械　质量要求和评价　第 2 部分：数据集通用要求 | 推荐性行业标准 YY/T | 基础标准 |
| 2021 | YY/T 1833.3—2022 | 人工智能医疗器械　质量要求和评价　第 3 部分：数据标注通用要求 | 推荐性行业标准 YY/T | 基础标准 |
| 2021 | YY/T 1858—2022 | 人工智能医疗器械　肺部影像辅助分析软件　算法性能测试方法 | 推荐性行业标准 YY/T | 方法标准 |
| 2022 | | 人工智能医疗器械　质量要求和评价　第 4 部分：可追溯性 | 推荐性行业标准 YY/T | 基础标准 |
| 2022 | | 人工智能医疗器械　冠状动脉 CT 影像处理软件　算法性能测试方法 | 推荐性行业标准 YY/T | 方法标准 |

目前,《人工智能医疗器械　质量要求和评价第4部分:可追溯性》《人工智能医疗器械　冠状动脉CT影像处理软件　算法性能测试方法》征求意见稿于2022年7月面向社会发布。

综上所述,现有人工智能医疗器械行业标准的技术内容、指标与方法初步形成了衔接,形成了数据集-数据标注-算法性能测试互相支撑的质量评价链条(图7-1-2),共同帮助医学影像AI领域的企业、医院、科研机构和监管机构、检测机构按照统一规范开展质控工作,促进质量提升。

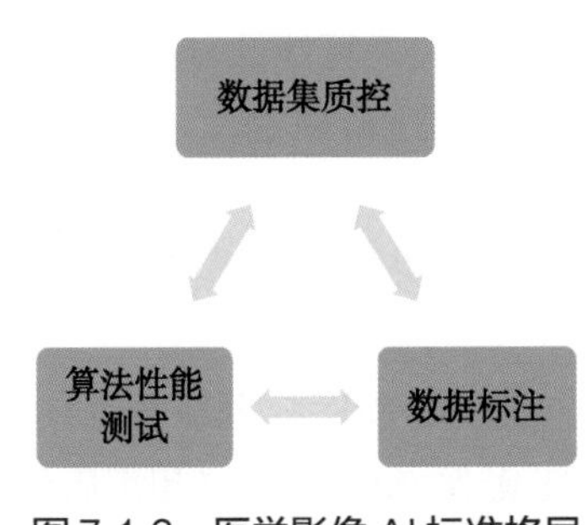

图7-1-2　医学影像AI标准格局

(李静莉　王　浩)

## 第二节　医学影像人工智能产品标准化方向

### 一、辅助决策类产品

当前通过注册许可上市的医学影像AI产品大部分用于临床辅助决策,此类产品的特点是通过计算机视觉技术对医疗影像进行快速读片和智能辅助分析,主要预期用途包括辅助诊断、辅助检测、辅助筛查、辅助分诊、优先级评定、随访跟踪等后处理功能。

此类产品的主要风险体现在算法的准确性。影响算法准确性的因素包括算法的过拟合、欠拟合、数据质量等。过拟合主要是算法的复杂度较高,学习训练算法模型时选取的参数过多,即对于训练数据过度学习而将非普遍规律作为重要特征,其实就是所建的算法模型在训练样本中表现得过于优越,导致在验证数据集以及测试数据集中表现不佳。欠拟合主要是算法的容量或复杂度不够,对神经网络来说是参数量不够或网络太简单,没有很好的特征提取能力。训练数据量太少或训练迭代次数太少,导致模型没有学到足够多的特征。无论是算法的过拟合还是欠拟合,都直接导致辅助分析决策的假阴性和假阳性,其中假阴性即漏诊,可能导致后续诊疗活动延误,特别是要考虑快速进展疾病的诊疗活动延误风险,而假阳性即误诊,可能导致后续不必要的诊疗活动。数据质量问题包括数据可用性差、样本量低、多样性和代表性不足、标注不准确、存在偏倚等情形,可能导致算法过拟合、判断不准确、在临床应用中的表现偏离研发、测试阶段。

为缓解和降低产品的使用风险,需要从产品的输出结果和参考标准进行定量比较,实现假阳性与假阴性、泛化能力、重复性与再现性、鲁棒性/健壮性、效率等具体指标的评估。具体如下:

1. 对于辅助目标检测功能类产品来讲,应考虑区域重叠、中心点距离、中心点落入等作为匹配方式,匹配结果分为真阳性、假阳性和假阴性,计算方法应考虑召回率、精确度、F1分数、平均精确度、平均精确度均值和自由响应受试者操作特征曲线等。

2. 对于具有影像辅助分割和测量功能的产品,应从召回率、精确度、目标区域重合度、树长度检测、表面相似度、密度测量、尺寸测量和体积测量等评价指标。

3. 对于辅助诊断/筛查/分诊等输出分类结果的产品,应计算真阳性、假阳性、真阴性、假阴性样本的数量,构造混淆矩阵,常见指标包括灵敏度、特异性、漏检率、阳性预测值、阴性预测值、准确率、约登指数、Kappa系数、受试者操作特征曲线下面积等。

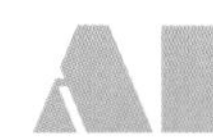

4. 对于算法性能的泛化能力，应着眼于分析算法训练数据与真实世界数据之间的差异，将差异作为配置测试集的依据，充分验证算法对新鲜样本的适应能力。在实际情况中，我们通常把测试误差作为评价算法泛化能力的一种证据。如果在数据样本量充足的情况下依然发现模型的泛化能力差，则需要提醒开发人员排查算法设计、调优存在的问题。

5. 对于重复性与再现性是指当测量条件已被确定和定义——以确定的算法、数据、操作者、环境和假设之下，系统内部的变差，亦称为测试者内部的变差。测试人员应对同一版本的算法使用相同的样本进行多次测试，观察结果的变化。

6. 对于鲁棒性 / 健壮性，立足于全面考虑各种可能干扰算法性能的因素，从人员、设备、环境、输入、规范等方面收集真实世界数据或产生仿真数据，组成专用测试集，着眼开展面向硬件变化的对抗测试、面向软件前处理的对抗测试、面向欺骗攻击的对抗测试、压力测试等测试活动。

7. 对于效率，应评估临床典型病例的服务器响应时间、资源利用率和容量，宜以数据开始导入的时刻作为起点，以算法导出全部结果的时刻作为终点。临床典型病例应限定图像数量、图像特征、成像参数、图像格式、成像方式等要素。

## 二、过程优化类产品

目前，用于过程优化的人工智能医疗器械产品在我国刚刚起步，上市产品数量较少，但未来发展空间广阔。过程优化产品的预期功能包括医学影像快速重建、低剂量重建、患者摆位、成像引导等，聚焦数据的前处理。从产品标准化的角度看，面向以下技术和产品的质量评价方法亟待研究。

### （一）磁共振快速重建

作为大型影像设备之一，磁共振的快速重建是过程优化产品的代表方向，磁共振快速重建的技术实现方式不唯一，包括欠采样、压缩感知等。

MRI 欠采样技术是指采用比全采样重建更少的数据，利用先验信息估计未获取数据，从而进行高质量影像重建。目前，并行成像和压缩感知欠采样重建技术能够将传统全采样扫描的速度提高 2～3 倍。MR 成像是通过一维自由感应衰减获取多维 k 空间数据，成像速度较慢，一定程度上限制了 MR 成像的临床使用，尤其是对于动态成像及高分辨率需求。

在 MR 成像中用到的压缩感知（compressed sensing），是对一大类方法的统称，其基于在 k 空间的半随机、不完整采样，来实现图像数据的扫描加速，进行准确图像重建，加快了成像速度，该技术已经获得 FDA 临床应用批准。深度学习算法能将原始 k 空间数据转换为图像数据，达到加速成像和伪影抑制的目的。

对于 MRI 快速重建类产品，对成像质量的评价是产品标准化的必由之路，关注影像的信噪比、几何畸变、图像均匀度、对比度等客观指标，以及基于利克特量表的主观评价。考虑到快速重建的影像可能作为其他后处理软件的输入，此类影像的细节、纹理是否干扰后处理算法的运行，也需要进行评估。必要时，宜开发专用的 MRI 体模，模拟快速重建带来的信息偏差。

### （二）深度学习重建在低剂量 CT 中的应用

低剂量 CT 可以最大程度地减少对患者的 X 线辐射，但如果对低剂量 CT 所获取的数据按照传统重建技术进行重建，必然会引起图像质量降低。深度学习重建（DLR）是目前最新的复杂重建算法，它利用人工智能和并行计算技术，实现了高质量、低辐射和高速度重建。深度学习算法能够正确地建模医学图像的非线性特性，可以直接从数据中学习复杂映射，减少与不正确建模有关的错误，并通过进一步降低噪声及保留已用迭代重建图像的细节，提高图像质量。目前有三种 AI 重建算法已获得美国 FDA 的批准。一是佳能医学公司的高级智能 Clear-IQ 引擎（AiCE），在重建过程中采用了深度卷积神经网络，可以抑制噪声并增强信号。二是 GE 医疗的深度学习图像重建组件（True FidelityDLR）。三是联影智能利用图像映射模型开发的 uAI Deep Recon CT 扫描降噪技术。这些算法在降低噪声的同时，最大程度保留细节信息，生成高清晰、高保真的图像，进而助力医生完成临床诊断。

对低剂量CT重建类的AI产品而言，质量评价思路与MRI快速重建比较相似，主要的差异在于对体模材料、结构、形状的具体要求。

## 三、辅助治疗与干预

当前人工智能(AI)技术的快速发展，在辅助决策方面大规模应用的同时，在辅助治疗方面也有较快推进，尤其以术前规划、精准放疗等为代表的AI辅助治疗软件已经开始逐步趋于临床应用。AI辅助治疗有别于AI辅助诊断决策，主要是其风险性更高，专业性更强，操作复杂性也更大，对于拍摄的图像更加依赖。图像融合能力以及核心算法作为核心技术决定其AI辅助治疗的准确性。与此同时更应评估整个软件的安全性。

**(一)对于精准放疗类软件评价**

1. 客观一致性测试　客观一致性测试用于评估人工智能自动分割结果和专家组人工分割结果的一致性以及差异，并与高年资医生和专家组人工勾画之间的客观一致性进行比较，用于反映人工智能自动分割的准确性。

可选择的客观测试指标，亦可以包括以下几个方面：

(1) 基于重合度的方法：Dice系数、对称体积差异、Jaccard系数、体积重合误差等。

(2) 基于表面距离的方法：平均表面距离、最大表面距离等。

(3) 基于大小的方法：体积变异系数等。

2. 主观接受度测试　主观接受度测试用于评估专家组和临床医生对自动分割结果的主观接受程度。主观接受度测试的方法，亦可以包括：

(1) 结合文献报道、实例测试和专家咨询，制定评估量表或问卷；将包括通用部分和病种特异性部分。

(2) 对自动分割结果进行修改后计算修改体积百分比。

3. 勾画时间测试　勾画时间测试用于评估人工智能自动分割辅助医生勾画对勾画效率的提升。对于勾画时间的测试要求，亦可以包括：

(1) 人工智能自动分割软件操作时间、需投入人力与时间成本。

(2) 比较医生人工勾画和人工智能自动分割辅助勾画的效率差异。

4. 勾画者间和勾画者内差异测试　勾画者间和勾画者内差异测试用于评估人工智能自动分割辅助医生勾画在提高勾画者间差异和勾画者内差异方面的获益，用于从侧面反映人工智能自动分割的准确性。

**(二)对于术前规划类软件评价**

1. 客观一致性测试　可选择的客观测试指标，亦可以包括以下几个方面：

(1) 影像配准的方法：融合序列与基准序列配准的一致性、手动配准和自动配准的一致性等。

(2) 图像重建的方法：面绘制图像重建、体绘制图像重建等。

(3) 图像融合的方法：影像融合显示等。

(4) 准确性测试的方法：体积(容积)准确性、空间标尺模型精度。

2. 主观接受度测试　主观接受度测试用于评估临床医生对器官模型进行模拟操作的主观接受程度。主观接受度测试的方法，亦可以包括：

(1) 通过操作系统软件，对器官模型的模拟切割、模拟消融、模拟内窥、模拟测量、增强现实等模拟方案进行主观评价。

(2) 对模型体积计算结果进行修改，查看模型改变，进行主观评价。

3. 软件的安全性评价　对于软件的安全性可以测试系统的物理环境、主机、网络、业务应用系统等方面。测试方法可以通过静态评估、现场测试、综合评估等相关环节和阶段，从物理安全、网络安全、主机安全、应用安全、数据安全与备份恢复、安全管理制度、安全管理机构、人员安全管理、系统建设管理、系统运维管理十个方面，对测试系统进行综合测评。

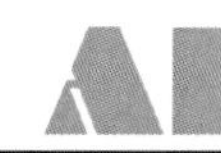

对于有云服务的辅助治疗软件，尤其需要注意其网络安全的防护。对操作系统和数据库的身份鉴别、访问控制、安全审计、剩余信息保护、入侵防范、资源保护方面的保护措施尤其需要。

## 四、智能中医

人工智能算法目前也在中医领域进行应用，对舌苔、眼白、面部等图像数据进行处理。中医设备的评价机制与基于生理病理学的医疗器械不同。中医学理论学说繁多，临床评价表征较为主观，判断方法多基于专家经验。不同中医设备采集的特征存在差异，缺乏统一的评价标准，与中医理论的衔接不足，缺乏科学直观解释方法，限制了中医望诊设备的发展。构建中医理论与客观化特征关系，以促进中医诊断客观化产品质量评价的规范化、标准化，成为目前限制中医设备发展急需解决的问题。智能中医产品的质量评价处于探讨阶段，需要依托知识图谱的方式，呈现中医主观化理论与客观化特征辨识相互的关系，并建设相关的测试集，具体需求如下：

1. 中医望诊知识库的建设　中医望诊列为四诊之首，中医学认为面部、舌部的细微变化与脏腑病变具有密切联系，是中医诊断的重要方法。中医望诊中的面诊、目诊和舌诊，这三诊是其重要组成。面诊包括望面部色泽和形态。同时，结合面部五色的异常与脏腑在面部的分布关系，可以再进一步了解疾病情况。面部形态则包括水肿、红赤、口眼歪斜等异常形态。目诊根据眼部的分区，分别观察目神、目色、目形及目态等内容，从而推断其所对应脏腑的功能情况。舌诊包括望舌质和望舌苔两部分。以中医舌诊理论为指导，对舌的肌肉、脉络组织及舌苔进行观察，判断其舌质的颜色、舌体形态和活动的异常、舌苔的颜色、厚薄等，从而判断其疾病的性质。通过文献梳理、专家咨询、问卷调查等形式进行中医面诊、目诊、舌诊的相关知识提取，归纳其临床表征、推理路径及关系。并使用知识图谱构建中医主观化理论与中医器械采集的客观化特征之间的关系，有助于推进中医医疗器械的客观化和标准化，为今后进一步建立中医设备质量“标准”提供方向。

2. 中医望诊与设备表征知识图谱　围绕中医望诊知识图谱构建所需的特征要素，首先对采集数据的载体形成规范化基础。其次在采集一定样本数据的基础上，从现有中医望诊相关的文献中，提取中医望诊相关的实体概念，明确其属性及实体概念间的相互关系。具体包括望诊所涉及的诊断特征、特征的判定标准、特征间的关系及诊断特征与中医体质、中医健康状态间的关系。最后对面诊、目诊、舌诊特征进行提取与分析，建立特征数据集，包括特征的形态、大小、颜色等客观量化数值。在上述工作基础上进一步对中医望诊实体概念进行整合，消除概念歧义、剔除冗余、错误概念。根据得到的中医望诊实体关系数据，经过计算机推理，建立实体间的新关联，从而拓展和丰富知识网络。通过知识推理，从现有的知识中，发现不同实体、不同属性间的概念层次关系，完善知识图谱。对形成的知识图谱进行质量评估。通过采集一定样本量的望诊案例，进行人工判断并与知识图谱的知识推理进行比对，从而对知识的可信度进行量化，通过舍弃置信度较低的知识，从而保障知识图谱的质量。

（王晨希　王　权　李佳戈　李　澍）

# 第三节　标准应用与展望

## 一、产品检测中的应用

在科技部“十三五”重点研发项目的支持下，中国食品药品检定研究院（简称中检院）依托人工智能医疗器械标准体系，从多模态数据质控管理、智能化医学数据标注、数据集生成技术、对抗测试技术、通用性能评价、性能动态追踪等几个方面建立了医学人工智能全生命周期检测平台，形成了基于检测、检定、标注、评价、运营等全业务流程的检测服务模式。

图 7-3-1 所示为检测平台业务流程示意图。平台的实际页面图示例见图 7-3-2。

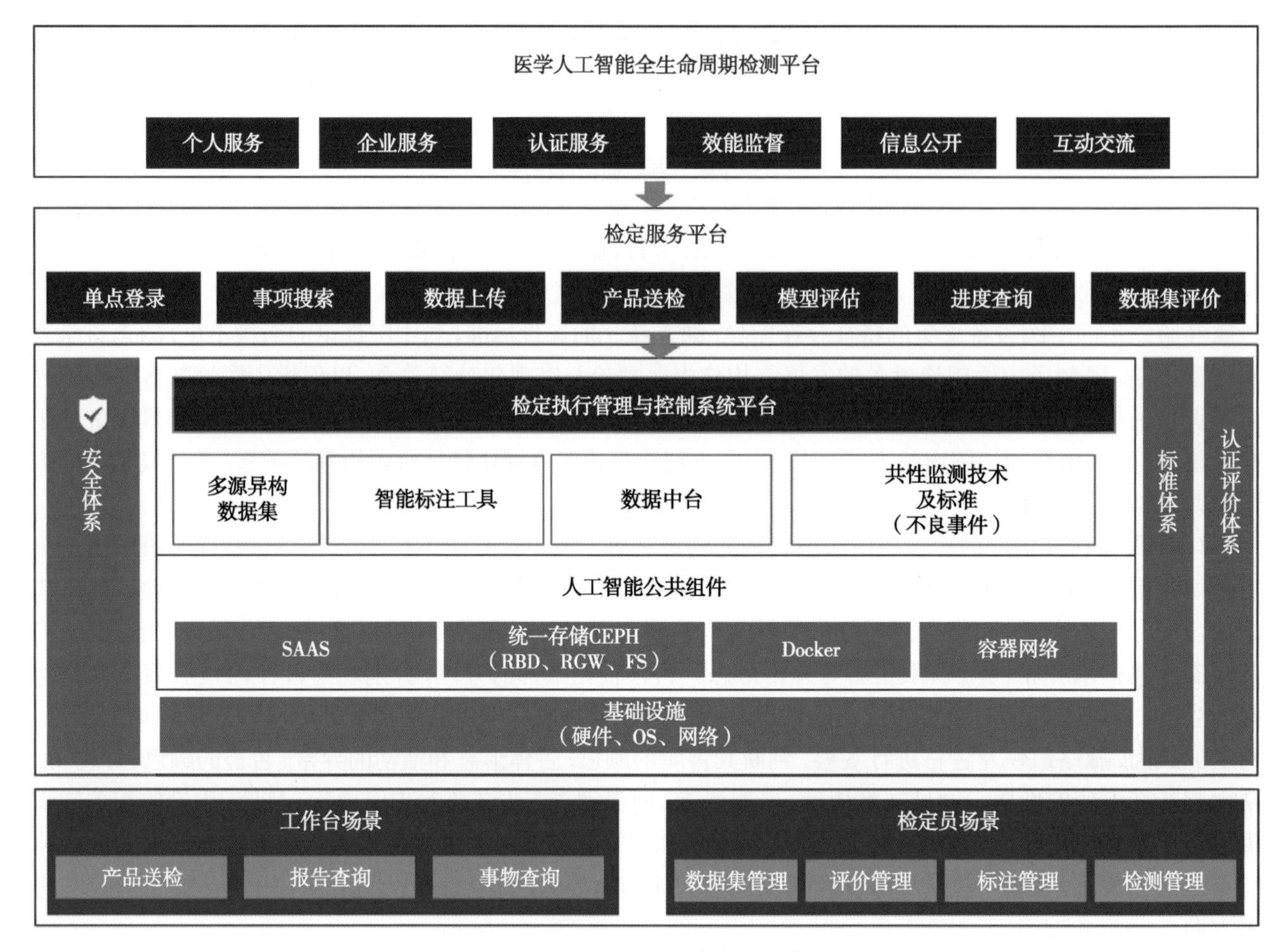


图 7-3-1　医学人工智能全生命周期检测平台业务流程示意图

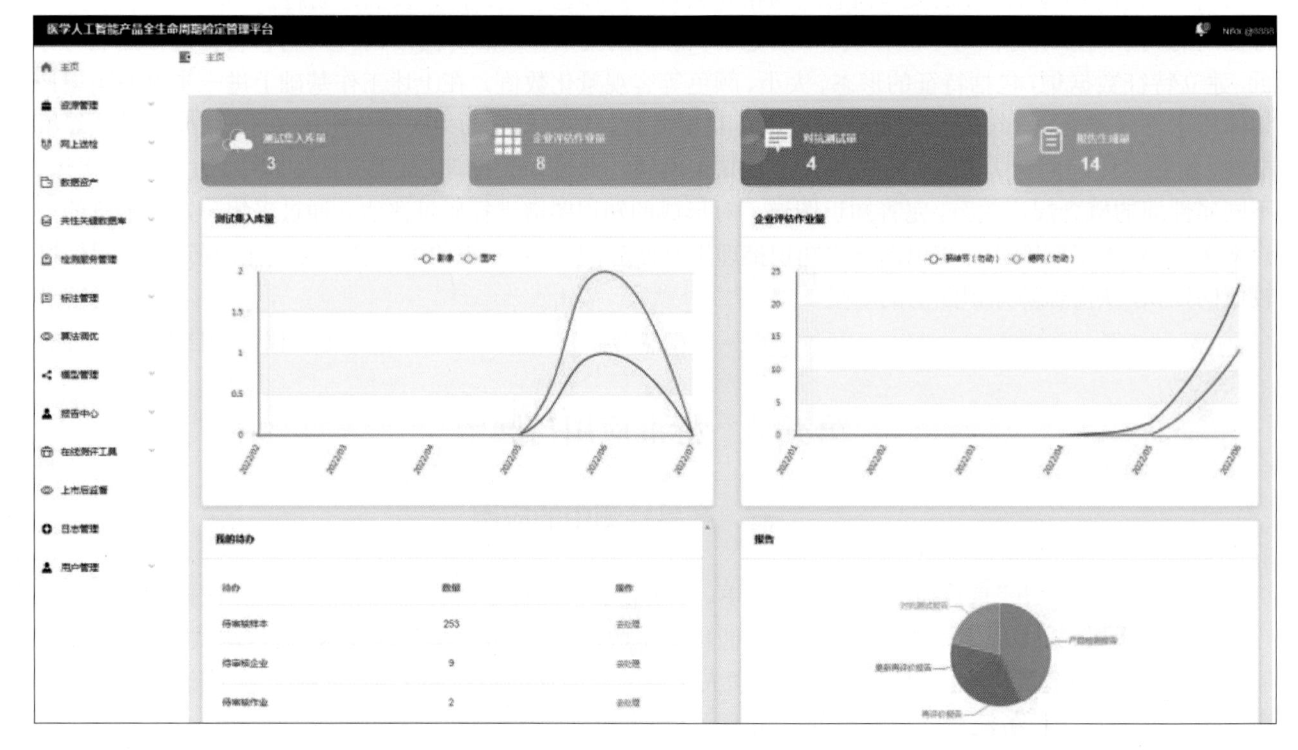


图 7-3-2　医学人工智能全生命周期检测平台页面图

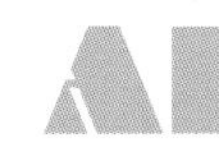

医学人工智能全生命周期检测平台可提供开放式建库、数据集评价、智能高效标注平台、定制化测评服务、对抗测试、性能动态追踪、更新与再评价等服务模式，满足全生命周期监管需要的检测服务，围绕医学人工智能产品在设计研发、上市前注册申报、临床使用、上市后监管等各个阶段的测试、质量控制活动，支撑人工智能医疗器械产业向标准化迈进。目前检验平台已开展应用示范。

在多模态数据入库与质控管理方面，平台按照《人工智能医疗器械　质量要求和评价　第 2 部分：数据集通用要求》的要求，建立覆盖数据集类型、数据形态、数据层次等信息的数据库检索框架。在数据采集阶段，平台提供接口，确保对合规性陈述、隐私保护措施的审核能力和数据多样性的统计维度。同时，平台提供数据清洗等预处理功能，作为数据质控的一部分。平台的数据标注模块根据标准要求，能够记录数据标注的流程组织、人员操作等相关信息。从安全性和维护性的角度看，平台能够记录数据存储信息、数据集用户访问信息、具备用户分层管理能力等。

为配合《人工智能医疗器械　质量要求和评价　第 2 部分：数据集通用要求》的实施，检测平台建立了不同模态数据规范化描述文本，划分数据类型，从入库结构、传输格式、存储方式等进行标准化规范，同时能够以计量型抽样和计数型抽样抽取部分样本，以试验验证等评价方式对数据集的质量测度进行评价。为了突破医院数据孤岛的限制，检测平台探索了公共数据与私有数据结合的开放式建库，通过数据分中心的方式，实现医院私有数据的本地化应用，在保证数据安全的情况下实现共享。

在医学数据标注方面，平台的设计参考了《人工智能医疗器械　质量要求和评价　第 3 部分：数据标注通用要求》和相关标注专家共识的要求。标注工具支持基本标注任务类型，包括分类标注、分割标注和检出标注，涵盖影像、文本、信号、图片、视频等模态。在保证标注结果质量的前提下，为了提高标注准确度与标注效率，平台还可以采用人机结合的智能标注方式，部署辅助标注 AI 模型提供预标注。同时检测平台具备查看、筛选、统计、显示、调度、审核、记录等功能，实现多人标注的流程设计，加入多个质控环节，保证标注过程的可追溯性，在标注业务的组织方面能够兼容个体标注 / 考试 / 培训、团队标注、专家审核与仲裁等模式。为了满足各方用户的不确定性需求，平台提供标注对象定义、标注标签的初始模板，可以由用户根据具体任务进一步进行编辑、扩展和采用，有助于扩大数据标注的范围。

在性能检验方面，归口单位针对人工智能肺部影像辅助分析软件的算法性能测试方法，制定了《人工智能医疗器械　肺部影像辅助分析软件　算法性能测试方法》，该标准对算法性能指标的定义、计算方式、测试过程进行了规范，包括测试环境要求、测试资源要求、测试流程要求、算法应用场景与测试方法、泛化能力和鲁棒性的测试方法等，并以附录的形式给出了评价思路的示例。检测平台参考该标准的评价思路和方法设计，建立了医学人工智能评价的通用指标算法体系，例如按照医学影像人工智能产品的应用场景划分为检出、分类、分割三类，分别对每一类定义检测指标并实现基于测试集的评价。平台本身具备测试集的抽取、封装、评价功能，可根据检测任务进行定制和确认。此外，为了评价产品面对真实世界陌生样本或极端样本时的性能表现，检测平台针对医学影像构建了白盒和黑盒攻击工具，基于专病扰动库，生成对抗样本，实现人工智能产品泛化能力和鲁棒性的测试。平台根据标准要求，保留测试日志和测试记录需要的信息，有助于确保测试过程的可追溯。

## 二、趋势与展望

当前，新一代的人工智能技术在医疗领域的应用不断加速，这在大力推进医疗行业技术应用和促进产业发展的同时，也逐步引发了一些讨论和争议，如主体责任划分、算法歧视、隐私侵犯等。伦理问题是我们在人工智能发展阶段必须要面临的一个争议问题。从发展层面而言，更好地识别人工智能带来的伦理风险，才能降低人工智能技术带来的负面影响，让人工智能在医疗领域的发展更加健康、稳健和长久。人工智能所带来的伦理风险主要包括决策自主受控的风险，如临床医生对于辅助诊断类人工智能产品的依赖，取代了多年来积累的临床经验；隐私风险，如采集临床数据中涉及的数据滥用和数据侵权问题；此外，还包括由于地域、种族、性别等背景差异而带来的人工智能算法中的偏倚和差别。这些伦理风险伴随人工智能技术的发展而不断显现，伴随着对伦理问题的深入研究，未来的人工智能伦理风险评估体系将更加完善，也将据此建立对应的监管措施，以促进人工智能技术在医疗领域的健康发展。

随着人工智能技术的发展进入普及阶段，美国、中国、欧盟、英国、日本、德国、加拿大等 10 余个国家和地区已经陆续发布了人工智能相关政策法规。2021 年，欧盟首次发布了针对人工智能技术的监管法规草案，该草案被视作目前世界范围内最严格的人工智能技术的全面监管法规。我国也在同年 9 月 1 日实施了《中华人民共和国数据安全法》。监管趋于严格、法规日益完善是人工智能技术的必经之路。

根据近年来人工智能医疗器械的技术发展趋势，人工智能医疗器械领域进一步的标准化工作将集中在数据质量特性的标准化以及人工智能技术的可信赖性上。可信赖性是人工智能医疗器械的一种特殊质量特性，当前新一代的人工智能算法模型均具有黑盒特性，在透明度、可解释、可预测、可控制性等方面都存在不足。人工智能在医疗领域的决策具有高风险属性，决策错误可能带来的后果难以估量，甚至危及患者生命。在这种情况下，必须保证人工智能医疗器械的可信赖性才能推动产业健康发展，服务于广大患者。为加强对人工智能的风险控制，世界各国从法规、伦理的角度日益重视"可信赖的人工智能"理念，在技术层面需要定义和评价人工智能产品的可信赖性。2021 年 2 月，美国国家标准学会（ANSI）、消费技术协会（CTA）发布了 ANSI/CTA-2090 *The Use of Artificial Intelligence in Health Care*：*Trustworthiness*，首次在人工智能医疗卫生领域把可信赖性纳入标准化的范畴。该标准在人机交互、数据质量、监管信任等方面提出了一些原则和管理理念，但未涉及产品的质量评价要求与方法。"十四五"人工智能医疗器械标准体系规划中也明确把可信度列入基础标准的起草计划，在标准化层面对可信赖的人工智能技术进行规范和管理是目前人工智能医疗器械标准化工作的重点。

此外，随着人工智能技术的全面发展，越来越多的分支领域建立并储备了大量的数据集，这些数据集除了调用常规的医学影像数据之外，还可能引入视频、文本和其他多模态数据在内的多种复杂结构，甚至采用组学技术。这些数据集在质量控制方面除了满足通用的要求之外，还需要考虑各自的技术特征。为了促进更广泛的医学影像 AI 产品的发展，各类医学影像数据集的标准化专用要求与评价方法研究也是今后人工智能医疗器械标准化工作的另一重要方向。

（孟祥峰　张　超　郝　烨）

# 第八章　医学影像人工智能产品临床试验与案例申报介绍

尽管自2020年以来受到新冠肺炎疫情的多次影响和冲击，但利用深度学习的医学影像AI产品开展临床试验与获批拿证的数量仍呈现快速增长势头。迄今为止，已有30余项基于深度学习的独立软件三类产品获批上市，其中2020年9项，2021年14项，包括国产产品22项和进口产品1项；其中影像类软件产品为22项，尤以CT图像产品为最多，占72.7%。目前，国内外已上市医学影像AI产品按临床功能主要分为：利用AI技术辅助临床决策（检测病灶位置、判断病灶良恶性）；利用AI技术进行成像质量改善、成像速度提升和图像重建等前处理；利用AI技术优化临床流程；利用AI技术进行图像分割和测量分析等后处理。

## 第一节　人工智能产品的临床试验方法

### 一、中国AI产品临床试验方法

医学影像AI产品最基本的要求是有效性和安全性。在进行临床试验时，应考虑AI产品特点和预期用途而行规范性与合理化设计。依据《深度学习辅助决策医疗器械软件审评要点》，临床试验应符合《医疗器械临床试验质量管理规范》要求，基于AI产品的预期用途、使用场景和核心功能进行试验设计，应明确观察指标、样本量估计、入排标准、随访及实施机构等，目的是确认该产品的安全性和有效性。在审评要点中对AI产品的临床试验提出如下建议：

（1）试验设计可选择同品种产品或临床参考标准（即临床“金标准”）进行非劣效对照设计，非劣效界值的确定应当有充分的临床依据，也可选择单组目标值方案。

（2）考虑到用户差异性，可选择MRMC研究设计。

（3）应结合适用人群、不同病变等因素选择相应观察指标，包括灵敏度、特异度、ROC及AUC等主要观察指标。

（4）入排标准应基于目标疾病的流行病学特征，保证阳性样本和阴性样本选取的合理性和充分性。

（5）临床试验结果应由第三方独立评价。

（6）实施机构应具备代表性和广泛性，地域分布尽可能广泛，机构数量尽可能多，以验证算法的泛化能力。

基于上述审评要点的明确要求和目前开展的相关临床试验，在设计医学影像AI产品的临床试验方案时，应考虑以下几方面因素：临床试验目的、试验基本设计、研究人群与入排标准、数据描述、参考标准、判定标准、准确性计算及伦理等问题。

1．临床试验目的　在设计临床试验方案时，首先应明确临床试验目的，并能够指导确立临床试验的各个要素，包括主要评价指标、试验基本设计等，进而影响临床试验所需样本量的大小；其次为实现临床试验目的，可综合分析、考虑试验AI产品适用临床的场景、已有临床和非临床的研究数据、已在国内上市同类产品的临床试验数据等信息。在不同场景与条件下，临床试验目的亦可分别进行针对性设定：

（1）如关注AI产品在适用范围内的效果能否满足临床应用需求，则临床试验目的可设定为确认该AI

产品的有效性是否优于/等效于/非劣于目前国内已上市的同类产品，同时确认其安全性。

（2）如关注AI产品在预期用途下的安全性能否满足临床应用需求，则临床验证目的可设定为确认该AI产品的安全性是否优于/等效于/非劣于目前国内已上市的同类产品，同时确认其有效性。

（3）如AI产品为国内已上市产品，且适应证或适用人群、使用方法或环境发生变化，则可根据变更涉及范围，将临床试验目的设定为确认变更部分对该试验产品安全性和有效性的影响，试验产品对新增适应证或适用人群的安全性和有效性，或在新增使用方法或环境下该试验产品的安全性和有效性。

2. 试验基本设计　在临床诊断医学中，较为常见的临床试验设计方法主要包括目标值法和试验对照研究。

（1）目标值法：通过计算主要评价指标的点估计与置信区间，并将之与事先确定、符合临床需求的目标值进行比较，来评价试验AI产品的有效性与安全性。目标值一般是基于一定质量和相当数量的临床研究数据而得出的，也可以是某临床应用场景下某类产品有效性与安全性评价指标所应达到的最低标准。在单组目标值设计中通常不设置对照组。当采用目标值法时，应尽可能选择相对客观且可重复性强的评价指标，同时应考虑可能存在的偏倚，采取有效措施进行控制，并明确目标值的确定依据。

（2）试验对照研究：分为平行对照、配对对照和交叉对照。①平行对照：通过将受试者随机、双盲地分为试验组和对照组，将可能影响的因素均衡分布在两组中，以避免选择偏倚和评价偏倚；②配对对照：通过设计使同一受试者先后在试验组和对照组的条件下评价某试验AI产品的安全性与有效性；③交叉对照：随机分配受试者分阶段先后在2种或以上的试验、对照条件下进行测试，以比较、分析试验产品的性能。

3. 研究人群与入排标准　为收集临床试验所用数据集，应首先确认其研究目的，然后依据试验目的确定研究人群，后者应符合预期用途中描述的人群。试验数据集可从连续入组且符合入选标准的病例中随机抽样获得，以保证研究人群分布符合试验产品预期适用人群的分布规律；与选择性入组比较，连续入组能更好地减小选择性偏倚。此外，AI产品临床试验所用数据集应独立于产品研发阶段用于训练、测试、验证的数据集。

入排标准应在充分考虑试验目的、流行病学特点、产品特征、适应证等综合因素前提下制定，也就是从基于适应证的流行病学特征和AI产品预期用途来确定阳性样本和阴性样本的定义入手。此外，样本纳入还需保证阳性样本和阴性样本选取的充分性与合理性；对某些疾病来说，还建议考虑阳性样本中不同疾病的分期、分型的分布合理性，这些因素可能会潜在地影响临床试验的结果。

4. 数据描述　医学影像数据是对医学影像信息的形式化表示，既包含影像中的图像，也包含与影像相关的临床数据、标注信息等，以原始或经数据处理后的形态呈现出来。医学影像数据集是以汇聚的形式展现数据，在建立过程中既要标准化，又要规范化，其中标准化涉及数据采集、数据处理过程中设备、方法、人员及环境等问题。医学影像AI产品应提供完整而全面的数据描述。其中数据收集方式多种多样，可根据发病率水平，选择前瞻性或回顾性数据收集方式，或FDA提出的“压力测试”（指较常规医疗场景对AI产品更具挑战性的数据集）。如果发病率低，疾病较为罕见，则推荐使用回顾性数据收集。不同类型数据的描述内容各异：①患者数据。提供基本病例人口统计学的数据信息（年龄、性别等），在关键临床变量上的统计学分布（与适应证相关的临床症状、患者来源等）。②图像数据。提供成像设备相关的分布信息（辐射剂量、设备厂家、型号等），成像扫描相关的分布信息（参数设置等）。③病灶数据。对病灶的特点（部位、大小、形态等）进行详尽分析。

充分的数据描述不仅能反映AI产品临床试验所用的数据集和开发阶段使用过的数据集在病例来源、组成与分布上的异同，也可用于评估临床试验所用的数据集与预期适用人群的匹配程度。

5. 参考标准　在临床试验方案中，评价医学影像AI产品所使用的参考标准（即“金标准”）十分重要。其制定内容包括：“金标准”的选择、构建方法的确认和依据。在有同类产品或类似验证数据的情况下，可参考同类产品“金标准”的选择；“金标准”的构建方法包括以临床预后、病理检测等为“金标准”依据，也可通过专家组建立“金标准”。后者需要明确专家数量、来源科室、专家资质、培训要求、判定标准、可获取的信息、结果判定规则（如高水平医生仲裁）、专家抽取标准等信息。对于涉及病灶位置、大小等信息的“金标

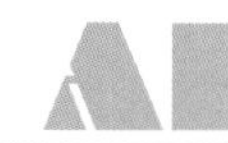

准”，也需明确相对应的判断标准。在建立“金标准”的过程中，还应该考虑由医生选择等因素带来的偏倚，并采取相应的控制措施。

6. 判定标准 在医学影像AI产品试验中，评价指标旨在反映该产品作用于受试对象时产生的各类效应，因此建议根据试验目的和产品预期效应预先设定评价指标，并明确各评价指标的目的、定义、测定方法和判定标准等，同时应明确临床试验的主要评价指标和次要评价指标，并说明其在结果解释时的作用及重要性。主要与次要评价指标的设定一般与厂家对产品的宣称有关，如某厂家宣称其AI产品的主要价值为提升准确率，则一般采用ROC曲线为主要评价指标，次要评价指标可以为满意度等。

此外，在医学影像AI产品中，由于产品应用类别和目的不同，其结果的判定方法与标准也有所差异。目前医学影像AI产品主要分以下三类：辅助分诊和辅助诊断产品、辅助检测病灶产品及辅助测量产品。

（1）辅助分诊和辅助诊断：前者可初步给出是否患病的二分类结果，并在用户界面提前通知医生优先处理；后者可初步给出患者疾病的严重程度、鉴别诊断结果等结论。对上述两类产品，可将AI软件输出的结果（如病灶良恶性、严重程度分级、是否患病及危险等级等）与“金标准”进行对比，如果一致则为诊断正确，反之则为错误。

诊断准确性指标较多，包括灵敏度、特异度、ROC及其衍生曲线[无限制ROC（FROC）等]、AUC、准确率、阳性预测值（PPV）、阴性预测值（NPV）、似然比（LR）等；检测一致性指标包括阳性/阴性一致性、总一致性等；诊断一致性指标包括Kappa值等。此外，分诊类AI产品一般会考虑时间效率对急症患者和医院带来的效益，一般采用定量指标，如诊断时间不大于医院常规平均阅片时间（以分钟为单位）等。

（2）辅助检测病灶：可将产品输出的病灶位置和范围等信息与“金标准”确定的信息进行对比，既要考量病灶的检出灵敏度，也要评估其检测结果在病灶定位上的准确性，常用评估标准如下：①软件检测病灶中心与“金标准”中心的结果符合预先设定的标准；②软件检测病灶中心和“金标准”中心间距离与“金标准”区域最长宽度的比率符合预先设定的标准；③软件检测病灶的面积或体积和“金标准”面积或体积的相交结果与“金标准”总面积或总体积的比率符合预先设定的标准。

（3）辅助测量：可将产品输出的长度、面积、体积、密度、HU值等测量结果与“金标准”进行对比，用以评估其检测结果在定位与测量方面的准确性，常用评估标准包括：①测量结果与“金标准”的绝对误差，即测量结果与“金标准”间差值的绝对值；②测量结果与“金标准”的相对误差百分比，即测量结果与“金标准”间差值和“金标准”的比率；③判定病灶测量准确性参数，可使用Dice系数，即以像素/体素为单位统计与“金标准”标记结果的一致性。

此外，试验结论的验证，依据产品应用类别在确定医学影像AI产品临床验证主要和次要指标后，建议采用假设检验和区间估计两种方法再进行结论的验证。①假设检验：除产品评价指标外，还需提前确定临床验证优效性/等效性/非劣性检验的界值，优效性界值用于验证试验组与对照组间差异，或试验组与目标值间差异具有临床意义的最小值；等效性或非劣性界值用于验证试验组与对照组间的差异，或试验组与目标值间的差异不具有临床意义的最大值。在确定检验水平（通常双侧取0.05）的情况下，按照试验方案确定的检验假设和假设检验方法，计算假设检验的检验统计量及其对应$p$值，并做出统计学推断和完成假设检验。②区间估计：通过构建主要评价指标组间差异置信区间达到假设检验的目的，即将置信区间的上、下限与事先规定的界值进行比较，以做出试验结论；一般双侧取0.05，按照试验方案中确定的方法计算主要评价指标组间差异的95%置信区间。

7. 准确性计算 在医学影像AI产品临床试验中，预先设定好的评价指标可反映验证产品作用于受试对象时产生的各类效应。因此，建议根据试验目的和产品预期效应预先设定评价指标，并明确各评价指标的观察目的、定义、测定方法和判定标准等，同时明确试验的主要评价指标和次要评价指标，并说明其在解释结果时的作用及重要性。主要和次要评价指标根据其统计学特性通常可分为以下几类：①一般定量指标，如诊断时间不长于设定的平均阅片时间（以分钟为单位）；②一般定性指标，如满意或不满意；③一般等级指标，如疾病严重程度，轻度、中度、重度；④诊断准确性指标，灵敏度、特异度、似然比等；⑤诊断一致性指标，如测量值与“金标准”回归分析的斜率、分类一致性系数Kappa值等。

8. 伦理的问题　由于医学影像AI产品及其临床试验涉及大量的患者数据，应注重伦理问题和数据安全，以保证患者隐私。目前医疗健康数据保护和监管措施尚不完善，隐私信息泄露风险较高，因此需从技术和政策法规两个层面保证数据使用的规范性与安全性，以确实保障数据使用过程的安全和个人隐私不被滥用。此外，为确保可分享数据合规使用，还需建立相应的法律法规来明确数据的所有权、许可权和隐私权，合理解决好数据在使用过程中可能涉及的一些伦理问题。在开展AI产品临床试验前需获得相应医疗机构的临床伦理委员会的批件，以保障患者的个人隐私与信息安全性。

## 二、二类AI产品的临床试验

在《医疗器械分类目录》(2017年8月版)中将独立医用软件列于第21大类；对具有诊断功能的软件，若诊断软件通过其算法，提供诊断建议，仅具有辅助诊断功能，不直接给出诊断结论者，在分类目录中相关产品按照第二类医疗器械管理；若诊断软件通过其算法对病变部位进行自动识别，并提供明确的诊断提示，则其风险级别相对较高，在分类目录中相关产品按照第三类医疗器械管理。

此外，在《医疗器械监督管理条例》(国务院令第276号)第九条中规定：省、自治区、直辖市人民政府药品监督管理部门负责审批本行政区域内第二类医疗器械临床试用或临床验证。这里的第二类医疗器械是指对其安全性、有效性应当加以控制的医疗器械。由申办人发起，伦理委员会审批，作为二类医疗器械，可以直接签订临床试验协议，进入临床试验备案，开始临床试验，无须进入临床试验审批阶段。

根据《医疗器械监督管理条例》第十七条规定，申请第二类医疗器械产品注册前，应当进行临床试验，除非按规定属于免于进行临床试验的医疗器械。在《免于进行临床试验的医疗器械目录》(2018年修订)中，第21大类中有若干独立医用软件可以免于进行临床试验，例如21-02-02医学图像处理软件等。此外，如果AI软件作为医疗器械硬件的一部分组件存在，而该医疗器械硬件根据上述目录属于免于进行临床试验的范围，则该AI软件也可以免于进行临床试验。除此之外，凡是未被上述目录排除的AI软件医疗器械，原则上都应当按规定在注册前进行相应的临床评价以验证AI软件的安全性和有效性，其具体方法参见第一节内容。

## 三、三类AI产品的临床试验

根据国家食品药品监督管理局《医疗器械监督管理条例》(国务院令第276号)第九条规定：由国务院药品监督管理部门负责审批第三类医疗器械的临床试用或临床验证。所谓第三类医疗器械是指植入人体，用于支持、维持生命，对人体具有潜在危险，对其安全性、有效性必须严格控制的医疗器械。第三类医疗器械(三类AI产品)的临床试验流程通常包括以下几方面内容：

1. 获得注册检查报告后，应整理研究者手册、选择临床研究中心、统计单位、制定方案、病例报告表(CRF)、知情同意书，以及其他试验文件(包括背景资料、研究者手册、动物实验、临床及对照品资料、文献等)。

2. 召开研究者会议，递交伦理委员会审批。印刷CRF、准备试验材料，取得伦理委员会批准。

3. 准备试验组、对照组，试验品包装，准备标签、自检证明，器械编盲。

4. 签署合同。

5. 启动会及受试者入组和受试者签署知情(包括知情同意、筛选、检查、受试者用药情况、随访、原始资料核查、AE&SAE记录和报告，药品发放、保存、归还、回收等)，监查访视。

6. 资料送交数据单位，回收CRF、剩余物资器械。

7. 临床数据管理，包括双份录入、双份核查、发疑问表、答疑、盲审、锁库、揭盲、统计分析等。

8. 研究中心关闭访视，给出统计报告及总结报告，正式结束临床试验阶段。

总体上，第三类医疗器械(含三类AI产品)的临床试验流程包括三个阶段：即临床试验启动阶段、临床试验实施阶段、临床试验结束阶段(图8-1-1)。

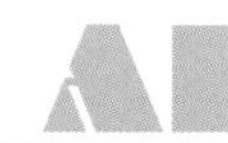

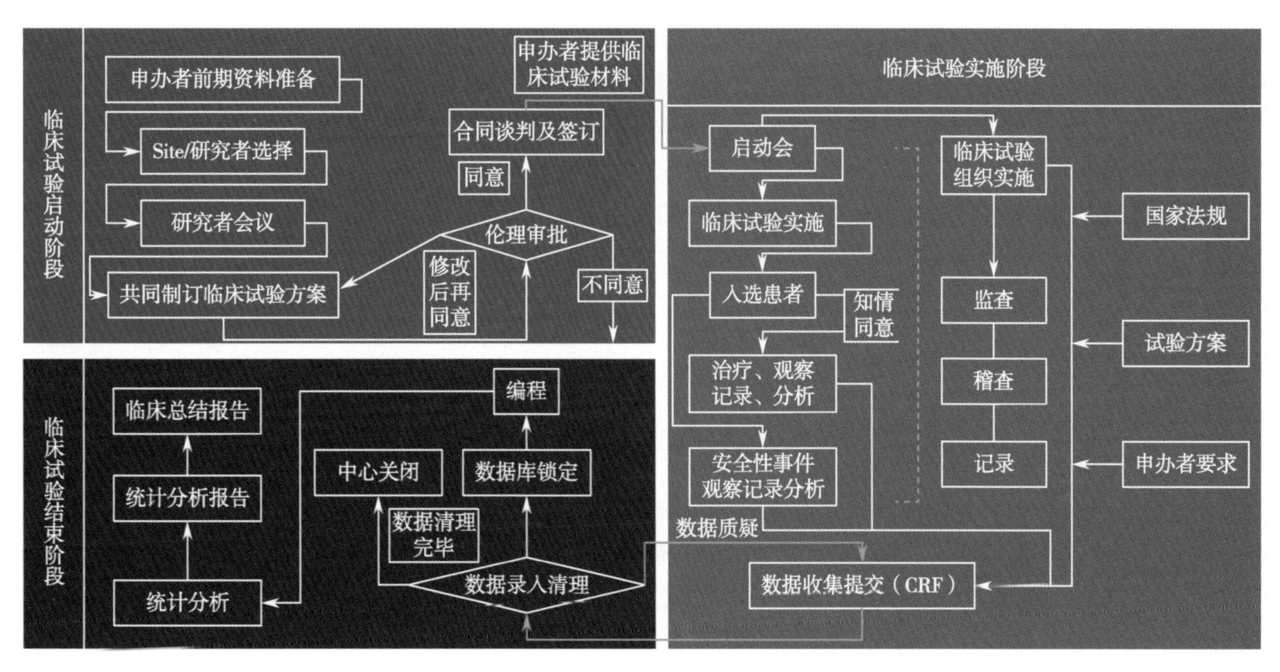


图8-1-1 三类医疗器械（含三类AI产品）临床试验流程图

根据国家药品监督管理局医疗器械技术审评中心发布的《深度学习辅助决策医疗器械软件审评要点》，基于深度学习的AI辅助决策医疗器械软件的临床试验可采用回顾性研究。该研究是指研发企业以新产品开发和验证为目的，或验证现有产品的临床反应，或以优化现有产品为目的，从医疗机构获取既往数据进行的临床研究。在三类AI软件医疗器械研发中，依据软件风险级别不同，回顾性临床研究可用作临床预试验，作为临床试验的补充或替代临床试验。回顾性临床研究原则上应获得受试者的知情同意，但如下情况可向伦理委员会申请知情同意豁免：①无法追溯患者，或获取受试者知情同意代价过高；②数据主体已签署知情同意书，且范围包含现有范围，可考虑采取去标识化等措施下开展临床试验。

临床试验应符合《医疗器械临床试验质量管理规范》要求，并参照《医疗器械临床试验设计指导原则》，基于软件预期用途、使用场景和核心功能进行试验设计，确定观察指标、样本量估计、入排标准、随访以及实施机构等要求，以确认软件的安全性和有效性。建议优先选择同品种产品或临床参考标准（即临床“金标准”）进行非劣效对照设计，若无同品种产品且难以获取临床参考标准，可选择替代方法，如选择用户结合软件联合决策与用户单独决策进行优效对照设计。非劣效界值或优效界值的确定应当有充分的临床依据。此外，考虑到用户的差异性，可选择多阅片者多病例（MRMC）试验设计。建议可结合适用人群、病变等不同层面选择观察指标，原则上应选择灵敏度、特异度、ROC和AUC作为主要观察指标，亦可在此基础上根据软件特点选择灵敏度、特异度的衍生指标、ROC和AUC的衍生指标、组内相关系数、Kappa系数、时间效率、数据有效使用率等指标作为观察指标。

在设计回顾性研究的试验时，应考虑并必须严格控制偏倚，如选择偏倚、临床参考标准偏倚、测量偏倚、记忆偏倚和混杂偏倚等。原则上应包含多个不同地域临床机构（非训练数据主要来源机构）的同期数据，结合分层分析、第三方独立评价等方法控制偏倚，以保证真实、准确评价软件的安全性和有效性。此外，回顾性研究还应基于软件安全性的级别考虑使用问题。对安全性级别为C级的高风险软件，原则上应当开展临床试验，此时回顾性研究可用作临床预试验，为临床试验设计提供参考依据，或在少见亚组病例入组时间过长等情况下，用作临床试验的补充；而对安全性级别为B、A级的中低风险软件，回顾性研究可用作临床预试验或替代临床试验。软件安全性级别应当基于软件的预期用途、使用场景和核心功能进行综合判定，判定方法详见软件指导原则。例如，预期用于病理图像辅助筛查或者危重疾病辅助识别的软件，其安全性级别通常为C级。

此外，有关三类AI产品临床试验的其他建议包括：试验结果应由第三方独立评价；实施机构应具备代表性和广泛性，不同于训练数据主要来源机构，地域分布尽可能广泛，机构数量尽可能多，以确认算法泛化能力。例如，预期以提高辅助诊断时间效率为首要目标的某AI软件，无同品种产品且难以获取临床参考标准，其临床试验设计可选择用户结合软件联合决策与用户单独决策进行交叉对照设计，以灵敏度、特异度、时间效率作为主要观察指标，其中灵敏度、特异度可为非劣性对照，时间效率指标应为优效对照。

由于医学影像AI产品及其临床试验涉及大量的患者数据，还应注重伦理和数据安全问题，以保证患者隐私。在开展AI产品临床试验前须获得相应医疗机构的临床伦理委员会批件，以保障患者个人隐私与信息安全。

（谢　辉　伍建林）

## 第二节　获NMPA证书人工智能产品临床试验案例介绍

目前，基于深度学习的中国医学影像AI独立软件三类产品至少有30项已经取得NMPA证书而获批上市，并呈现出快速增加的势头。其中的22项均为影像类软件产品，尤以CT影像产品为最多(约占72.7%)，例如肺结节、肺炎、脑出血、冠脉CTA等；其中许多公司研发基于CT图像的肺结节与肺炎AI三类产品(详见第十一章介绍)。在本节中仅选择其他几种代表性的AI独立软件三类产品临床试验的案例进行介绍和分析。有关AI产品的详尽资料可在中国临床试验注册中心网站查阅。

### 一、颅内出血AI辅助分析软件产品临床试验案例

颅内出血在临床上往往具有急、危、重等特点，快速做出准确的定性诊断和定量分析十分关键。国内某AI公司以颅内出血检出为应用目的的颅内出血CT影像AI辅助分析软件产品率先通过NMPA创新通道审查而获批上市。该产品基于深度学习可快速检出颅内出血，并自动生成出血体积、平均CT值等定量信息，并标识病灶周围水肿、破入脑室及中线移位距离等指标，以辅助临床医生制定针对性的诊疗方案；还可支持多次CT检查智能随访并对比病灶变化情况。以下简要介绍该案例临床试验的有关资料：

1. 临床试验目的　评价颅内出血AI辅助分析软件的临床有效性和安全性。

2. 试验基本设计　采用多中心、回顾性、单组目标值的临床试验设计。以资深医生阅片判读结果为参考“金标准”，以分诊软件对超急性期和急性期颅内出血病例分诊的灵敏度、特异度为主要评价指标，以软件数据安全性、器械缺陷发生率为次要评价指标，以不良事件发生率为安全性指标。

3. 研究人群与入排标准　采用回顾性研究，分别随机收集3家医疗机构各200例、共计600例患者颅脑CT平扫影像数据，其中301例为阴性、299例为阳性数据。其入排标准为：

(1) 阳性数据入选标准：①发病为急性期(≤72h)的CT图像；②参考颅脑平扫CT影像报告，提示为颅内出血者；③颅脑平扫CT图像有完整的图像数据。

(2) 阴性数据入选标准：①参考颅脑平扫CT影像报告，未见颅内出血的病例；②颅脑平扫CT图像有完整的图像数据。

(3) 数据排除标准：①图像质量不佳，如摆位不良、严重伪影、数据不连续等；②颅脑术后数据；③颅内其他占位性疾病，如颅脑肿瘤、感染、先天发育异常等；④研究者确定的其他影响识别判断的情况。

4. 模型训练　为验证算法性能是否满足设计要求，采用算法的模型参数分析超急性期和急性期颅内出血患者的颅脑CT平扫图像测试集合，计算并评估颅内出血检出和分诊的灵敏度和特异度。本试验的测试集合数据涵盖了不同性别、不同年龄和不同设备，测试集和训练集互斥并具有独立分布性。脱敏后测试集图像由专业标注人员和资深放射科医生进行标注，得到带有颅内疑似出血区域的掩膜，用于算法评估。采用训练收敛后模型参数计算所有测试数据，结果显示，颅内出血检出灵敏度为96.67%，特异度为93.33%；颅内疑似出血区域分割平均DSC为0.857。其中灵敏度预期目标值为90%，特异度预期目标值为90%，DSC预期目标值为0.8。表明算法性能满足设计要求。

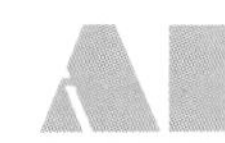

5. 参考标准　以资深放射科医生阅片结果为参考标准。

6. 判定标准　以资深放射科医生阅片判读结果为参考标准，评估 AI 软件对超急性期和急性期颅内出血病例分诊的灵敏度、特异度与预期性能的目标值比较。

7. 准确性计算　本临床试验以资深放射科医生阅片结果为参考标准，对 3 家医疗机构共 600 例颅脑 CT 平扫影像检出超急性期和急性期颅内出血病例的灵敏度为 97.32%，特异度为 99.67%，95% 置信区间下限均高于目标值 90%（$p < 0.001$）；表明软件对超急性期和急性期颅内出血病例的灵敏度和特异度均达到试验设计要求。软件数据的安全性均为满意或一般，占 100%；未发生不良事件和严重不良事件。软件系统的数据安全性得以验证且完成统计学描述，达到试验设计的要求。

8. 伦理问题　本临床试验获得相应医疗机构临床伦理委员会的批准。

## 二、颅内肿瘤 AI 辅助分析软件产品临床试验案例

在影像学上，对颅内肿瘤界限的精准判定和术前做出准确诊断及定量评估对患者手术方案的制定具有重要临床价值。国内某 AI 公司基于 MRI 影像数据以颅内肿瘤自动分割、鉴别和分型诊断为主要应用目的的颅内肿瘤 AI 辅助诊断产品率先获得 NMPA 三类医疗器械认证，可使神经放射科医生在颅内肿瘤鉴别诊断的准确性提高 12% 以上，也标志着国内颅内肿瘤 AI 辅助诊断产品的研发速度与诊断水平步入了国际同类产品的先进行列。该产品的临床试验案例介绍如下：

1. 临床试验目的　验证颅内肿瘤 AI 辅助软件的临床有效性与安全性。

2. 试验基本设计　采用回顾性、医生独立诊断对照、优效试验设计和单组目标值法分别对主要功能进行验证。以病理诊断结果为“金标准”，验证本产品独立进行肿瘤病灶分割、鉴别诊断、分型诊断的准确性、灵敏度和特异度；对医生在产品辅助下与医生独立诊断的结果进行比较，以比较和验证产品辅助的有效性。

3. 研究人群与入排标准　回顾性入组多家医疗中心 33 742 例脑肿瘤患者的 MRI 数据，其中男性 15 150 例（44.9%）、女性 18 592 例（55.1%），年龄 39±19 岁。采集数据的设备来自多个不同厂家，包括 1.5T、3.0T 两种不同场强的设备和 $T_1WI$、$T_2WI$、$T_1C$ 等多种序列。入组标准：①有明确病理报告；②病理报告显示为颅内肿瘤。排除标准：排除患者手术后复查扫描的图像。

4. 模型训练　纳入试验的研究人群中有 32 536 例患者的影像数据用于脑肿瘤分割和分型模型的训练、调优和测试，另 1 206 例患者的影像数据用于临床试验。试验数据的训练集、调优集和测试集两两之间无交叉。

5. 参考标准　以患者病理诊断结果为“金标准”。

6. 判定标准　本试验的主要评价指标为，验证本 AI 辅助产品独立对脑肿瘤病灶分割的准确性及单独作为脑肿瘤鉴别诊断的准确率；次要评价指标为，医生在本产品辅助下对脑肿瘤的鉴别诊断结果优效于医生独立诊断。

7. 准确性计算　从技术指标上对产品进行评估，定量评价 AI 在颅脑肿瘤分割和分型诊断中的效果，包括分割 DSC、准确率、灵敏度（召回率）、特异度、假阳性率和假阴性率等指标，其中对颅内肿瘤鉴别诊断的准确率为 0.92（95%*CI*：0.84～0.99）；同时对 AI 辅助颅脑肿瘤鉴别诊断的有效性进行人工对比评估，其中产品辅助下平均诊断准确率提高 12%，灵敏度提高 26.6%，特异度提高 2%。

8. 伦理问题　本临床试验获得相应医疗机构临床伦理委员会的批准。

## 三、头颈部血管 AI 辅助分析软件产品临床试验案例

随着现代社会疾病谱的变化和老龄化的加速，头颈部血管疾病的发生率及其影像学检查呈逐年上升趋势。头颈部血管在技术后处理和临床诊断上均存在工作量大、耗时费力、诊断准确率差异大等难题。国内某 AI 公司利用计算机视觉和深度学习技术，完成了头颈部 CTA 影像重建后处理和智能辅助诊断结果的全

自动输出，实现了从病灶检出、狭窄程度判断、Willis 环结构分析、结构化智能报告等全流程智能辅助诊断功能。其产品的临床试验案例介绍如下：

1. 临床试验目的　评估和验证基于深度学习头颈部 CTA 血管分割重建后处理和智能辅助诊断系统的临床有效性与安全性。

2. 试验基本设计　从技术指标上对该产品进行定量评价 AI 在头颈血管分割和颅骨去除效果中的表现，包括 DSC、召回率（recall）、V- 评分体系（V-score）、准确性（accuracy）等参数；同时对 AI 重建合格率、重建效果等进行人工对比评估；并评价采用 AI 辅助诊断后，检查效率提升、医生诊断信心、技术人员时间效率提升及节省劳动力等多角度进行对比验证。

3. 研究人群与入排标准　回顾性纳入 5 家三级医院接受头颈部血管 CTA 检查患者 18 766 例，其中男性 9 370 例（49.9%），女性 9 396 例（50.1%），患者年龄为 63±12 岁。数据采集设备来自多个厂家和多种螺旋 CT 机型；使用的对比剂均为碘海醇，浓度 300mgI/ml，注射速率为 5ml/s。入组标准：具有完整的头颈部 CTA 扫描数据且符合本试验要求者。排除标准：CTA 图像质量不符合诊断要求者。

4. 模型训练　最终纳入试验的 16 433 例患者的扫描数据被分为两个模型。模型 1 包括 6 387 例患者数据，用于颅骨分割建模，模型 2 包括 10 046 例患者数据，用于血管分割建模。在试验过程中，来自另外 1 826 例患者的扫描数据被分配到一个独立的测试队列用于性能评估。

5. 参考标准　由 10 名具有 2 年或以上 CTA 后处理经验的技术人员独立进行图像预标记，以获得初步的标记结果。然后，由 2 名具有 5 年或以上经验的放射科医生仔细检查和评估初步标记结果的准确性，并根据需要重新标记病例。当 2 名放射科医生发生分歧时，由另一位高年资仲裁专家（10 年以上工作经验）做出最终决定，即为参考标准或“金标准”。

6. 判定标准　该 AI 产品的定量判定与人工评估。

7. 准确性计算　主要评价该三维卷积神经网络深度学习算法在多种 CT 增强血管造影（CTA）扫描中，如主动脉、颈动脉和颅内动脉的重建图像质量性能，包括人工一致性、节省时间和劳动力、降低辐射剂量、高灵敏度和特异度等指标。最终显示产品的有效性达到预期目标，未发生不良事件和严重不良事件，系统数据的安全性也得以验证且完成统计学描述，达到试验设计的要求。

8. 伦理问题　本临床试验获得相应医疗机构临床伦理委员会的批准。

## 四、冠状动脉 AI 辅助分析软件产品临床试验案例

冠脉 CTA 已成为冠脉血管狭窄及斑块诊断的常规影像学检查手段。国内某 AI 公司利用计算机视觉和深度学习技术研发的软件产品（CoronaryDoc），可智能化完成冠脉血管 CTA 影像自动重建与后处理，实现从病灶检出、狭窄程度判断、斑块定性定量分析、结构化智能报告等全流程辅助诊断功能，成为国际上很早推出专门针对心血管疾病的 AI 诊断产品，已在全国近 2 000 家医院落地应用。

1. 临床试验目的　评估和验证冠脉 CTA 辅助诊断软件用于冠脉血管狭窄及斑块分析的临床有效性和安全性。

2. 试验基本设计　本研究为回顾性、多中心、全交叉多阅片者多病例（MRMC）、盲态评估的试验设计。多中心收集已拍摄的某个时间段内冠脉 CTA 影像，筛选后经数据脱敏备用；同时筛选合格的受试医生入组（冠脉 CTA 工作经验≥1 年），对所有符合标准的冠脉 CTA 影像进行两个阶段的交叉阅片。受试医生随机分配到“先独立阅片后软件辅助阅片组”或“先辅助阅片后独立阅片组”，分别进行独立阅片和使用辅助诊断软件阅片，同时将脱敏后 CTA 影像送给专家组（≥5 年冠脉 CTA 诊断经验）进行诊断，比较两组与专家组综合判定结果，评价该冠脉 CTA 辅助诊断软件对于冠脉血管狭窄及斑块分析的有效性和安全性。

3. 研究人群与入排标准　回顾性收集和纳入 27 家医院接受 CTA 及有创冠状动脉造影患者共计 527 例，年龄 62.22±10.2 岁。入选标准：①既往做过冠脉 CTA 检查，CT 探测器排数≥64 的冠脉 CTA 图像；②冠脉 CTA 图像质量评分≥3 分（Likert 评分 5 分制）。排除标准：①冠状动脉重度钙化者；② PCI、冠状动脉搭

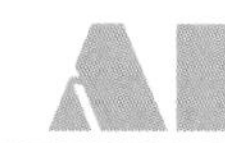

桥术（CABG）术后的病例；③冠状动脉起源异常者；④冠状动脉闭塞病变；⑤冠状动脉畸形者。

4. 主要评价指标　以专家组结果构建评判标准，比较试验组和对照组冠脉血管狭窄、斑块分析灵敏度（以血管为单位）、特异度（以病例为单位）和 AFROC 曲线下面积（AFROC-AUC）。

有关定义：阳性血管狭窄为此血管有可见的明显狭窄，以专家组结果构建评判标准显示狭窄（中度狭窄、重度狭窄、完全闭塞）；阴性血管狭窄为此血管未见明显狭窄（未见狭窄、轻微狭窄、轻度狭窄）；阳性斑块为有可见斑块（钙化斑块、非钙化斑块、混合斑块）；阴性斑块为未见斑块。

（1）以血管为单位：①冠脉血管狭窄、斑块分析灵敏度判定。比较受试医生在软件辅助条件下和独立阅片条件下冠脉血管狭窄及斑块分析灵敏度的差值大于预先设定的优效界值。②实现优效。灵敏度（血管狭窄）= 受试医生与专家判定阳性且狭窄程度分类一致的血管数 / 专家判定阳性血管数 × 100%。③灵敏度（斑块）= 受试医生与专家判定阳性且斑块分析一致的血管数 / 专家判定阳性血管数 × 100%。

（2）以病例为单位：①冠脉血管狭窄、斑块分析特异度判定。比较受试医生在软件辅助条件下和独立阅片条件下，冠脉血管狭窄及斑块分析特异度的差值大于预先设定的非劣效界值。②实现非劣效。特异度（血管狭窄）= 受试医生与专家判定阴性且狭窄程度分类一致的病例数 / 专家判定的阴性病例数 × 100%。③特异度（斑块）= 受试医生与专家判定一致的阴性病例 / 专家判定的阴性病例数 × 100%。

5. 次要评价标准

（1）以专家组结果为判定“金标准”，比较试验组和对照组冠脉血管狭窄及斑块分析的灵敏度（以病例为单位）、特异度（以血管为单位）。

（2）以专家组结果为“金标准”，评价软件单独阅片的灵敏度、特异度（分别以血管、病例为单位），评价软件单独阅片的总符合率、Kappa 值、阳性预测值（PPV）、阴性预测值（NPV）（以病例为单位）。

（3）以专家组结果为“金标准”，评价软件单独阅片时支架检出、心肌桥检出的一致性。

（4）判定时间：记录两组阅片人员参与后处理时间和阅片时间的总和，后处理时间（$T_1$）和输出影像诊断结果的时间（$T_2$）之和。

（5）后处理图像质量评价：计算图像质量评分为 2 分及以上的后处理图像占总后处理图像的百分比。

（6）软件性能评价：从功能使用、操作便捷性、稳定性等方面来评价，结果分为满意、一般、不满意三级。

6. 准确性计算不详。

7. 伦理问题　本临床试验获得相应医疗机构临床伦理委员会的批准。

## 五、肋骨骨折 AI 辅助分析软件产品临床试验案例

骨折是临床上的常见疾病，但不同病因、不同部位、不同类型骨折的准确诊断与定量评估对青年医生具有很大挑战性。国内某公司基于 CT 影像的 AI 骨折辅助检测软件可实现“精确定位、秒级检出、直观定位，优化流程”等功能，还自带多平面重建（MPR）三视图、容积显示（VR）、局部动态图、骨折最佳视角自动呈现等功能。

1. 临床试验目的　验证和评价骨折 CT 影像辅助检测软件的有效性与安全性。

2. 试验基本设计　采用多中心、前瞻性设计方法。试验分为 AI + 医生联合阅片和医生单独阅片，分别对胸部 CT 影像进行肋骨骨折检出，通过对比 AI + 医生联合阅片和医生单独阅片对肋骨骨折检出的灵敏度、特异度差异，来确定骨折 CT 影像辅助检测软件的有效性。

3. 研究人群与入排标准　纳入多个中心共 400 例受试者胸部 CT 影像数据，涵盖了不同年龄、不同地区和不同 CT 设备等。入选标准：①年龄 18 岁及以上；②因各种外伤等原因导致胸部撞击，临床医生判读具备 CT 检查适应证而申请胸部 CT 检查；③完成胸部 CT 平扫，有完整的图像数据。排除标准：①图像质量不佳或各种伪影导致图像质量不佳；②肋骨病理性骨折、自发性骨折或肋骨其他非骨折性病变；③胸廓畸形；④其他不适合软件评价的情况。

4. 模型训练　为评估模型参数泛化能力，对测试集 CT 胸部扫描图像进行骨折计算并评估患者层面和

肋骨层面灵敏度和特异度；应确保测试集和训练集的互斥性和独立分布性。将脱敏后的测试图像经多名资深放射科医生进行多轮标注，获得带骨折位置信息和骨折类型的CT胸部图像，用于算法评估。评估结果：在患者层面的测试数据灵敏度不低于90%，特异度不低于75%；在肋骨层面的测试数据灵敏度不低于82%，特异度不低于98%。

5. 参考标准　以资深放射科专家的阅片结果为参考标准。

6. 判定标准　试验分为AI＋医生联合阅片和医生单独阅片，分别对胸部CT影像进行肋骨骨折检出，通过对比AI＋医生联合阅片和医生单独阅片对肋骨骨折检出灵敏度和特异度的差异，来确定骨折CT影像辅助检测软件的有效性。

7. 准确性计算　在患者层面上，比较AI＋医生联合阅片与单独医生阅片肋骨骨折检出的灵敏度，两组差值为26.2%，其95%*CI*下限大于0，可认为AI＋医生联合阅片的肋骨骨折检出灵敏度优于单独医生阅片；对比AI＋医生联合阅片与单独医生阅片肋骨骨折检出的特异度，两组差值为−4.37%，其95%*CI*下限大于−10%，可认为AI＋医生联合阅片的肋骨骨折检出特异度非劣于单独医生阅片。AI＋医生联合阅片的平均时间（128.43s）明显短于单独医生阅片（179.54s），即通过AI辅助检测可明显提升阅片效率。试验中未发生不良事件和严重不良事件，软件数据的安全性均为满意或一般（占100%）。

8. 伦理问题　本临床试验获得相应医疗机构临床伦理委员会的批准。

（赵晓静　赵　佳　李　健　吴振洲）

## 第三节　问题与展望

### 一、AI产品临床试验国内外比较

总体上，国外在计算机辅助诊断（CAD）领域的产品研发、临床试验、监督管理及临床应用等方面均起步较早，并在AI产品临床试验等方面积累了较多学习和借鉴的经验。但近年来中国在AI产品研发和临床试验规模与速度等方面大有超越之势。迄今为止，已有30余项基于深度学习（DL）的独立软件三类产品获批上市（仅含进口产品1项），且许多高质量的AI产品也已经获得FDA、CE等国际证书。以美国FDA为代表的管理机构早在2012年就发布有关CAD类软件临床评价的指导原则，其核心理念与指导原则沿用至今，并为当今以DL为技术核心AI产品的研发提供了临床试验整体思路与实践路径。实际上，DL在技术原理上与传统的机器学习是存在差异的，因此应用于临床诊断可能会引发一定风险。为此，我国NMPA于2019年7月在全球率先发布《深度学习辅助决策医疗器械软件审评要点》，对进一步规范和加强基于DL技术AI医疗器械的注册监管和提高审评质量起到关键作用。

依据美国FDA于2012年发布的CAD临床评价指导原则，对产品临床性能评价（临床试验）的目的旨在验证和证明其临床安全性和有效性，但CAD产品输出结果与临床医生诊断间可能存在十分复杂的关系，致使其临床试验设计方案要考虑以下多方面因素。首先，应采取对照研究设计以排除或限制各种可能因素对安全性与临床性能的影响；其次，应根据疾病流行病学和临床实际情况，考虑采取回顾性研究或前瞻性研究；此外，多阅片者多病例（MRMC）研究设计在美国应用相对较多，即多名阅片者在多种阅读模式下（如单独阅片或在CAD辅助下阅片）进行试验，其设计可为完全交叉（所有阅片者均可独立阅读所有病例图像），亦可不完全交叉。一般来说，规范完整的CAD产品临床试验设计应包括：①确定合适的研究人群（包括患者与正常对照），并能够有效代表预期研究的疾病人群；②设计合理，有效避免CAD产品可能产生的效应；③研究样本量应足够大以验证产品的临床性能与安全性；④合理确定与选择参考标准（“金标准”）及判定标准；⑤采用的数据集病例与病种应适合产品验证目的；⑥参与研究阅片者应具有临床实际场景代表性和普适性；⑦影像硬件（成像设备等）应与当前临床应用的情况相符。

近年来，中国NMPA发布许多诸如《深度学习辅助决策医疗器械软件审评要点》《医疗器械临床试验质量管理规范》等审评标准与管理规范等文件，这对于加大我国AI产品研发和规范开展临床试验起到了积极

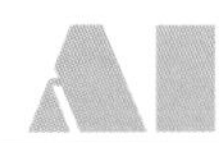

的指导和推动作用。目前，我国 AI 产品所涉及的数据来源包括目前临床上较广泛的影像仪器设备，如 CT、MRI、DR 和眼底相机等；所涵盖的目标疾病从神经系统到骨肌系统几乎全身各系统无所不及；其临床功能也包含辅助临床决策、成像质量改善与速度提升及图像重建等前处理，优化临床流程、图像分割和测量分析等后处理多个维度。毋庸置疑，AI 产品在提高诊断效率、优化流程、提高满意度、解决目前临床医生不足等实际问题中发挥了重要作用，并具有广阔的发展前景。

## 二、AI 产品临床试验的问题与展望

尽管我国医学影像 AI 产品快速发展和获得 NMPA 及国际 FDA、CE 等认证的形势喜人，但也存在某些瓶颈问题和面临不少的挑战，尤其在临床试验上还有许多问题有待于商榷和加以规范：①目前开展产品临床试验的 AI 公司逐渐增多，但部分公司的试验设计和有关程序均是按照自己理解并安排本公司人员开展的，缺乏规范性和标准化，其结果也存在很大差异；从国家层面需针对临床试验方案重新制定相应行业标准、规范或流程。②各公司对选择研发的 AI 产品缺乏详尽的调研与顶层设计，出现重复研发和无序竞争现象，导致其产品实用性与生命力不强；此外，缺少第三方标准化的检测库也是目前亟待解决的瓶颈问题。③相对来说，基于内镜、手术显微镜、超声等实时成像以及病理数据的 DL 辅助决策产品和治疗中辅助决策产品研发的数量很少，也是未来有待于探索与开发的广阔领域。④偏倚仍是临床试验中所面临的实际问题，可出现在临床试验设计、实施、数据分析或结果解释等各个环节，且偏倚类型较多，未来需结合各类 AI 产品的具体情况开展进一步研究论证和采取合理有效的控制措施。

此外，认真做好以下几方面的思考与探索也有助于我国医学影像 AI 产品未来的高质量发展：①在算法和技术上实现新的突破与创新；②由于医学影像 AI 产品的特殊性，医生应更广泛、更深入地参与到产品研发与验证之中并发挥应有的作用；③ AI 研发公司应突显自身优势、定位准确、错位发展，更加深耕细作地做实、做细、做优产品；④社会和用户层面，以及资金支持者均应树立足够的耐心与信心来接纳和使用 AI 产品，并在实践应用中不断优化和提高产品质量；⑤相关监管部门应发挥更大的作用，尽快在多个环节破解发展的瓶颈与难题。

（于　晶　伍建林）

# 第九章　深度学习辅助决策医疗器械临床评价

人工智能医疗器械具有较高的潜在临床应用价值，受到社会广泛关注。同时，此类产品的设计开发和临床应用历史较短，生产企业注册经验较少，对于临床评价要求了解较少，甚至在某些方面，存在一定理解误区。本章通过总结国际国内的上市前临床评价要求和经验，分析了供参考的设计要素和偏倚控制方法，以期为生产企业科学开展临床评价提供建议与思路。

## 第一节　全球深度学习辅助决策医疗器械临床评价要求

### 一、国际医疗器械监管机构论坛成员国临床评价要求概述

国际医疗器械监管机构论坛（international medical device regulators forum，IMDRF）旨在协调全球医疗器械监管思路，加速全球医疗器械监管融合，其发布的《医疗器械软件临床评价》[*Software as a Medical Device*（SaMD）: *Clinical Evaluation*]指南体现了对于SaMD临床评价的考虑。该指南指出，制造商应在临床评价时考虑SaMD的底层算法、算法的透明度、SaMD预期用途的特征、部署平台、目标人群、目标用户等；制造商应根据需要从临床角度解决的相关安全和性能要求以及医疗预期目的和预期临床受益来定义临床评价范围。此外，在某些情况下，具备持续学习的产品的系统性能可能是不断变化的，在临床评价中还需要评估系统行为的不可预测性。

2012年，美国FDA发布了计算机辅助类软件的临床评价指导原则，认为深度学习医疗器械软件是机器学习技术的延伸和子集，对深度学习技术的人工智能辅助决策产品的临床评价要求基本延续了传统计算机辅助决策类产品的监管思路。以计算机辅助检测设备（CADe）为例，此指南该类产品需要开展临床试验，并就临床试验设计给出建议，其中关键内容包括：①推荐了多阅片者多病例（MRMC）的研究设计；②提出了评价指标优先考虑受试者工作特征曲线或其衍生曲线等参数；③建议在临床试验中验证扫描方案、成像硬件等方面的泛化能力；④强调采用临床已有数据开展临床试验的可行性以及试验质量控制考虑要素等。FDA尚未发布针对计算机辅助诊断（CADx）和计算机辅助分诊（CADt）产品的临床评价指南。对于计算机辅助分诊类产品，如脑出血、脑缺血、骨折分诊通知等，考虑产品的临床使用场景、作用和风险，其临床试验均采用了单组目标值的设计。2019年，FDA发布了机器学习 / 人工智能医疗器械软件的产品变更监管框架讨论，计划提高产品上市后真实世界数据的使用，在上市后持续保障产品的安全、有效，为上市前审批创造较为宽松的空间。截至2021年6月，FDA已批准数百种人工智能医疗器械，包括辅助决策和非辅助决策类产品，覆盖放射治疗器械、心血管诊断和监测器械、神经病学诊断器械和眼科诊断器械等多个领域。

近年来，中国进一步完善医疗器械临床评价法规和技术指导原则体系，针对不同种类的医疗器械形成了包含免于临床评价、同品种临床评价和临床试验的多层次临床评价监管思路。2021年新版《医疗器械监督管理条例》（中华人民共和国国务院令第739号）实施，规定“医疗器械产品注册、备案，应当进行临床评价；但是符合下列情形之一，可以免于进行临床评价：（一）工作机理明确、设计定型，生产工艺成熟，已上市的同品种医疗器械临床应用多年且无严重不良事件记录，不改变常规用途的；（二）其他通过非临床评价能

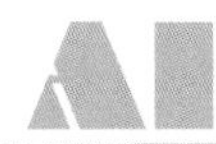

够证明该医疗器械安全、有效的”；同时规定“进行医疗器械临床评价，可以根据产品特征、临床风险、已有临床数据等情形，通过开展临床试验，或者通过对同品种医疗器械临床文献资料、临床数据进行分析评价，证明医疗器械安全、有效”。针对深度学习辅助决策类产品，中国制定了《人工智能医疗器械注册审查指导原则》《深度学习辅助决策医疗器械软件审评要点》《肺炎 CT 影像辅助分诊与评估软件审评要点（试行）》等技术指南文件，阐释了对含深度学习辅助决策功能的医疗器械软件产品的临床评价基本原则，具体要求在第二节详细讨论。

欧盟、日本和韩国等国外监管机构的深度学习辅助决策产品临床评价指南尚未正式发布。2018 年，韩国发布《深度学习辅助决策大数据指南》；2019 年，日本发布《日本人工智能领域审查工作组报告书》；2020 年，国际医疗器械监管机构论坛成立了人工智能医疗器械工作组。日韩等监管机构在构建深度学习辅助决策医疗器械的监管思路时，充分借鉴了中美等国发布的技术指导文件，在临床评价路径、试验设计类型、临床数据来源、评价指标等临床评价要求方面与中美监管思路相近。

## 二、深度学习辅助决策典型产品在美国的临床评价情况

20 世纪末至 2000 年初，美欧曾经历过一轮以专家系统为核心的机器学习技术的热潮，美国 FDA 在 1997 年批准第一款人工智能产品，并在 2017 年批准了第一个基于深度学习技术的人工智能辅助决策医疗器械软件上市。人工智能医疗器械主要审批途径为 510（k）和 De Novo，早期有少量乳腺病变辅助决策产品被列为上市前批准（PMA），获批产品覆盖放射诊断器械、心血管诊断和监测器械、神经病学诊断器械和眼科诊断器械等，其中以医学影像辅助诊断软件数量最多，用途包括多种疾病的辅助诊断。

1. 基于影像的辅助检测软件　2021 年 3 月批准的 syngo.CT Lung CAD（VD20）是一款增加了深度学习技术的肺结节辅助检测产品，可以基于患者胸部 CT 影像分析，给出肺结节的数量和位置信息。其临床验证采用 MRMC 的优效性设计，试验共有 20 名阅片者对 232 例受试者胸部 CT 影像（143 例阳性，89 例阴性）进行阅片。试验组为医师 + 深度学习辅助决策阅片，对照组为医师独立阅片，“金标准”为 5 名专家组成的专家组阅片结果，主要评价指标考虑灵敏度（结节水平）和特异度（患者水平）。

2. 基于影像的辅助诊断软件　2021 年 3 月批准的 Optellum™ Virtual Nodule Clinic 是基于患者胸部 CT 影像分析，给出 5～30mm 肺结节的肺癌可能性评分（lung cancer prediction，LCP），其临床验证采用 MRMC 的优效性设计，试验共有 12 名阅片者（放射科与胸科各半）对 300 例受试者的胸部 CT 影像（良性、恶性受试者 1∶1）进行阅片。试验组为医师 + 深度学习辅助决策阅片，对照组为医师独立阅片，“金标准”为 5 名专家组成的专家组阅片结果，主要评价指标为受试者操作特征（receiver operating characteristic，ROC）曲线下面积（area under the curve，AUC）。

3. 基于影像的辅助分诊软件　2018 年 3 月批准的 ContaCT 是 FDA 通过 De novo 通道获准上市的人工智能辅助分诊提示软件，其基于患者脑血管 CT 影像分析，给出是否存在脑血管闭塞情况的分诊建议，产品不会在图片上做任何标记和提示，是医师标准诊断流程的额外辅助（仅对医师阅片顺序进行调整，阴性 / 阳性病例均需医师按照固有诊断流程进行评估）。其临床验证采用单组目标值设计，纳入 300 例脑血管 CT 影像，以神经放射专家组阅片作为“金标准”，结果显示，产品 ROC 曲线下面积（AUC）为 0.91，灵敏度和特异性分别为 87.8% 和 89.6%。此外，临床试验次要指标还观察了产品辅助分诊分析时间，结果优于传统流程下的判定时间，证明该产品的使用可以在达到医师平均准确度水平的基础上，提升医师的诊疗效率。

4. 心电数据监测与诊断软件　2018 年 11 月批准的深度学习辅助决策 -ECG Platform 是一款人工智能心电图分析软件，其功能是进行 12 导联心电图数据的测量和自动化结果的分析与解释，为医师提供心律不齐、心肌梗死、心室肥大等心脏异常的判断。医师可自行在软件判断的基础上做出确认、修正或删除的决定。深度学习辅助决策 -ECG Platform 虽引入了人工智能算法，在算法上与对比软件有所不同，但产品预期功能不变且未引入影响安全性与有效性的新问题，FDA 则仍判定该产品与已上市的参照器械实质等同，临床验证主要为基于公开和自建数据库的测试，以及灵敏度、特异度测试。

5. 基于实时影像的辅助检测软件　2021 年 4 月批准的 GI-Genius 是一款基于结肠镜实时影像的深度学习辅助检测软件，其基于内镜数据流和每帧图像的分析，给出肠道息肉数量和位置信息。该产品临床验证采用前瞻性、开放性、随机化、优效性、平行对照设计，共纳入 685 例受试者(包括粪检阳性患者、体检人群和息肉切除术后随访患者)，试验组 341 例，对照组 344 例。试验组为深度学习辅助决策辅助医师的结肠镜检查，对照组为同一批医师无深度学习辅助决策辅助的结肠镜检查，主要评价指标为腺瘤检出率(组织活检确认)，试验中还对两组退镜时间进行了考虑和控制。

(王泽华　张　庆)

## 第二节　中国深度学习辅助决策产品临床评价要求

美国人工智能技术应用于医疗器械起步较早，从 1997 年第一款产品批准到 2021 年 6 月，已有 343 款产品获批上市。国内人工智能技术起步相对较晚，但在深度学习这一新技术方面展示出蓬勃活力。自 2020 年以来，国内已有 30 余款深度学习辅助决策独立软件获批，还有大量随 CT、磁共振等影像设备被批准的深度学习辅助决策软件组件。近两年我国深度学习辅助决策独立软件的批准数量上基本追平美国 FDA 同期批准的相应产品。

基于深度学习辅助决策医疗器械临床评价的技术审评经验，我国已总结出该类产品临床评价的基本思路。总体而言，人工智能产品 / 功能原则上需开展临床评价。其中，辅助决策类软件 / 功能一般需考虑开展临床试验，而常规的非辅助决策功能可视情况开展同品种临床评价或在临床试验中设置次要指标进行观察。常规的非辅助决策功能种类繁多，临床风险相对较低，评价重点在于测试验证，本文不做深入探讨，其临床评价可参考《医疗器械临床评价技术指导原则》《医疗器械临床评价等同性论证技术指导原则》等相关内容，根据具体功能输出、算法原理等依次考虑提供软件验证测试(单元测试、集成测试、系统测试)、算法评估、基于测试集 / 测评数据库的软件确认以及临床确认等。本节重点就深度学习辅助决策产品临床试验的相关要求进行论述。

### 一、深度学习辅助决策产品临床试验设计考虑要素

临床试验应当符合《医疗器械临床试验质量管理规范》要求。可参照《医疗器械临床试验设计指导原则》，基于软件的产品设计特征、适用范围、使用场景、使用方法等进行试验设计，重点关注临床试验设计基本类型、研究对象、观察指标、样本量等要素，以下就前述关键要素进行分别论述：

1. 临床试验设计基本类型及评价指标　深度学习辅助决策产品临床试验设计基本类型一般有单组目标值、对照(包括平行对照、交叉设计)等。主要评价指标一般考虑诊断准确度，即在诊断试验中区分不同疾病状态的能力，常见的包括固有准确度指标，例如敏感度、特异度、ROC 或其衍生曲线(LROC、AFROC 等)和非固有准确度指标，例如阳性 / 阴性预测值、检出率等；次要评价指标还可考虑时间效率、诊断准确率增益率、诊断平均时间增益率、软件易用性评价等。

单组目标值设计适用于对患者是否患有目标疾病提供分诊转诊辅助决策建议的产品。该类产品不给出具体病变情况，产品输出为分诊转诊建议，用于调整诊疗顺序或者建议是否需要转诊，且无论辅助分诊结果为阴性、阳性，均需专业医师再一次对患者影像进行评阅，如糖尿病视网膜病变、肺炎、脑出血等各类目标疾病患者的计算机辅助分诊、转诊产品等。临床试验主要评价指标可考虑产品辅助分诊转诊结果的诊断准确度指标(如敏感度、特异度等，通常为患者水平)。

对照研究适用于对目标疾病的病变病灶进行辅助检测的产品，如肺结节辅助检测产品、骨折 CT 影像辅助检测产品等。该类产品设计用于发现所有的病灶并给出位置信息，其临床试验中，试验组为医师与申报产品共同检测，对照组一般为传统检测诊断方法(如临床医师阅片)。主要评价指标考虑诊断准确度指标(如敏感度、特异度、AFROC 曲线、检出率等，一般灵敏度考虑病灶病变水平，特异度考虑患者水平)。临床

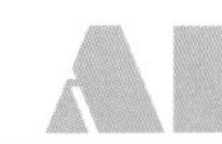

试验比较类型应能够体现产品受益风险的可接受性，建议考虑优效性设计，如针对 4mm 以上肺结节 CT 影像辅助检测软件可考虑病灶水平的敏感度优效和患者水平的特异度非劣效。

单组目标值、非劣效界值或优效界值的确定应当有充分的临床依据。此外，考虑到用户的差异性，可选择多阅片者多病例（MRMC）试验设计。

2. 研究对象　可基于定义明确的入选和排除标准，前瞻性地收集患者数据或采用临床已有数据，入组人群应当与适用范围相匹配。基于临床已有数据的临床试验应当在设计时考虑并严格控制偏倚，如选择偏倚、临床参考标准偏倚、测量偏倚、记忆偏倚等。一般而言，纳入病例需独立于申报产品或前代产品开发所用病例（训练集），并尽量避免复用前代产品验证确认所用数据集（测试集、测试数据库以及临床试验数据集）；此外，除非有充分证据证明目标疾病同一患者不同部位、不同时期、双侧器官的诊断结果间具有独立性，否则不在一项临床试验中同时入组同一病例的多组数据。鉴于诊断学试验中阅片者表现的变异度及其与患者样本变异度和诊断方法（即深度学习辅助决策辅助器械）之间的交互，某些情况下还可能需要将阅片者列入研究对象（如深度学习辅助决策辅助检测产品）。一般可采取的偏倚控制措施包括但不限于：①采用多位阅片者进行试验病例的评阅，FDA 的相关文件认为，10 名以上的阅片者可较好地控制相关偏倚。②对照试验可考虑采用交叉阅片设计，交叉设计中还可根据相关领域记忆曲线的研究设置合理的洗脱期，有文献报道，典型的洗脱期一般为 4～6 周。③可考虑采用 MRMC 的研究设计。

3. "金标准"　常见的"金标准"构建方法包括以临床确定结果为"金标准"和通过专家阅片小组构建"金标准"。例如临床上常采用病理学检查、外科手术探查、病原学检测等作为诊断"金标准"，某些疾病的诊断也可能通过多种检测结果结合患者病史、家族史和临床症状等进行综合判定。再如采用高年资医师组成的阅片专家组综合意见为"金标准"，专家组培训时间和接受标准宜显著高于试验组。采用专家组评阅时还需考虑合并偏倚的控制，"金标准"独立于待研究的诊断方法可以减少偏倚。

4. 样本量及其他考虑要素　深度学习辅助决策产品临床试验样本量通过科学的样本量估算结果确定。样本量估算一般依据临床诊断学试验设计、主要评价指标和统计学要求，保证样本人群的代表性和选择偏倚的有效控制。临床试验资料中应当明确计算公式、相应参数及确定理由，以及所用的统计软件。对于多重检验假设，样本量估算需考虑满足所有单项指标假设检验的样本量需求。以肺炎 CT 影像辅助分诊与评估软件为例，适用于《肺炎 CT 影像辅助分诊与评估软件审评要点（试行）》的产品，若假设软件的敏感性为 95%，临床认可的目标值为 90%，则在双侧显著性水平 0.05、把握度 80%，至少需 231 例阳性病例。假设软件的特异性为 85%，临床认可的目标值为 80%，则在双侧显著性水平 0.05、把握度 80%，至少需 466 例阴性病例。在此基础上考虑 5%～10% 的脱落率确定最终样本量。

## 二、典型深度学习辅助决策产品临床评价基本情况

我国已批准基于非实时影像（如 CT、MRI、眼底相机）的深度学习辅助决策辅助分诊、深度学习辅助检测等多种类型的产品应用于临床，以下就申报较为集中的几类产品的临床试验设计考虑要素进行分别论述：

1. 糖尿病视网膜病变辅助决策产品　该类产品通过对成年糖尿病患者的双眼彩色眼底图像进行分析，为执业医师提供是否可见Ⅱ期及Ⅱ期以上糖尿病视网膜病变以及进一步就医检查的辅助诊断建议。2020 年 8 月批准的深度学习辅助决策 DRscreening 临床试验采用前瞻性、多中心、单组目标值设计，研究对象为已确诊的 1 型或 2 型糖尿病患者，不同分期的糖尿病视网膜病变患者分别包含一定样本量。试验以资深医师阅片结果为"金标准"，以软件辅助医师的转诊提示受试者眼底Ⅱ期或Ⅱ期以上的糖尿病视网膜病变的敏感性、特异性组成的复合终点作为主要评价指标，选择辅助诊断准确率、阳性预测值、阴性预测值、信息采集准确率、辅助诊断平均时间、诊断准确率增益率、日人均诊断量增益率和诊断平均时间增益率等指标为次要评价指标。

2. 肺炎 CT 影像辅助分诊与评估产品　该类产品通过对患者胸部 CT 影像进行分析，辅助用于成年的新型冠状病毒肺炎疑似患者的分诊提示以及确诊患者的病情评估。临床试验可采用基于临床已有数据的单组目标值设计。受试对象为需要进一步明确是否具有肺炎影像学特征的病例，并包含一定样本量的阳性病例

和阴性病例。按照《新型冠状病毒感染的肺炎诊疗方案（试行第四版）》，阳性病例为具有肺炎影像学特征的新型冠状病毒肺炎疑似病例，阴性病例为未见肺炎影像学特征的病例。临床试验可采用单组目标值设计，主要评价指标原则上应考虑将病例水平的敏感性和特异性组成复合终点。次要评价指标可包括分诊提示时间、软件易用性（可采用主观感受评价，如利克特量表等）和安全性等。若同时观察量化分析等功能的临床安全有效性，可设立相应次要评价指标。可供选择的“金标准”构建方法包括：一是以临床确定结果为“金标准”，即流行病学史、临床表现（含影像学特征）的综合诊断结果；二是通过专家阅片小组构建“金标准”。

该类软件临床评价应关注病例的基线情况，对患者的图像采集完成情况进行统计描述，计算例数和构成比。除敏感性、特异性外，需补充统计阳性预测值和阴性预测值。应关注疾病分类分期标准。由于图像质量的差异是影响转诊/分诊提示准确性的重要风险因素，可在临床试验中关注图像质量对数据有效使用率以及诊断准确度的影响。

3．颅内出血 CT 影像辅助分诊产品　该产品通过对颅脑 CT 平扫影像进行分析，给出患者是否存在超急性期、急性期颅内出血的分诊提示。2022 年 3 月批准的 Uai-HematomaCare（颅内出血 CT 影像辅助分诊软件）临床试验采用基于临床已有数据的多中心、单组目标值的临床试验设计。共纳入了 600 例受试者的颅脑 CT 平扫影像数据，包含 301 例阴性数据和 299 例阳性数据。试验以资深医师阅片判读结果为参考“金标准”，分诊软件以超急性期和急性期颅内出血病例分诊的敏感度、特异度为主要评价指标，软件的数据安全性、器械缺陷发生率为次要评价指标，不良事件发生率为安全性指标。

4．肺结节 CT 影像辅助检测产品　该类产品通过对患者胸部 CT 影像进行分析，对 4mm 及以上肺结节进行自动识别并分析结节影像学特征。2020 年 11 月批准的 MIDS-PNAS 临床试验设计采用前瞻性、随机交叉、对照设计，“金标准”以具有高级职称的 3 位胸部影像诊断专家共同阅片得到一致性结果作为肺结节。采用试验组和对照组，以肺结节检出灵敏度、患者检出肺结节灵敏度和患者检出肺结节特异度作为主要评价指标，采用软件对肺结节检出灵敏度、软件对患者检出肺结节灵敏度和特异度、阅片时间、医师诊断信心、软件易用性和稳定性作为次要评价指标。

5．冠状动脉（冠脉）CT 血流储备分数计算产品　该类产品通常基于冠脉 CT 血管造影图像对冠脉进行三维重建，并利用重建后的边界条件进行血流动力学模型计算得出冠脉血流储备分数，在进行冠脉血管造影检查之前，辅助培训合格的医技人员评估稳定性冠心病患者的功能性心肌缺血症状，临床医师还应结合患者的病史、症状以及相关诊断结果进行综合评判。该产品不适用于急性冠脉综合征等急性胸痛患者。2021 年 4 月批准的 RuiXin-FFR 临床试验采用前瞻性、单组目标值试验设计。以冠状动脉造影指导下利用压力导丝测量的血流储备分数为“金标准”，主要评价指标考虑试验器械用于预测管腔狭窄功能学意义上的灵敏度和特异度。次要评价指标包括试验器械用于预测管腔狭窄功能学意义上的准确度、阳性预测值和阴性预测值。安全性评价指标包括器械缺陷、实验室检查以及不良事件/严重不良事件。

（王雅文　王泽华）

## 第三节　问题与展望

新一代人工智能技术的兴起为医疗行业实现智能化转型提供了新的思路与手段，也为医疗器械产业发展带来了重大机遇。随着人工智能在医疗领域的融合应用，一系列人工智能医疗器械的新技术、新产品落地应用。在高速发展的过程中，也存在着医疗人工智能技术瓶颈有待进一步突破，关键环节自主创新能力仍然较弱，医疗行业与人工智能技术提供方需要充分交流和深度融合等问题。本章节列举了临床评价领域需要关注和进一步研究的问题，供读者参考。

1．深度学习辅助决策医疗器械的泛化能力需要进行持续优化和评价。我国人口众多，人群特征各异，且不同医疗机构、不同采集设备以及采集参数均可能影响深度学习辅助决策医疗器械的诊断结果。因此，软件的泛化能力是产品设计的挑战因素之一，产品验证确认过程中需要尽量使用广泛且代表性强的数据，上市前评价需要关注深度学习辅助决策算法对于不同人群、临床应用场景等的适用性。产品上市后，需要

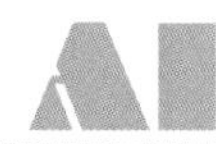

持续收集大量特定应用场景的数据，在应用中进行持续迭代优化深度学习辅助决策算法并进行持续评价。

2. 深度学习辅助决策医疗器械与临床诊疗规范需相互适配以满足临床诊疗需求。用于糖尿病视网膜病变、肺结节等单病种辅助分诊和检测的产品得以快速发展和广泛应用，除了有相对成熟的数据模型作为基础外，也得益于相对规范的诊疗指南、共识等。例如《糖尿病视网膜病变分级诊疗服务技术方案》《我国糖尿病视网膜病变临床诊疗指南》《糖尿病相关眼病防治多学科中国专家共识》等指导文件，为糖尿病视网膜病变辅助分诊类产品完善深度学习辅助决策算法、拓展临床应用提供了参考和保障。目前，眼科领域多病种深度学习辅助决策产品受到广泛关注，其对于青光眼、黄斑水肿、视网膜色素变性等多种眼病可能具有一定的检测能力，这类产品的设计开发除了对深度学习辅助决策算法的设计和测试提出要求外，对于其在当前临床诊疗中的定位和需求也需要有明确的诊疗规范予以界定和明确。

3. 基于动态影像的深度学习辅助诊断产品的最佳临床试验设计需进一步研究。目前研究较多的动态影像深度学习辅助检测产品包括基于内镜、超声等实时影像的辅助决策产品。以内镜影像深度学习辅助决策辅助检测产品为例，有串联（序贯）交叉设计，评价患者水平的漏检率，也有基于专家组评价作为“金标准”，考虑病灶水平的检出率等。最佳的临床试验设计需结合产品在临床上的作用和定位、临床使用场景、预期临床价值以及由此确定的试验目的，更好地控制偏倚，准确评估产品临床性能目前尚无定论。

4. 需按照《医疗器械临床试验质量管理规范》的要求开展临床试验。目前，深度学习辅助诊断产品通常基于临床试验开展临床评价。开展临床试验时，不论是前瞻性的采集影像数据，还是使用已有的影像数据，均需符合《医疗器械临床试验质量管理规范》的要求。《医疗器械监督管理条例》第二十八条规定，开展医疗器械临床试验，应当按照规定进行伦理审查，向受试者告知试验目的、用途和可能产生的风险等详细情况，获得受试者的书面知情同意；受试者为无民事行为能力人或者限制民事行为能力人的，应当依法获得其监护人的书面知情同意。

5. 接受境外临床试验数据时需要结合产品特点和适用范围考虑是否存在境内外差异。以基于乳腺X线检查的深度学习辅助诊断软件为例，美国将乳腺X线检查作为乳腺癌筛查的A级推荐，与中国乳腺X线检查的临床作用存在差异，因此，从诊疗规范的角度来看，该类产品在中国和美国的临床使用场景、作用和定位存在不同。在接受境外临床试验数据时，需要综合考虑产品适用的临床场景、临床作用和定位、适用的人群、流行病学特征、适用的诊疗规范等是否存在境内外差异，以及这些差异对于临床试验结果可能的影响，基于《接受医疗器械境外临床试验数据技术指导原则》，决策特定产品的境外临床数据是否适用于中国上市前的临床评价。

（张　庆　刘英慧）

## 第四节　人工智能技术在体外诊断产品中的应用及临床评价思考

人工智能作为计算机科学行业的顶尖技术之一，从1956年达特茅斯会议上正式提出开始就一直备受各行业关注。伴随着神经网络、深度学习、图像识别等关键技术取得突破性进展，新一轮的人工智能将实现从感知智能、计算智能朝着认知智能的领域跨越。近年来，医疗领域在数字化方面的进程，不断朝着纵深的方向推进，并且逐渐将人工智能这项技术作为工具，优化现有的医疗技术。人工智能在体外诊断产品的应用已有广泛研究，一些基于深度学习的人工智能技术为原理的产品已经定型，并且完成了临床研究。以下从不同类别对相关临床评价内容进行介绍。

### 一、外周血细胞图像辅助识别软件

血细胞形态是血液病诊断分型的基本实验室检查，白细胞计数及分类是血细胞形态分析的重要内容，在疾病诊断过程中具有非常重要的作用。现代的血液分析仪器可精确地计数白细胞并分类，但在临床实践中，如样本中存在异常白细胞，则在血液分析仪进行细胞分析的过程中会出现计数异常的情况，此种情况下，需要对血液样本进行涂片，采用人工的手段对白细胞进行分类及计数。白细胞的异常通常与疾病相关，如：在炎性和感染性疾病（病毒感染）的各种免疫刺激下，以及在肿瘤疾病（白血病或淋巴瘤）时，淋巴细胞形态有很大的变化，会出现数量不等的形态异常的淋巴细胞。临床上，对血细胞形态的鉴别及计数是一项技术含量高，且耗时较长的一项工作。因此，针对临床检验过程中外周血血常规异常并需要进行复检的病例样本及临床上怀疑血液系统疾病的病例样本，在技术人员进行血涂片镜检时借助基于人工智能技术的外周血细胞图像辅助识别软件能够提高技术人员对各类白细胞识别的准确性，提高其工作效率。

对于上述临床预期适用场景，我国已有同类产品开发。该类产品采用人工智能深度学习技术，首先对外周血细胞图像进行预处理，然后调用人工智能算法引擎对图像进行分割、识别，并输出分析结果，该产品可识别中性杆状核粒细胞、中性分叶核粒细胞、嗜碱性粒细胞、嗜酸性粒细胞、淋巴细胞、单核细胞等六种正常白细胞及异常白细胞、染色失败、涂抹细胞等三种异常细胞。该产品的临床研究显示，使用该软件产品的研究者与未使用该软件产品的研究者在识别细胞准确性上具有显著提升。该类产品目前在技术审评过程中，关于该产品临床试验过程与产品临床预期使用场景是否相符，以及产品临床试验入组病例是否涵盖了临床常见的白细胞异常病例等问题需要进一步确认。

## 二、宫颈细胞学图像计算机辅助分析软件

宫颈癌一直是威胁女性身体健康的一大杀手，近几年，随着对其致病因素、发病机制、诊断和治疗方法的研究，人们已经普遍达成共识，人乳头瘤病毒（HPV）感染是宫颈癌的主要致病因素之一，正因为这个特点，使得宫颈癌成为一个可预测、可预防的肿瘤。那么寻找一种简单快速、结果可靠的筛查方法，早期发现癌前病变，非常重要。宫颈细胞学技术是得到了广泛认可和接受的宫颈癌筛查技术。液基薄层细胞学检查（TCT）是现在广泛应用于临床的细胞学检查。但在应用过程中，临床医师也发现了一些问题：其一，该检查结果为病理科医师进行判读，主观性较强，且判断的准确性也与其经验密切相关；其二，细胞学检查的报告周期长，有些地区要长达 2 周才能得出结果，患者在等待的过程中其实承担着不必要的压力。随着数字病理学的发展，可将 TCT 制片扫描为宫颈细胞数字病理图像，病理科医师在结果判读过程中使用基于人工智能的宫颈细胞学图像计算机辅助分析软件对结果进行分析判读，减少常规检查中人为主观因素对检查结果的影响，可以提高判读的敏感性及准确性，同时可以显著提高判读速度，避免患者漫长等待，提高了患者就医过程的舒适度和满意度。

由我国相关研发团队自主开发的宫颈细胞学辅助分析系统为适用上述临床需求而开发的产品，采用深度卷积神经网络算法对影像中的细胞核进行分割，通过细胞核的位置进而选取并得到细胞小图像块，再对细胞小图像块进行图像分类后，实现对宫颈细胞学病理影像中异常细胞的计数和定位识别功能；通过决策算法对细胞图像块的分类结果进行分析，实现宫颈癌细胞学检查的辅助诊断的功能。该产品目前在技术审评过程中，关于临床试验中针对宫颈细胞学不同病变细胞种类［高级别鳞状上皮内病变（HSIL）、低级别鳞状上皮内病变（LSIL）等共七种］的标记准确性是否应进行统计分析及软件辅助阅片模式中阅片医师对单独软件判读结果更改的情况等问题需要进一步确认。

## 三、病理图像计算机辅助分析软件

病理图像的人工智能分析与数字病理学的发展息息相关。近年来兴起的数字病理（digital pathology，DP）是指将计算机和网络应用于病理学领域，它的核心技术是全切片图像扫描与病理图像分析算法。全切片图像（whole slide imaging，WSI）扫描是一种现代数字系统与传统光学放大装置有机结合的技术，它通过全自动显微镜扫描采集得到的高分辨数字图像，再应用计算机对得到的图像自动进行高精度、多视野的拼接和处理，量化病理图像的形状、大小和颜色等信息，从而得到数字切片。数字切片可用于图像检索、模式识别、计算机学习和深度学习，从而为建立计算机辅助诊断系统（CAD system）数学模型奠定基础。然而，

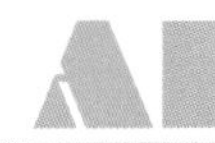

WSI包含大量复杂、冗余的信息，需要通过筛选挖掘出特征数据，才能根据特征提取的结果进一步做出病理诊断。病理图像分析算法应运而生，目前该方面的算法常用的主要有支持向量机（support vector machine，SVM）、AdaBoost和深度卷积神经网络（convolutional neural network，CNN）等，用于解决特征提取、检测、分割、分类和分级任务。常规病理检测病例医师常常因为长时间的人工阅片导致诊断准确率下降，且病理医师的诊断具有一定的主观性，由于疲劳阅片及主观差异性等因素势必会带来一定的误诊率，从而导致病例误治。人工智能病理分析软件因其独特的优势，有望在临床应用中解决上述问题。

目前，我国尚无成熟的人工智能病理图像计算机分析系统。但是，美国FDA通过De Novo批准了Paige.AI公司的Paige Prostate软件，该产品预期用途为基于全切片图像扫描技术辅助病理医师检测出前列腺活检切片图像中有很大可能存在癌症的重点区域，以便进一步评估这个值得关注的区域，特别是初次检测没有发现的目标区域。该产品临床研究结果显示，病理医师使用该产品后假阴性率减少了70%，假阳性率减少了24%。

## 四、基因序列（突变）分析软件

随着基因检测方法的不断改进与更新，基因检测已经广泛应用于多种疾病的辅助诊断中。在临床肿瘤学中，基因检测可用于肿瘤的诊断、分类、分型、伴随诊断、预后判断等方面。人体内基因的数量是庞大的，许多疾病包括肿瘤的发生、发展与多个基因相关，单个基因或数量较少的多个基因在疾病诊断中的应用可通过固定的模型实现，然而，现有的非机器学习模型限制了分析基因的数量。为了提高诊断的准确性，越来越多的多基因模型被用于疾病的辅助诊断、分类、分型方面，如90个基因的表达用于肿瘤组织起源的判定，几千个基因的甲基化用于肿瘤早期诊断等，该类产品一般基于人工智能的算法，通过机器深度学习，建立多基因检测结果与疾病的关系。人工智能在基因分析领域的应用，拓宽了基因检测在疾病诊断、筛查等领域的应用。

人工智能基因分析软件在我国已有相关产品研发，如上文提到的肿瘤组织起源分析软件。该产品以支持向量机作为核心算法，配套使用肿瘤组织基因检测试剂盒，基于试剂盒检测到的样本中的90个基因表达数据，对其肿瘤类型进行分类。该产品通过临床研究，针对十几种肿瘤的组织起源具有较好的分类，灵敏度在85%以上。目前，该产品仍在技术审评过程中。

## 五、思　　考

1. 临床预期用途　随着人工智能技术的发展以及该技术在临床的应用，基于人工智能技术的体外诊断产品，如外周血细胞图像辅助识别软件、宫颈细胞学图像计算机辅助分析软件及病理图像计算机辅助分析软件等，在充分考虑产品临床应用风险与受益的情况下，该类产品预期用途应为辅助临床相关操作人员对结果进行判读，相关产品判定结果不应单独作为病例检查结果判定的依据。

针对人工智能基因分析软件类产品，必须与其配套使用的试剂盒配合使用，单独的试剂盒因检测数据庞大无法直接通过人工计算得出相应结果，病例的正常或异常（阴性 / 阳性）需结合人工智能软件的分析。因此，该类产品的预期用途应与配套使用的检测试剂盒的预期用途一致。

2. 临床试验评价指标　对于外周血细胞图像辅助识别软件、宫颈细胞学图像计算机辅助分析软件及病理图像计算机辅助分析软件等，为了充分确认该类产品的预期用途，建议临床试验采用优效性设计或非劣效性设计。该类产品在临床试验过程中一般采用独立的专家组判读结果作为“金标准”，使用试验软件的研究者与不使用软件的研究者同时与“金标准”进行比对。临床试验应能够确认使用软件的研究者较未使用软件的研究者在结果判读的灵敏度、特异性、准确性等方面显著有效；或能够确认使用软件的研究者较未使用软件的研究者在结果判读的灵敏度、特异性、准确性等方面非劣效，但是在判读时间或其他能够评价的方面显著有效。

针对人工智能基因分析软件类产品，建议与配套使用的试剂盒同步开展临床研究，临床试验将试剂盒与软件作为整体进行评价。

3. 配合使用的试剂及仪器　临床检验离不开体外诊断试剂与配套使用的仪器，如一个完整的病理试验需要免疫组化试剂、病理图片扫描仪等。基于人工智能技术的体外诊断分析系统，在临床研究及临床应用过程中，应充分考虑配套使用的试剂及仪器，未经验证的试剂及仪器不能与分析系统联合使用。

（徐　超）

# 第十章　医学影像人工智能产品监管研究进展

人工智能医疗器械是指基于医疗器械数据，采用人工智能技术实现其医疗用途的医疗器械。从医疗器械软件角度，可分为人工智能独立软件（AI software as medical device，AI-SaMD）和人工智能软件组件（AI software in medical device，AI-SiMD），前者即本身作为医疗器械管理的人工智能软件，后者为医疗器械内含的人工智能软件。

医学影像人工智能产品作为人工智能医疗器械的代表产品，其类型划分和监管要求与人工智能医疗器械相同，故以下从人工智能医疗器械监管角度介绍医学影像AI产品监管研究进展。

## 第一节　国际监管研究进展

### 一、美　国

美国2012年7月发布关于计算机辅助检测设备的性能评价和临床评价两份指南，用于人工智能医疗器械的技术审评。2019年4月公布《人工智能（AI）/机器学习（ML）独立软件更新监管框架》草案征求公众意见，旨在采用“预定变更控制计划”对AI/ML独立软件更新进行监管，取消原有“算法锁定”要求。

2021年1月发布《AI/ML独立软件行动计划》，明确AI/ML独立软件的五项监管工作：一是量身定制监管框架，拟单独制订“预定变更控制计划”细化指南；二是推动建立良好机器学习实践（good machine learning practice，GMLP），拟在相关标准化组织、国际协调组织推动制订GMLP；三是以患者为中心和信息透明相结合，拟细化说明书和标签相关要求；四是开展算法监管科学研究，拟加强算法偏倚控制和性能评估研究；五是监测真实世界性能，拟通过真实世界性能数据评估软件更新。

2021年10月，美国联合加拿大和英国发布《医疗器械良好机器学习实践指导原则》，明确人工智能医疗器械设计开发的十条基本原则：①在产品全生命周期中利用多学科专业知识；②实施良好软件和网络安全工程实践；③临床研究数据集需代表预期目标人群；④训练数据集独立于测试集；⑤参考标准基于最佳可用方法；⑥模型设计需与数据相匹配并反映产品预期用途；⑦重点关注开发团队能力；⑧在临床条件下测试并证明产品性能；⑨向用户提供清晰且必要的信息；⑩监测产品性能并管理重新训练风险。

美国2019年正式实施软件预认证试点项目，尝试将独立软件由传统监管模式改为基于制造商质量与组织卓越文化的模式，也适用于人工智能独立软件。2020年在卓越文化鉴定、流畅审评、真实世界性能评估等方面推进试点工作，2021年未更新试点工作进展情况。

此外，美国持续推进数字医疗（digital health）监管工作，先后于2021年11月、2022年4月公布第四版软件申报指南、第二版网络安全申报指南两份草案征求公众意见，亦适用于人工智能医疗器械。

### 二、欧盟、英国、加拿大与澳大利亚

欧盟2019年1月发布关于人工智能与数据保护的挑战及可行措施的报告，重点关注人工智能的使用

限制、透明度、风险评定、伦理委员会作用、专家评估、责任与预警等方面。近两年未再发布相关指南。

英国标准协会(BSI)联合美国医疗器械促进协会(AAMI)于2019年发布关于医疗保健使用人工智能/机器学习算法监管建议的报告,2020年发布《人工智能/机器学习医疗器械:调整监管框架和标准以确保安全和性能》报告,将人工智能算法分为基于规则和基于数据驱动/机器学习的算法,后者又分为“锁定”和“自适应/持续学习”,关注可信性和可靠性、数据质量和偏倚等方面,并提出监管和标准化相关建议,包括设计开发、软件更新、质量管理、风险管理、上市后监测、术语与分类、生存周期、数据质量、性能评价、产品确认等建议。同年,BSI单独发布《人工智能最新进展对医疗器械技术和认证的影响》报告,介绍了人工智能技术的发展趋势、在医疗保健和产业界的使用情况以及人工智能医疗器械的监管活动。

加拿大和澳大利亚近年来也逐渐加强数字医疗的监管工作,涉及分类界定、软件、网络安全等方面,同样适用于人工智能医疗器械,但目前尚未单独发布人工智能医疗器械相关规范性文件。

## 三、日本、韩国与新加坡

日本2019年5月发布关于人工智能辅助检测和诊断设备的评价指南,探讨了黑盒、软件更新、责任划分等问题,重点关注算法训练、使用环境与信息安全、成像设备限制、风险管理、上市后监测等方面。近两年未再发布相关指南。

韩国2019年10月发布《基于人工智能与大数据技术的医疗器械评价指南》《人工智能医疗器械临床确认指南》。2020年11月重新发布《基于人工智能与大数据技术的医疗器械评价指南》,根据产品预期用途和风险水平进行人工智能医疗器械的分类界定,并明确人工智能医疗器械的评价考量,包括产品性能、性能确认、临床确认、申报要求、变更管理、版本控制、训练数据管理策略、云计算监管要求八方面内容。其中,产品性能包括输入输出、训练数据、性能指标、云计算、网络安全等要求;性能确认采用敏感性、特异性、阳性预测值、阴性预测值、ROC、AUC等指标;临床确认包括前瞻性研究、回顾性研究;申报要求明确产品注册申报资料的具体要求;变更管理包括临床资料变更、技术文件变更和变更审批豁免;版本控制将软件更新分为重大变更、简单变更、轻微变更和训练数据变更并区分要求;训练数据管理策略明确训练数据获取和质控要求;云计算监管要求明确云服务器不受监管。

新加坡2020年4月发布《基于生存周期方法的独立软件监管指南》,其中涵盖人工智能独立软件的监管要求,除质量管理体系、网络安全等要求外,包括监管要求、持续学习考量、上市后监管、注册变更四方面内容。其中,监管要求明确数据集、算法模型、性能与临床评价、部署等要求,数据集包括训练集、调优集、测试集的来源、规模和权属;持续学习考量明确持续学习的额外要求,包括学习过程定义、学习过程控制、产品性能保持等要求,但未明确责任分配原则;上市后监管明确可追溯性、真实世界性能等要求,并需定期提交上市后监测报告;注册变更明确相应触发条件,包括“锁定”和“持续学习”算法更新。

## 四、国际医疗器械监管机构论坛

国际医疗器械监管机构论坛(international medical device regulators forum,IMDRF)是全球主要医疗器械监管机构的协调组织,成员包括美国、中国、俄罗斯、欧盟、英国、加拿大、澳大利亚、日本、韩国、新加坡、巴西。IMDRF在数字医疗领域先后成立独立软件工作组(SaMD)、网络安全工作组(Cyber),前者发布关键术语与定义、风险框架、质量管理体系、临床评价四份文件,后者发布网络安全原则与实践一份文件,均适用于人工智能医疗器械。

2020年9月,IMDRF成立人工智能医疗器械工作组(AIMD),致力于协调建立人工智能医疗器械的监管方法。工作组召集人来自韩国,成员包括全球主要监管机构、WHO、诊断影像与放射治疗设备商会(DITTA)、全球医疗技术联盟(GMTA)的代表。2022年5月发布《机器学习医疗器械:关键术语与定义》,定义了机器学习医疗器械、训练、训练数据集、测试数据集、有监督/半监督/无监督学习、持续学习、偏倚、参考标准、

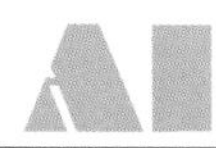

可靠性等基本概念，讨论了机器学习医疗器械变更、有监督 / 半监督 / 无监督学习、确认等考量。后续将针对人工智能医疗器械监管要求持续制定文件。

### 五、国际电信联盟和世界卫生组织

国际电信联盟（ITU）和世界卫生组织（WHO）于 2018 年 7 月联合成立健康人工智能焦点组（AI4H），致力于建立健康人工智能技术的标准化评估框架，并构建相应评估平台。主席来自德国，副主席来自美国、WHO、英国、中国、印度等国家和国际组织。

AI4H 下设 7 个工作组负责横向领域研究，包括临床评价、合作与推广、评估方法、处理、伦理、运营、监管。同时，设有 24 个主题组负责垂直领域研究，如心血管、牙科、皮肤科、内镜、传染病、放射影像等。此外，成立新冠肺炎数字技术特设组以应对全球新冠肺炎疫情挑战，联合主席来自中国、泛美卫生组织（PAHO）。AI4H 发布了白皮书，明确健康人工智能体系标准化框架的构建计划，相关工作组、主题组和特设组根据各自职责范围制定相应指南和文档，其中特设组发布新冠肺炎应急数字技术指南。

AI4H 监管工作组成立于 2019 年 4 月，致力于开展人工智能医疗器械监管政策研究，主席来自英国，副主席来自欧盟、德国、中国、印度，目前正在制定相关文件。

（彭　亮　刘枭寅　张宇晶　陈亭亭）

## 第二节　国内监管研究进展

### 一、监管生态建设

近年来，我国不断完善人工智能医疗器械监管生态建设以实现社会共治。

**（一）AI 医疗器械创新合作平台**

为应对人工智能医疗器械监管挑战，本着开放共享的理念，协调科研部门、临床机构、学术团体等各方资源，共同推进科技创新和技术落地，国家药品监督管理局医疗器械技术审评中心联合 13 家单位，于 2019 年 7 月成立人工智能医疗器械创新合作平台。

平台的战略目标是构建开放协同的人工智能医疗器械创新体系，形成服务于人工智能医疗器械科学监管、科技创新和产品转化的创新合作平台。主要工作是推进政策研究、技术开发、数据资源、人才资金、众创基地的布局，统筹科研院所、企事业单位等社会各方力量在数据管理、标准制定、临床评价、检测检验等环节发挥作用，加快人工智能科技成果在医疗器械领域的转化应用。

平台设置管理委员会，管理委员会代表由各成员单位推选产生，管理委员会为平台制定关于策略、政策、方向及活动等方面的工作指导，并根据工作需要成立相关工作组。平台成立之初设有 10 个工作组，现有 17 个工作组：技术法规工作组、数据治理工作组、测评数据库建设工作组、网络安全工作组、标准化与测评工作组、测评技术工作组、临床评价工作组、真实世界数据应用工作组、人才培养工作组、国际交流工作组、医疗数据应用技术工作组、医学人工智能名词术语规范化工作组、智能化医疗器械核心零部件工作组、国产高端医疗装备深研工作组、新一代无线诊疗应用技术工作组、人工智能医学影像诊疗技术评价工作组、智能化医疗器械产业发展工作组。

平台自成立以来发布多项工作成果：一是公布审评规范性文件，如《医疗器械软件注册审查指导原则（2022 年修订版）》《医疗器械网络安全注册审查指导原则（2022 年修订版）》《移动医疗器械注册技术审查指导原则》《深度学习辅助决策医疗器械软件审评要点》《肺炎 CT 影像辅助分诊与评估软件审评要点（试行）》等；二是发布医疗人工智能测评公共服务平台及产品测试方法，如肺结节 CT 图像 AI 软件、糖网（糖尿病视网膜病变）眼底照片 AI 软件等；三是发布人工智能标准数据库质量手册，如肺炎 CT 图像数据库、糖网眼底照片数据库等。

### (二)AI 医疗器械创新任务揭榜挂帅

2021 年 11 月,工业和信息化部与国家药品监督管理局联合印发《关于组织开展人工智能医疗器械创新任务揭榜工作的通知》,旨在推动人工智能医疗器械创新发展,加速新技术、新产品落地应用。

揭榜任务面向智能产品和支撑环境两个方向,其中智能产品方向包括智能辅助诊断产品、智能辅助治疗产品、智能监护与生命支持产品、智能康复理疗产品、智能中医诊疗产品五类任务,支撑环境方向包括医学人工智能数据库、人工智能医疗器械临床试验中心、人工智能医疗器械真实世界数据应用中心三类任务。

揭榜任务鼓励以联合体方式申报,联合体采取产学研用医相结合的方式,鼓励企业、医疗卫生机构、高校、科研院所共同参与。拟征集并遴选一批具备较强创新能力的单位集中攻关,每类揭榜任务经评选确定入围揭榜单位,入围揭榜单位完成攻关任务后择优确定揭榜优胜单位。

目前,揭榜挂帅工作处于稳妥推进当中。

## 二、监管研究进展

我国 2019 年 7 月发布《深度学习辅助决策医疗器械软件审评要点》,2020 年 3 月发布《肺炎 CT 影像辅助分诊与评估软件审评要点(试行)》,近两年大力推进人工智能医疗器械指导原则体系构建工作,陆续发布多项指导原则,涵盖分类界定、产品命名、技术审评(含通用类、产品类)、体系核查等方面。

### (一)分类界定

2021 年 7 月,我国发布《人工智能医用软件产品分类界定指导原则》,明确了人工智能独立软件管理属性和管理类别的界定原则,人工智能软件组件的分类界定亦可参考。

管理属性界定用于明确监管范围,主要基于产品预期用途,结合处理对象、核心功能等因素综合判定人工智能医用软件产品是否按照医疗器械管理。若产品的处理对象为医疗器械数据,且核心功能是对医疗器械数据的处理、测量、模型计算、分析等,并用于医疗用途的,则符合医疗器械定义,作为医疗器械管理,反之不作为医疗器械管理。其中,医疗器械数据是指医疗器械产生的用于医疗用途的客观数据,特殊情形下可包含通用设备产生的用于医疗用途的客观数据。

管理类别界定基于产品风险水平判定人工智能独立软件的管理类别,主要结合产品预期用途、算法成熟度等因素综合判定。对于算法成熟度高的产品,无论辅助决策还是非辅助决策,管理类别保持不变,保证监管连续性;对于算法成熟度低的产品,辅助决策按三类管理,非辅助决策按二类管理。其中,辅助决策是指提供医疗决策建议,相当于"助手";非辅助决策是指提供医疗参考信息,相当于"工具"。成熟度高是指产品安全有效性已在医疗实践中得到充分证实,反之为成熟度低。

### (二)产品命名

2021 年 7 月,我国发布《医用软件通用名称命名指导原则》,用于指导医用软件产品通用名称的制定。其中,辅助决策类软件通用名称命名规则适用于人工智能独立软件,人工智能软件组件的功能名称亦可参考。

人工智能独立软件的产品名称需为通用名称,一般由一个核心词和两个特征词构成。核心词是对具有相同或相似预期用途软件的概括表述,如辅助诊断软件、辅助检测软件、辅助分诊软件等。两个特征词分别是使用部位和处理对象,前者是指软件发挥其主要功能的患者部位或病变,如肺结节、糖尿病视网膜病变等;后者是指软件处理的医学图像或医学数据的类型,如 CT 图像、眼底图像等。由此,肺结节 CT 图像 AI 软件的通用名称为肺结节 CT 图像辅助检测软件,糖网眼底照片 AI 软件的通用名称为糖尿病视网膜病变眼底图像辅助诊断软件。

考虑到中医类软件的特殊性,采用人工智能技术的中医类软件的核心词均为中医辅助诊疗软件,并可根据产品特点补充相应特征词。其他类型软件若采用人工智能技术,其核心词所含"软件"可替换为"辅助决策软件"进行命名。

### (三)技术审评

1.《人工智能医疗器械注册审查指导原则》 2022 年 3 月,我国发布《人工智能医疗器械注册审查指导

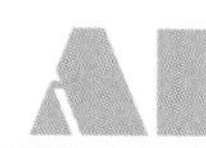

原则》，旨在规范人工智能医疗器械注册申报资料要求和技术审评要求。该指导原则基于《深度学习辅助决策医疗器械软件审评要点》，结合20余项产品审评工作经验和监管科学研究成果予以制定。

该指导原则是我国数字医疗指导原则体系的重要组成部分，亦是人工智能医疗器械的通用指导原则，包括适用范围、主要概念、基本原则、生存周期过程、技术考量、算法研究资料、注册申报资料补充说明等内容。

适用范围明确适用于人工智能医疗器械的注册申报，包括第二类、第三类人工智能独立软件和含有人工智能软件组件的医疗器械，也适用于人工智能医疗器械的体系核查。主要概念介绍了人工智能医疗器械、人工智能医疗器械类型、人工智能算法更新三个概念。基本原则明确了人工智能医疗器械监管的三条基本原则，即基于算法特性、风险导向、全生命周期管理。生存周期过程以有监督深度学习产品为例，明确了人工智能医疗器械生存周期过程的质控要求。技术考量包括注册单元与检测单元、网络安全与数据安全、移动计算与云计算、人因与可用性、压力测试、对抗测试、第三方数据库、白盒算法、集成学习、迁移学习、强化学习、联邦学习、生成对抗网络、持续学习/自适应学习、人工智能算法编程框架、人工智能芯片十六个方面的考量。算法研究资料明确了算法研究报告、算法更新研究报告的使用条件和内容要求。注册申报资料补充说明包括产品注册、变更注册、延续注册相关要求。

该指导原则在算法更新控制方面，一是根据算法更新类型区分要求，算法驱动型更新需申请变更注册，数据驱动型更新根据算法性能评估结果进行判定，无须“算法锁定”；二是通过软件版本命名规则进行算法更新控制，与“软件预定更新计划”异曲同工，但更早实施。在算法泛化能力保证方面，明确训练数据来源、算法训练、算法验证、算法确认、真实世界数据监督等要求。在黑盒算法可解释性提升方面，明确算法设计、生存周期过程质控、白盒化等要求。在人工智能新技术应对方面，仅做原则性要求。在评价方法方面，提出可基于测评数据库进行算法确认，测评数据库需满足权威性、科学性、规范性、多样性、封闭性、动态性等要求。

该指导原则较《深度学习辅助决策医疗器械软件审评要点》主要有以下修订：细化主要概念、数据标注、算法性能评估、生存周期过程、第三方数据库、注册申报资料等要求，补充算法研究资料说明，新增强化学习、联邦学习、生成对抗网络、持续学习/自适应学习、压力测试、对抗测试、人工智能算法编程框架、人工智能芯片、人因与可用性等要求。

2.《医疗器械软件注册审查指导原则（2022年修订版）》　2022年3月，我国发布《医疗器械软件注册审查指导原则（2022年修订版）》，旨在规范医疗器械软件注册申报资料要求和技术审评要求。该指导原则基于前版指导原则，结合审评经验、国际监管进展予以制定。

该指导原则是我国数字医疗指导原则体系的基础，亦是医疗器械软件的通用指导原则，包括适用范围、主要概念、基本原则、现成软件、质量管理软件、医疗器械软件生存周期过程、技术考量、医疗器械软件研究资料、注册申报资料补充说明、附录等内容。

适用范围明确适用于医疗器械软件的注册申报，包括第二、三类独立软件和含有软件组件的医疗器械；适用于自研软件、现成软件的注册申报，也可用作医疗器械软件、质量管理软件的体系核查参考。主要概念介绍了医疗器械软件；系统软件、应用软件、中间件、支持软件；软件生存周期；软件测试、软件验证、软件确认；软件可追溯性分析；软件更新；软件版本；软件算法、软件功能、软件用途八个方面的基本知识。基本原则明确了软件监管的三条基本原则，即基于软件特性、风险导向、全生命周期管理。现成软件介绍了现成软件、遗留软件、成品软件、外包软件以及现成软件组件、外部软件环境的概念，明确现成软件组件、外部软件环境的质控要求。质量管理软件明确了质量管理软件的概念、类型以及软件确认要求。医疗器械软件生存周期过程介绍了软件开发过程、软件维护过程、软件风险管理过程、软件配置管理过程、软件缺陷管理过程的基本活动。技术考量包括注册单元与检测单元、临床评价基本原则、网络安全、云计算、移动计算、人工智能、人因与可用性、互操作性、测量功能、远程访问与控制、通用计算平台、非医疗器械功能、植入物产品设计软件、使用期限、异常处理、功能安全与软件可靠性、GB/T 25000.51实施要求、进口医疗器械软件十八个方面的考量。医疗器械软件研究资料包括自研软件研究报告、自研软件更新研究报告、现成软件研究资料的内容及要求。注册申报资料补充说明包括产品注册、变更注册、延续注册相关要求。附录为独立软件产品技术要求模板。

该指导原则较前版主要有以下修订：强化知识体系构建，技术审评与体系核查相结合，细化可追溯性分析、软件组件、软件研究资料、软件版本命名规则等要求，新增质量管理软件、互操作性、测量功能、非医疗器械功能、植入物产品设计软件、使用期限、通用计算平台、中间件、人因与可用性等要求，简化延续注册要求。

3.《医疗器械网络安全注册审查指导原则（2022 年修订版）》 2022 年 3 月，我国发布《医疗器械网络安全注册审查指导原则（2022 年修订版）》，旨在规范医疗器械网络安全注册申报资料要求和技术审评要求，修订思路与软件指导原则相同。

该指导原则是我国数字医疗指导原则体系的重要组成部分，亦是医疗器械网络安全的通用指导原则，包括适用范围、主要概念、基本原则、医疗器械网络安全生存周期过程、技术考量、医疗器械网络安全研究资料、注册申报资料补充说明等内容。

适用范围明确适用于医疗器械网络安全的注册申报，包括具备电子数据交换、远程访问与控制或用户访问功能的第二、三类独立软件和含有软件组件的医疗器械；适用于自研软件、现成软件的注册申报，也可用作医疗器械软件、质量管理软件的体系核查参考。主要概念介绍了医疗器械网络安全、医疗器械相关数据、医疗器械电子接口、医疗器械网络安全能力、网络安全验证与确认、网络安全可追溯性分析、网络安全事件应急响应、医疗器械网络安全更新八个方面的基本知识。基本原则明确了网络安全监管的三条基本原则，即网络安全定位、风险导向、全生命周期管理。医疗器械网络安全生存周期过程明确了网络安全生存周期过程与软件生存周期过程的关系。技术考量包括现成软件、医疗数据出境、远程维护与升级、遗留设备四个方面的考量。医疗器械网络安全研究资料包括自研软件网络安全研究报告、自研软件网络安全更新研究报告、现成软件网络安全研究资料的内容及要求。注册申报资料补充说明包括产品注册、变更注册、延续注册相关要求。

该指导原则较前版主要有以下修订：强化知识体系构建，以网络安全能力建设为抓手，与软件生存周期过程相结合，细化网络安全研究资料要求并由统一要求改为基于风险水平区分要求，新增网络安全事件应急响应、漏洞评估、远程维护与升级、医疗数据出境、遗留设备等要求，简化延续注册要求。

4.《肺结节 CT 图像辅助检测软件注册审查指导原则》 2022 年 5 月，我国发布《肺结节 CT 影像辅助检测软件注册审查指导原则》。该指导原则基于人工智能医疗器械指导原则通用要求，结合多项产品审评经验，明确肺结节 CT 图像辅助检测软件的具体要求，重点关注监管信息、综述资料、非临床研究资料、说明书和标签四方面内容。

（1）监管信息规范了产品名称、分类编码、注册单元划分、适用范围等要求，明确该类产品可按独立软件注册，亦可按软件组件与 CT 设备共同注册。

（2）综述资料明确了产品描述、适用范围、禁忌证、产品功能等要求。产品功能含软件与医生阅片顺序、临床功能、特殊声称、自动化程度、服务器部署等。

（3）非临床资料明确产品风险管理资料、产品技术要求及检测报告、软件研究资料、算法研究资料、用户培训方案等要求。软件研究资料明确该类产品软件安全级别为严重级别，采用全新算法（如深度学习）的产品需提供算法研究资料，同时关注网络安全、云计算等问题。

算法研究资料明确算法基本信息（含检出算法、分类算法、测量算法）、算法需求规格（含数据库需求、算法性能评价指标、算法性能测试基本要求、样本量）、数据质控（含数据库信息、数据预处理、数据标注、数据集构建）、算法训练、算法性能综合分析、算法验证与确认等具体要求。

针对基于数据的黑盒算法，明确数据管理和算法评价要求。在数据管理方面，设计开发所用数据库需提供相关信息，包括受检者数据收集的纳入和排除标准、人口统计学数据、检查条件、采集方式、采集方法、数据来源、采集设备信息（含设备厂家、型号、探测器排数、扫描参数）、样本量、按影像因素分层的病例分布、总体数据分布、分层数量及占比等。在算法评价方面，按照算法流程对检出、分类、分割、测量等功能分

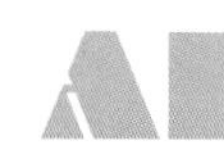

别评价，可选择召回率、精确度、灵敏度、特异度、体积交并比、Dice 系数、结节体积相对误差率、结节长径绝对误差均值等评价指标；分层评价算法性能，分层因素包括年龄、病变类型、大小、层厚、采集协议等；考虑算法质量特性、随访评估功能等要求。

（4）说明书和标签根据产品特点明确相关要求，包括使用限制、预防措施、算法训练总结、算法性能评估总结、临床试验总结、公开数据库及测试结果、测评数据库及测试结果、决策指标定义等要求。

5.《糖尿病视网膜病变眼底图像辅助诊断软件注册审查指导原则》　2022 年 6 月，我国发布《糖尿病视网膜病变眼底图像辅助诊断软件注册审查指导原则》。该指导原则基于数字医疗系列指导原则，结合多项产品审评经验予以制定，适用于以二分类为核心功能的糖尿病视网膜病变眼底图像辅助诊断软件，包括监管信息、综述资料、软件研究资料、算法研究资料、产品技术要求、说明书等内容。

（1）监管信息规范了产品名称、分类编码、型号规则、结构组成、适用范围等要求，明确该类产品可按独立软件注册，亦可按软件组件与眼底照相设备共同注册。

（2）综述资料、软件研究资料、产品技术要求和说明书参照数字医疗系列指导原则相关要求，同时明确了软件安全性级别、运行环境兼容性、网络安全和数据安全等要求。

（3）算法研究资料包括算法基本信息、算法需求规范、数据质控、算法验证与确认、人机交互研究资料五部分。算法基本信息、算法需求规范、数据质控结合产品特点明确相应关注重点。算法验证与确认重点关注算法性能影响因素分析、算法性能综合评价等要求，其中算法性能影响因素主要包括机型、散瞳情况、图像质量、相似 / 相关的症状 / 疾病等，需要进行分层分析，各分层测试结果均需达到预期目标，并可合并标注规则相同而来源不同的数据；算法性能综合评价将各测试环节均视为性能评估场景，要求基于各测试数据集比较不同性能评估场景的性能差异，对于影响程度不同的因素需要在适用范围、软件用户界面、说明书中明确注意事项。

人机交互研究资料要求企业制定用户培训方案，需包括产品的使用限制和注意事项，同时需验证用户培训方案的可行性，以证明用户经培训后可安全有效使用产品。

**（四）体系核查**

2019 年 7 月，我国发布《医疗器械生产质量管理规范附录独立软件》，与《医疗器械生产质量管理规范》配套使用，适用于独立软件，涵盖现成软件和网络安全，包括范围和原则、特殊要求、术语、附则四部分内容，软件组件参照执行。2020 年 6 月，发布《医疗器械生产质量管理规范独立软件现场检查指导原则》，包括机构与人员、厂房与设施、设备、文件管理、设计开发、采购、生产管理、质量控制、销售与售后服务、不合格品控制、不良事件监测、分析和改进等内容。考虑到行业实际情况，均于 2020 年 7 月 1 日实施。

基于上述两个规范性文件，《人工智能医疗器械注册审查指导原则》以有监督深度学习产品为例，明确了人工智能医疗器械生存周期过程质控要求，涵盖需求分析、数据收集、算法设计、验证与确认、更新控制等阶段。具体而言，一是着重加强体系记录的要求，包括数据采集质量评估、数据标注质量评估、数据扩增、算法更新等方面；二是着力规范数据质控要求，细化数据采集、数据整理、数据标注、数据集构建等环节质控要求；三是以算法更新与软件版本命名规则的匹配性作为切入点，强化算法更新质控要求，特别是数据驱动型更新；四是明确算法可追溯分析要求，包括算法更新。

## 三、典型产品概述

深度学习独立软件三类产品是人工智能医疗器械的典型产品，近两年有多项产品成为创新器械或获批上市。

截至 2022 年 5 月，共有 13 项深度学习独立软件三类产品成为创新器械，主要为影像类软件，其中眼底图像软件、消化道内镜图像软件各 4 项，CT 图像软件、CTA 图像软件各 2 项。创新器械按照早期介入、专人负责、科学审批的原则，在标准不降低、程序不减少的前提下，享受优先办理政策。

同期，共有 32 项深度学习独立软件三类产品获批上市。其中，2020 年共 9 项，2021 年共 14 项，2022 年现有 9 项，呈现快速增长趋势。国产产品 31 项，进口产品 1 项，表明当前主流产品为国产产品。生理信号类软件 2 项，影像类软件 30 项，其中 CT 图像软件 18 项，CTA 图像软件、眼底图像软件各 4 项，X 射线图像软件 3 项，MRI 图像软件 1 项；具体而言，肺结节 CT 图像 9 项，肺炎 CT 图像软件 6 项，糖网眼底图像软件 4 项，CTA 图像 FFR 计算软件、骨折 CT 图像软件、骨龄 X 射线图像软件各 2 项，其余类型软件各 1 项；表明当前产品以影像类软件为主，特别是 CT 图像软件，主要有 4 种代表产品，且产品类型日趋增多。

从企业所在地域来看，在创新器械中，北京、深圳各 3 项，上海、杭州各 2 项；在上市产品中，北京 12 项，上海 7 项，杭州 5 项，深圳 4 项；这与我国人工智能技术聚集地的分布大体相当。

（彭　亮　郭兆君　张宇晶　刘枭寅）

## 第三节　问题与展望

我国人工智能医疗器械监管研究虽已取得阶段性成果，但所面临的监管挑战依然存在且将长期存在，一是现有挑战尚未全部得到根本解决，二是人工智能新技术层出不穷，亦会带来新挑战，因此需要持续推进监管科学研究。

**（一）AI 医疗器械监管法规有待完善**

持续学习 / 自适应学习具备自学习能力，此时用户亦成为产品开发者，与企业共同承担法律责任和质量责任，同时算法更新迭代速度更快，用户不同算法更新情况亦不同，对于产品安全性和有效性的影响具有高度不确定性，因此当前限定持续学习 / 自适应学习仅可用于算法训练或医学研究，不得用于医疗决策。但从长远角度来看，需要从法规、产品质量评价等方面深入研究其监管模式，明确企业和用户的责任划分。

有些人工智能医疗器械预期在基层医疗机构使用，由于基层医疗机构不具备医疗器械临床试验机构的备案条件，故这些产品难以在真实临床场景下开展临床试验进行算法确认。以基层医疗机构的业务主管医疗机构作为临床试验的牵头单位或许是解决方法。

**（二）AI 医疗器械安全有效性评价体系亦需加强研究**

虽然人工智能医疗器械指导原则在一定程度上可满足人工智能医疗器械安全有效性评价的要求，但仍需加强监管研究以应对相应监管挑战。

首先，需大力推进人工智能医疗器械重点产品指导原则的制定和修订，与人工智能医疗器械产品发展趋势相匹配，不断完善指导原则体系的构建。

其次，需充分利用真实世界数据客观评价人工智能医疗器械的算法泛化能力，实现人工智能医疗器械的全生命周期闭环监管。

最后，需继续探索测评数据库的评估要求和作用价值，测评数据库具有封闭性，需要结合医疗器械主文档登记事项予以评估，并进一步探索测评数据库在产品安全有效性评价中的作用和价值。

总之，我国在人工智能医疗器械的监管生态建设、分类界定、产品命名、技术审评、体系核查、产品批准上市等方面均已取得阶段性进展，但仍需继续推进监管科学研究及指导原则体系构建工作，这样方能及时有效应对监管挑战，促进行业健康发展。

（彭　亮）

# 第十一章　医学影像人工智能产业化现状

## 第一节　产业化发展现状概述

### 一、中国医疗影像AI发展纵览

初创时期（2013—2016年），深度学习技术升温，一些海外产品的雏形逐渐展现，出现国内医疗人工智能（AI）初创企业，资本逐渐进入。企业对于数据、技术、场景、商业化的认知较为初级。

加速时期（2016—2018年），大量初创公司涌现，产业链上下游入局增多，资本加速进入，企业对于数据质量、技术难度、使用场景、获证要求的认知也在逐步提升。

验证时期（2018—2020年），医疗AI产品越来越多地应用于临床，得到临床应用效果反馈，头部企业对于优质医院和数据使用权的获取加快。行业壁垒抬高，企业出现优胜劣汰，头部企业和跟随企业的产品价值逐步拉开距离，资本也趋于冷静和理智。

商业时期（2019—至今），心血管、肺结节等AI产品的价值被市场验证，监管政策逐步完善，医疗器械三类证逐步发放，少数企业脱颖而出，在定价、促销、合作等方面加快验证，商业模式逐步构建。

### 二、国家政策继续扶持

2019年2月，科技部在《关于支持北京建设国家新一代人工智能创新发展试验区的函》表示，充分发挥北京在人工智能领域国内顶尖研究机构众多、专家团队聚集等优势，加大人工智能研发部署力度，力争在人工智能理论、技术和应用方面取得一批国际领先成果。

2019年6月，国家药品监督管理局在《深度学习辅助决策医疗器械软件的审评要点》中表述，基于深度学习技术特点，结合软件的预期用途，使用场景和核心功能，重点关注软件的数据质量控制，算法泛化能力和临床使用风险。审评要点采用基于风险的全生命周期管理方法考虑软件技术评审要求，包括需求分析、数据收集、算法设计、验证与确认、软件更新等内容，涵盖算法性能评估、临床评价、网络与数据安全等要求。

2020年3月，国家药品监督管理局发布《肺炎CT影像辅助分诊与评估软件审评要点（试行）》，软件研究资料需包括：①异常识别、量化分析、数据对比、报告输出；②训练数据原则上不少于2 000例新型冠状病毒肺炎确诊患者CT影像；③至少来源于3家医疗机构，其中至少包含1家疫情严重地区医疗机构等其他10类资料。

2021年7月，国家药品监督管理局在官网上发布了《国家药监局关于发布人工智能医用软件产品分类界定指导原则的通告（2021年第47号）》，表示为进一步加强人工智能医用软件类产品监督管理，推动产业高质量发展，国家药品监督管理局组织制定并正式发布《人工智能医用软件产品分类界定指导原则》。一方面，国家药品监督管理局对于人工智能医用软件中使用的医疗数据定义更加宽泛。另一方面，指导原则中明确以产品性能划分，明确了二类、三类证监管的区别。

2021年12月，工业和信息化部、国家卫生健康委员会等10部委联合发布的《“十四五”医疗装备产业发展规划》中，提出要“发展新一代医学影像装备，推进智能化、远程化、小型化、快速化、精准化、多模态融合、诊疗一体化发展。”

2022年1月，国家卫生健康委员会发布《医疗机构设置规划指导原则（2021—2025年）》，明确未来5年基层医疗机构的发展方向和具体指标，重点提及“推动人工智能、大数据、云计算、5G、物联网等新技术与医疗深度融合，推进智慧医院建设和医院信息标准化建设”。

2022年1月，发布了《肺结节CT影像辅助检测软件注册审查指导原则（征求意见稿）》。

2022年2月，发布了《境内第三类医疗器械注册质量管理体系核查工作程序》。

2022年3月，发布了《人工智能医疗器械注册审查指导原则》和《医疗器械软件注册审查指导原则（2022年修订版）》；同期还发布了《医疗器械网络安全注册审查指导原则（2022年修订版）》。

2022年5月1日起，《医疗器械生产监督管理办法》《医疗器械经营监督管理办法》正式施行。

## 三、医疗器械注册证获批明显

医疗影像类人工智能（多为医疗人工智能器械）因为其数据性质满足医疗器械数据要求，通常被作为医疗器械进行审批。进一步细分，对于算法在医疗应用中成熟度低（指未上市或安全有效性尚未得到充分证实）的人工智能医用软件，若用于辅助决策，如提供病灶特征识别、病变性质判定，用药指导、治疗计划制订等临床诊疗建议，按照第三类医疗器械管理，若用于非辅助决策，如进行数据处理和测量等提供临床参考信息，按照第二类医疗器械管理（表11-1-1）。

表11-1-1 医疗影像类人工智能产品审批分类

| 序号 | 一级产品类别 | 管理类别 |
|---|---|---|
| 01 | 治疗计划软件 | 第二类、第三类 |
| 02 | 影像处理软件 | 第二类 |
| 03 | 治疗处理软件 | 第二类 |
| 04 | 决策支持软件 | 第二类、第三类 |
| 05 | 体外诊断软件 | 第二类 |
| 06 | 其他 | 第二类 |

自2020年AI医学影像赛道斩获首张三类证以来，AI医学影像产品获批程度持续提升，各家企业相关产品接连获批。审批流程的跑通，成为AI医学影像企业得以在营收额上实现成倍增长的内核，更为人工智能企业扭亏为盈打下基础（表11-1-2）。

表11-1-2 部分医疗影像深度学习技术相关产品三类证获证名单

| 编号 | 产品名称 | 注册证号 | 注册证公司 | 类别 | 日期 |
|---|---|---|---|---|---|
| 1 | 肺结节CT图像辅助检测软件 | 国械注准20223210625 | 上海杏脉信息科技有限公司 | 第三类 | 2022/5/13 |
| 2 | 肺结节CT影像辅助检测软件 | 国械注准20223210570 | 语坤（北京）网络科技有限公司 | 第三类 | 2022/4/29 |
| 3 | 骨折CT影像辅助分诊软件 | 国械注准20223210572 | 推想医疗科技股份有限公司 | 第三类 | 2022/4/29 |
| 4 | 肺结节CT图像辅助检测软件 | 国械注准20223210575 | 慧影医疗科技（北京）有限公司 | 第三类 | 2022/4/29 |
| 5 | 头颈CT血管造影辅助诊断软件 | 国械注准20223210482 | 语坤（北京）网络科技有限公司 | 第三类 | 2022/4/12 |
| 6 | 糖尿病视网膜病变眼底图像辅助诊断软件 | 国械注准20223210445 | 微医（福建）医疗器械有限公司 | 第三类 | 2022/4/6 |
| 7 | 儿童手部X射线影像骨龄辅助评估软件 | 国械注准20223210295 | 杭州深睿博联科技有限公司 | 第三类 | 2022/3/2 |

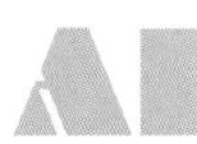

续表

| 编号 | 产品名称 | 注册证号 | 注册证公司 | 类别 | 日期 |
|---|---|---|---|---|---|
| 8 | 颅内出血CT影像辅助分诊软件 | 国械注准20223210309 | 上海联影智能医疗科技有限公司 | 第三类 | 2022/3/9 |
| 9 | 定量血流分数测量软件 | 国械注准20213211132 | 博动医学影像科技(上海)有限公司 | 第三类 | 2022/3/9 |
| 10 | 肺结节CT影像辅助检测软件 | 国械注准20213211094 | 杭州依图医疗技术有限公司 | 第三类 | 2021/12/23 |
| 11 | 肺炎CT影像辅助分诊与评估软件 | 国械注准20213211007 | 语坤(北京)网络科技有限公司 | 第三类 | 2021/12/1 |
| 12 | 肺结节CT影像辅助分诊软件 | 国械注准20213210968 | 苏州体素信息科技有限公司 | 第三类 | 2021/11/18 |
| 13 | 肺炎CT影像辅助分诊与评估软件 | 国械注准20213210911 | 北京安德医智科技有限公司 | 第三类 | 2021/11/12 |
| 14 | 肺炎CT影像辅助分诊及评估软件 | 国械注准20213210612 | 腾讯医疗健康(深圳)有限公司 | 第三类 | 2021/8/16 |
| 15 | 肺炎CT影像辅助分诊与评估软件 | 国械注准20213210607 | 上海联影智能医疗科技有限公司 | 第三类 | 2021/8/6 |
| 16 | 肺结节CT影像辅助检测软件 | 国械注准20213210471 | 上海联影智能医疗科技有限公司 | 第三类 | 2021/6/24 |
| 17 | 糖尿病视网膜病变眼底图像辅助诊断软件 | 国械注准20213210422 | 北京致远慧图科技有限公司 | 第三类 | 2021/6/7 |
| 18 | 骨折X射线图像辅助检测软件 | 国械注准20213210308 | 慧影医疗科技(北京)有限公司 | 第三类 | 2021/4/28 |
| 19 | 冠状动脉CT血流储备分数计算软件 | 国械注准20213210270 | 深圳睿心智能医疗科技有限公司 | 第三类 | 2021/4/14 |
| 20 | 肺炎CT影像辅助分诊与评估软件 | 国械注准20213210211 | 杭州深睿博联科技有限公司 | 第三类 | 2021/3/26 |
| 21 | 肺炎CT影像辅助分诊与评估软件 | 国械注准20213210210 | 推想医疗科技股份有限公司 | 第三类 | 2021/3/26 |
| 22 | 儿童手部X射线影像骨龄辅助评估软件 | 国械注准20213210177 | 杭州依图医疗技术有限公司 | 第三类 | 2021/3/18 |
| 23 | 肺结节CT影像辅助检测软件 | 国械注准20203210920 | 杭州深睿博联科技有限公司 | 第三类 | 2020/12/1 |
| 24 | 骨折CT影像辅助检测软件 | 国械注准20203210862 | 上海联影智能医疗科技有限公司 | 第三类 | 2020/11/9 |
| 25 | 肺结节CT影像辅助检测软件 | 国械注准20203210839 | 推想医疗科技股份有限公司 | 第三类 | 2020/11/9 |
| 26 | 冠脉CT造影图像血管狭窄辅助分诊软件 | 国械注准20203210844 | 语坤(北京)网络科技有限公司 | 第三类 | 2020/11/3 |
| 27 | 糖尿病视网膜病变眼底图像辅助诊断软件 | 国械注准20203210687 | 深圳硅基智能科技有限公司 | 第三类 | 2020/8/7 |
| 28 | 糖尿病视网膜病变眼底图像辅助诊断软件 | 国械注准20203210686 | 上海鹰瞳医疗科技有限公司 | 第三类 | 2020/8/7 |
| 29 | 颅内肿瘤磁共振影像辅助诊断软件 Diagnostic Support Software | 国械注进20203210321 | 安德科技有限公司 Hanalytics Pte. Ltd.(新加坡) | 第三类 | 2020/6/9 |
| 30 | 冠脉血流储备分数计算软件 | 国械注准20203210035 | 北京昆仑医云科技有限公司 | 第三类 | 2020/1/14 |

## 四、市场规模稳步增长

医学影像数据占全部临床数据的80%以上，是临床诊断、疾病治疗及健康管理的基石。《2018—2024年中国人工智能+医疗影像行业市场研究及投资前景预测报告》数据显示，医学影像数据的年增长率是40%，而放射科医生的年增长率只有4.1%。预期未来，中国影像医生将持续短缺，使得国家医疗体系面临巨大的挑战及发展瓶颈。医学影像分析复杂且耗时，因其要求医生将多层影像数据与精细的决策过程相结合进行解读。由于中国医疗资源分布不均，许多地区经验及配备不足的医生对医学影像的分析不够准确且效率低下，导致挑战更加严峻。人工智能的应用有望解决这些复杂问题。

随着市场需求不断增长，新的人工智能医学影像产品的监管审批过程效率提高，中国的人工智能医学影像解决方案市场预期将进入爆发式增长期，从2020年的不到人民币10亿元增加至2025年的人民币442亿元，复合年增长率为135.9%，并预计于2030年进一步增加至人民币1 554亿元，2025年至2030年的复合年增长率为28.6%。图11-1-1载列中国人工智能医学影像解决方案市场于所示期间的历史及预测规模。

**中国人工智能医学影像市场的市场规模[1]，2020年至2030年（估计）**

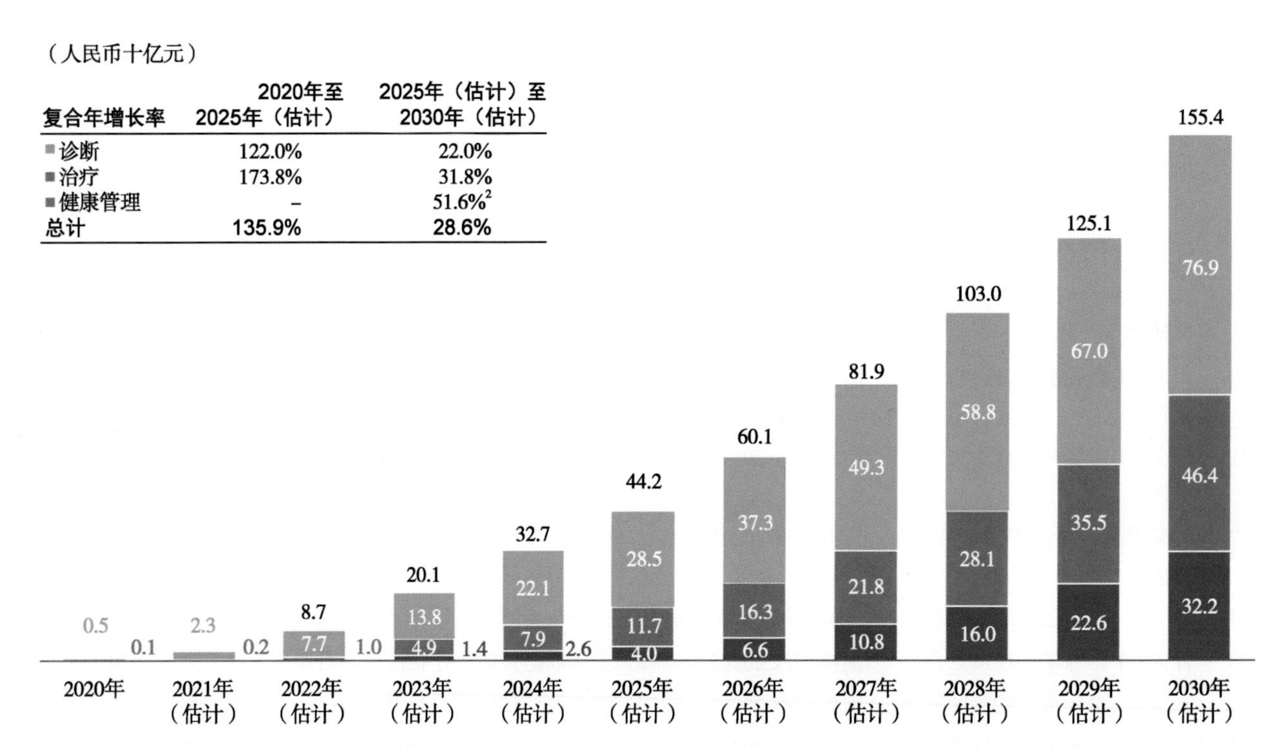


**资料来源：灼识报告**

**附注：1. 健康管理场景的市场规模包括第三方影像中心及体检中心场景；2. 复合年增长率为2023年至2030年**

图11-1-1　灼识报告：中国人工智能医学影像市场的市场规模，2020年至2030年（估计）

CT扫描中人工智能的渗透率预计将从2020年的1.2%提高至2025年的17.7%，人工智能CT扫描量复合年增长率为72.5%，预计到2030年将进一步提高至44.8%，2025年至2030年的复合年增长率为20.4%。MRI扫描中人工智能的渗透率预计将从2021年的0.3%提高至2025年的15%，人工智能MRI扫描量复合年增长率为176.1%，预计到2030年将进一步提高至40.2%，2025年至2030年的复合年增长率为21.8%。超声扫描中人工智能的渗透率预计将从2020年的0.6%提高至2025年的18.0%，人工智能超声扫描量复合年增长率为108.3%，预计到2030年将进一步提高至40.8%，从2025年至2030年的复合年增长率为21.0%（图11-1-2）。

全球人工智能医学影像解决方案市场预计从2020年的不足10亿美元按指数级增长至2025年的647亿美元，复合增长率为147.7%。预计于2030年进一步达1 665亿美元（约合1万亿元人民币），10年间市场扩容近170倍。人工智能医学影像的全球渗透率预期将由2020年的约0.2%增至2025年的约13.1%，及达到2030年的约33.8%，表明人工智能医学影像全球市场蓬勃发展（图11-1-3）。

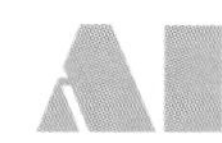

## 中国CT、MRI及超声扫描人工智能应用渗透

### 中国CT扫描量及人工智能渗透率，2020年至2030年（估计）

（百万次）　CT扫描量　人工智能CT扫描量　人工智能渗透率

| | 2020年 | 2021年（估计） | 2022年（估计） | 2023年（估计） | 2024年（估计） | 2025年（估计） | 2026年（估计） | 2027年（估计） | 2028年（估计） | 2029年（估计） | 2030年（估计） |
|---|---|---|---|---|---|---|---|---|---|---|---|
| 人工智能渗透率 | 1.2% | 2.6% | 6.2% | 8.9% | 12.7% | 18.0% | 23.4% | 29.1% | 34.7% | 40.1% | 45.4% |
| CT扫描量 | 283 | 302 | 322 | 342 | 362 | 383 | 405 | 427 | 450 | 473 | 496 |
| 人工智能CT扫描量 | 3 | 8 | 20 | 30 | 46 | 69 | 95 | 124 | 156 | 190 | 225 |

| 复合年增长率 | 2020年至2025年（估计） | 2025年（估计）至2030年（估计） |
|---|---|---|
| CT扫描量 | 6.3% | 5.3% |
| CT人工智能扫描量 | 72.5% | 20.4% |

### 中国MRI扫描量及人工智能渗透率，2020年至2030年（估计）

（百万次）　MRI扫描量　人工智能MRI扫描量　人工智能渗透率

| | 2020年 | 2021年（估计） | 2022年（估计） | 2023年（估计） | 2024年（估计） | 2025年（估计） | 2026年（估计） | 2027年（估计） | 2028年（估计） | 2029年（估计） | 2030年（估计） |
|---|---|---|---|---|---|---|---|---|---|---|---|
| 人工智能渗透率 | 0.0% | 0.3% | 7.0% | 8.2% | 11.2% | 16.1% | 21.1% | 26.5% | 31.9% | 37.1% | 42.2% |
| MRI扫描量 | 89 | 98 | 107 | 118 | 130 | 143 | 157 | 172 | 188 | 206 | 224 |
| 人工智能MRI扫描量 | 0 | 0.3 | 8 | 10 | 15 | 23 | 33 | 46 | 60 | 76 | 94 |

| 复合年增长率 | 2020年至2025年（估计） | 2025年（估计）至2030年（估计） |
|---|---|---|
| MRI扫描量 | 10.0% | 9.4% |
| MRI人工智能扫描量 | 176.1%[1] | 21.8% |

### 中国超声扫描量及人工智能渗透率，2020年至2030年（估计）

（百万次）　超声扫描量　人工智能超声扫描量　人工智能渗透率

| | 2020年 | 2021年（估计） | 2022年（估计） | 2023年（估计） | 2024年（估计） | 2025年（估计） | 2026年（估计） | 2027年（估计） | 2028年（估计） | 2029年（估计） | 2030年（估计） |
|---|---|---|---|---|---|---|---|---|---|---|---|
| 人工智能渗透率 | 0.6% | 1.1% | 4.1% | 8.0% | 12.5% | 18.0% | 23.6% | 27.9% | 32.2% | 36.6% | 40.8% |
| 超声扫描量 | 1 853 | 2 079 | 2 207 | 2 332 | 2 452 | 2 564 | 2 666 | 2 756 | 2 831 | 2 889 | 2 928 |
| 人工智能超声扫描量 | 12 | 22 | 91 | 187 | 307 | 461 | 628 | 769 | 913 | 1 056 | 1 196 |

| 复合年增长率 | 2020年至2025年（估计） | 2025年（估计）至2030年（估计） |
|---|---|---|
| 超声扫描量 | 6.7% | 2.7% |
| 超声人工智能扫描量 | 108.3% | 21.0% |

资料来源：灼识报告

附注：1. 2021年（估计）至2025年（估计）

图 11-1-2　灼识报告：中国 CT、MRI 及超声扫描人工智能应用渗透

## 全球人工智能医学影像的市场规模，2020年至2030年（估计）

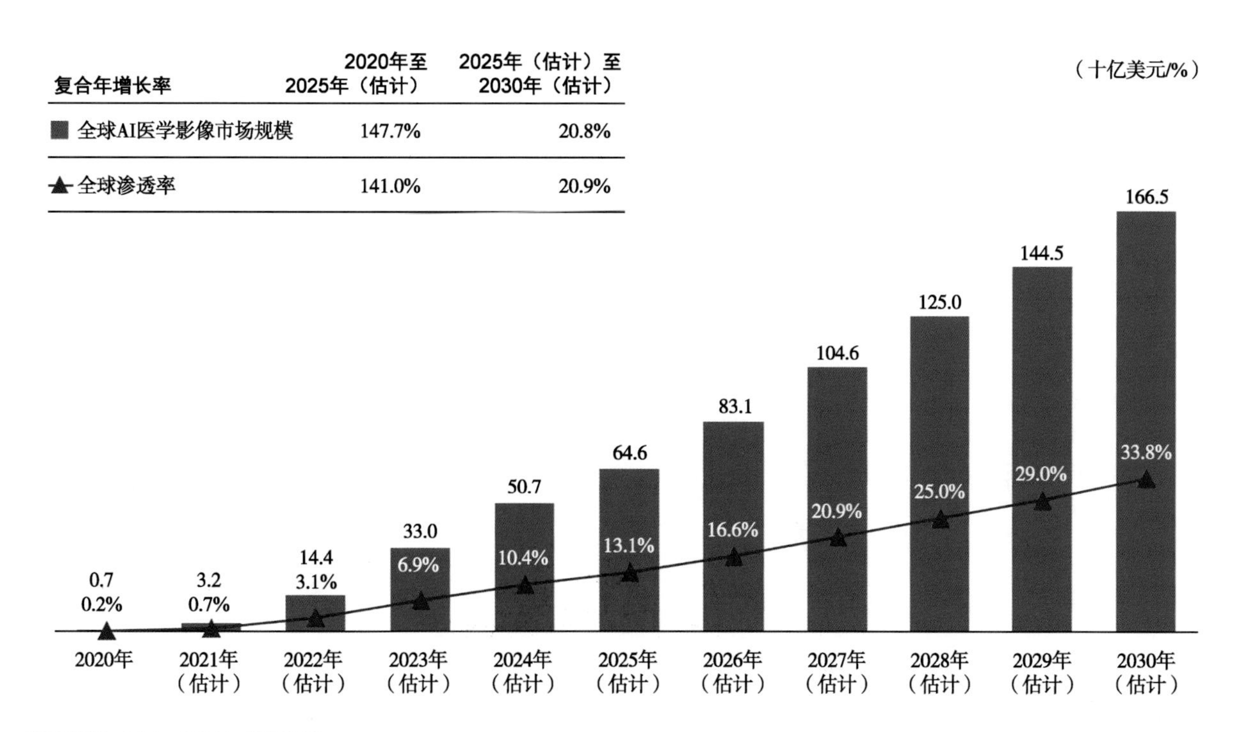


资料来源：FDA、NCBI、灼识报告

附注：全球渗透率按扫描量计算

图 11-1-3　全球人工智能医学影像的市场规模，2020 年至 2023 年（估计）

## 五、医学影像AI产业分布

助力公立医院高质量发展，医疗影像AI的产业分布主要从以下九大方面推进：①向产品多样化发展；②加深产品垂直功能深度；③单病种向多病种、多任务模型发展；④推动软硬一体化的未来发展趋势；⑤基于互联网+AI实现优质医疗资源下沉；⑥打造诊疗闭环，从导诊、问诊、诊断、检查、治疗的整个闭环加入AI的参与；⑦推动整体或者平台化解决方案；⑧整合AI信息与结构化报告；⑨上下游通力合作，形成良好的AI生态。

基于临床需求的医学影像AI产品已经覆盖X线成像、CT成像、PET/CT成像、超声成像、磁共振成像以及显微镜成像。目前AI在医疗影像的两个维度发展成果较为显著。

一是临床诊疗路径维度：检查前，AI技术可以制定智能化的扫描方案，智能评估放射剂量；检查中，基于AI进行病灶辅助诊断、快速检出、定量评估，基于AI进行放疗靶区和受累器官自动勾画；检查后，AI则应用于智能随访对比、病灶的影像组学分析、病灶的预后预测等。

二是单病种垂直维度：从疾病部位来看，AI已经应用于胸部、心血管、腹部、乳腺、骨龄、骨折、腹部肿瘤、神经等，部分AI企业已开展多任务AI研发。此维度中，影像科、外科、内科、内分泌科、信息科是影像AI的主要应用场景。

### （一）影像科

根据2022年度中国6 119位影像医生（其中三级医院4 418人，二级医院1 556人）的调研数据，62.1%的医生所在科室已经使用了医疗影像AI产品（图11-1-4）。其中，肺结节AI和冠脉AI后处理软件及结构化冠脉报告筛查软件占比最多（图11-1-5）。扫描前使用AI的场景主要集中在智能预约、智能患者分流、智能患者摆位、体位自动识别及运动检测模块。在扫描中应用较多的为低剂量CT成像软件（54.4%）、

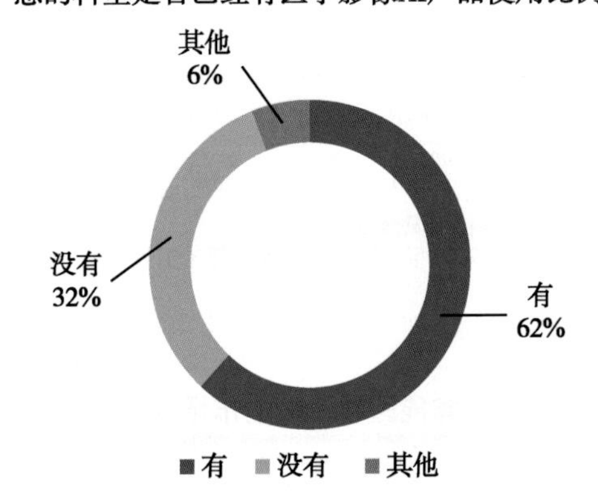

图11-1-4　中国部分医院影像科AI产品使用比例

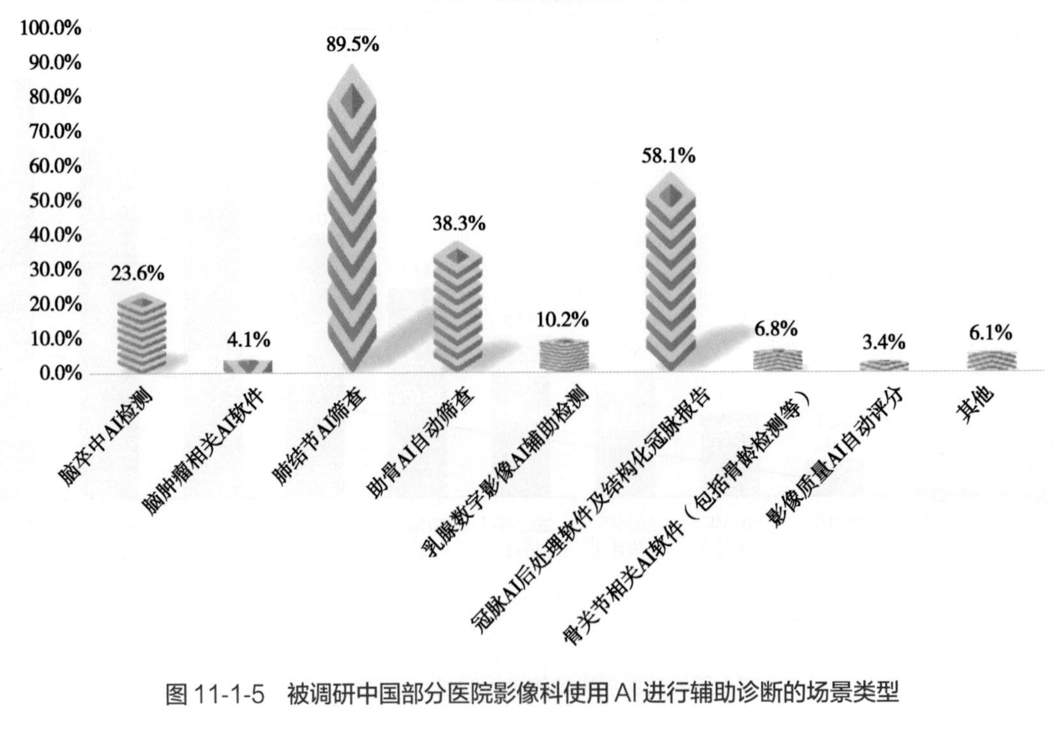

图11-1-5　被调研中国部分医院影像科使用AI进行辅助诊断的场景类型

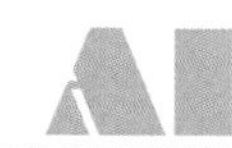

MRI 快速成像软件（23%）、图像伪影抑制软件（23.1%）、基于 AI 的对比剂方案（10.2%）。

被调研医生认为，AI 病灶自动检出最具有临床价值（93.1%），其次是 AI 辅助病灶良恶性鉴别（67.8%），以及病灶自动分割（59.1%），基于 AI 辅助治疗决策未来仍有很大空间（15.5%）（图 11-1-6）。

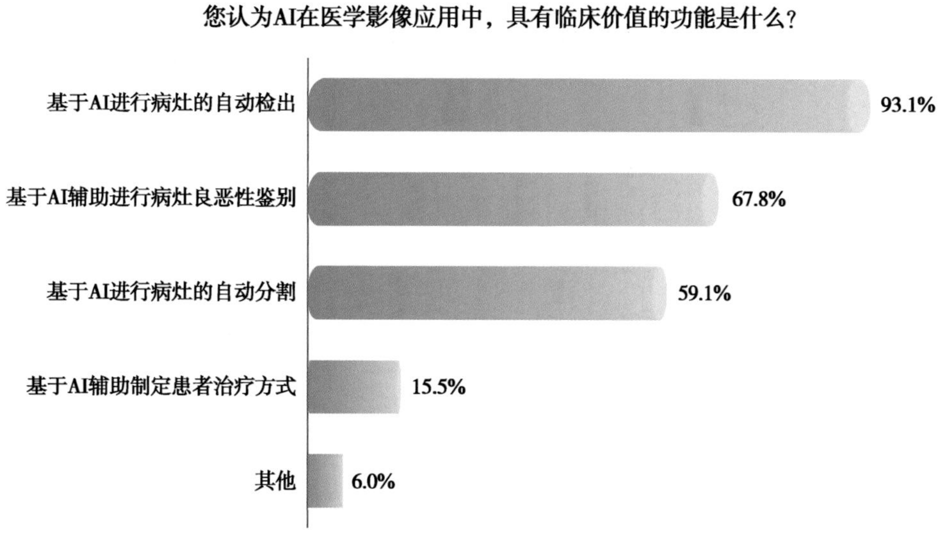

您认为AI在医学影像应用中，具有临床价值的功能是什么？

|  |  |
| --- | --- |
| 基于AI进行病灶的自动检出 | 93.1% |
| 基于AI辅助进行病灶良恶性鉴别 | 67.8% |
| 基于AI进行病灶的自动分割 | 59.1% |
| 基于AI辅助制定患者治疗方式 | 15.5% |
| 其他 | 6.0% |

图 11-1-6　影像科医生对 AI 临床价值的评价

调研显示，除了已经在应用的 AI 诊断产品外，改善影像检查流程（54.8%）、图像质量优化（56.1%）、结构化报告（44.7%）、自动勾画靶区（46.9%）、AI 质控技术（46.9%）、基于互联网应用和基层服务（41.2%）等也有非常大的需求。

（二）胸外科

与影像科、病理科配合，胸外科可利用 AI 形成肺癌诊疗一体化解决方案，在病灶勾画、量化分析的基础上，实现肿瘤的良恶性判断，并根据数据给出临床治疗建议。包括辅助诊断、术前规划和手术机器人等多个场景。

1. 在辅助诊断方面　AI 技术能够快速识别病灶，并精准量化分析，评估病灶良恶性以及肺癌的病理分型，提升医生诊断效率和诊断准确率。AI 在肺结节多次随访数据中可协助评估肺结节体积、形态变化，为肺结节随访提供结节倍增时间变化、形态学改变等参考依据，进而制订个体化随访方案。AI 辅助诊断系统对肺结节早期肺腺癌浸润亚型具有一定的预测价值，可为患者个体化治疗提供指导。

2. 在术前规划方面　采用 AI 术前规划，可以明确结节、支气管、血管、肺段的空间位置，了解靶区血供、毗邻关系和可能存在的解剖变异，在最大程度保留肺功能的基础上实施精准手术。目前国内外已存在多款术前规划工具，在部分医院得到应用。借助 AI 技术，实现病灶区域及全肺的直观、准确、便捷可视化呈现，以辅助医生精确定义肺段和楔形切除的范围和手术路径，保护患者术后肺部功能进而改善预后效果（图 11-1-7）。

3. 在手术机器人方面　以达芬奇为代表的内镜手术器械控制系统仍处于主从式操作阶段，但经皮手术机器人已率先迈入 AI 阶段。其在系统中的应用包括术区信息感知、柔性针穿刺、运动规划、主从控制、安全交互控制等关键技术。

肿瘤治疗是一个动态的过程，其大小、形状、与其他器官的位置等在治疗的过程中会产生变化。因此，放疗手术的精准化需要 AI 软件进行支撑。

（三）心内科

心内科主要聚焦于冠心病的 CT-FFR 与 PCI 手术路径规划。CT-FFR 可以快速对患者 CT 影像进行分析，从功能学上评估狭窄程度及其后果，相关人工智能企业和科研机构研究者联合研发涵盖了多项自主研发的尖端深度学习算法，对医学图像处理、模型重建到 FFR 计算的各环节进行了智能优化处理，通过人工智能技术来模拟血流在血管中流动的情况，能够对冠脉的供血功能进行准确评估。

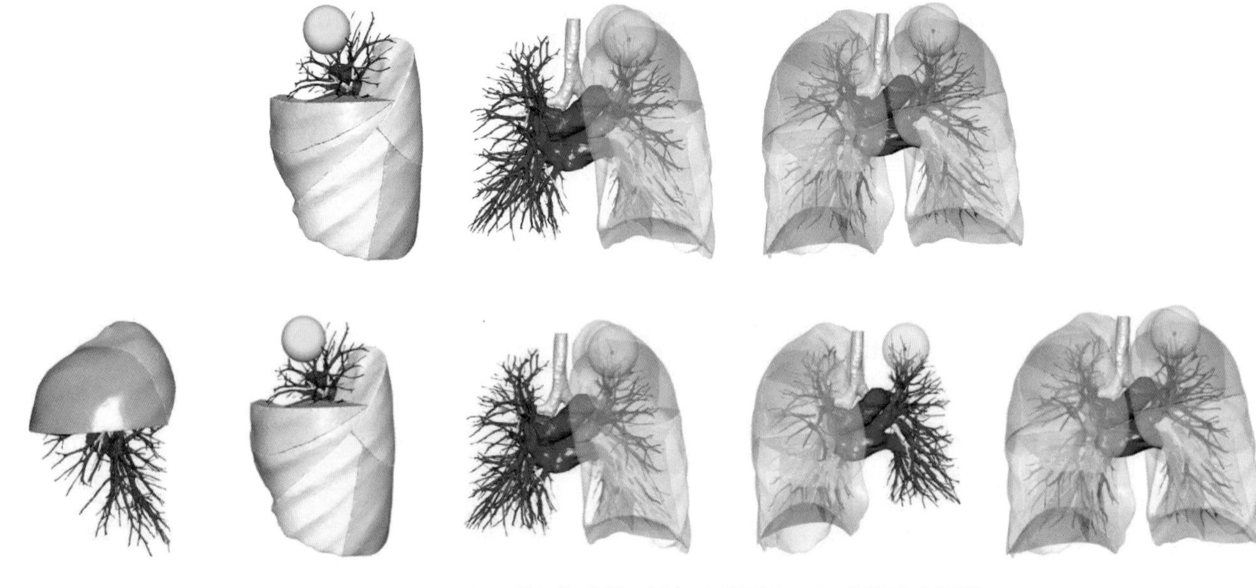

图 11-1-7　通过 AI 进行的病灶区域与全肺重建，3D 高清手术视图
（图片来自数坤科技胸外科智能手术规划产品）

在 PCI 治疗阶段，人工智能可以帮助心内科医生进行术中的手术导航与术后的风险评估。近几年基于人工智能和手术导航技术的血管介入手术机器人也陆续开发完成并进入临床试验。

**（四）内分泌科**

通过糖尿病视网膜病变眼底图像人工智能产品初筛可以满足内科的初筛以及后期的随访需求，解决内分泌科眼底照相设备不足及人才缺乏问题。“中国糖网筛防工程”已经在全国 28 个省市，400 余家医疗机构内完成了 68 万例糖网的筛查，这 68 万例筛查均通过人工智能技术进行辅助支持。在这项工程中，人工智能技术的准确率达到了 89%。这项技术提高了社区卫生服务中心、卫生站等基层机构的诊疗能力，患者不愿意前往基层的重要原因是对于基层诊疗水平的不信任，而人工智能正切此痛点。除了识别眼底照片的形态外，人工智能技术还有望助力糖网防治从现在的筛防转向未来的预防。

**（五）信息科**

医疗人工智能的大量涌现，既对信息科的工作提出了大量新要求，同时未来通过 AI + 信息化，为医院信息管理提供了新的提效和创新可能。

目前更多的工作是处理、应用医疗过程中产生的大数据与解决人工智能对接影像设备的接口问题。鉴于此，不少医疗大数据企业研发了基于人工智能的医疗大数据平台及相关解决方案，帮助信息科、数据中心更好地管理数据。PACS AI 是一种新的尝试，尝试在 PACS 与影像设备之间搭设一个中台，解决医疗器械接口数量有限，且各人工智能生成的医疗数据不标准的问题。

## 六、商 业 模 式

医疗器械三类证的获批加速，促进了中国医疗影像人工智能（AI）的商业化加速，但目前商业模式主要以向医院端收费为主，包括三种渠道模式：自建直销团队销售、寻找代理渠道销售、同影像硬件或软件厂商合作。

据 2022 年 AI 医学影像企业端调研显示，当前已有 60% 的企业选择自建销售团队，35% 的企业选择同硬件或软件企业合作开拓销售渠道。由此，AI 医学影像企业将在未来拥有更多销售渠道的自主权。

除向医院端收费的模式之外，向用户个体收费也是影像 AI 企业正在尝试突破的方向。部分影像 AI 产品可以提升医疗效率和精准度，有望进入医保。根据医保局 2021 年对申报产品的要求，共要求 5 个特性，

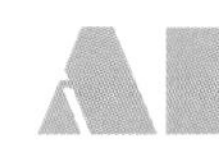

分别为经济性、有效性、安全性、创新性和公平性。目前此方向正在不断验证中，距离进入医保仍需要大量工作。

## 七、商业化和融资情况

2021年，医疗影像AI从过往快速融资的模式中，逐步进入到自身造血和走向资本市场的“双推进”模式中。其中，数坤、深睿、推想、联影智能、医准、汇医慧影、杏脉、科亚等头部企业，也交出了不错的商业化成绩单，代表了中国医疗影像AI正在加速“成熟化”。

鹰瞳科技、科亚医疗、推想医疗、数坤科技向港股发起了冲刺，通过已经披露的招股书，可以看到医疗影像AI大部分企业销售收入成倍上涨（表11-1-3）。

表11-1-3　部分拟在港股上市公司的公开销售披露

| 企业 | 2019年 | 2020年 | 2021年 | 增长率 |
|---|---|---|---|---|
| 鹰瞳科技 | 3 041.5万元 | 4 767.2万元 | 11 500万元 | 142% |
| 科亚医疗 | 117万元 | 71万元 | 不明确 | −39.32% |
| 推想医疗 | 662.2万元 | 2 770万元 | 不明确 | 318.30% |
| 数坤科技 | 76.4万元 | 2 477.1万元 | 5 262.4万元（截至6月30日） | 314.23% |

图表数据来源：各企业招股书

如何实现技术突破，加大管线布局与研发力度以找到更多的销售增长空间，保证盈利，同时加速提高AI产品的市场渗透率，加速通过注册准入、物价准入、医保准入等规模商业化的前提，仍需要针对研发和销售等方面的大量投入。从各企业的招股书中，也能看到扭亏为盈仍需要时间（表11-1-4）。

表11-1-4　部分拟在港股上市公司的公开销售及营销成本披露

| 企业 | 销售及营销成本/万元 | | | 研发成本/万元 | | | 研发投入占比 | | |
|---|---|---|---|---|---|---|---|---|---|
| | 2019年 | 2020年 | 2021年 | 2019年 | 2020年 | 2021年 | 2019年 | 2020年 | 2021年 |
| 鹰瞳科技 | 1 313.2 | 2 580.1 | 7 300 | 4 121.2 | 4 230.9 | 6 427 | 135.5% | 88.80% | 52% |
| 科亚医疗 | 793 | 3 757 | 不明确 | 3 544 | 11 674 | 不明确 | 3 029.06% | 16 442.25% | 不明确 |
| 推想医疗 | 7 472.1 | 7 742.9 | 不明确 | 6 904.9 | 6 684.3 | 不明确 | 1 042.72% | 241.31% | 不明确 |
| 数坤科技 | 1 607.7 | 2 765.1 | 3 090.7（截至2021年6月30日） | 4 268.9 | 6 293.9 | 8 118.8（截至2021年6月30日） | 5 587.57% | 2 540.59% | 155.61%（截至2021年6月30日） |

图表数据来源：各企业招股书

针对AI医学影像企业的调研显示，企业当前面临的挑战主要是研发和人才成本过高、新市场拓展的壁垒过高、三类证路径较长、竞品同质、没有差异、影像科市场规模不够大等。大部分的AI医学影像企业面临着“开源”和“节流”的双重压力。

（萧　毅　张　磊　梁永生　王思晗　高　昂）

# 第二节　医学影像人工智能相关企业简介

国内有许多优秀的AI初创公司通过自主创新的方式，在全球不断推出具备实际临床价值的产品，并逐渐得到认可进入落地应用阶段。同时，具备雄厚研发实力和市场占有率的老牌大型设备公司，也将前沿的医疗影像AI技术赋能设备，共同推动了中国智慧医学影像的发展。以下仅以部分企业为例，简要介绍相关公司在这方面的工作与进展（表11-2-1）。

表 11-2-1　医学影像AI部分相关企业简介

排名顺序不分先后(各企业为主要提供者，内容仅供参考)

| 企业名称 | 企业简介 | 基于人工智能深度学习方向的成熟产品介绍 | NMPA、FDA、CE 申报情况 |
|---|---|---|---|
| 飞利浦(中国)投资有限公司 | 超声、CT、MRI等大型医疗设备制造商。 | 产品名称 1: 3D Auto RV(3D 半自动右心室测量)<br>产品功能: 心脏量化 3D Auto RV 是用于常规超声临床工作的右心室量化工具。该应用程序通过半自动生成的 3D 表面模型计算标准值，有助于降低右心室分析的复杂性。 | NMPA 二类证: 3D Auto RV(3D 半自动右心室测量)(国械注进 20172702464)，2020 年 11 月 30 日批准<br>FDA: 3D Auto RV(3D 半自动右心室测量)，Ⅱ类，K191647，2019 年 12 月 20 日批准 |
| | | 产品名称 2: 3D Auto MV(3D 半自动二尖瓣测量)<br>产品功能: 3D Auto MV 评估可针对 3D 超声图像提供二尖瓣(MV)的形态和功能分析。可生成解剖结构的模型，例如二尖瓣环、小叶和封闭线。推导出来的参数允许量化术前和术后的瓣功能并比较形态。 | NMPA 二类证: 3D Auto MV(3D 半自动二尖瓣测量)(国械注进 20172702464)2021 年 12 月 28 日批准<br>FDA: 3D Auto MV(3D 半自动二尖瓣测量)，Ⅱ类，K200974，2020 年 6 月 3 日批准 |
| | | 产品名称 3: Auto Measure(半自动标准测量)<br>产品功能: 通过机器学习算法，为终端用户提供半自动的成人超声心动图 2D 和多普勒测量。在经胸超声心动图检查期间或查看已采集的经胸超声心动图时为专业医护人员提供了可编辑、接受或拒绝的半自动测量功能。 | FDA: Auto Measure(半自动标准测量)，Ⅱ类，K211597，2021 年 9 月 8 日批准 |
| | | 产品名称 4: ClearRead CT(肺结节 CT 影像辅助检测软件)<br>产品功能: ClearRead CT 是计算机辅助阅片工具，旨在帮助放射科医生对无症状人群及已确诊患者进行胸部 CT 检查时检测肺结节。ClearRead CT 需要双肺位于视野内。ClearRead CT CADe 供经培训合格的医生使用，提供辅助信息，不能单独用作临床诊疗决策依据。可识别出与实性、亚实性和/或磨玻璃结节相关的目标区域。用于检测 5～30mm 的肺结节。 | CE: ClearRead CT(肺结节 CT 影像辅助检测软件)，Ⅱa 类，2015 年 11 月 13 日批准<br>FDA: ClearRead CT(肺结节 CT 影像辅助检测软件)，Ⅱ类，K161201，2016 年 9 月 9 日批准 |
| | | 产品名称 5: R 心脏分析，功能性左室和右室短轴分析(左右室半自动分割功能)<br>产品功能: 左室心内膜、心外膜轮廓以及右室心内膜轮廓的半自动分割。 | CE: R 心脏分析，功能性左室和右室短轴分析(左右室半自动分割功能)，Ⅱa 类，2020 年 1 月 16 日批准 |
| | | 产品名称 6: CT AI 重建算法<br>产品功能: 使用人工智能算法对 CT 影像进行重建。 | CE: CT AI 重建算法，Ⅱb 类，2021 年 8 月 19 日批准<br>FDA: CT AI 重建算法，Ⅱ类，K210760，2022 年 1 月 14 日批准 |
| | | 产品名称 7: MR smartspeed AI 重建算法<br>产品功能: 使用人工智能算法对 MR 影像进行重建。 | FDA: MR smartspeed AI 重建算法，Ⅱ类，K213583，2022 年 5 月 18 日批准 |
| | | 产品名称 8: MRCAT headneck<br>产品功能: 使用人工智能算法，生成基于磁共振图像的类 CT 图像，用于制订放射治疗计划。 | FDA: MRCAT headneck，Ⅱ类 K214081，2022 年 4 月 5 日批准 |

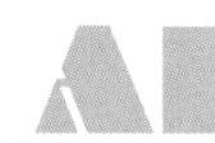

续表

| 企业名称 | 企业简介 | 基于人工智能深度学习方向的成熟产品介绍 | NMPA、FDA、CE 申报情况 |
|---|---|---|---|
| 西门子医疗系统有限公司<br><br>已上市 | 医学影像、实验室诊断和医疗信息技术领域。 | 产品名称 1：AI-Rad Companion 胸部 CT<br>产品功能：多模态多器官的综合自动化阅片模块，提供心脏、肺部、主动脉、脊柱分析功能：<br>（1）心脏标注功能：①勾勒心脏轮廓；②冠脉钙化点标注；③计算 calcium burden；④判定钙化严重程度<br>（2）肺部分析模块：①肺气肿体积占比；②肺结节分布<br>（3）主动脉模块：主动脉管径自动测量<br>（4）脊柱模块：①胸椎 $T_1$～$T_{12}$ 脊柱长度测量，前、中、后三段；②对于中心段 ROI 进行平均 CT 值测量，对于脊柱形变、骨质疏松有预警作用。<br><br>产品名称 2：AI-Rad Companion 胸部平片<br>产品功能：胸部平台综合自动化阅片模块，可分析：①肺部病变（结节，肿块以及肉芽瘤）；②胸腔病变（胸腔积液，气胸）；③胸部阴影（实变，肺不张等）。<br><br>产品名称 3：AI-Rad Companion 脑部核磁<br>产品功能：根据 $T_1$ MPRAGE 核磁影像，自动量化测量，标注灰质、白质等 26 个核心脑区体积，功能包括：<br>（1）标记：对于脑部部位进行颜色区分；<br>（2）偏离计算：展示与同年龄段，同性别患者的平均水平的差值；<br>（3）报告：计算脑部各部位的体积参数。<br><br>产品名称 4：AI-Rad Companion 前列腺核磁<br>产品功能：①自动前列腺勾画；②可自动添减相关病变；③ PSA 浓度计算；④可输出为 RTStruct 从而与超声穿刺手术进行无缝融合。<br><br>产品名称 5：AI-Rad Companion 放疗器官分割助手<br>产品功能：针对不同肿瘤类型（前列腺、乳腺、肺部、腹部）等，为多达 54 个高风险器官提供 TPS（放疗计划系统）规划；<br>可标注头颈部肿瘤、胸部肿瘤、乳腺癌、腹部肿瘤、盆腔肿瘤等各类肿瘤放射治疗中危及器官的自动勾画并发送至 TPS 使用。 | NMPA：AI-Rad Companion 胸部 CT 中含有三张医疗器械三类证正在申请<br><br>AI-Rad Companion 胸部 CT<br>FDA（3）<br>K193267<br>K183268<br>K213096<br>CE（3）<br>0405686902144VA<br>0405686902145VC<br>0405686902143V8<br><br>AI-Rad Companion 胸部平片<br>CE<br>0405686902010UL<br><br>AI-Rad Companion 脑部核磁<br>FDA<br>K193290<br>CE<br>0405686902008UZ<br><br>AI-Rad Companion 前列腺核磁<br>FDA<br>K193283<br>CE<br>0405686902009V3<br><br>AI-Rad Companion 放疗器官分割助手<br>FDA<br>K193562<br>CE<br>0405686902011 UN |
| 上海联影智能医疗科技有限公司（简称联影智能） | 全流程，全病种，全栈全谱智能解决方案<br>全新一站式科研平台<br>智能数据获取、智能数据处理、智能诊疗应用人工智能产品。 | 产品名称 1：CT 骨折智能分析系统<br>产品功能：精准标识肋骨和椎体名称，支持错位性骨折、轻微骨折等多类骨折的秒级检出及分类。提供 MPR 三视图、VR 图、局部动态图等多种阅片视图，一键自动呈现骨折最佳视角。<br><br>产品名称 2：CT 肺结节智能筛查与随访系统<br>产品功能：精准检出 3mm 及以上肺结节，提供结节大小、体积、密度、成分组成等多维分析结果，自动生成结节良恶性程度预测，辅助医生高效诊断。支持平扫、增强、靶重建多种数据类型，提供一键归档 PACS、图文报告等功能，优化临床工作流。 | NMPA 三类证（5）<br>1）放射治疗轮廓勾画软件（国械注准 20193211035）<br>2）骨折 CT 影像辅助检测软件（国械注准 20203210862）<br>3）肺结节 CT 影像辅助检测软件（国械注准 20213210471）<br>4）肺炎 CT 影像辅助分诊与评估软件（国械注准 20213210607）<br>5）颅内出血 CT 影像辅助分诊软件（国械注准 20223210309） |

续表

| 企业名称 | 企业简介 | 基于人工智能深度学习方向的成熟产品介绍 | NMPA、FDA、CE 申报情况 |
| --- | --- | --- | --- |
| | | 产品名称 3：CT 肺炎智能分析系统<br>产品功能：高灵敏地检出多种肺炎相关征象，精准分割与量化感染区域，优先提示疑似感染患者，有效降低交叉感染风险。<br><br>产品名称 4：CT 颅内出血智能分析与随访系统<br>产品功能：快速检出颅内出血情况，自动生成病灶位置、类型、体积、平均 CT 值等详细信息，提示病灶周边水肿、破入脑室及中线移位距离，并同时提供颅内出血评分量表和改良 Fisher 分级量表，辅助医生快速确定出血灶位置并根据量化信息制定诊疗方案。<br><br>产品名称 5：CT 脑缺血智能分析系统<br>产品功能：精确定位 ASPECTS 评分区域，提供左、右脑 ASPECTS 评分并标记早期缺血改变区域，提供 ASPECTS 评分预后参考量表及随访分析，支持结果自动归档 PACS，辅助医生精准评估缺血情况。<br><br>产品名称 6：CTP 脑灌注智能分析系统<br>产品功能：基于 CT 全脑灌注（CTP）影像自动选取最优动静脉点并绘制其时间密度曲线（TDC），自动重建灌注参数图与时间最大密度投影（tMIP）图像。提供低灌注区、核心梗死区及不匹配（mismatch）区域的精准定位与定量分析，同时支持对脑血容量（CBV）、CBF、Tmax 进行多阈值分析。支持 15 个脑区自动分割并提供异常脑区趋势分析与量化分析。<br><br>产品名称 7：联影智能卒中分诊系统<br>产品功能：通过 PC 端和移动端提示医生危急卒中患者的情况，并依据医学影像信息提供该患者颅内出血、脑缺血及中线移位等信息。<br><br>产品名 8：CTA 冠脉智能分析系统<br>产品功能：精准识别、分割、重建心脏和冠脉，并支持 360° 血管曲面重建；提供斑块自动检出与狭窄评估，智能识别支架、心肌桥，自动计算钙化积分；提供 AI 智能化工作流，支持血管及中心线编辑，一键完成胶片排版与归档、生成结构化报告。<br><br>产品名称 9：CT-FFR 智能分析系统<br>产品功能：基于 CT 影像智能提供“一站式 + 无创”的冠脉形态学狭窄与功能性缺血的评估，可根据患者身体体征数值的输入自动计算各血管段的 CT-FFR 值并以 3D 渲染图直观展示，自动生成 CT-FFR 沿血管中心线的变化曲线，准确性经验证与有创 FFR 高度一致，可有效提升冠脉 CTA 的诊断特异性。 | NMPA 二类证（9）<br>1）肺部影像处理软件（沪械注准 20192210281）<br>2）胸部 CT 影像处理软件（沪械注准 20202210045）<br>3）头部磁共振影像处理软件（沪械注准 20202210138）<br>4）X 射线影像处理软件（沪械注准 20202210126）<br>5）腹部磁共振影像处理软件（沪械注准 20202210140）<br>6）骨关节磁共振影像处理软件（沪械注准 20202210141）<br>7）冠脉 CT 造影影像处理软件（沪械注准 20212210540）<br>8）医学影像处理软件（沪械注准 20212210573）<br>9）数字病理图像处理软件（沪械注准 20212210574）<br><br>FDA（1）<br>uAI EasyTriage-Rib（骨折 CT 影像辅助检测软件）[FDA 510（K）编号：K193271）]<br><br>CE（1）<br>Chest CT Computer Aided Diagnostic Software（胸部 CT 计算机辅助诊断软件）（CE 证书编号：No.G1 107259 0002 Rev.00） |

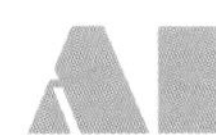

续表

| 企业名称 | 企业简介 | 基于人工智能深度学习方向的成熟产品介绍 | NMPA、FDA、CE 申报情况 |
|---|---|---|---|
| | | 产品名称 10：MR 脑结构智能分析系统<br>产品功能：自动勾画大脑子结构，完成 109 个脑区的精准分割及定位，提供形态学量化特征分析，全面评估脑萎缩风险。可一键生成结构化检查报告，可用于阿尔茨海默病等神经退行性疾病的评估及随访，同时助力临床相关疾病的前瞻性研究。<br><br>产品名称 11：MR 脑转移瘤智能分析系统<br>产品功能：辅助检出颅内转移瘤病灶，自动显示病灶所在层面、大小及位置等多维信息，提高检测灵敏度，并根据病灶列表自动生成影像所见，提高阅片效率。<br><br>产品名称 12：MR 脑小血管病智能分析系统<br>产品功能：辅助医生完成多序列同步阅片，全方位剖析脑小血管病的六大影像学特点：白质高信号病变程度评估，智能计算 Fazekas、Stroke 评分；皮质下梗死灶检出、量化分析；假定血管起源的腔隙灶检出、精准脑区定位、大小量化分析；血管周围间隙增大自动检出、定位、精准量化；微出血灶自动定位、出血量智能分析；脑萎缩智能评估，全脑区量化对比分析、自动计算内侧颞叶萎缩（MTA）评分。<br><br>产品名称 13：X 光胸片智能筛查系统<br>产品功能：主要针对胸部正位 DR 图像进行自动处理和分析，可智能检出气胸和胸腔积液等危急症，辅助阅片医生对危急症进行快速诊断并及时进行分诊。此系统亦可自动检出肺结节、肺肿块、心影增大、主动脉弓钙化等病灶。 | |
| 东软医疗系统股份有限公司 | 基于 AI 的智能化成像工作流；基于 AI 技术优化图像质量；AI 在神经影像中的应用；AI 在胸部影像中的应用。 | 产品名称 1：NeuViz Epoch 无极 CT<br>产品功能：通过 A-Eye 智能摆位系统、ClearInfinity 智能降噪技术实现全方位的智能化扫描；通过专病专应用解决方案，如肺结节筛查、胸痛三联征和肝脏解决方案等，实现多尺度疾病像素级分割及智能量化分析，从而辅助诊断及治疗决策。<br><br>产品名称 2：高端血管造影系统 NeuAngio 系列<br>产品功能：通过 AI 技术优化图像质量，可对血管、导丝、支架等关键影像信息进行增强处理，其他不相关背景信息进行降噪处理；同时降低剂量，尤其在小儿先心病、敏感器官介入等手术中发挥关键作用。<br><br>产品名称 3：NeuWise 系列苍穹之眼 PET/CT<br>产品功能：搭载了人工智能位置识别技术，更精准识别晶体块的边界，有效提升了图像的精准度。 | NMPA 三类证（4）<br>1）NeuViz Epoch 无极 CT（国械标准 20203060462）<br>2）NeuAngio 30C 汉武 DSA（国械注准 20193060388）<br>3）NeuWise PET/CT（国械注准 20203060629）<br>4）NeuWise Pro PET/CT（国械注准 20203060630）<br><br>CE 认证（3）<br>1）NeuViz Epoch 无极 CT（G1 098883 0002 Rev.02）<br>2）NeuAngio 30C 汉武 DSA（SX 60102530 0001）<br>3）NeuWise Pro PET/CT（G1 098883 0002 Rev.02） |

续表

| 企业名称 | 企业简介 | 基于人工智能深度学习方向的成熟产品介绍 | NMPA、FDA、CE 申报情况 |
|---|---|---|---|
| 推想医疗科技股份有限公司<br><br>港股上市推进中 | 推想医疗采取“一横一纵”和“国际化”战略布局打造立体化产品线。横轴涵盖癌症(肺癌、肝癌、乳腺癌)、感染性疾病(肺炎、结核病)、心血管疾病(冠心病)、脑血管疾病(脑卒中)及创伤(骨折)等多个疾病领域;纵轴涵盖疾病筛查和诊断(InferRead系列)、疾病干预和治疗(InferOperate系列)、患者健康管理(InferCare系列)及医学研究(InferScholar及InferMatrix),为客户提供“筛、诊、治、管、研”医疗全流程智慧解决方案。 | 解决方案1:肺部疾病智能解决方案(InferRead CT Lung)<br>产品功能:<br>(1)泛化能力强,肺部疾病中国首张国家药品监督管理局三类认证;<br>(2)准确度高,极大提高临床阅片效率;<br>(3)智能随访及疗效评估,分析对比病灶变化;<br>(4)智能病例数据库,辅助治疗决策;<br>(5)自动生成结构化报告。<br><br>解决方案2:肺炎智能辅助筛查和疫情监测系统(InferRead CT Pneumonia)<br>产品功能:<br>(1)泛化能力强,肺炎疾病中国首张国家药品监督管理局三类证书;<br>(2)快速筛查预警,防止交叉感染;<br>(3)提供量化指标辅助病情智能疗效评估;<br>(4)疫情实时监控,便于及时掌握最新情况。<br><br>解决方案3:胸肺部疾病智能解决方案(InferRead DR Chest)<br>产品功能:<br>(1)支持多种病灶检出,减少漏诊;<br>(2)针对特殊场景优化极速预览功能,提升工作效率。<br><br>解决方案4:脑卒中智能解决方案(InferRead CT Stroke)<br>产品功能:<br>(1)精准定位,具有高敏感性;<br>(2)极速诊断,赢得抢救黄金期;<br>(3)动态评估,为治疗决策提供精准数据。<br><br>解决方案5:肺结节CT靶重建和结构化报告解决方案(InferRead CT Target Reconstruction)<br>产品功能:<br>(1)自动高效精准检出肺结节;<br>(2)立体展示病灶;<br>(3)辅助手术规划;<br>(4)生成符合规范的结构化图文报告。<br><br>解决方案6:冠状动脉疾病智能解决方案(InferRead CT Coronary)<br>产品功能:<br>(1)全自动,医生工作效率极大提升;<br>(2)自动检出和定位各种病灶;<br>(3)生成定制化胶片和结构化报告;<br>(4)为治疗决策提供参考。 | NMPA 三类证(3)<br>1)肺部疾病智能解决方案(国械注准20203210839)<br>2)肺炎智能辅助筛查和疫情监测系统(国械注准20213210210)<br>3)骨折CT影像辅助分诊软件(国械注准20223210572)<br><br>FDA(2)<br>1)肺部疾病智能解决方案<br>2)脑卒中智能解决方案<br><br>CE(3)<br>1)肺部疾病智能解决方案<br>2)肺炎智能辅助筛查和疫情监测系统<br>3)胸肺部疾病智能解决方案<br><br>PMDA(1)<br>肺炎智能辅助筛查和疫情监测系统 |

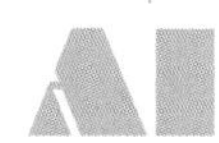

续表

| 企业名称 | 企业简介 | 基于人工智能深度学习方向的成熟产品介绍 | NMPA、FDA、CE申报情况 |
|---|---|---|---|
| | | 解决方案7：头颈CT智能解决方案（InferRead CT Cerebral）<br>产品功能：<br>（1）自动完成，极大提升医生工作效率；<br>（2）精准快速定位病灶区域；<br>（3）敏感高效，防患于未然；<br>（4）支持结果进行快速编辑，满足报告需求；<br>（5）图像自动后处理、结构化报告、胶片打印一站式完成，无须人工干预。<br><br>解决方案8：骨疾病智能解决方案（InferRead CT Bone）<br>产品功能：<br>（1）敏感检出各种类型骨折，减少医疗纠纷；<br>（2）直观显示，具备多种展示功能。<br><br>解决方案9：胸部智能可视化解决方案（InferOperate Thorax Planning）<br>产品功能：<br>（1）全自动重建，预判解剖变异；<br>（2）基于平扫CT数据即可重建，节约医疗资源；<br>（3）快速重建，结构化图文报告立等可取，减少患者奔波之苦。<br><br>解决方案10：AI学者科研平台（InferScholar）<br>产品功能：<br>（1）专注于构建医院的一站式AI科研平台，集硬件+软件+服务为一体；<br>（2）赋能医院开展全院级、全病种的AI医学研究；<br>（3）孵化原创AI产品，助力医院智慧化建设及科研品牌提升。 | |
| 数坤（北京）网络科技股份有限公司<br><br>预计2022年上市 | 数坤科技基于原创的“数字人体”人工智能技术平台，开发出了“数字医生”产品组合，推出“数字心”“数字脑”“数字胸”“数字腹”等产品，为心脏病、脑卒中、癌症等人类重大危重疾病，提供智能诊疗方案。智慧科研平台依托数字人体开放创新平台，系统化完成智慧影像数据治理，打造智慧影像大数据中心。 | 解决方案名称1：数字心智能影像解决方案<br>涵盖心血管疾病从筛查、辅助病变分析与诊断，到进一步辅助临床决策，提供形态+功能一站式影像信息。将符合临床需要的影像信息、定量指标和评估方案等进行可视化呈现，提供包括钙化积分、冠脉狭窄程度、FFRct值、血管斑块及冠周脂肪衰减指数（FAI）分析评估等。<br>（1）CoronaryDoc冠心病智能辅助诊断系统<br>产品功能：利用计算机视觉和深度学习技术，可完成冠状动脉血管增强CT影像自动重建和后处理计算，实现从病灶检出、狭窄程度判断、斑块定性定量分析、结构化智能报告等全流程智能辅助诊断功能。<br>（2）Shukun-FFRct智能医学辅助分析系统<br>产品功能：在独有的冠脉分割、重建和狭窄诊断算法的基础上，加入血流动力学模型，模拟冠脉管腔内复杂血流情况与压力变化，配合心肌重建的参数变化，实现快速获取冠状动脉树分段任意位置的模拟FFR值。可视化效果应用了国际通用的彩虹图和FFR-狭窄双曲线分布，同时提供了图文结合的结构化报告。 | NMPA三类证（4）<br>1）冠脉CT造影图像血管狭窄辅助分诊软件CoronaryDoc V2.0（国械注准20203210844）<br>2）肺炎CT影像辅助分诊与评估软件PneumoniaDoc（国械注准20213211007）<br>3）头颈CT血管造影图像辅助评估软件CerebralDoc（国械注准20223210482）<br>4）肺结节CT影像辅助检测软件LungDoc（国械注准20223210570） |

续表

| 企业名称 | 企业简介 | 基于人工智能深度学习方向的成熟产品介绍 | NMPA、FDA、CE 申报情况 |
| --- | --- | --- | --- |
| | | (3) 冠状动脉钙化积分(CACS)自动智能评估系统<br>产品功能:自动识别 CT 影像中冠状动脉钙化并进行彩色标记,自动输出 Agatston、体积和质量三类积分结果,并将钙化积分值以结构化报告呈现。<br>(4) 冠周脂肪衰减指数(FAI)自动智能评估系统<br>产品功能:实现冠脉血管周围脂肪组织全自动智能识别和 FAI 计算,自动捕获 FAI 梯度及 CT 直方图分布等参数,提供多种数据组学特征,辅助临床早期干预、风险评估及科学研究。<br>(5) 冠状动脉管腔内密度衰减梯度值(TAG)自动智能评估系统<br>产品功能:智能计算冠脉三大支 TAG,计算所有血管自定义 TAG,同时可调整测量间距和筛选取样点,支持结果导出,自动计算拟合曲线,自动计算 TAG 衰减变化值,并且支持医生计算自定冠脉分支的 TAG。<br>(6) 冠脉 CTA 心功能智能评估系统<br>产品功能:自动分割心腔,快速多期相同步计算心功能参数包括四腔容积、心肌质量、射血分数等,射血分数支持编辑,随着切片上下滚动,轴位图和 VR 图同步联动,VR 图和轴位图心肌颜色对应,从而辅助冠脉疾病诊断。<br><br>解决方案名称 2:数字脑智能影像解决方案<br>覆盖平扫 CT、CTP 及 CTA 多模态影像检查全流程,3～5 分钟内完成一站式智能评估,精准评价平扫 CT 图像中早期缺血改变,快速自动识别大血管闭塞,自动化脑灌注分析软件可定量分析梗死核心和缺血半暗带,可完成对脑卒中多模态影像的智能分割、病灶检测、图像分析、预后评估等工作。<br>(1) StrokeDoc 脑出血智能分析系统<br>产品功能:基于颅脑部 CT 平扫数据全自动分析,包括出血区域、位置的自动定位,出血分类、血肿体积、中线移位的精准定量,自动生成且一键导出结构化报告,还可以自动配准、智能对比随访。<br>(2) ASPECTS 智能分析系统<br>产品功能:基于颅脑部 CT 平扫数据全自动分析,智能计算 ASPECTS 评分,包括自动分割和定位,自动勾勒脑区、识别超早期脑梗死;同时智能定量和评分,自动计算各脑区 CT 均值、ASPECTS 评分。<br>(3) CerebralDoc 头颈 CTA 智能辅助诊断系统<br>产品功能:于头颈部 CTA 影像一站式生成 VR、VMIP、Inverse VMIP、带骨 VR、去骨 MIP 等 35 类图像类型,自动定位狭窄和闭塞,一键导出标准结构化报告。实现自动全流程,自动图像后处理、智能诊断分析、结构化报告、一键式胶片打印全程覆盖。 | NMPA 二类证(11)<br>1) CoronaryGo<br>2) CerebralGo<br>3) LungGo<br>4) PneumoniaGo<br>5) PerfusionGo V1.0<br>6) CaScoreGo V1.0<br>7) LiverGo V1.0<br>8) Universal PACS V1.0<br>9) CardioPro V1.0<br>10) StrokePro V1.0<br>11) StrokeGo Plus V1.0<br><br>欧盟 MDR CE 认证(4)<br>1) 冠脉 CT 造影图像血管狭窄辅助分诊软件 CoronaryDoc(Ⅱa 类)<br>2) 肺炎 CT 影像辅助分诊与评估软件 PneumoniaDoc(Ⅱa 类)<br>3) 头颈 CT 血管造影辅助诊断软件 CerebralDoc(Ⅱa 类)<br>4) 肺结节 CT 影像辅助检测软件 LungDoc(Ⅱa 类) |

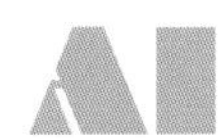

续表

| 企业名称 | 企业简介 | 基于人工智能深度学习方向的成熟产品介绍 | NMPA、FDA、CE 申报情况 |
|---|---|---|---|
| | | (4) CTPDoc 脑灌注智能分析系统<br>产品功能：基于 CTP 脑灌注影像全自动分析，提供定量的梗死核心、低灌注区、缺血半暗带以及不匹配比值等量化指标，自动定位动脉输入点、静脉输出点、核心梗死、低灌注区域；智能计算 CBF、CBV、平均通过时间（MTT）、达峰时间（TTP）、Tmax 等，同时精准定量核心梗死、低灌注区、缺血半暗带、不匹配率、多阈值参数分析等，自动生成并且一站式导出结构化报告。<br><br>解决方案名称 3：数字腹智能影像解决方案<br>对腹部肝脏病例的 10 多种常用 MR 序列及加权图像进行精准识别，并针对不同的序列进行智能处理，自动提取与分析病变特征，提供精准定量评估，输出结构化报告，并能够自动生成可视化肝脏 3D 重建，为术前评估辅助决策，向临床提供了更加丰富的影像学信息，辅助临床诊疗。<br><br>解决方案名称 4：数字胸智能影像解决方案<br>通过一次胸部 CT 平扫，快速分析主要胸部疾病，针对三大检查场景，满足影像科疾病影像诊断需求，为临床提供了更加丰富的影像学信息，辅助临床诊疗。基于疾病诊断的病灶靶重建，使临床手术治疗具备更加智慧化的辅助工具。对于就医患者，通过一次检查可获得多疾病筛查，提供肺癌、肺炎等全胸疾病风险评估、辅助诊断及智能随访解决方案。<br>(1) LungGo 肺结节智能辅助分析系统<br>产品功能：针对胸部 CT 平扫影像进行快速智能检测和识别，检出疑似结节、标定结节位置大小和形态，全自动输出影像辅助诊断信息，在系统界面中为医生提供直观的肺结节智能分析结果，并可生成标准化报告直接复制至医生报告系统。同时快速完成肺结节靶重建，提升阅片医生的工作效率和诊断准确率，减少漏诊和误诊，降低医疗风险。<br>(2) 肺炎 CT 智能辅助诊断系统<br>产品功能：对肺部 CT 病例进行肺炎的自动识别感染区域，自动勾勒肺炎区域、颜色标记、3D-VR 360°交互查看；自动量化分析，输出感染区域各项数值，针对复查随访病例，智能评估新增病灶位置及体积、炎症区域的密度及体积变化，为感染病灶的进展与转归提供智能分析的风险预警。<br>(3) COPD 智能辅助分析系统<br>产品功能：针对胸部 CT 平扫影像进行快速智能检测和分析，提供呼气相和吸气相两种阈值，显示全肺 CT 值分布以及检测肺气肿体积及占比，秒级检索 300 多幅胸部图像，实现一扫多查，准确识别与分析肺气肿体积占比与全肺 CT 值变化，同时呈现结果图标可视化及标准报告。 | |

续表

| 企业名称 | 企业简介 | 基于人工智能深度学习方向的成熟产品介绍 | NMPA、FDA、CE 申报情况 |
| --- | --- | --- | --- |
| | | (4) 胸部骨折智能辅助分析系统<br>产品功能：能够对胸部CT病例进行检测识别，系统可2～3秒检出病变，自动检出肋骨、胸椎、锁骨、肩胛骨、胸骨骨质病变，精确定位病变位置，10秒全流程评估，并提供容积再现法(VRT)和曲面重组(CPR)展示骨质病变图像和结构化报告功能。<br><br>解决方案名称5：数字肌骨智能解决方案<br>提供涵盖脊椎、肋骨等肌骨组织在内的影像人工智能产品，覆盖骨龄、骨折、颈椎病和腰椎病等的检测和诊断，可根据CT、X射线检查结果，秒级输出智能分析报告。 | |
| 杭州深睿博联科技有限公司 | 包含心血管系统、神经系统、呼吸系统等在内的智慧影像AI医学辅助诊断系统；包含多模态科研平台、专病数据库、医疗大数据中心等在内的全院级医疗数据业务。 | 解决方案名称1：心血管系统AI解决方案<br>通过人工智能技术在心血管影像的创新应用，实现冠脉CTA检查业务全流程的覆盖，包括血管CT影像后处理、冠脉形态学与功能学分析、胶片打印和结构化报告等工作。该方案加快影像处理速度，降低CTA阅片难度，提高工作规范程度。<br>(1) Dr.Wise® 冠脉CTA AI医学辅助诊断系统<br>产品功能：对冠脉CTA影像进行智能图像后处理和分析，生成3D/2D后处理图像，并对血管斑块进行智能检出与分析，计算管腔狭窄程度，一键生成结构化报告，自动完成胶片布局与打印。<br>(2) Dr.Wise® 冠脉CT-FFR AI医学辅助诊断系统<br>产品功能：基于AI算法分割血管，提取血管树，采用计算流体力学方法模拟冠脉内血流情况，完成血流储备分数(FFR)的计算。<br>(3) Dr.Wise® 冠脉钙化积分AI医学辅助诊断系统<br>产品功能：自动识别CT影像中冠状动脉的钙化病变，自动标记和定位钙化灶，并计算每支血管的钙化积分值和最终总体钙化积分。<br>(4) Dr.Wise® 血管周围组织AI医学辅助诊断系统<br>产品功能：通过深度学习技术分割与量化血管周围组织，分析组织成分，辅助进行早期风险斑块的评估。<br>(5) Dr.Wise® 血管腔内衰减梯度<br>产品功能：自动计算血管腔内衰减梯度(TAG)，实现不同维度的TAG计算，辅助分析冠状动脉功能性狭窄程度。<br><br>解决方案名称2：神经系统AI解决方案<br>集合CT平扫、CT血管造影以及CT灌注的一站式CT全流程解决方案。该方案应用深度学习算法，可自动完成脑部CT平扫影像分析，头颈CTA影像重建、血管狭窄及斑块进行智能检出、测量分析，同时提供辅助诊断结构化报告；在缺血性脑卒中急性期CT扫描方面，基于AI技术的CTP脑灌注应用，实现对异常灌注区域的量化分析。 | NMPA三类证(5)<br>1) 肺结节CT影像辅助检测软件(国械注准20203210920)<br>2) 肺炎CT影像辅助分诊与评估软件(国械注准20213210211)<br>3) 儿童手部X射线影像骨龄辅助评估软件(国械注准20223210295)<br>4) 肺结节CT影像辅助检测软件(国械注准20213211094)<br>5) 儿童手部X射线影像骨龄辅助评估软件(国械注准20213210177)<br><br>NMPA二类证(5)<br>1) DW-Diag Analyzer<br>2) DW-Cloud RIS<br>3) DW-HNCTAS<br>4) Dr. Wise-CACSAS<br>5) Dr. Wise-CTP |

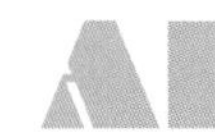

续表

| 企业名称 | 企业简介 | 基于人工智能深度学习方向的成熟产品介绍 | NMPA、FDA、CE 申报情况 |
|---|---|---|---|
| | | (1) Dr. Wise® 头颈 CTA AI 医学辅助诊断系统<br>产品功能：头颈 CTA 影像进行智能图像后处理和影像分析，生成 3D/2D 重组影像，实现自动去骨与血管中心线提取，并对血管狭窄及斑块进行智能检出与分析，提供辅助诊断结构化报告。<br>(2) Dr. Wise® 颅内动脉瘤 AI 医学辅助诊断系统<br>产品功能：对颅内血管 CT 影像自动进行 3D 后处理，算法自动去骨，检出与标记颅内动脉瘤，自动量化分析动脉瘤参数，生成结构化报告。<br>(3) Dr. Wise® 脑灌注 AI 医学辅助诊断系统<br>产品功能：基于人工智能技术对 CTP 脑灌注进行智能量化和评估，自动计算灌注参数，量化分析相关病变影响区，测量缺血半暗带、核心梗死区和低灌注区，自动输出 Mismatch 值，实现对异常灌注区域的量化分析。<br>(4) Dr. Wise® 脑卒中 AI 医学辅助诊断系统<br>产品功能：可对出血病灶进行全方位分析，对于不同类型的出血，进行分类识别，并识别病灶解剖位置，精确测量出血量。根据临床应用场景，配置随访对比功能，基于病灶的性质进行随访对比，从多个角度对出血量变化进行分析。<br><br>解决方案名称 3：呼吸系统 AI 解决方案<br>以 AI 医学辅助诊断系统为基础，对胸部 CT 影像和胸部平片影像进行 AI 智能辅诊，实现异常征象的精准检出、定量测量、定性分析和智能随访，完成报告生成与胶片打印，辅助医生进行疾病诊断、了解疾病预后与手术工作等。<br>(1) Dr.Wise® 肺结节 AI 医学辅助诊断系统<br>产品功能：实现对各型肺结节检出，支持对病灶进行自动密度分类，测量病灶参数，还可进行结节特征分析，自动完成肺结节靶重建，自动生成结构化图文报告。<br>(2) Dr.Wise® 肺炎 AI 医学辅助诊断系统<br>产品功能：可对不同类型肺炎的各种征象进行快速检测，对实变影和磨玻璃影进行定量分析，辅助医生判断肺炎分期及轻重程度，并进行可疑肺炎疾病预警提示，提供结构化报告。<br>(3) Dr.Wise® 骨质病变 AI 医学辅助诊断系统<br>产品功能：可自动检出胸部 CT 影像的肋骨、胸椎、锁骨、肩胛骨、胸骨骨质病变，精确定位病变位置，并提供 VR 和 CPR 图像展示骨质病变和结构化报告功能。<br>(4) Dr.Wise® 纵隔病变 AI 医学辅助诊断系统<br>产品功能：将 AI 技术应用于胸部 CT 纵隔影像，对纵隔异常征象保持高检出率，并且支持对平扫冠脉钙化积分自动计算，提供结构化报告。 | |

续表

| 企业名称 | 企业简介 | 基于人工智能深度学习方向的成熟产品介绍 | NMPA、FDA、CE 申报情况 |
| --- | --- | --- | --- |
| | | (5) Dr.Wise® 胸部平片 AI 医学辅助诊断系统<br>产品功能:应用 AI 对胸部平片进行质控评估,并且自动检出胸部常见 5 大类 30 多种异常病变影像征象。<br><br>解决方案名称 4:平片骨折 AI 解决方案<br>产品功能:应用 AI 检出多个部位骨折病灶,并自动生成结构化图文报告。<br><br>解决方案名称 5:Dr.Wise® Cloud 智能影像云平台<br>产品功能:提供影像云服务,包括影像云存储、调阅、AI 处理,让医生可快速高效地在任何时间、任何地点访问医学影像数据以及人工智能处理结果,并为患者提供云胶片和电子报告。<br><br>解决方案名称 6:Dr. Wise ® 多模态科研平台<br>产品功能:针对医疗文本多模态数据,提供包括基础统计、机器学习和深度学习等多样的数据处理及研究方法,适用于不同医学领域的科学研究。 | |
| 慧影医疗科技(北京)股份有限公司<br><br>有上市计划 | 依靠图像深度学习的核心技术和多项专利技术,基于云计算、大数据、人工智能技术,汇医慧影目前拥有 NovaCloud® 智慧影像云平台、Dr.Turing® 人工智能辅助诊断平台和 RadCloud® 大数据人工智能科研平台三大产品体系。 | 产品名称 1:CT 肺结节智能筛查系统<br>产品功能:满足云端部署和院内一体机服务器等多种场景需求,提供结节自动检测、结节自动测量、结节性质分类、良恶性诊断、结节导航、结构化报告和随访建议等全面结节诊断功能。<br><br>产品名称 2:CT 新冠肺炎辅助筛查系统<br>产品功能:全自动、批量处理 CT 影像。实现新冠肺炎精准诊断,秒级筛查,在图像列表页给出筛查结果,给出疑似新冠肺炎概率;针对阳性病例,在影像中将疑似病灶进行精准分割、构建三维模型,进行病灶位置展示,精准定位到肺部的具体位置(层数以及所在肺叶、肺段等);针对分割出的疑似病灶区,提供多种量化指标进行定量分析,包括肺占比、病灶类型分析、病灶体积等信息。<br><br>产品名称 3:CT 肋骨骨折智能筛查系统<br>产品功能:通过 AI 算法直观观测骨质受损情况,智能检测多种类型骨折迹象,自动标注疑似骨折处,多角度、多层面清晰直观显示骨折,可助力医生快速、精准诊断,减少漏诊风险,进而提升全面的确诊率。<br><br>产品名称 4:DR 肺结核智能筛查系统<br>产品功能:全自动、高效率、高精度的人工智能肺结核筛查工具。针对严重危害人民群众健康的重大传染病结核病,系统充分利用互联网技术和云平台,提供肺结核疾病秒级筛查、远程诊疗、健康咨询、健康管理等服务,操作简单,性能稳定,可迁移性强。旨在提高肺结核疾病的诊疗水平,实现人工智能技术赋能肺结核筛查,惠及基层医院。 | NMPA 三类证(2)<br>1) DR 四肢骨折诊断系统(国械注准 20213210308)<br>2) 肺结节 CT 图像辅助检测软件(国械注准 20223210575)<br><br>NMPA 二类证(9)<br>1) 胰腺 MRI 医学图像存储传输与处理系统(闽械注准 20222210052)<br>2) 乳腺 MRI 医学图像存储传输与处理系统(闽械注准 20222210051)<br>3) 乳腺 MG 医学图像存储传输与处理系统(闽械注准 20212210633)<br>4) 医学影像存储与传输系统软件(闽械注准 20222210064)<br>5) 直肠 MRI 医学影像存储传输与处理系统软件(闽械注准 20222210063)<br>6) 前列腺 MRI 医学影像存储传输与处理系统软件(闽械注准 20222210062)<br>7) 肝脏 CT 医学影像存储传输与处理(闽械注准 20222210061)<br>8) 云电子胶片及报告系统软件(闽械注准 20212210092)<br>9) 医学影像传输、处理软件(京械注准 20172701153)<br><br>CE 证书(1)<br>肺部 CT 辅助诊断系统、DR 四肢骨折诊断系统、DR 肺结核辅助筛查系统,CE695439 |

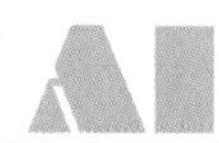

续表

| 企业名称 | 企业简介 | 基于人工智能深度学习方向的成熟产品介绍 | NMPA、FDA、CE 申报情况 |
| --- | --- | --- | --- |
| | | 产品名称 5：DR 手足骨骨折智能筛查系统<br>产品功能：使用人工智能技术，针对四肢骨多部位骨折、微小骨折、伤残定级等情况进行辅助筛查诊断。<br><br>产品名称 6：大数据人工智能科研平台<br>产品功能：以影像数据为驱动，融合放射组学、深度学习分析方法和人工智能技术，将影像数据、病理数据、检查报告、临床信息等数据进行融合管理，通过自动化的分析和挖掘，辅助医生完成高价值的科研工作，激活数据价值，提升医院科研能力，输出高水平科研成果。产品支持基于放射、超声、病理、核医学以及临床数据的多科室影像临床融合的科研课题，实现覆盖全院、多科室、单科室、个人课题等多种场景。<br><br>产品名称 7：智能影像云平台<br>产品功能：使用云计算、大数据和人工智能技术，以微服务架构为技术路线，数据中台为大数据治理的核心，结合 B/S 架构模式，实现影像云存储备份、影像云 RIS/PACS、移动阅片、人工智能辅助诊断、远程影像会诊、数字智能胶片等业务功能，为智慧医院、城市医疗集团、县域医共体、专科联盟、远程医疗协作、区域影像云建设等提供专业智能的医疗影像云服务。<br><br>产品名称 8：骨密度 CT 影像辅助检测系统<br>产品功能：基于高质量的 CT 胸部平扫影像数据，通过卷积神经网络模仿人眼视觉神经系统在影像中对目标物体的检测方法，实现快速分割脊柱各椎体形态，自动计算椎体骨密度值，根据《中国定量 CT（QCT）骨质疏松症诊断指南》给出结论，辅助临床进行骨质疏松疾病的诊断。 | |
| 强联智创（北京）科技有限公司<br><br>有上市计划 | 强联智创从治疗端切入，瞄准最致命以及发病率最高的病种，脑卒中智能诊疗服务平台提供从智能筛查、精准诊断、治疗决策、手术规划、术中辅助到自动随访的全诊疗流程的智能化解决方案。 | 产品名称 1：UKnow® Risk AN 智能动脉瘤稳定性评估系统<br>产品功能：人工智能前沿算法结合动脉瘤影像学参数和患者临床信息全面分析评估动脉瘤破裂风险，分值量化评估结果，辅助临床医生制定诊疗决策。①智能筛查；②智能测量；③智能风险评估。<br><br>产品名称 2：UKnow® Risk ICAD 智能脑血管狭窄评估系统<br>产品功能：根据脑血管患者影像学参数结合临床信息，提供定性和精准定量指标参考，结合人工智能算法全面分析评估患者脑血管狭窄程度以及风险，辅助医生全面分析判断患者病情，制定诊疗决策。①智能脑血管病筛查；②智能病变分析。 | NMPA 二类证（3）<br>1）UGuard（京械注准 20212210256）<br>2）3DPathFinder（京械注准 20192210515）<br>3）UPacs（京械注准 20222210070） |

续表

| 企业名称 | 企业简介 | 基于人工智能深度学习方向的成熟产品介绍 | NMPA、FDA、CE 申报情况 |
| --- | --- | --- | --- |
| | | 产品名称 3：UKnow® Stream AN 智能动脉瘤介入手术模拟系统<br>产品功能：预测并直观显示耗材植入后效果，提升手术成功率；降低复杂手术风险，增加手术安全性；降低复杂手术风险，增加手术安全性。智能微导管塑形辅助系统提供微导管最优路径，并提供相应塑形针智能塑形方案，使微导管快速准确进入动脉瘤腔内，提升术中微导管稳定性，提高一次输送到位率；参照塑形针的智能塑形方案操作，可缩短医生塑形时间和微导管输送到位时间，提升术中微导管输送性，减少受辐射时间。<br><br>产品名称 4：UKnow® EVA AN 智能动脉瘤术后评估系统<br>产品功能：提供动脉瘤形态学参数、血流动力学参数术前、术后对比，直观评价手术效果，辅助判断动脉瘤情况；动态监测持续掌握动脉瘤细微生长变化，动态了解动脉瘤的稳定性，辅助临床医生制订下一步诊疗计划。①智能测量 / 配准还原；②智能形态学分析。<br><br>产品名称 5：UGuard® CT Solution 脑卒中 CT 影像智能诊断方案<br>产品功能：一站式多模态，极速高效，精准同质卒中影像评估；覆盖全模态 CT 扫描；急速完成影像评估；精准量化符合临床指南要求，降低人为主观差异。① NCCT 智能 ASPECT 评分；② CTP 智能脑灌注评估；③智能 CTA 辅助诊断。<br><br>产品名称 6：UGuard® PLUS MPV 智能斑块分析 MR 诊断系统<br>产品功能：斑块成分定性定量，个性化治疗方案；跟踪斑块成分变化，量化评估治疗效果。<br><br>产品名称 7：UGuard® PLUS DSA DSA 影像智能诊断解决方案<br>产品功能：一站式 DSA 诊疗解决方案。①动脉瘤智能分割；②动脉瘤智能测量；③微导管智能规划。<br><br>产品名称 8：UAlpha® Simu 颅内血管模型<br>产品功能：<br>(1) 1∶1 精准模拟血管立体空间结构，精确呈现 1mm 以下的血管细微结构；<br>(2) 使用高科技材料制作，还原血管真实弹性，模拟手术操作真实手感；<br>(3) 高透光率，柱形结构放大视角，清晰呈现精细血管构造。 | |

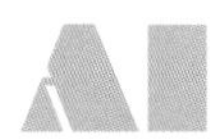

续表

| 企业名称 | 企业简介 | 基于人工智能深度学习方向的成熟产品介绍 | NMPA、FDA、CE 申报情况 |
|---|---|---|---|
| 安德医智<br>BioMind | 产品体系覆盖神经医学临床辅助决策、放射影像辅助诊断、超声影像辅助诊断三大领域；已完成 7 大器官，80 余病种，700 余项医学人工智能应用的研发。 | 解决方案名称 1：放射影像辅助诊断类产品<br>（1）iRadio CT，CT 一体化智能辅助诊断系统<br>产品功能：已覆盖颅脑、颈部，胸部、心血管、腹部等 CT 影像辅助分析、分诊、诊断与风险预测，支持一台设备，一体化一站式解决放射科 CT 影像各部位辅助诊断工作。<br>（2）iRadio MRI，MRI 一体化智能辅助诊断系统<br>产品功能：覆盖颅脑、心脏、乳腺、前列腺等 MRI 影像检查辅助分析、分诊、诊断与风险预测，旨在一台 MRI 人工智能辅助诊断设备，能够一站式一体化解决放射科、影像科 MRI 影像辅助诊断工作。<br><br>解决方案名称 2：超声影像辅助诊断类产品（iEcho One-Stop）<br>产品功能：一站式超声心动智能辅助诊断体系，具备高效、准确、质控全流程三大临床优势。<br><br>解决方案名称 3：神经医学临床辅助决策类产品<br>（1）iStroke：急性卒中影像智能决策平台；<br>（2）爱绿通：卒中急救全流程智能决策管理平台；<br>（3）iCDSS：脑血管病临床辅助决策和质控管理平台；<br>（4）iNeuroPlan：神经外科术前智能规划平台。 | NMPA 三类证（2）<br><br>1）颅内肿瘤磁共振影像辅助诊断软件（国械注准 20203210321）<br>2）肺炎 CT 影像辅助分诊与评估软件（国械注准 20213210911） |
| 苏州体素信息科技有限公司<br><br>未上市 | 公司致力于用人工智能改善医疗服务的质量和覆盖面，为医院、体检中心、医疗保险机构、互联网平台等提供放射、眼科、皮肤等领域医学影像分析系统。 | 产品名称 1：体素智能眼底影像管理系统（VoxelCloud Retina）<br>产品功能：<br>（1）糖尿病视网膜病变辅助诊断；<br>（2）高血压眼病、青光眼、AMD、病理性近视等常见致盲眼病辅助诊断；<br>（3）病灶分割定量，视杯视盘分割定量，微小血管分割定量；<br>（4）区域筛查、诊断、会诊、转诊管理信息系统。<br><br>产品名称 2：胸部 CT 多病种解决方案（VoxelCloud Thorax）<br>产品功能：<br>（1）肺小结节辅助分诊检测；<br>（2）多部位（肺、肝、胆、肾、骨骼）、多病种（结节、肋骨骨折、条索影、肺大疱、钙化、磨玻璃影、脂肪肝、肝肾囊肿、结石等）辅助检测；<br>（3）支持云端和本地多种形态集成部署。 | NMPA 三类证（1）<br>肺结节 CT 影像辅助分诊软件（国械注准 20213210968）<br><br>NMPA 二类证（2）<br>1）医学图像处理软件（苏械注准 20202211738）<br>2）眼科影像处理软件（苏械注准 20182700958）、医学影像存储与传输系统软件（苏械注准 20212210937） |
| 杭州健培科技有限公司<br><br>有上市计划 | AI 辅助诊断解决方案、AI 全流程质控解决方案、基于 AI 的智慧医保解决方案。 | 产品名称：AI 辅助诊断解决方案<br>产品功能：<br>（1）3mm 以上结节检出率 99%，磨玻璃结节检出率 95% 以上，实性、亚实性、钙化、胸膜结节等易漏诊结节具有高度敏感性；<br>（2）精确定量，提供全面准确信息，包括结节位置、大小、密度、性质、三维长短径比、分叶、毛刺等； | NMPA 二类证（1）<br>肺结节（浙械注准 20212210193） |

续表

| 企业名称 | 企业简介 | 基于人工智能深度学习方向的成熟产品介绍 | NMPA、FDA、CE申报情况 |
| --- | --- | --- | --- |
| | | (3)方便易用,自动预处理,即点即看,自动对比前后片,联动查看图像;<br>(4)智能随访,自动对比前后片结节参数差异和状态,提示风险等级变化;<br>(5)标注示教功能,促进学习互动,导师批改,加速医生和机器人的学习成长等;<br>(6)人机交互,自动显示结节与肺气管、血管、各个肺叶的位置关系。 | |
| 上海杏脉信息科技有限公司<br><br>未上市 | 复星杏脉作为复星旗下首个独立孵化的人工智能企业,成熟应用已上线放射科、检验科、病理科、呼吸科、骨科、心内科、神经科等多个科室。复星杏脉深入医疗机构与基层健康服务场景探索真实需求,积极完善分级诊疗的核心场景服务能力如早筛、远程诊疗、精准医疗等,致力于全面解决不同的临床痛点和公卫难题。通过独树一帜的“AI+X”产品形态,有效赋能远程诊疗体系建设,形成了促进我国分级诊疗与精准医疗落地的有效解决方案。 | 产品名称1:冠状动脉CT影像处理软件<br>产品功能:用于对符合DICOM3.0标准的心脏冠脉CTA影像进行导入、处理(缩放、移动、四角信息、调窗、重置、密度值计算、长度计算、角度计算、删除、冠脉分割、自动分割结果的手动编辑、网格及网格切割面的自动生成)、显示、基本编辑操作。<br><br>产品名称2:医学影像传输和处理系统软件<br>产品功能:用于医疗机构影像部门对CT、DR/CR、MRI医学影像进行存储、传输、显示及输出处理(图像窗宽窗位调节、旋转、缩放,显示图像DICOM信息、点线标注、显示测量信息)。<br><br>产品名称3:医学影像存储与传输系统软件<br>产品功能:适用于对符合DICOM标准医学影像,JPG、JPEG、PNG格式的病理及超声影像数据进行传输、存储、处理、浏览、查询及报告工作流信息管理,支持移动端浏览电子影像,移动端影像仅用于浏览,不得用于诊断。<br><br>产品名称4:医学病理图像管理软件<br>产品功能:用于对数字病理图像进行阅览、存储、处理(对图像进行缩放、查看整图、保存大图及抓图)、管理,辅助医生阅片。<br><br>产品名称5:数字显微图像分析系统<br>产品功能:用于对临床样本(人体的生物样本)进行显微扫描、图像观察、分析(空白图片及非空白区域的占比)。<br><br>产品名称6:数字显微图像扫描系统<br>产品功能:适用于对临床样本(人体的生物样本)进行显微扫描、图像观察、人工标注和长度测量。<br><br>产品名称7:肺结节CT影像辅助检测软件<br>产品功能:该产品用于胸部CT影像的显示、处理、测量和分析,可对4mm及以上肺结节进行自动识别并定位,供经培训合格的医生使用,不能单独用作临床诊疗决策依据。 | NMPA二类证(6)<br>1)冠状动脉CT影像处理软件(沪械注准20202210466)<br>2)医学影像传输和处理系统软件(沪械注准20202210008)<br>3)医学影像存储与传输系统软件(沪械注准20212210156)<br>4)医学病理图像管理软件(沪械注准20212210028)<br>5)数字显微图像分析系统(沪械注准20202220597)<br>6)数字显微图像扫描系统(沪械注准20222220010)<br><br>NMPA三类证(1)<br>肺结节CT影像辅助检测软件(国械注准20223210625) |

续表

| 企业名称 | 企业简介 | 基于人工智能深度学习方向的成熟产品介绍 | NMPA、FDA、CE 申报情况 |
|---|---|---|---|
| 科亚医疗科技股份有限公司 | 核心业务：深脉分数 DVFFR 无创血流储备分数计算软件。 | 产品名称 1：（深脉分数 DVFFR）冠脉血流储备分数计算软件<br>产品功能：采用深度学习技术，进行冠状动脉生理功能评估。利用冠状动脉计算机断层造影（CTA）数据进行的无创 FFR 数值分析，能够快速评估冠脉狭窄是否会导致心肌缺血。<br>（1）智能提取冠脉结构，辅助检测冠脉狭窄；<br>（2）AI 智能检测 / 定位 / 分析病变，提供冠脉解剖结构和供血功能分析结果；<br>（3）快捷生成定制报告，实现精准快速的血流储备分数（FFR）分析。<br><br>产品名称 2：深脉灵析肺结节智能辅助诊断系统软件和深脉灵析肺炎智能辅助诊断系统软件<br>产品功能：深脉灵析胸部智能辅助诊断系统运用“深度学习”技术和自主研发算法，对胸部多模态的影像自动进行器官重建、病变检出和量化分析。<br>（1）肺部 CT 数据实时分析；<br>（2）智能检测肺炎、结节、肋骨、钙化积分等多种病灶；<br>（3）提供肺炎类型分析，结节形态学分类，病灶体积与占比量化评估；<br>（4）支持随访分析，生成对比报告，追踪病灶进展自动生成结构化报告；<br>（5）高效影像分析，并根据临床需求推送结构化报告，缩短诊断治疗时间。<br><br>产品名称 3：深脉灵析头颈智能辅助诊断系统软件<br>产品功能：深脉灵析头颈智能辅助诊断系统运用先进技术和自主研发算法，对头颈部位多模态的影像自动进行器官重建、病变检出和量化分析。<br>（1）自动去骨，精准重建颈部、颅内血管结构；<br>（2）智能识别斑块、动脉瘤、Willis 环变异等多种疾病；<br>（3）输出病灶分类、量化信息，提供诊疗参考建议；<br>（4）支持动脉瘤破裂风险评估及术前规划；<br>（5）快速识别大血管堵塞（LVO）；<br>（6）提供光学字符识别（OCR）便捷查看功能，实时提示并反馈诊断结果。 | NMPA 三类证（1）<br>冠脉血流储备分数计算软件（国械注准 20203210035）<br><br>CE 认证（1）<br>SOFTWARE TOOL FOR QUANTITATIVE ANALYSIS OF NONINVASIVE FFR OF CCTA<br>Number：6018914CE01<br><br>FDA 认证（1）<br>DEEPVESSEL FFR：K213657<br><br>NMPA 二类证（3）<br>1）医学影像传输处理软件（京械注准 20182210333）<br>2）CT 图像处理软件（CURARAD LUNG）（京械注准 20212210258）<br>3）CT 图像处理软件（CURARAD CAROTID）（京械注准 20212210257） |
| 深圳科亚医疗科技有限公司 | 核心业务：深脉灵析冠脉智能辅助诊断系统软件。 | 产品名称：深脉灵析冠脉智能辅助诊断系统软件<br>产品功能：深脉灵析冠脉智能辅助诊断系统运用“深度学习”技术和自主研发算法，对冠脉部位多模态的影像自动进行器官重建、病变检出和量化分析，助力各系统疾病的精准诊断。<br>（1）提供多种观察视角联动显示，方便查看影像内容；<br>（2）智能输出病灶量化指标，提供临床辅助诊断信息；<br>（3）支持 64 排及以上 CT 扫描设备；<br>（4）快捷生成定制化影像学报告和胶片。 | NMPA 二类证（2）<br>1）数字病理图像处理软件（粤械注准 20212211594）<br>2）冠脉 CT 图像处理软件（粤械注准 20212210933） |

续表

| 企业名称 | 企业简介 | 基于人工智能深度学习方向的成熟产品介绍 | NMPA、FDA、CE申报情况 |
| --- | --- | --- | --- |
| 深圳视见医疗科技有限公司<br><br>有上市计划 | 为医疗机构和科研单位提供人工智能辅助筛查、诊疗的临床整体解决方案，包含数字化病理筛查宫颈癌产品、计算机辅助影像学诊疗产品的研发、生产和销售。 | 产品名称1：Cervical-Sight®（又名爱思见®）宫颈癌人工智能辅助诊断系统<br>产品功能：闭环式一体化整体解决方案。①薄层膜式制片法；②定制化高通量扫描仪；③符合TBS诊断标准的AI辅助诊断系统；④中心—基层级联的远程诊断方案。<br><br>产品名称2：Breast-Sight®乳腺癌人工智能辅助诊断系统<br>产品功能：①乳腺癌淋巴结转移AI分析模块；②免疫组化AI分析模块。<br><br>产品名称3：胸部CT辅助诊断系统<br>产品功能：①肺结节AI辅助检测模块；②肋骨骨折AI辅助检测模块；③新冠肺炎AI辅助检测模块。<br><br>产品名称4：胸部DR辅助诊断系统<br>产品功能：①18种胸部常见疾病的AI辅助检测模块；②肋骨骨折AI辅助诊断模块；③骨龄AI辅助诊断模块。 | NMPA二类证(2)<br>1）数字病理图像处理软件（粤械注册20212210134）<br>2）医学图像处理软件（粤械注册20212210058） |
| 北京医准智能科技有限公司<br><br>有上市计划 | 一家致力于人工智能辅助医疗影像诊断的国家高新技术企业，汇集了国内外顶级人工智能及医疗行业精英，早在2014年团队成员就开始研究机器学习算法，并将其应用于医疗影像辅助诊断，是国内该领域最早的探路者之一。医准智能致力于打造全栈式智能分析解决方案，目前是业内唯一一家全面覆盖了CT、DR、核磁、乳腺X线、乳腺DBT、超声等多种影像设备的AI智能分析解决方案供应商。 | 产品名称1：乳腺X线智能分析系统<br>产品功能：助力医生提升乳腺钼靶的阅片质量，覆盖乳腺X线全病种，肿块、钙化、肿块伴钙化、乳头回缩、皮肤增厚、腺体类型、淋巴结肿大并预测病灶良恶性。此外，系统自动生成BI-RADS分类和报告文本、自动计算钙化的数量和肿块大小，自动进行轴位和斜侧位配准。<br><br>产品名称2：乳腺超声动态实时智能分析系统<br>产品功能：在不需要对设备改动，且不需要调整现有工作流程的基础上，医生扫描患者的同时，AI服务器对接收的乳腺超声视频影像进行实时检测分析，对于仅毫秒级闪现的病灶也能精准抓取，并可实现实时辅助BI-RADS分类，并通过卷积神经网络特征融合模拟恢复3D，从而得出病灶性质良恶性判断。<br><br>产品名称3：乳腺断层智能分析系统<br>产品功能：为临床医生提供异常征象区域标注的同时，量化异常征象属性信息及提供BI-RADS分级，进而大幅提高医生诊断效率，同时降低漏检风险。<br><br>产品名称4：肺结节智能分析系统<br>产品功能：根据CT影像中肺部结构特征及肺结节特征，利用人工智能深度学习理论建立算法模型，自动检测肺结节，分析结节解剖位置、场景、体积、结节类型、提供结节良恶性分析参考及影像建议。 | NMPA三类证(1)<br>肺结节CT图像辅助检测软件（国械注准20223210687）<br><br>NMPA二类证(7)<br>1）胸部CT影像处理软件（桂械注准20182700040）<br>2）乳腺影像处理软件（桂械注准20182210085）<br>3）胸部DR影像处理软件（桂械注准20212210020）<br>4）乳腺超声影像数据管理软件（桂械注准20212210021）<br>5）冠状动脉CT影像处理软件（桂械注准20212210022）<br>6）手部X射线影像处理软件（桂械注准20222210046）<br>7）乳腺X射线影像处理软件（桂械注准20222210047） |

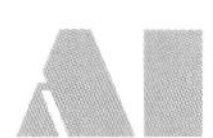

续表

| 企业名称 | 企业简介 | 基于人工智能深度学习方向的成熟产品介绍 | NMPA、FDA、CE 申报情况 |
|---|---|---|---|
| | 目前公司已经开发了 10 余款成熟产品，落地千余家医院。创新性推出具有行业领先性的全栈式乳腺智能分析解决方案和全球首款超声动态实时智能分析系统，助力两癌筛查和分级诊疗的落地。 | 产品名称 5：肋骨骨折智能分析系统<br>产品功能：该系统可自动识别分析胸部 CT 影像，满足图像后处理、阅片、诊断三个工作场景的临床实际需求，提供便捷的辅助诊断工具，提高工作效率的同时，降低误诊漏诊情况发生。<br><br>产品名称 6：心血管智能分析系统<br>产品功能：基于机器学习技术领域的计算机视觉算法，完成以冠脉 CTA 图像为目标的图像分析处理，避免了传统后处理的烦琐操作。<br><br>产品名称 7：胸部 DR 多病种智能分析系统<br>产品功能：系统可实现肺结节与肿块、肺结核、等胸部核心多病种检测与分析任务。同时提供 AI 虚拟能量减影等多项高级应用功能。 | |
| 深智透医疗科技发展（上海）有限责任公司<br><br>未上市 | AI＋医学成像出发，结合深度学习和图像重建增强技术，优化医学影像质量与诊断流程。 | 产品名称 1：SupMR（中国）<br>产品功能：①通过 AI 技术提升图像质量，缩短患者检查时间；②实际实现 2～4 倍成像速度的提高；③使成像质量可达诊断级别的精确度；④ SupMR 的成像效果要高于耗时更久的标准影像质量；⑤提升成像质量，可避免不必要的重复扫描，从而降低检查成本。<br><br>产品名称 2：SupPET（中国）<br>产品功能：①可将人工智能图像增强算法无缝集成到已有的临床成像工作流中；②成像速度最快可提高 4 倍；③降低最多 75% 的辐射剂量；④使已有的成像仪器采集使用更短的时间或更低的剂量，便能够得到常规采集的图像质量；⑤通过数据学习技术，带来更优质的图像质量。<br><br>注：SupMR 对应美国 FDA 认证 SubtleMR，SupPET 对应美国 FDA 认证 SubtlePET。 | NMPA 二类证（2）<br>1）SupMR（湘械注准 20222210325）<br>2）SupPET（湘械注准 20222210324）<br><br>FDA（1）<br>SubtleMR、SubtlePET，编号：21CFR892.2050<br><br>CE（1）<br>SubtlePET、SubtleMR，编号：57812 |
| 西安翼展电子科技有限公司<br><br>未上市 | 医疗信息化、区域医联体、医学影像传统和 SaaS 解决方案，第三方独立影像中心、人工智能开放协作平台、远程医学影像服务、影像设备投放、影像科室托管等。 | 产品名称 1：计算机生成 DR 胸部后前位片诊断报告系统<br>产品功能：结合计算机视觉和自然语言处理两方面的机器学习最新研究进展，基于多任务学习模型自动生成医学影像报告，可以同时预测图像标签和生成文本描述。<br><br>产品名称 2：智能文本纠错<br>产品功能：采用自然语言处理技术，智能解析文本内在结构和语义信息，专为医学影像诊断报告文本提供纠错能力。内置海量医疗词库，紧密贴合云影诊断流程，自动识别报告中错别字，并提供符合医学影像诊断规范的建议用词，降低放射科医生因疏忽导致的错误表述，提升整体报告质量。<br><br>产品名称 3：磁共振斑块成像解决方案<br>产品功能：从斑块形态、成分特征方面进行准确全面的判读分析。 | |

续表

| 企业名称 | 企业简介 | 基于人工智能深度学习方向的成熟产品介绍 | NMPA、FDA、CE 申报情况 |
|---|---|---|---|
| 深思考人工智能机器人科技(北京)有限公司 | 专注于类脑人工智能和多模态认知 AI 技术的科技公司。公司的底层多模态认知引擎可以同时对视频、语音、文本等多模态信息进行深度语义理解。专注于人工智能宫颈细胞学计算机辅助阅片。 | 产品名称:巧思人工智能宫颈细胞学计算机辅助阅片系统<br>产品功能:是基于多模态认知引擎构建的宫颈癌早筛计算机辅助阅片产品。不仅可以做到阴阳分流、辅助分级和阳性可疑区域智能引导,还可以提供包含炎细胞遮盖率、微生物感染分级提示、诊断分类结果的可解释性说明及玻片满意度评价等信息。 | NMPA 二类证(1)<br>巧思人工智能宫颈细胞学计算机辅助阅片系统(苏械注准 20212211100) |

(萧 毅 张 磊)

## 第三节　未来发展趋势与展望

虽然相较于概念兴起期和价值验证期,医疗影像人工智能(AI)在产品价值、种类丰富、合规获证、商业成果等各方面都有了快速进展,但行业整体仍面临着研发成本大,临床周期长,商业模式单一的问题。

中华医学会放射学分会主任委员、上海长征医院影像医学与核医学科主任刘士远教授表示,医学影像学要适应形势的变化和满足巨大的需求,必须以患者为中心、以新兴技术为载体、以全面的制度为保障,聚焦精准化、临床化、智能化、院前化和网络化这五个方向,才能更好地服务于临床和患者,最大限度地发挥医学影像学在健康中国行动中的作用。而医学影像人工智能如果希望赋能,甚至加速这五化的进程,还需要进一步妥善解决数据、产品价值、商业程度、保障机制这四大关键问题。

第一,数据是决定医学影像人工智能的底层基础,关系到初期模型的靶点和路径,也决定着临床试验和未来临床使用效能等诸多问题,可以说是医学影像 AI 的培养皿。目前国际公认的、开放的数据库较少,也不符合我国的疾病构成和疾病特点,近年来,美国和欧盟也在积极建设政府主导的国家级中心数据库,进行统一规划和实施。当前国内数据集的发展仍然处于"各自为战"的状态,数据质量参差不齐,容易引起产品质量风险,需要科学引导。高质量的数据库必须同时满足多个要求:数量巨大、来源多样、质量优异、标注规范、标注标准统一等。因此,遵循国家卫生健康委员会、国家药品监督管理局和科技部等监管部门的具体指导意见和相关政策,以患者为中心,新兴技术为载体,建成中国乃至世界范围数据量最大的,涉及器官和病种最多的,标准化高标注的,符合国家数据库质量和管理规范的,多样性、可挖掘、可拓展、动态更新的第三方数据库,是解决数据问题的重要尝试。

第二,从纵向病种和横向流程挖深来扩宽医学影像人工智能的产品价值。目前,以肺结节和心血管疾病作为单病种 AI 辅助诊断的价值已经得到验证,AI 用其成倍级效率提升的成果得到广大用户的认可。由此,用户对于单病种更深入的价值期待便释放出来,尤其是一些患者数量多、社会危害大的疾病,比如结节的良恶性判断,肺部其他相关疾病如慢阻肺、肺气肿、肺炎的 AI 辅助诊断,还有冠脉狭窄斑块性质、血流射血分数、冠周脂肪等,均从单病种更多场景提出需求,而越能满足此类需求的 AI,其价值就会更快被支付。卒中相关疾病、腹部相关疾病等,均是未来被广泛看好的 AI 价值体现的场景。同时,AI 已经提质增效了不少医院影像科的日常工作流程,未来,通过 AI 精准重建三维结构,用可视化、量化分析、功能分析、手术模拟路径等方式,辅助影像科医生突破单一场景的效率提升,进入到诊疗全路径的效能提升,同时让 AI 赋能

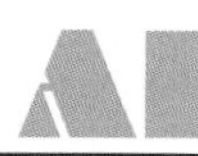

形态学、定量学、功能学、组学的评价，形成影像 AI 平台，推进诊疗全流程的精准和高效。由此形成的多病种 + 全流程的 AI 赋能网，从大三甲覆盖到基层医院，进一步放大医疗影像 AI 的多维价值。

第三，商业化是推动产品价值落地的唯一方式，目前医疗影像 AI 产品的商业化已开启，相较于两年前，成单金额和数量均有了质的突破。但行业仍处于“投入”阶段，“盈利”能力还未释放。目前产品多关注特定疾病风险，而且多有重合，并都未完成多疾病覆盖，“闭环价值”还未落地。但从头部企业产品管线的搭建可以看出，均在积极尝试不同的方向，比如数坤科技的“数字人体”，推想科技的“多国准入”，深睿医疗的“科研平台”，科亚医疗的“大健康筛查”等，在拓展价值覆盖广度的同时，尝试把赛道做宽，让 AI 能够被临床买单，让筛、诊、治、养等更多场景付费。正因如此，一些头部公司已经启动了向资本市场冲刺，以期引入更多资源，加速产品线的完善。同时，企业间广泛的合作模式，比如硬件设备 + 软件、信息化 +AI、体检 +AI、制药 +AI 等，也是扩充商业化渠道的正确方向和有效尝试。随着认知的加深，信任的建立，资源的投入，相信医学影像 AI 盈利的未来，或已不远。

第四，医学影像 AI 产业的保障机制正在快速建立中，包括相关法律法规、标准、评估体系和监管机制等。目前，从全国到地方，从北上广到天津、山东、安徽、湖北、重庆、四川等，都制定了推动 AI 发展的政策，未来 AI 医学影像行业的发展或将有显著的地域特征，表现在准入条件、收费目录要求和医保支付等。同时，行业规范的加速制订，正在加快产品评审速度。2021 年 6 月，NMPA 发布了《人工智能医疗器械注册审查指导原则（征求意见稿）》，对包括适用范围、技术考量、主要概念、算法研究资料、基本原则、注册申报资料补充说明、AI 医疗器械生存周期过程等，都提出了指导意见。从 2021 年到 2022 年 6 月，多张医疗影像 AI 三类证的发布，也验证了审批加速的事实。此外，中国食品药品检定研究院也在着手制订医学影像 AI 产品在上市后临床使用中的效能评价，进一步完善整个周期的评审及监管。

中国医学影像 AI 正在稳步成长，政府、研究机构、医院、企业和院校正在多方努力，聚焦以上产业发展的关键问题，并用多个成果，推动产业健康前行。

（萧　毅　张　磊）

# 第十二章　医学影像人工智能教育的现状与展望

人工智能（AI）作为引领未来的战略性技术和推动产业变革的核心驱动力，已经成为各个领域的研究与应用重点。这也促使AI的专业教育快速增长，自2018年教育部开设人工智能新专业以来，至2021年，在教育部备案开设人工智能专业的高校达到了435所。近年来，随着医学领域多种形式跨学科、跨领域合作，共同攻克了AI前沿技术在医学领域应用的多个难关，使得AI应用不断深化。面向“十四五”以及更长远的2035，在“新医科”教育背景下，我国高等医学教育正在积极探索“AI+医学教育”的高校医学人才培养思路。一方面，通过构建医学门类下各专业与AI融合的不同专业人才培养通道，比如在医学影像学等与AI结合比较密切的专业中增加AI类的课程，建立智能影像工程、智能医学工程等交叉专业，加深AI在医学教育中的融入；另一方面，AI技术从多方面赋能教育过程，利用AI技术加快推进高等医学教育现代化方法、教材编写、数据收集、教学质量监控、评价反馈体系等一系列改革。由于AI知识体系成熟稍晚，从本科生、研究生到临床医生等不同阶段的医务人员具有不同的AI知识储备，因此针对不同人群的AI教育还需因材施教，采用不同的方法在医学专业人群中进行AI教育。

为了更好地了解目前国内高等医学教育特别是医学影像学教育和AI融合的具体情况，中华医学会放射学分会联合中国医学影像AI产学研用创新联盟组织了全国范围内的AI教育相关内容调研，包括医学影像学人才培养方案中AI课程的设置与教材编写、继续教育中AI的内容设计、AI技术用于医学教育改革的现状和新模式、新方法的探讨等，通过调研结果进行多维度剖析显示，AI教育与医学影像学高等教育完美结合，有望实现AI助力医学影像学发展的美好愿景。

## 第一节　人工智能用于医学影像教育过程中的现状调研

本次调研工作涉及全国范围开设医学影像学和医学影像技术等相关专业的高等教育院校、专科院校及医院。在回收的1 549份有效问卷中，涵盖专科生（2.8%）、本科生（54.0%）、硕士研究生（21.4%）、博士研究生（3.2%）、教师（12.7%）及规范化培养阶段的住院医师（6.0%）等多个层次人群（图12-1-1），单位包括综合

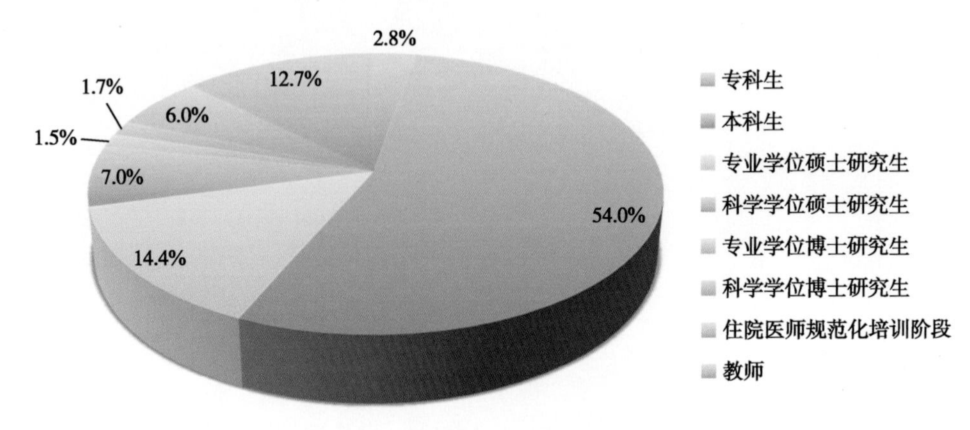


图12-1-1　人工智能在医学影像教育相关专业开展的现状调查对象分布

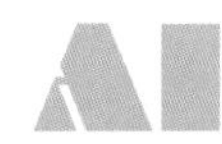

性院校、独立办学医学类院校及各级医院。问卷就学校或医疗卫生单位 AI 类理论课程、实践课程、培训类课程的开设情况，AI 类产品在教学、科研、临床工作中的应用情况，以及对 AI 类课程、教材、培训的需求情况等进行了大规模调研。

## 一、AI 类课程在专科生培养过程中的开设现状

在参与调研的专科生中，80.0% 为医学影像技术专业，其余来自医学其他等专业。有 7% 的调研对象表示学校开设了 1～2 门 AI 相关理论课程（图 12-1-2），主要包括《人工智能 Python 语言程序设计》《人工智能与生命科学》《人工智能初级研讨》《神经网络与深度学习》《人工智能在医学中的应用》等，其中 1/3 将 AI 类课程设为必修课，2/3 为选修课，不同课程在 1～3 年级均有开设，绝大多数课程学时在 16 学时以内（1 学分）。仅有 2.3% 的院校还开设有人工智能基础知识及应用培训类课程（图 12-1-3），且主要是线下培训的方式。有 14.1% 的院校给学生安排了 AI 相关知识讲座，讲者主要是校外相关专业的教授、学者等。AI 相关产品在理论课（16.3%）与实践课（9.4%）的教学中应用相对较少（图 12-1-4），主要应用的产品包括“云质教”“智能屏”等。

## 二、AI 类课程在本科生培养过程中的开设现状

在本次调研中，共收集到 836 名本科生的有效调研问卷，其中 58.0% 来自医学影像学专业，其余来自医学影像技术等专业。其中 14.1% 的学生表示学校开设了 AI 相关理论课程（图 12-1-2），大多数是选修课的形式，1～3 学分不等，课程包括 MATLAB、C 语言、医学图像处理、人工智能语言与伦理、智能医学导论、计算机视觉与智能医学图像处理、医疗大数据与数据挖掘等。有 5.5% 的本科生参加过学校开设的 AI 基础知识及应用培训（图 12-1-3），主要内容涉及人工智能与大数据时代、人工智能与信息社会、AI 技术在医学影像学中的运用、AI 在肺结节的诊断价值、Python 语言应用等，大多数为学校组织的线下培训形式，学生可自愿参加培训。部分本科生参加过学校组织的 AI 应用类培训或相关讲座（图 12-1-4），主要为 AI 在诊疗过程中的应用（如肺癌、甲状腺癌等的 AI 诊断，冠脉 AI 后处理系统，诊疗机器人的应用等，医疗头颈 CTA 人工智能辅助系统培训），主讲人包括本校、外校、企业或公司等相关专业的教授、学者或专家。部分本科生表示 AI 产品已经应用于部分理论课及实践课的教学过程中（图 12-1-5），如虚拟影像平台、手术机器人等。

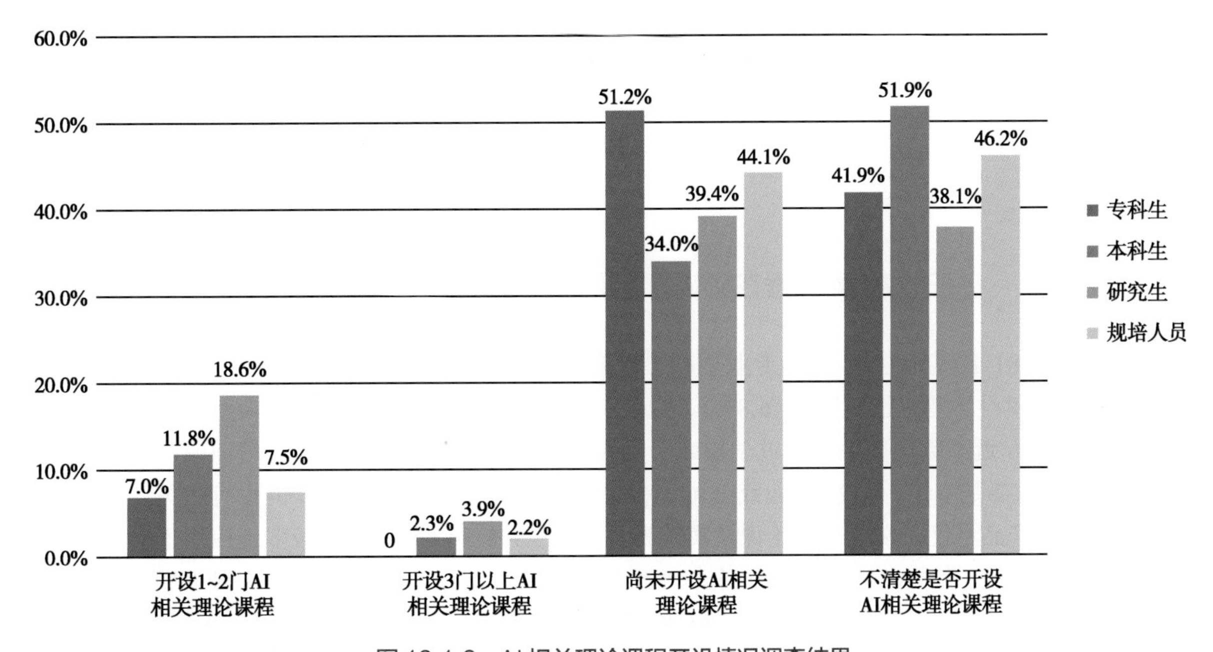


图 12-1-2　AI 相关理论课程开设情况调查结果

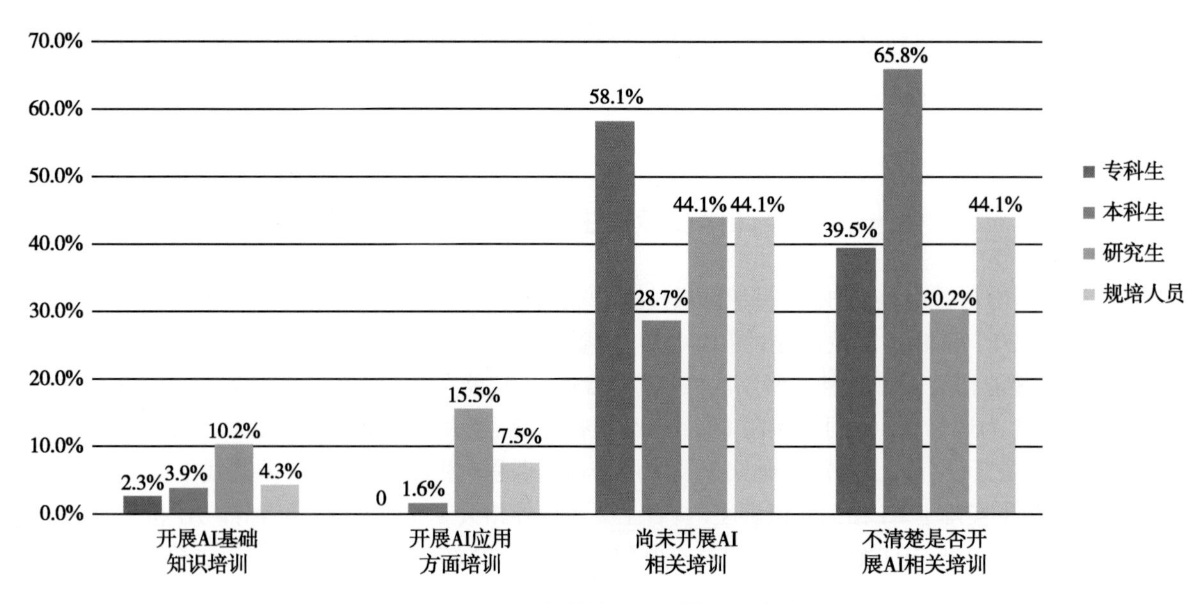


图 12-1-3　AI 相关培训开展情况调查结果

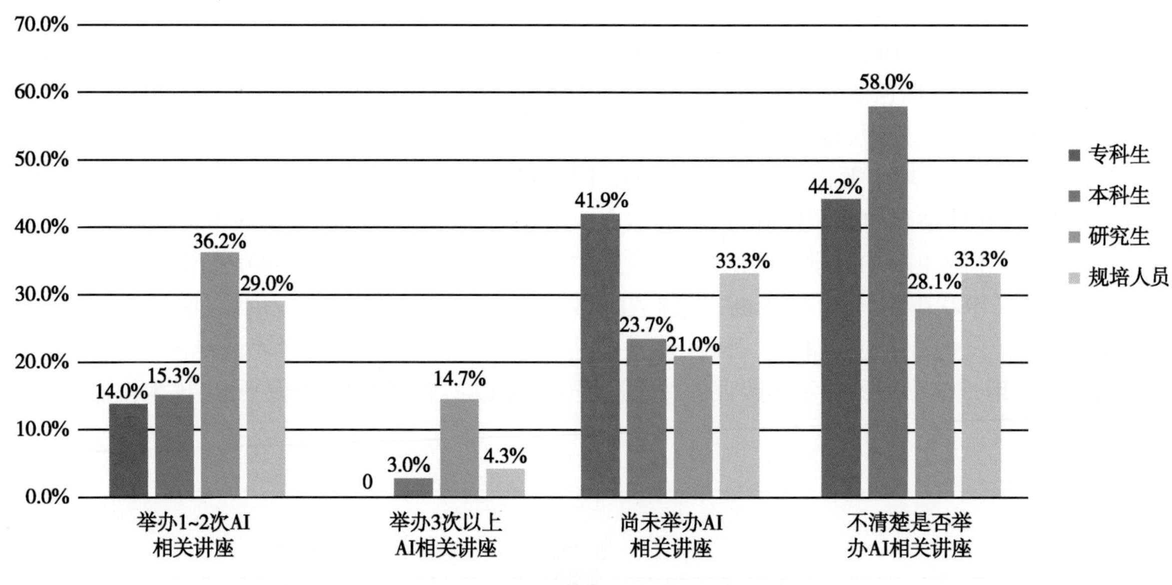


图 12-1-4　AI 相关讲座举办情况调查结果

## 三、AI 类课程在硕、博士研究生培养过程中的开设现状

本次调研的 381 名研究生中，包括专业型硕士研究生（58.5%）、科学型硕士研究生（28.3%）、专业型博士研究生（6.4%）和科学型博士研究生（6.8%）。22.5% 的研究生参加过学校开设的人工智能相关理论课程的学习（图 12-1-2），近半数研究生参加过学校或医院相关科室举办的人工智能相关培训或讲座（图 12-1-3、图 12-1-4），讲者主要是本校、外校、企业或公司等相关专业的教授、学者或专家，但也有相关领域的研究生或其他学生。AI 产品不仅在学校的理论课及实践课程中（23.9%）有所应用，还较多地应用于研究生所在科室的临床教学或临床工作中（66.9%），如达芬奇机器人，肺结核、肺结节分析、冠脉、头颈血管、脑卒中等 AI 协助后处理及诊断系统，智能影像诊断系统等（表 12-1-1）。有 42% 的研究生课题涉及人工智能相关研究，或需要应用人工智能相关产品。

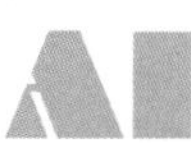

## 四、AI类课程在住院医师规范化培训过程中的开设现状

本次回收的有效调研问卷中，有93名调研对象正在进行住院医师规范化培训（以下简称“规培”），所学专业有影像医学与核医学（99%）及放射治疗学（1%）。部分调研对象所在医院开设了AI相关理论课程（占比9.7%，课程内容涉及人工智能基础或应用方面的知识，图12-1-2），且11.8%的调研对象还参加了医院开设的AI相关培训（包括线下培训、线上培训等多种形式，图12-1-3）或AI通识讲座（33.3%，图12-1-5）。半数以上的调研对象表示其所在的医院或科室已将人工智能产品应用于临床工作、实践教学或规范化培养的过程中（表12-1-1）。所有调研对象均认为人工智能相关课程的学习使他们有所收获，其中66.7%认为AI类课程或培训有利于提高临床工作能力，另外33.3%认为有利于开拓思维，增长见识。

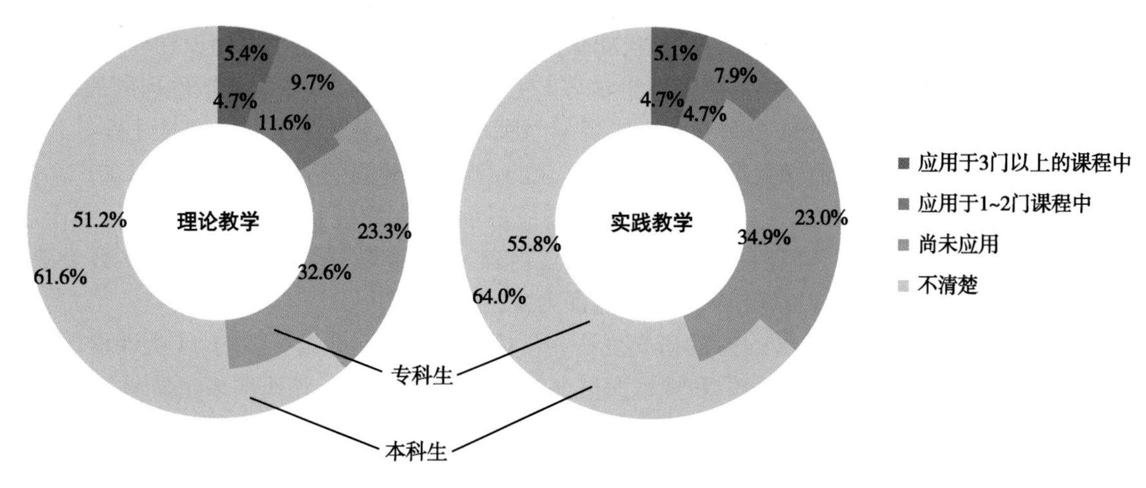


图12-1-5　AI产品在理论教学及实践教学中的应用情况

表12-1-1　AI产品在研究生及住院医师规范化培养过程中的应用现状

| 问卷 | 选项 | 研究生 | 规培人员 |
|---|---|---|---|
| AI产品是否应用于临床工作或临床教学/规范化培养中？ | 是的，应用于临床工作和日常教学/规培过程中 | 32.5% | 37.6% |
| | 是的，仅应用于临床工作中 | 28.6% | 12.9% |
| | 是的，仅应用于日常教学/规培过程中 | 5.8% | 4.3% |
| | 所在医院尚未应用任何AI产品 | 11.8% | 15.1% |
| | 不清楚 | 21.3% | 30.1% |
| AI产品是否应用于所在医院的实践教学中？ | 是的，大量应用于实践教学中 | 9.2% | 14.0% |
| | 是的，少量应用于实践教学中 | 14.7% | 20.4% |
| | 所在医院尚未应用任何AI产品 | 24.7% | 25.8% |
| | 不清楚 | 51.4% | 39.8% |

## 五、总结与分析

对本次问卷调查进行横向比较分析发现，从课程设置方面，针对研究生开设的AI课程种类更多（理论课、实践课、研讨课），培训方式更灵活（线下培训、线上培训、企业平台培训、高峰论坛等），学时和学分也更多，且研究生参加的AI类课程或培训最多，其次是本科生和规范化培训人员，专科生最少。

虽然目前AI已经渗透到我们生活的方方面面，但仍有部分调查对象对AI不了解。某些调查对象并不清楚哪些课程属于AI类课程，半数以上的调查对象并不清楚学校或医院是否设置了AI类相关课程，这可能是由于目前部分院校AI课程仍处于起步或待起步阶段，课程宣传力度不足或重视程度不够造成的。即使是开设AI课程的院校，大多数AI相关理论课或实践课也都是作为选修课，只有少数AI相关的前期基础类课程(如常用计算机编程语言MATLAB、C、Python等)被设置为必修课，且学分并不高。在“AI+医学”的新型教学模式下，需重视AI应用于医学教育，且可借助AI技术创新教学理念、改变教学模式以及为学生提供交互式的教育体系在高等教育教学中具有重要作用。

在AI类课程设置方面，针对专科生及本科生开设的课程多为基础类课程(如C语言、Java语言、MATLAB、Python、图像处理算法基础等)或通识类课程(如人工智能初识、人工智能与前沿技术、人工智能与医学发展、人工智能与医学影像等)。针对研究生开设的课程更加有深度和广度，除基础类理论课程(如机器学习理论基础，AI与大数据，AI与影像组学、深度学习CNN网络等)以外，还开设大量AI实践类课程(如肺结节的AI筛查、AI在乳腺癌诊断中的应用、AI冠状动脉粥样硬化评估、AI脑卒中自动识别等)，且研究生参与高端论坛与远程线上培训的机会更多(如影像组学与人工智能提升培训)。根据开放性问题的调研结果，我们也发现，越来越多的厂商或企业参与到医学影像学与医学影像技术专业学生的培养过程中，“校企联合”的新教学模式也为不同层次的学生提供了更加多样化的、针对性更强的AI课程及培训(如产品操作演示培训、人工智能辅助系统培训、病变检出和术前规划系统演示、人工智能科研平台培训等)。对于规培人员，部分医院也提供形式多样的AI课程或培训，但时间、内容、形式和教材大多不固定，以实践类课程(如AI智能识别脑出血、AI协助诊断甲状腺癌等)或研讨课为主。

从对AI类课程的需求上分析，84.4%的研究生认为学校非常有必要开设更多的AI类课程，这一比例明显高于本科生(65.8%)、专科生(65.1%)和规培人员(63.4%)(图12-1-6)。调研结果也显示，有42%的研究生在读期间的课题与AI相关或者需要用到AI相关产品，这可能也是他们对AI类课程需求更高的原因之一。此外，更丰富的培训与论坛也可以使研究生接触到更多AI新技术及发展前沿，也会使研究生对AI产生更加浓厚的兴趣。本次调研结果分析还显示，在各类AI课程中，对AI临床应用类课程或培训(如CTA后处理分析软件的操作技能、AI软件或平台的使用、结果解读与分析等)的需求最高，其次是实践教学(如MATLAB操作、Python语言程序设计等)与理论教学(神经网络基础等)。由于目前各院校或医院开设的AI课程或培训中，除部分基础类课程(如MATLAB、C语言等)以外，2/3的课程或培训并没有国家规划教材或教育部规划教材，授课过程以AI相关的专著或文献介绍为主，部分只有自编讲义或课件，因此所有受调查对象均表示有必要编写AI在医学影像学应用方面的纸质规划教材及相应的数字教材。

部分院校或医院不仅开设了AI相关课程，同时也将许多AI产品引入到日常理论教学或实践教学中，如AI智能教室、智能屏、AI影像诊断系统、AI后处理工作站、AI虚拟仿真平台等。对规培人员的调研结果显示，AI产品不仅应用在理论教学及实践教学中，还有很多医院科室已将AI产品应用于临床工作及规范化培养的过程中(如各类AI辅助诊断系统、AI虚拟机器人及虚拟仿真操作平台等)。已有研究显示，AI辅助教学可以为不同专业、不同层次的住院医师提供个性化、人机交互的教学模式，为解决住院医师规范化培训中“时间紧、不精通”的问题提供了途径，提高了医疗队伍的整体素质。这些AI辅助教学设备的应用，更有利于推动医学影像教学模式的转变，构建新型教育体系，促进影像专业知识和教育资源的整合及优化，有助于培养学生的自主学习能力及创新思维，有助于促进教师队伍的建设，为教学质量提供保障。

综合上述分析可以看出，现阶段在医学影像学及相关专业的人才培养过程中，AI技术相关的教育较之前已有明显改善，在各层次人才培养中专门设置AI教育的院校所占比例已有较大提升，不仅有通识类讲座、基础技能培训，也有专门AI课程的设置，表明目前我国各类院校已开始重视对医学影像人才在AI方面的教育与培训。然而，从本次调研结果同样可以看出，AI教育的普及程度在各类院校中仍很不平衡，即便在开设了AI教育的院校中，AI教育的内容和形式也多处于初步入门阶段，且多为选修课，学生对AI类课程及培训的重视程度仍需进一步提升。因此，探索最适合医学影像学相关专业学生的专业背景和知识基础的AI教育之路，培养快速推动未来医学影像智能化发展的人才队伍，已成为医学影像教育领域急需思考的问题。

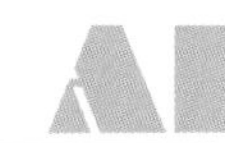

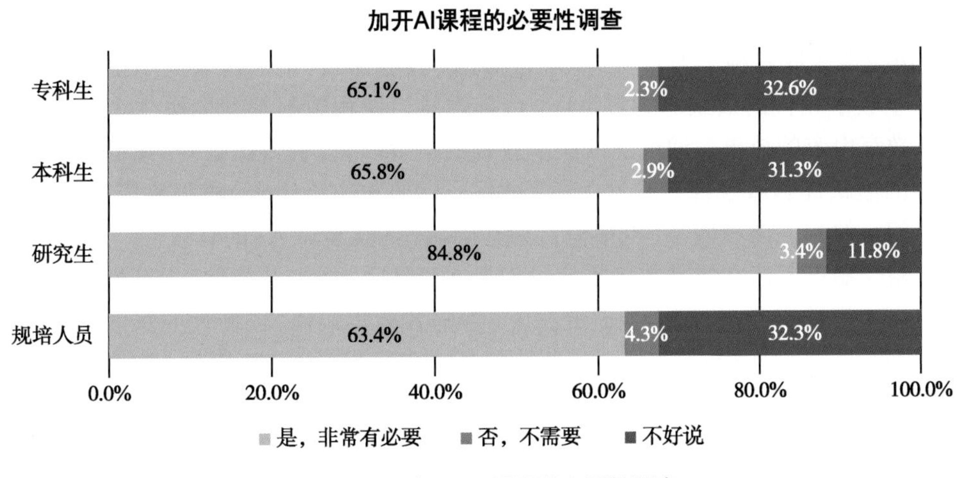


图 12-1-6　加开 AI 课程的必要性调查

（张雪君　姜　琳　梁　猛）

## 第二节　人工智能推动医学影像学及相关专业交叉人才培养

### 一、医学影像高等教育中的 AI 应用

人工智能（AI）技术与医学的碰撞，使得 AI 走入了医学教育中，随着算法算力、计算机硬件水平的提升和大数据时代的来临，AI 技术已获得蓬勃发展并渗入医学领域之中，改变了传统医疗的方式，在急诊预检、病情评估、医学诊断、治疗方案决策及外科手术、麻醉、护理、康复治疗、药理研究和医药开发等临床工作中起到了不可忽视的辅助作用。医学影像学作为 AI 最先与医学结合的学科，越来越多的医学影像 AI 产品逐渐成熟并陆续进入临床验证阶段，医学影像行业的各个工作环节，包括患者检查、疾病诊断、质量控制、科研等，都会有 AI 技术的渗透和深耕。随着 AI 与医学影像学的不断深度融入，越发凸显了 AI 在医学影像学教育中的重要地位，越来越多的 AI 技术被用于医学影像学的前沿研究和日常工作中，因此 AI 技术在医学影像教育中的融合度将是未来 AI 在医学特别是医学影像学应用的深度和广度的基础。

为了更好地将 AI 与医学交叉融合，并利用 AI 促进医学影像学的快速发展，不仅需要未来的医生了解 AI 的发展历史、知晓 AI 的基本知识、熟悉 AI 在医学中的作用和使用限度，还需要了解临床医学基本知识、熟练掌握 AI 相关基本理论及技术的医工交叉人才。而这两类人才培养过程的关键是学科的融合问题，如何将作为各自独立的学科门类，具有自身知识体系和结构的 AI 与医学，在互相融合与交叉过程中，不是简单的课程内容的讲解，而是 AI 与医学的相关基础与应用知识结构的深度融合，需要教育者把 AI 的相关知识进行重构，针对医学生学习基础进行 AI 语言、算法的讲授，同时还需要将 AI 与医学不同学科方向结合的具体案例进行实际应用的培训。对医学影像学教育而言，不同于医学的基础和临床医学等这些核心骨架内容，AI 教育在医学教育中的目的则是为医学生未来的发展插上飞翔的翅膀。同时在医学影像学与 AI 医工交叉人才培养过程中，需要将医学知识结构中最经典、临床最急需解决的问题融入 AI 人才培养过程中，为了培养更多的医工交叉人才，教育部也在本科招生目录中相继增设了“智能医学工程”“智能影像工程”等专业，其中“智能医学工程”本科专业自 2017 年教育部首次开设，至 2021 年共有 64 所高校在教育部备案。因此通过在医学影像学专业教育中融入 AI 专业知识教育以及在 AI 专业教育中加入医学知识的内容，从不同领域通过交叉学科人才的培养，将 AI 与医学及医学影像学形成有深度的结合。

### 二、医学影像学继续教育中的 AI 应用

1. 继续医学教育多形式教学方式中 AI 的融入　继续医学教育与其他教育不尽相同，需要多种教学方

式相结合。首先，实施在线教学。在线教育可以让医生在繁忙工作中，灵活利用时间学习适合自己的课程；也方便医生快捷地获取各种学习材料，从示范病例、教学视频、信息图表到小程序（App）读物，都可以取得与传统课堂教学相似的效果。通过AI平台推送学习课程或材料帮助医生个性化学习，有助于提升医生完成继续教育内容的效果。通过继续医学教育的学习，可以提升医生对AI的认知和操作技能，AI与临床工作结合的活跃性和敏锐性。其次，学习过程一定要与实践结合，根据临床医生的特长和研究方向提供与其需求相符的相关课程体系，以知识点为基础，评估其学习AI的有效性。通过线上共享资源结合学校各学科实验仪器设备建立技术共享平台。创新实验体系，增加开放性、设计性、综合性和创新性的实验。鼓励医生自主设计实验，大胆实践研究探索，参与各类实践性、创新性的医学类科技项目，提高医生的综合素质。最后，升级软硬件环境，硬件环境包括工作环境、办公环境、实验与实践环境等，软件环境包括文化氛围、软件平台、学习资源等；需要搭建AI专业教师与AI应用先驱者的交流平台，提供教师与临床医生和科研技术人才的学习机会；建立良好的激励机制，用以形成提高AI师资力量与水平的长效机制。

2. 继续医学教育中融入AI的管理机制　构建完善的继续医学教育制度，是继续教育的基础与前提，适应全科医学人才发展的激励机制，使得全科医生职业吸引力显著提高，使用激励制度，完善医生的继续教育学习制度。医院可以与高等学校定向对医生进行联合培养，并鼓励具有交叉学科背景的医生承担教学任务，将教学业绩纳入绩效考核，带教经历和教学质量作为职称晋升的重要因素。加强骨干师资培训，要确立医生的主体地位，通过授课过程的AI临床应用，加强医生的自主学习能力、动手能力和创新能力培养，培养出医工结合的复合型医生。将AI用于继续医学教育，可以提供个性化反馈，建立学习路径，降低成本。通过AI教学还可以帮助教育平台和课程的管理，可以实现跟踪学习、课堂测试、效果评价、试卷分析等结果。给医生提供更加客观和真实的个人评价体系；并根据不同医生的学习情况制订个性化学习模式，智能化地做到“因地制宜，因材施教”。全新教学平台的使用可以提高医生的学习效率，激发他们的学习兴趣。AI教育可以对医生掌握的知识进行测评。通过测评的结果，针对性地设置不同的感兴趣的课程内容，减少医生死读书现象的同时，确保医生真正掌握AI知识。

3. 继续医学教育与本科教育和研究生规范化培训的衔接　完善AI继续教育体系，对AI形成理性认知，开展AI学习体系建设，明确AI技术研发的临床应用。重点突出先进技术将如何影响医学实践，掌握AI是如何工作的，以及进入临床阶段后，它给未来的医学带来什么。健全以职业需求为导向的人才培养体系，设置交叉学科，促进医工、医理、医文学科交叉融合。推进“医学+AI”学科背景的复合型创新拔尖人才培养。强化高端基础医学人才和AI人才培养。加强与国际高水平大学、科研机构的交流合作，培养具有国际视野的高层次拔尖创新的AI医学人才。加快推进继续医学教育和AI专业认证，建立具有中国特色、国际实质等效的继续医学教育专业认证制度。针对不同的人群设置不同的继续教育学习内容，根据个人情况填写信息，使用AI自动分配给每个继续教育学员对应的学习内容。可以针对每位继续教育学员制订调查问卷，设置不同体系的教学课程，针对本科教育的学员所学的知识结构进行分析整理，制订有效的课程体系。针对研究生规范化培训的相关内容，也同样制订调查问卷。依据前期调研学员的基础和感兴趣的方向，设置个性化AI课程，并与临床实践相结合，实现完成AI的相关学习。在医学教育模式下，根据医生的工作需求，更需要加强自身的医学人文素质、专业素养和数据素养，并使之成为一个有机结合的整体。需要医生加强对数据的处理能力，提高这方面的学习和培养以适应这个智能医学的时代。我国的继续医学教育在AI方面的培养还存在人才培养结构急需优化、培养质量亟待提高、临床实践创新能力有待提升等问题，迫切需要从社会需求全局的高度，整体性、系统性、协调性推进继续医学教育创新发展。AI继续医学教育不仅能改善医生的工作表现，还能改善患者的健康状况。继续医学教育过程中AI教育在整个教育培养体系中起到了十分重要的推动作用。

总之，AI作为知识，我们需要推动交叉人才在知识和技能方面的教育及继续教育。在AI与医学影像学教育的相互融合中，通过两个学科知识的互通互融，培养医学影像学专业学生如何利用AI技术解决医学影像学临床问题的能力；AI作为工具，我们需要借助AI辅助教育及继续教育，创新教育模式。由于前期

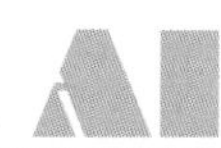

专业知识的积淀，使医学影像学专业学生对 AI 有了深度了解，可与了解医学特点和需求的 AI 产品工程师进行深度合作，在 AI 医疗及教学产品的提升与研发中，提出新的思路，更好地服务于医学影像临床、科研、教学。

（张雪君 郭 丽）

## 第三节 人工智能技术创新医学影像高等教育教学模式

近年来，随着现代医学进入精准医疗和智能化时代，医学教育也在借助前沿科技来提升教学方法和手段，优化教学模式和创新体验，推动传统教学系统的全方位智能化升级。利用 AI 技术和大数据平台构建科学的临床思维能力实践系统和评估体系，为临床教学、医师培训等带来了积极影响；AI 在教学系统的应用，使智能教育成为教育发展的新阶段，AI 教学评价系统、智慧校园建设、利用 AI 技术进行课堂管理、智能授课系统、虚拟教学管理、虚拟仿真实验教学系统等越来越多地应用于教学过程中。AI 技术辅助教学产品多样化发展，目前应用于医学影像学教学的 AI 技术，包括 AI 教学平台、智能辅助诊断决策系统、虚拟现实教学实训平台、虚拟教学组织系统四个部分。

AI 教学平台是基于自然语言处理、知识图谱、推荐系统等技术构建的影像知识教学平台，可实现数据标签化，形成疾病百科图谱。教学中老师可根据标签分类整理教学素材，对教学结果进行匹配判断，利用 AI 智能归类诊断高频出错数据，动态调整教学方向；学生可以随时随地在平台搜索学习，平台依据行为日志智能推荐掌握薄弱的内容，形成个体化动态学习训练新模式，打破传统教学老师中心论的禁锢。

智能辅助诊断决策系统具备扎实的诊断学功底，是从事临床工作的基础。传统影像诊断大都基于影像专家的海量阅片经验，信息处理效率低。在教学中可基于 AI 技术构建辅助诊断教学平台（如较成熟的肺结节 AI、冠脉 AI 等辅助诊断软件），学生可与平台诊断结果对比学习，有针对性地提升低年资医学生的影像阅片能力。

虚拟现实影像教学实训平台是基于计算机网络技术、AI 技术、仿真技术、数字建模技术、三维重建和虚拟现实技术等模拟医学影像科室工作真实场景，可进行人机互动操作。主要包括科室布局、机房场景、设备仿真内部结构、设备交互操作界面、人际互动场景等，以仿真的形式创造沉浸感学习体验，常用于医学生实践训练中。在这个平台上，一方面，可以根据培训大纲要求，实现医学影像检查技术及介入放射学技术的实训、掌握医学影像成像原理及过程、提高创新性思维能力和自主学习能力。另一方面，通过全息化三维重建技术虚拟人体器官的解剖和功能，在医学影像设备、医学影像检查技术学、医学影像成像原理、医学影像诊断学等课程的学习过程中，实现虚拟环境真实教学。此外，虚拟现实平台还可以利用影像数据模拟医学实验和手术方案，帮助医生模拟手术操作、实现远程手术导航等。这一技术进展为医学影像教学打开了新的平台，解决了既往医学影像学实践技能中由于大型成像设备价格昂贵、机房条件要求高等带来的学校实验室配置困境，以及因医疗工作繁重以及医学伦理问题带来的临床实践操作机会较少的限制，可以有效提高教学质量，也是医学生进入临床实习前的重要培训手段，实现教学的可视化、智能化。

虚拟教学组织系统是“智能 +”时代背景下，利用信息化智慧教学手段开展线上线下、虚实结合的教学研究活动及课堂教学实践的新型基层教学组织系统。通过互联网技术加上 AI 助手，可以有效进行高校的学科整合，通过虚拟教学组织如虚拟教研室的建立，教师可以广泛地开展教育教学研究交流活动，增强了教师将现代信息技术与教育教学深度融合的能力。在加强跨专业、跨学科、跨学校、跨地域的教学活动的同时，推动高校协同打造精品教学资源库、优秀教学案例库、优质教师培训资源库等，推动各大高校间的互联互通、共建共享，比如通过某一学科课程思政案例的共享，可全面提高这一学科或专业的课程思政水平，以期提高教书育人能力，更好地完成立德树人的根本任务。

（萧 毅 张雪君）

## 第四节 人工智能在医学影像教育中的应用展望

虽然在全球范围内，医学影像教育中AI教育的需求呈现持续增长趋势。但无论是医学生，还是刚进入临床的轮转医生，或是工作多年的影像医生，对影像AI已有不同程度的接触，但总体来说仍然认识较浅，缺乏系统性的学习。目前关于AI的教育还处于起步阶段，综合在医学影像学教育教学中AI教育工作的现状，未来尚需在三个不同层面继续努力：

1. 需要充分考虑AI学科内容和医学影像学教育教学内容的各自特点，针对在校生教学，需要积极探索AI与医学影像学教学内容相交融的可能性与行之有效的教学方法，进一步完善影像AI相关课程体系的搭建，构建医工交叉的师资队伍，编写合适的教材，同时结合医学生普遍对AI知识更新的需求，从AI在医学影像学中的应用场景、科研方法等，构建学生对医学影像AI的认知框架，并以清晰的方式描述机遇和挑战，引导他们积极拥抱和使用AI，为未来在更多方面利用AI解决临床问题，提供具备丰厚AI相关知识储备的专业医学影像学人才，推动未来影像AI的发展。针对在医学影像与AI学科的设置、各学科之间的衔接等方面仍存在诸多问题，未来还需在实践的过程中探索AI医学影像领域的人才培养和教育新模式。

2. 鉴于AI教育开展历史较短的问题，很多医生在前期学习的过程中AI知识储备不足，所以在继续教育中，需要对现有AI教育资源统筹规划，对大多数基层单位的影像科医生开发线上线下结合的多样化教育平台，将主动学习与被动学习结合起来，在最大程度范围内普及与医学影像相关的AI基础知识，并从应用角度进行AI实践训练。针对部分有科研需求的医生，再设立深度的可用于科研的AI课程，推动AI在影像不同方向的蓬勃发展。

3. 构建包含智能学习、交互式学习的新型教育体系，以AI辅助医学影像学教育教学手段的超越，将会在智能学习系统、智能考试评价系统、智能化教学助力系统及虚拟现实场景实践教学系统等几个方面全方位助力医学影像学及医学教育过程，使得医学影像学教育教学方法走向智慧化、未来化、及时化。

展望未来，将会构建具有先进性、持续化且学科高度交叉融合的医学影像AI教育范式，其人才的培养，对医学影像学领域的科学研究及应用推广将起到关键性促进作用，且对中国未来医疗领域AI长远发展同样具有深远意义。

（张雪君 王远成）

# 第十三章　医学影像人工智能领域的伦理与安全

## 第一节　医学影像人工智能领域的伦理问题

近年来，随着人工智能（AI）技术在医学影像领域的深入应用，在推动该领域数字化、智能化转型的同时，也引发了一系列伦理问题的讨论。由于人工智能伦理、法律、监管的发展一般滞后于技术本身，技术缺陷、算法偏见、数据质量欠佳等原因可能导致医学影像领域的人工智能产品产生误诊漏诊、算法歧视、隐私泄露、损害公平等伦理风险。监管部门、研发机构和医疗机构等相关主体在研究伦理原则时，有必要采取有针对性的预防措施，以最大程度减少风险事件的发生，增进患者福祉。

### 一、医学影像 AI 的基本伦理原则

对于医学影像人工智能领域而言，伦理问题已成为一道必答题。医学影像人工智能在伦理问题上不仅要遵循科技伦理和人工智能伦理的一般原则，还要符合医学影像领域的具体要求。据不完全统计，全球关于人工智能治理的文件已经超过百份，而且在透明可信、隐私保护、公平公正、人类自主性和负责任等原则上呈现出趋同之势，正在形成日益增多的共识。如欧盟的《可信赖人工智能道德准则》提出人的自主与监督、技术鲁棒与安全、隐私与数据治理、透明度、多元性 / 公平性 / 非歧视、社会与环境福祉、可责性伦理准则。医学影像人工智能技术的开发和应用与医疗器械一样，均应遵守医院伦理的通用原则，在"以患者为中心"的总体原则下，严格遵循以下具体伦理原则：

#### （一）透明性和可解释性

人工智能算法和系统的透明性和可解释性决定了人工智能能否得到公众的充分信任。透明性是减少信息不对称、增进人工智能可信度的有效手段。可解释性是指人工智能整个决策的过程、输入和输出的关系都应该是可解释的。当前，医学影像人工智能技术大多采用"黑箱"的工作方式，在实践中使用的深度神经网络具有庞大的参数量，其背后的逻辑往往难以解释。由此，研发机构也难以准确把握和预测医学影像人工智能系统运行的行为边界。此外，基于算法和大数据的人工智能系统并非完全客观公正，其中可能隐含着某些偏差或歧视。这些偏差或歧视可能来自算法设计者的价值偏好，也可能来自有偏见的训练数据，还可能来自输入数据的抽样偏差。这种偏差有可能使部分患者在影像诊断时受到歧视性对待，甚至可能引发医疗安全事故。因此，研发机构需要深入研究并提出更有效的方法，从而提高人工智能算法的透明性和可解释性。如果人工智能系统出现了故障或者遭到损害，造成损害的原因应当是可以被查明的。医疗机构应采取多种措施加强对人工智能系统的审查和测试，确保算法或程序符合人类道德准则。

#### （二）隐私保护

医学影像人工智能系统应当充分保障患者隐私和信息安全。医学影像数据包括患者的身份信息、健康状况、疾病诊疗情况、生物基因信息等敏感信息。这些信息一旦泄露，很容易给患者带来身心困扰和财产损失。而医学影像人工智能的研发与完善，必须依赖大量的医疗数据用于算法训练，数据量越大、类型越多样，其诊断的结果将越精准，这就决定了数据的搜集是技术应用的重要基础。但如果数据搜集过程缺乏规

则和制约，就有可能发生患者隐私泄露。同时，数据收集、分析处理、云端存储和分散的数据控制，也加大了数据泄露和数据窃取的风险。针对这些风险，首先，医学影像人工智能系统的研发机构和医疗机构应遵守《信息安全技术个人信息安全规范》《中华人民共和国数据安全法》和《中华人民共和国个人信息保护法》等相关法律法规和行业规范，建立完善的数据管理机制，立足于实际的数据环境，在数据运行的整个生命周期构建全方位的保护系统。其次，研发机构和医疗机构应加强相关人员的培训和学习，增强其数据安全保护和监管意识、数据审核和数据处理的法律法规观念等。最后，患者敏感信息的采集、使用、共享或转让需遵循知情同意原则。在患者的个人数据经过去标识化、匿名化处理采集、聚合入库后，如果患者的敏感信息如姓名、身份证号码、联系方式等已进行加密或匿名处理，无法通过现有技术手段识别到患者本人，可认为该数据库脱离了个人数据的范畴。关于患者数据所有权的问题，一般认为原始数据的所有权归患者，而经过充分匿名化和加工处理后的数据所有权则属于加工者。数据的使用均需符合国家的相关规定和要求。

**（三）医生主体性**

医学影像人工智能系统的功能定位是辅助决策，医生是审核者和最终决策者。人工智能不能作为独立主体直接应用于患者，这是当前的共识。目前，人工智能在医学影像领域的实际应用中，一般遵循医生作为责任主体及人工智能技术可追溯的原则。医生作为责任主体，体现在人工智能只作为辅助工具协助医生诊断，人工智能不能给出最终决策，所有最终结论都需要医生的审核。在诊疗过程中，医生应依靠科学思维和临床经验，发挥好审核和把关作用。此外，医学影像人工智能的研发机构在产品生命周期内可改变其功能，这也可能给医生带来丧失主体性的风险。因此，需要保证医生在医学影像诊断过程中的自主权，通过运用这种自主权，医生能够决定是否将人工智能系统做出的诊断结论用于特定的诊疗决策。

**（四）责任可追溯性**

在传统医疗模式下，医疗机构和医生是医疗服务的责任主体。在人工智能进入医疗应用后，很大程度上改变了传统的医患关系格局。医生与患者之间增加了人工智能系统及其研发机构 / 制造商，由此带来了一系列责任划分问题。在当前技术条件下，无论是人类医生，还是医疗人工智能，都难以达到 100% 的准确率。根据学界讨论情况以及《世界卫生组织卫生健康领域人工智能伦理与治理指南》中的观点，如果在诊治过程中，医生依赖人工智能出具的报告做出错误的判断，给患者的疾病诊治和身心健康带来伤害时，其责任界定一般采取分段定责的原则。也就是说，对医学影像人工智能系统在研发和使用阶段产生的、与医疗损害有关的错漏进行追溯和综合判断。在当前阶段，可追溯性的确立仍在不断探索和完善中，需要配套完善的制度、法律法规和管理规范。要通过这些措施，将人工智能技术行为和决策全程处于监管之下，对事后故障进行全面的追踪调查，才能够有效监管医学影像人工智能应用的全过程。

**（五）公平受益**

人工智能应用于医学影像领域，极大提高了诊疗效率和精准度，给患者带来了巨大福音，并且能够在一定程度上缓解医疗服务供需矛盾。但是，由于现有医疗服务分布依然不均衡，医学影像人工智能在公平受益方面仍然面临挑战。一个广受关注的问题是，医学影像人工智能是否会沦为只适用于部分医疗机构和小众群体的先进诊疗手段？目前，医学影像人工智能系统的成本相对较高，并非所有医疗机构都能承担该类服务的费用。根据《2021 年中国人工智能医学影像企业发展报告》，截至 2021 年 7 月，医学影像人工智能的院端付费率为 4.5%～7%。如果采取科研合作的形式，多数医学影像人工智能企业会选择大型三甲医院作为合作对象。此外，部分偏远地区的医疗机构即便拥有人工智能系统或设备，但仍有可能缺乏相应的技术人才和操作经验，从而出现系统 / 设备闲置的情况。而且医学影像数据是典型的高价值数据，比一般的数据更容易形成垄断，更容易产生某一疾病诊断领域的“数据寡头”。这些因素都可能导致医学影像人工智能服务的可及性和公平性问题，不利于国家整体医疗水平的提升。由于公平与成本之间具有相互制衡关系，公平要求数据集体量庞大、内容丰富以及产品适合各种类型的患者，会显著增大数据集的建设难度和产品研发、测试的难度。因此，研发机构应在具体临床应用场景下取得公平与成本间的平衡。在当前时期，效率是医学影像人工智能发展的重要目标。但长远来看，政府部门和研发机构等相关主体需要设计良性机制、采取针对性措施来保障医学影像人工智能应用的公平性，增进更多患者的福祉。

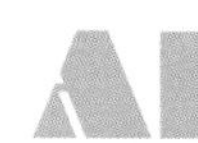

## 二、医学影像AI伦理的国内外进展

最近两年，国内外与人工智能治理、算法治理、数据治理相关的法律法规和规范更加完善，对人工智能技术和应用的细分场景给出了更精细的标准和引导。诸多研究者也针对人工智能伦理的热点问题开展了一系列研究和探索。这些进展对医学影像人工智能治理都产生了深刻影响。

### （一）规范方面

国际方面，2021年4月，欧盟首次发布针对人工智能技术的监管法规草案。在该草案中，欧盟对人工智能技术应用进行了风险评定，并将对特定领域的技术创新及应用进行严格限制。其中，人工智能医疗系统被划定为高风险。高风险技术在投入市场之前，必须严格遵守下述义务：部署适当的风险评估和风险缓解系统；为系统提供高质量数据集，最大程度地降低风险和歧视性结果；记录相关活动以确保结果的可追溯性；提供记录系统目的及所有必要相关信息的详细文件，供监管部门评估其合规性；向医疗机构等用户提供清晰、充分的信息；部署适当的人为监督措施，最大程度地降低风险；确保高水平的鲁棒性、安全性和准确性。

2021年6月，世界卫生组织（WHO）发布了《世界卫生组织卫生健康领域人工智能伦理与治理指南》，旨在对临床实践中部署人工智能提供伦理指导框架。该指南阐述了人工智能在医疗领域中的六项关键伦理原则。其中对于医学影像人工智能领域具有重要指导意义的是“培养责任感和问责制”原则。根据指南中的相关内容，如果临床医生在使用医学影像人工智能技术时犯了错误，应该检视他们的医疗培训中是否有人需要承担责任。如果有一个错误的算法或数据用于训练人工智能，责任可能落到研发机构身上。将责任分配给研发机构，可以促使他们尽量减少对患者的伤害。不过，临床医生不应该完全免除责任。他们不能简单地在人工智能系统的诊断结论或建议上盖章，而忽视自己的专业知识和判断。

2021年11月，联合国教科文组织（UNESCO）发布《人工智能伦理问题建议书》，这是关于人工智能伦理的首份全球性规范文书，明确了规范人工智能技术的11个行动领域。其中与医学影像人工智能直接相关的是“健康和社会福祉”领域。根据建议书中的相关内容，在开发医学影像人工智能算法时，要确保在所有相关阶段都将医生、患者、护理人员或服务用户作为领域专家纳入其中；确保最终的诊断决定一律由人类做出；医学影像人工智能产品上市前需通过两家或以上医疗机构（做临床试验的医院）的伦理审查。

国内方面，2021年9月，国家新一代人工智能治理专业委员会发布《新一代人工智能伦理规范》，提出了增进人类福祉、促进公平公正、保护隐私安全、确保可控可信、强化责任担当、提升伦理素养6项基本伦理要求，这些原则与医学影像人工智能的研发、应用和治理都密切相关。

2022年3月，中共中央办公厅、国务院办公厅印发《关于加强科技伦理治理的意见》（以下简称《意见》）。根据《意见》要求，医疗机构和企业等单位要履行科技伦理管理主体责任，建立常态化工作机制。从事医疗人工智能研发活动的单位，如研发内容涉及科技伦理敏感领域的，应设立科技伦理（审查）委员会。目前，国内绝大多数医学影像人工智能企业还未成立专门的伦理委员会，部分企业通过引入外部伦理专家顾问来审视其产品研发中的伦理问题。

### （二）数据方面

近年来，医疗行业的数据泄露时有发生。2020年4月，某医学影像人工智能企业遭黑客入侵，其人工智能辅助系统和训练数据被窃取，并以4比特币的价格在暗网上公开出售。这也是国内首家被曝泄露数据的医疗人工智能企业案例。针对这些问题，国家和政府正在积极完善各项规章制度和标准，为公民的信息安全保驾护航，也为医学影像人工智能领域的患者数据管理提供了根本遵循。

2020年10月1日正式施行的《信息安全技术个人信息安全规范》，规定了开展收集、存储、使用、共享、转让、公开披露等个人信息处理活动应遵循的原则和安全要求。对于医学影像人工智能的研发机构和医疗机构来说，在收集患者信息时要遵循最小必要原则。收集的患者信息类型应与实现产品或服务的功能有直接关联。收集患者信息后，信息管理者应对其进行去标识化处理，并采取技术和管理方面的措施，将可用于恢复识别个人的信息与去标识化后的信息分开存储并加强访问和使用的权限管理。

2021年9月1日正式施行的《中华人民共和国数据安全法》,确立了数据分类分级保护制度。重要数据的处理者应当明确数据安全负责人和管理机构,落实数据安全保护责任。根据其中相关规定,医学影像人工智能的研发机构和医疗机构在开展数据处理活动时应当加强风险监测,发现数据安全缺陷、漏洞等风险时,应当立即采取补救措施;发生数据安全事件时,应当立即采取处置措施,并向有关主管部门报告。

2021年11月1日,《中华人民共和国个人信息保护法》正式施行。根据其中相关规定,医疗机构不得过度收集患者信息,不得以个人不同意为由拒绝提供服务,并赋予患者撤回同意的权利,在患者撤回同意后,医疗机构等信息处理者应当停止处理或及时删除其个人信息。医疗机构处理不满十四周岁未成年人个人信息的,应当取得未成年人的父母或者其他监护人的同意。

### (三)算法方面

近两年,国内与医学影像人工智能算法治理密切相关的事件是《人工智能医疗器械注册审查指导原则》(以下简称《指导原则》)的发布。《指导原则》由国家药品监督管理局医疗器械技术审评中心在2022年3月发布,适用于人工智能医疗器械的注册申报,包括第二类、第三类人工智能独立软件和含有人工智能软件组件的医疗器械(包括体外诊断医疗器械);适用于自研软件的注册申报,现成软件组件参照执行,不适用于外部软件环境。《指导原则》中涉及诸多与人工智能医疗器械算法的内容,主要包括以下几方面:

第一,人工智能算法变更注册。鉴于人工智能算法具有快速迭代更新的特性,《指导原则》明确,人工智能算法更新若影响到人工智能医疗器械的安全性或有效性则属于重大软件更新,应申请变更注册;反之,人工智能算法更新若未影响到人工智能医疗器械的安全性和有效性则属于轻微软件更新,通过质量管理体系进行控制,无须申请变更注册,待下次变更注册时提交相应注册申报资料。

第二,基于算法特性是注册审查的重要原则。人工智能算法的类型不同,其算法特性、适用场景也不同,评价重点亦有所侧重;同时,不同类型的人工智能算法可组合使用,需结合各算法特性和算法组合形式进行整体评价。因此,注册申请人需结合人工智能医疗器械的预期用途、使用场景、核心功能,选择与之相适宜的人工智能算法或算法组合,基于算法特性并结合风险管理开展相应验证与确认工作。例如,对于采用深度学习技术的人工智能医疗器械的审查,应基于其预期用途、使用场景、核心功能,重点关注其算法泛化能力、数据质控、可解释性等问题。同时,深度学习若与其他类型的人工智能算法组合使用,还需基于各算法特性重点关注算法组合的整体评价问题。

第三,算法设计。《指导原则》以有监督深度学习为例详述人工智能医疗器械生存周期过程质控要求,主要包括需求分析、数据收集、算法设计、验证与确认、更新控制等阶段。算法设计主要考虑算法选择、算法训练、算法性能评估等要求。对于黑盒算法,算法设计应开展算法性能影响因素分析,同时建议与现有医学知识建立关联,以提升算法可解释性。

第四,技术考量。《指导原则》对白盒算法、集成学习、迁移学习、强化学习、联邦学习、生成对抗网络、持续学习/自适应学习等算法的概念和注册申报要求进行逐一明确。例如,白盒算法的特征提取需要人为干预,可与现有医学知识建立关联,可解释性高,通常为基于模型的算法。此类算法无论是有监督学习还是无监督学习,均需明确特征信息,如特征分类(如人口统计学、生物学、形态学)、特征属性(如形态、纹理、性质、尺寸、边界)、特征展现方式(如形状、尺寸、边界、颜色、数量)等信息。

(王培军　高奇琦　吴晓芬　丁　偕)

## 第二节　医学影像人工智能领域的安全问题

在现代医学影像领域中,计算机辅助诊断技术、影像基因组学等场景在诊疗过程中得到了有效的应用。然而,由于人工智能技术及其应用还不够完善,医学影像人工智能也可能带来新的挑战和隐患,其中较为突出的是安全问题。如何应对医学影像人工智能因机器性能、数据应用和算法运行而出现的安全问题,乃是未来该产业持续发展的重要基础。具体来说,医学影像人工智能领域的安全问题主要包括数据安全、算法安全和人机交互安全三个重要方面。

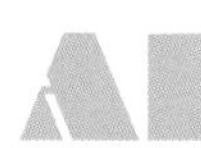

## 一、数据安全的国内外进展

数据安全问题的日益凸显，已经引发了世界各国和地区的广泛关注和高度重视。不少国家通过颁布政策法规、加强监管执法、提升安全治理技术能力等举措，全面强化数据安全保护。在数字经济产业重要分支——数字健康产业，各种新业务、新应用不断出现，使得医疗数据在全生命周期各阶段面临着越来越多的安全挑战。医疗数据涉及患者隐私、技术研发等重要敏感信息，一旦发生泄露，便会对患者群体、社会稳定乃至国家安全造成严重影响。因此，在利用医疗数据推动医学发展、保障人类健康的同时，有必要强化医疗数据安全保护，有效防范和化解各类数据安全风险。在医学影像人工智能方面，医疗数据之于医学影像人工智能的重要性，已经无异于道路数据之于自动驾驶汽车。同时，调查数据显示，在医疗大数据中医学影像数据占比高达85%～90%。因此，保障医疗数据的安全，是推动医学影像人工智能的应有之义。

### （一）数据安全立法

从国际层面来看，欧盟于2018年实施的《通用数据保护条例》(GDPR)是欧盟最具代表性的数据安全立法。此外，欧盟还发布了《欧洲数据保护监管局战略计划（2020—2024）》，旨在从前瞻性、行动性和协调性三个方面继续加强数据安全保护，以保障个人隐私权。类似地，美国也发布了《联邦数据战略与2020年行动计划》，确立了保护数据完整性、确保流通数据真实性、数据存储安全性等基本原则。在医疗数据安全保护方面，美国联邦政府专门负责信息化规划的国家卫生信息技术协调办公室（ONC）发布了《美国联邦政府医疗信息化战略规划（2015—2020）》，明确了实现健康医疗数据共享的目标，提出增强医疗服务能力、提高公众和社区的健康水平、推动医学知识研究与创新等三项应用目标。

就国内方面而言，近年来我国先后制定实施的《中华人民共和国国家安全法》《中华人民共和国网络安全法》《中华人民共和国数据安全法》和《中华人民共和国个人信息保护法》等专门法律，这些共同构筑了我国数据安全保护的基础性“法律堡垒”。与此同时，地方性的数据安全和信息保护法规也取得了一定的进展。值得一提的是，2021年9月1日正式实施的《中华人民共和国数据安全法》为各行业数据安全提供了监管依据，标志着我国在数据安全领域有法可依。同时，关于建立医学影像大数据中心和平台的建议也在探索中。然而，在医学影像人工智能赖以发展的医疗数据确权方面，目前各国政府并没有做出明确规定，这可以成为数据安全立法的新方向。

### （二）数据安全保护体系建设

针对医疗领域的数据保护，各国也开始探索建立适合本国的医疗数据安全执法体系。从国际上看，欧盟委员会发布了多个战略文件，倡议建设“欧洲健康数据空间”，以完善欧盟健康医疗数据交换、访问环境，保障个人医疗数据控制权和隐私权。美国设立了由卫生与公众服务部（HHS）管理的联邦政府网站，这是国家级的健康数据开放平台。英国国民医疗服务系统（NHS）有着庞大而完备的医疗数据，包括患者的健康记录、疾病数据等，并建立了一套医疗数据安全保护体系。韩国发布了医疗领域的首份指南，为信息处理者提供了个人医疗信息安全使用的标准、方法和程序。就国内而言，在《中华人民共和国数据安全法》的指导下，国家卫生健康委员会、国家医疗保障局、国家中医药管理局和疾控中心等卫生健康主管部门被正式赋予了本行业、本领域数据安全的监管职责。2021年11月，腾讯健康公布的《医学影像云应用及网络安全能力评估白皮书——构建患者为中心安全链接，助力分级诊疗》提出建议，各行业实体可以通过攻防对抗、合规审计搭建管控体系，提升整体数据安全保护能力。

### （三）数据保护技术手段的强化

为进一步保障数据安全，各国政府和企业纷纷采取一系列措施，推动企业积极回应数据监管政策，从数据源头、数据通道、数据运营管理等方面入手，运用差分隐私、区块链等技术手段强化医疗数据安全保护，搭建具有鲜明数据安全保护特性的技术架构。例如，基于区块链的医学影像数据安全管理方法和系统被认为有着广阔的应用前景。这一体系包括：服务器创建区块链数据库，选定影像文件，服务器针对接收的影像文件生成影像ID、计算影像指纹，并储存区块链数据库；将影像文件上传至影像云数据库，并将所处区块地址上传至影像云记录；从影像云数据库调阅影像或生成影像访问记录，并储存区块链数据库；依据默克尔树对区块链数据库更新；将更新的内容发送至其他医院。

## 二、算法安全的国内外进展

算法是人工智能的核心要素之一。近年来，算法的演进推动了人工智能的快速发展。但是，对于算法的不合理应用也带来了一系列安全挑战，使得算法安全成为医学影像人工智能发展进程中的一个突出议题。具体而言，算法安全主要涉及算法漏洞、算法黑箱、算法偏见三个方面，这些问题对于医学影像领域都产生了相应的影响。

### （一）算法漏洞

算法所存在的漏洞使其极易遭到网络攻击。近年来，随着国内医疗系统信息化转型的推进，医疗数据的采集、保存和使用均实现了数字化。这极大地提升了数据使用效率，但是其内部存在的算法漏洞，往往也为网络攻击、软件漏洞攻击等黑客行为提供了可乘之机。例如，2021 年 7 月，某国外知名医疗器械公司发布了多个医学诊断系统安全漏洞的公告。不法者可能利用这些漏洞对其医学诊断系统发送恶意请求、获取用户敏感信息，导致系统无法正常工作，最终控制目标系统。Check Point 公司的安全报告也指出，医院和医疗机构已经成为越来越多勒索软件攻击的目标，其中大多数攻击都使用了臭名昭著的 Ryuk 勒索软件。据统计，从 2020 年 11 月初起，全球针对医疗机构的攻击又增加了 45%，是同期全球所有行业网络攻击总增幅的两倍多。

### （二）算法黑箱

在算法缺乏透明性和可解释性的情况下，人工智能技术在医学影像的应用会受到限制。目前在医学影像中应用最多的深度学习算法，使用了大规模的神经网络，包含了更多的计算隐层，具备强大的自我学习和自我编程能力。深度学习直接从数据中学习识别图像中有助于预测结果的特定特征，导致人们无法理解深度学习如何得出某些结论。由于算法缺乏透明性，人们也很难预测故障或将特定结论广泛地推广到不同的成像硬件、扫描协议和患者群体之中。人工智能深度学习系统的复杂性和不确定性使得人工智能存在难以捉摸的“黑箱”。即使是开发者本人，也很难解释它的内部运作方式和某个具体行动背后的逻辑。

### （三）算法偏见

利用医学影像进行疾病诊断的人工智能系统可能存在诊断偏差和算法偏见。例如，有研究显示，人工智能算法对特定患者群体胸部 X 线片的诊断存在偏差。同时，深度学习算法的不透明性和不可解释性，使得某些算法偏见难以被觉察。当前深度学习算法并未实现真正意义上的智能化，它只不过是基于高速运算能力和规模数据的模型而已，因此必须依赖大量已有的数据样本，才能对新数据进行分析和预测。在这种情况下，由于医生的诊疗信息一般会带有自己的主观意愿，这些不易觉察的价值偏好，潜藏在数据中用于人工智能训练时，可能会在算法中被复制和放大，并通过特征提取、匹配用户偏好进行推送，从而使数据产生偏倚。另外，如果用于机器学习训练的数据量过小、质量欠佳以及数据挖掘解读能力有限等，都有可能带来数据偏差，从而影响诊断的准确性。

## 三、人机交互安全的国内外进展

人工智能技术在医学影像中的应用前景，还取决于人机交互的安全性。目前，各国医疗企业正通过将人工智能医疗器械产品投入医院免费试用来积累大量临床数据，以此提高临床应用的精准度。目前，医学影像人工智能应用主要涉及计算机辅助检测、计算机辅助诊断、计算机辅助分诊、患者优先级评定、快速图像重建（前处理）、过程优化等。根据我国 2018 年生效的《医疗器械分类目录》，医用软件按二类、三类医疗器械设置审批通道：若诊断软件通过其算法，提供诊断建议，仅具有辅助诊断功能，不直接给出诊断结论，该子目录中相关产品按照第二类医疗械器管理；若诊断软件通过其算法对病变部位进行自动识别，并提供

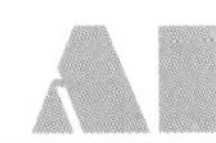

明确的诊断提示，则其风险级别相对较高，该子目录中相关产品按照第三类医疗器械管理。2021年7月，国家药品监督管理局发布《人工智能医用软件产品分类界定指导原则》，通过产品用途、算法成熟度、算法功能、数据等维度指导分类界定，明确了二类、三类证监管的区别。同时，国家药品监督管理局正在积极研究医学影像人工智能的临床审批指南，期望能借鉴欧美经验，既保证人工智能产品的安全性使用，又能让有潜力的人工智能产品在临床实践中快速迭代成长。

当前，人工智能医疗的研究和开发在我国还处于起步阶段。不少研究或产品仍处于实验室试用的阶段，不能反映真实的、复杂的临床环境，如果在临床应用上落地，则难以保持测试数据的高准确率。因此，这就需要临床医生花费大量时间精力进行标注和复查。同时，由于人工智能技术尚处于发展阶段，某些技术尚未完全成熟，导致机器性能还不够稳定，同一人工智能模型应用于不同地域的医院时，可能会出现数据差异，需要进行精细微调。另外，目前人工智能影像产品在单病种领域进展迅速，如在肺结节筛查、糖尿病、眼病、儿童骨龄检测等诸多细分领域取得了显著成绩，但在复杂的临床使用环境中依然面临较大挑战。例如，肺结节筛查只是胸部CT检查的一小部分需求，大量的肺炎、肺结核、慢阻肺等疾病所造成的“同病异影、异病同影”现象依然难以检出，使得人工智能的应用范围非常受限。因此，在未来进一步解决人机互动安全问题，是推动人工智能技术在医学影像领域应用的重要突破方向。

（王培军　高奇琦）

## 第三节　总结与展望

根据全球市场洞察力公司的数据报告显示，人工智能医学影像紧随人工智能药物研发成为第二大细分市场，目前占比25%，并将以超过40%的增速发展，预计2024年将达25亿美元规模。当前，人工智能在医学影像领域的应用主要包括：图像或检查的分类，器官、区域或标记点的定位，目标及病理的检测，组织结构的分割，病灶区的分割以及图像配准等。对细分病种的增强覆盖和根据自身业务特点对新场景的探索，是未来工智能医学影像的发展趋势。然而，由于人工智能技术及应用还不够完善，目前还难以完全评估人工智能在医学影像上的应用风险。因此，在医学影像人工智能的未来发展中，必须采取更加深入的措施，更好地应对该领域中的伦理隐患和安全挑战。

### 一、伦理问题与展望

医学影像人工智能不仅要遵循人工智能伦理的一般原则，还要符合医学影像领域的具体要求。面对可能产生的误诊漏诊、算法歧视、隐私泄露、过度依赖、损害公平等伦理风险，必须推动医学影像人工智能领域形成更加精准的伦理准则、出台更加有效的治理规范。首先，就伦理准则而言，该领域需要兼顾人工智能通用伦理原则和医学影像领域的特殊原则，在“以患者为中心”的总体原则下，遵循以下具体伦理原则：加强算法的透明性和可解释性、注重隐私数据保护、保障患者知情同意、优化医生主体性、推动分段定责问责、促进服务公平受益。其次，就治理规范而言，近年来国内外与人工智能治理、算法治理、数据治理相关的法律法规和规范更加完善，对人工智能技术和应用的细分场景给出了更精细的标准和引导。未来仍需在落实上述伦理原则的基础上，根据该领域出现的新问题和新挑战进一步细化治理措施和手段，推动相关医疗机构和企业等履行伦理治理主体责任，建立常态化工作机制和相应的制度规范。

### 二、安全问题与展望

确保医学影像人工智能的安全性，乃是未来该产业持续发展的重要基础。医学影像人工智能领域的安全问题主要涉及数据安全、算法安全和人机交互安全这三大方面。首先，在数据安全上，我国已经出台了一系列涉及该问题基础性和专门性的法律法规，构建起一道“法律堡垒”。目前，在医学影像人工智能赖以发展的医疗数据确权方面，目前各国政府并没有做出明确规定，这可以成为数据安全立法的新方向。其次，在算法安全上，国内外医疗系统在数字化转型过程中依然存在算法漏洞，由此导致了易遭网络攻击、结论难以推广、加剧群体歧视等安全问题。因此，应当针对医学影像领域的算法进行有针对性的改进，进一步提升算法的透明性和可追溯性，对于不同程度的算法偏见进行排除和纠正，同时加强数据和算法运行的网络监管，确保该领域算法的合理有效公平应用。最后，在人机交互安全上，应当进一步规范人工智能医疗器械的管理，将人工智能医学影像的伦理与安全规范融入相关器械的设计、生产和应用的各环节之中。应当区分不同用途和场景的交互规范，同时也要考虑进口器械在诊疗规范上的差异。

## 三、数据保护与展望

数据是人工智能医学影像的核心要素，也是制约人工智能医学影像发展的瓶颈。展望未来，人工智能医学影像的发展依赖于建立多类型的安全数据库。同时，人工智能医学影像在数据上的合规使用还必须遵循已出台的具有更高效力位阶的上位法。一方面，患者信息数据库的建立必须严格遵循《中华人民共和国个人信息保护法》所强调的处理个人信息应当遵循的基本原则。同时，人工智能医学影像数据库的数据收集应包括目标疾病流行病学特征，如疾病构成(分型、分级、分期)、人群分布(健康状态、性别、年龄)、统计指标(患病率、治愈率)、并发症与类似疾病等。采集的数据应当进行数据脱敏以保护患者隐私。数据脱敏应当明确脱敏的类型(静态、动态)、规则、程度、方法。另一方面，医疗机构在对健康数据进行归档、备份等数据传输操作时，尤其是通过公共互联网传输敏感数据时，若未对敏感数据进行加密处理，容易造成患者治疗信息、基因等重要医疗健康数据信息泄露。因此，在《中华人民共和国数据安全法》的法律框架下规范数据处理活动，保障数据安全，促进数据开发利用，保护个人、组织的合法权益，就显得十分有必要。人工智能医学影像研发单位均应考虑建设软件自身网络安全能力，也应在软件全生命周期过程中考虑网络与数据安全过程控制要求。基本考量指标有脱敏数据转移、封闭与开放网络环境、数据接口兼容性、数据备份与恢复。云计算服务应明确服务模式、部署模式、核心功能、数据接口、网络安全能力和服务(质量)协议。

(王培军　高奇琦　曾　森　游腾飞　杜　欢)

# 参考文献

[1] Adler J，Oktem O. Learned primal-dual reconstruction. IEEE Transactions on Medical Imaging，2018，37（6）：1322-1332.

[2] Andre E，Brett K，Novoa RA，et al. Dermatologist-level classification of skin cancer with deep neural networks. Nature，2017，542（7639）：115-118.

[3] Armato S，McLennan G，Bidaut Lc，et al. The lung image database consortium（LIDC）and image database resource initiative（IDRI）：a completed reference database of lung nodules on CT scans.Med Phys，2011，38（2）：915-931.

[4] Betancur J，Otaki Y，Motwani M，et al. Prognostic Value of Combined Clinical and Myocardial Perfusion Imaging Data Using Machine Learning. JACC Cardiovasc Imaging，2018，11（7）：1000-1009.

[5] Bi WL，Hosny A，Schabath MB，et al. Artificial intelligence in cancer imaging：Clinical challenges and applications. CA Cancer J Clin，2019，69（2）：127-157.

[6] Blendowski M，Hansen L，Heinrich MP. Weakly-supervised learning of multi-modal features for regularised iterative descent in 3D image registration. Medical image analysis，2021，67：101822.

[7] Booij R，van Straten M，Wimmer A，et al. Automated patient positioning in CT using a 3D camera for body contour detection：accuracy in pediatric patients. European Radiology，2021，31（1）：131-138.

[8] Booij R，van Straten M，Wimmer A，et al. Influence of breathing state on the accuracy of automated patient positioning in thoracic CT using a 3D camera for body contour detection. European Radiology，2022，32（1）：442-447.

[9] Bycroft C，Freeman C，Petkova D，et al. The UK Biobank resource with deep phenotyping and genomic data. Nature，2018，562（7726）：203-209.

[10] Casey BJ，Cannonier T，Conley MI，et al. The adolescent brain cognitive development（ABCD）study：imaging acquisition across 21 sites. Dev Cogn Neurosci，2018，32：43-54.

[11] Castro DC，Walker I，Glocker B. Causality matters in medical imaging. Nature Communications，2020，11（1）：1-10.

[12] Chandra RA，Keane FK，Voncken FEM，et al. Contemporary radiotherapy：present and future. Lancet，2021，398（10295）：171-184.

[13] Chen H，Huang D，Lin L，et al. Prior Attention Enhanced Convolutional Neural Network Based Automatic Segmentation of Organs at Risk for Head and Neck Cancer Radiotherapy. IEEE Access，2020，8：179018-179027.

[14] Chen H，Zhang Y，Chen Y，et al. LEARN：Learned experts' assessment-based reconstruction network for sparse-data CT. IEEE Transactions on Medical Imaging，2018，37（6）：1333-1347.

[15] Chen T，Kornblith S，Norouzi M，et al. A simple framework for contrastive learning of visual representations. Cerebellum，2011，10（4）：683-693.

[16] Cheng S，Liu S，Yu J. et al. Robust whole slide image analysis for cervical cancer screening using deep learning. Nat Commun，2021，12（1）：5639.

[17] Clark K，Vendt B，Smith K，et al. The Cancer Imaging Archive（TCIA）：maintaining and operating a public information repository. J Digit Imaging，2013，26：1045-1057.

[18] Cui Y，Zhang J，Li Z，et al. A CT-based deep learning radiomics nomogram for predicting the response to neoadjuvant chemotherapy in patients with locally advanced gastric cancer：A multicenter cohort study. E Clinical Medicine，2022，46：101348.

[19] Ding Y, Sohn JH, Kawczynski MG, et al. A Deep Learning Model to Predict a Diagnosis of Alzheimer Disease by Using (18) F-FDG PET of the Brain. Radiology, 2019, 290 (2): 456-464.

[20] Dong D, Fang MJ, Tang L, et al. Deep learning radiomic nomogram can predict the number of lymph node metastasis in locally advanced gastric cancer: an international multicenter study. Annals of Oncology, 2020, 31 (7): 912-920.

[21] Dong D, Tang L, Li ZY, et al. Development and validation of an individualized nomogram to identify occult peritoneal metastasis in patients with advanced gastric cancer. Annals of Oncology, 2019, 30 (3): 431-438.

[22] Dong D, Tang Z, Wang S. The role of imaging in the detection and management of COVID-19: a review. IEEE Rev Biomed Eng, 2021, 14: 16-29.

[23] Dong D, Zhang F, Zhong LZ, et al. Development and validation of a novel MR imaging predictor of response to induction chemotherapy in locoregionally advanced nasopharyngeal cancer: a randomized controlled trial substudy (NCT01245959). BMC medicine, 2019, 17 (1): 1-11.

[24] Dong X, Lei Y, Wang T, et al. Deep learning-based attenuation correction in the absence of structural information for whole-body positron emission tomography imaging. Phys Med Biol, 2020, 65 (5): 055011.

[25] Dou Q, So TY, Jiang M, et al. Federated deep learning for detecting COVID-19 lung abnormalities in CT: a privacy-preserving multinational validation study. NPJ digital medicine, 2021, 4 (1): 1-11.

[26] Du Y, Li Q, Sidorenkov G, et al. Computed tomography screening for early lung cancer, COPD and cardiovascular disease in Shanghai: rationale and design of a population-based comparative study. Acad Radiol, 2020, 28 (1): 36-45.

[27] Duan D, Xia S, Rekik I, et al. Individual identification and individual variability analysis based on cortical folding features in developing infant singletons and twins. Hum Brain Mapp, 2020, 41 (8): 1985-2003.

[28] Elsken T, Metzen JH, Hutter F. Neural architecture search: A survey. Journal of Machine Learning Research, 2019, 20: 1-21.

[29] European Society of Radiology. The new EU General Data Protection Regulation: what the radiologist should know. Insights into Imaging, 2017, 8 (3): 295-299.

[30] Evans AJ, Bauer TW, Bui MM, et al. US Food and Drug Administration approval of whole slide imaging for primary diagnosis: a key milestone is reached and new questions are raised. Archives of pathology & laboratory medicine, 2018, 142 (11): 1383-1387.

[31] Fan FL, Xiong J, Li M, et al. On Interpretability of Artificial Neural Networks: A Survey. IEEE Transactions on Radiation and Plasma Medical Sciences, 2021, 5 (6): 741-760.

[32] Fan M, Cui Y, You C, et al. Radiogenomic Signatures of Oncotype DX Recurrence Score Enable Prediction of Survival in Estrogen Receptor–Positive Breast Cancer: A Multicohort Study. Radiology, 2022, 302 (3): 516-524.

[33] Fang M, He B, Li L, et al. CT radiomics can help screen the Coronavirus disease 2019 (COVID-19): a preliminary study. Science China Information Sciences, 2020, 63 (7): 172103.

[34] Fang M, Tian J, Dong D. Non-invasively predicting response to neoadjuvant chemotherapy in gastric cancer via deep learning radiomics. E Clinical Medicine, 2022, 46: 101380.

[35] FDA. Artificial Intelligence and Machine Learning (AI/ML)-Enabled Medical Devices. (2021-09-22) [2022-05-30]. https://www.fda.gov/medical-devices/software-medical-device-samd/artificial-intelligence-and-machine-learning-aiml-enabled-medical-devices?utm_medium=email&utm_source=govdelivery.

[36] FDA. Computer-assisted diagnostic software for lesions suspicious for cancer. (2021-03-05) [2022-05-30]. https://www.accessdata.fda.gov/cdrh_docs/pdf20/K202300.pdf.

[37] FDA. Digital health center of excellence. (2019-07-01) [2021-04-02]. https://www.fda.gov/medical-devices/digital-health.

[38] FDA. FDA permits marketing of clinical decision support software for alerting providers of a potential stroke in patients. (2018-02-13) [2022-05-30]. https://www.fda.gov/news-events/press-announcements/fda-permits-marketing-clinical-decision-support-software-alerting-providers-potential-stroke.

[39] FDA. Lung computed tomography system, computer-Aided detection. (2021-03-31) [2022-05-30]. https://www.accessdata.fda.gov/cdrh_docs/pdf20/K203258.pdf.

[40] FDA.Computer diagnostic programmable. (2018-02-20) [2022-05-30]. https://www.accessdata.fda.gov/cdrh_docs/pdf18/K180432.pdf.

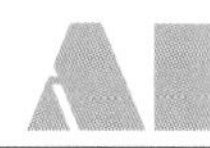

[41] FDA.Radiological Computer-Assisted Triage And Notification Software.(2018-02-13)[2022-05-30]. https://www.accessdata.fda.gov/cdrh_docs/reviews/DEN170073.pdf.

[42] Feng L, Liu Z, Li C, et al. Development and validation of a radiopathomics model to predict pathological complete response to neoadjuvant chemoradiotherapy in locally advanced rectal cancer: a multicentre observational study. Lancet Digit Health, 2022, 4(1): e8-e17.

[43] Frank O, Schipper N, Vaturi M, et al. Integrating domain knowledge into deep networks for lung ultrasound with applications to COVID-19. IEEE Med Imaging, 2022, 41(3): 571-581.

[44] Fu F, Wei J, Zhang M, et al. Rapid vessel segmentation and reconstruction of head and neck angiograms using 3D convolutional neural network. Nat Commun, 2020, 11(1): 4829.

[45] Gallas BD, Chan HP, D'Orsi CJ, et al. Evaluating imaging and computer-aided detection and diagnosis devices at the FDA. Acad Radiol, 2012, 19(4): 463-477.

[46] Gehlbach PL. Robotic surgery for the eye. Nat Biomed Eng, 2018, 2(9): 627-628.

[47] Guo R, Hu X, Song H, et al. Weakly supervised deep learning for determining the prognostic value of(18)F-FDG PET/CT in extranodal natural killer/T cell lymphoma, nasal type. Eur J Nucl Med Mol Imaging, 2021, 48(10): 3151-3161.

[48] Guo Y, He Y, Lyu J, et al. Deep learning with weak annotation from diagnosis report for accurate and generalizable detection of multiple head disorders: a prospective, multicentre study. Lancet Digital Health, 2022, 4(8): e584-e593.

[49] Hagenaars SC, de Groot S, Cohen D, et al. Tumor-stroma ratio is associated with Miller-Payne score and pathological response to neoadjuvant chemotherapy in HER2-negative early breast cancer. International Journal of Cancer, 2021, 149(5): 1181-1188.

[50] He J, Wang Y, Ma J. Radon inversion via deep learning. IEEE Transactions on Medical Imaging, 2020, 39(6): 2076-2087.

[51] Hosny A, Parmar C, Quackenbush J, et al. Artificial intelligence in radiology. Nat Rev Cancer, 2018, 18(8): 500-510.

[52] Hu H, Gong L, Dong D, et al. Identifying early gastric cancer under magnifying narrow-band images with deep learning: a multicenter study. Gastrointestinal Endoscopy, 2021, 93(6): 1333-1341.

[53] Hu J, Luo Z, Wang X, et al. End-to-end multimodal image registration via reinforcement learning. Med Image Anal, 2021, 68: 101878.

[54] Hu Z, Ding J, Ma Z, et al. Quantitative evidence for early metastatic seeding in colorectal cancer. Nat Genet, 2019, 51(7): 1113-1122.

[55] Huang K, Mo Z, Zhu W, et al. Prediction of target-drug therapy by identifying Gene Mutations in Lung cancer with histopathological stained image and deep learning techniques. Front Oncol, 2021, 11: 642945.

[56] Huang X, Zhang Y, Chen L, et al. U-net-based deformation vector field estimation for motion-compensated 4D CBCT reconstruction. Medical Physics, 2020, 47(7): 3000-3012.

[57] Huynh E, Hosny A, Guthier C, et al. Artificial intelligence in radiation oncology. Nat Rev Clin Oncol, 2020, 17(12): 771-781.

[58] Ittai D, Roth HR, Zhong A, et al. Federated learning for predicting clinical outcomes in patients with COVID19. Nature Medicine, 2021, 27(10): 1735-1743.

[59] Jiang Y, Jin C, Yu H, et al. Development and validation of a deep learning CT signature to predict survival and chemotherapy benefit in gastric cancer: a multicenter, retrospective study. Annals of surgery, 2021, 274(6): e1153-e1161.

[60] Jin KH, McCann MT, Froustey E, et al. Deep convolutional neural network for inverse problems in imaging, IEEE Transactions on Image Processing, 2017, 26(9): 4509-4522.

[61] Jobin A, Ienca M, Vayena E. The Global Landscape of AI Ethics Guidelines. Nat Mach Intell, 2019, 1: 389-399.

[62] Kalra M, Wang G, Orton CG. Radiomics in lung cancer: Its time is here. Medical physics, 2018, 45(3): 997-1000.

[63] Kann BH, Hosny A, Aerts H. Artificial intelligence for clinical oncology. Cancer Cell, 2021, 39(7): 916-927.

[64] Kermany DS, Goldbaum M, Cai W, et al. Identifying Medical Diagnoses and Treatable Diseases by Image-Based Deep Learning. Cell, 2018, 172(5): 1122-1131.

[65] Kong C, Zhao Z, Chen W, et al. Prediction of tumor response via a pretreatment MRI radiomics-based nomogram in HCC treated with TACE. European radiology, 2021, 31(10): 7500-7511.

[66] Lambin P, Leijenaar RTH, Deist TM, et al. Radiomics: the bridge between medical imaging and personalized medicine. Nat Rev Clin Oncol, 2017, 14(12): 749-762.

[67] Le H, Gupta R, Hou L, et al. Utilizing automated breast cancer detection to identify spatial distributions of tumor-infiltrating lymphocytes in invasive breast cancer. The American journal of pathology, 2020, 190(7): 1491-1504.

[68] Lee H, Yune S, Mansouri M, et al. An explainable deep-learning algorithm for the detection of acute intracranial hemorrhage from small datasets. Nature Biomedical Engineering, 2019, 3(3): 173182.

[69] Lee S, Yim JJ, Kwak N, et al. Deep Learning to Determine the Activity of Pulmonary Tuberculosis on Chest Radiographs. Radiology, 2021, 301(2): 435-442.

[70] Li G, Li L, Li Y, et al. An MRI radiomics approach to predict survival and tumour-infiltrating macrophages in gliomas. Brain, 2022, 145(3): 1151-1161.

[71] Li H, Han H, Li Z, et al. High-resolution chest X-ray bone suppression using unpaired CT structural priors. IEEE Transactions on Medical Imaging, 2020, 39(10): 3053-3063.

[72] Li JO, Liu H, Ting DSJ, et al. Digital technology, tele-medicine and artificial intelligence in ophthalmology: A global perspective. Prog Retin Eye Res, 2021, 82: 100900.

[73] Li M, Li X, Guo Y, et al. Development and assessment of an individualized nomogram to predict colorectal cancer liver metastases. Quantitative imaging in medicine and surgery, 2020, 10(2): 397-414.

[74] Li W, Diao K, Wen Y, et al. High-strength deep learning image reconstruction in coronary CT angiography at 70-kVp tube voltage significantly improves image quality and reduces both radiation and contrast doses. Eur Radiol, 2022, 32(5): 2912-2920.

[75] Li XC, Zhang S, Zhang Q, et al. Diagnosis of thyroid cancer using deep convolutional neural network models applied to sonographic images: a retrospective, multicohort, diagnostic study. Lancet Oncol, 2019, 20(2): 193-201.

[76] Li XN, Yin WH, Sun Y, et al. Identification of pathology-confirmed vulnerable atherosclerotic lesions by coronary computed tomography angiography using radiomics analysis. European Radiology, 2022, 32(6): 4003-4013.

[77] Li Y, Zhang Y, Fang Q, et al. Radiomics analysis of [18F] FDG PET/CT for microvascular invasion and prognosis prediction in very-early-and early-stage hepatocellular carcinoma. European journal of nuclear medicine and molecular imaging, 2021, 48(8): 2599-2614.

[78] Li Y, Zhang Y, Zhang E, et al. Differential diagnosis of benign and malignant vertebral fracture on CT using deep learning. European radiology, 2021, 31(12): 9612-9619.

[79] Li Z, Liu ZH, Guo Y, et al.Dual-energy CT-based radiomics nomogram in predicting histological differentiation of head and neck squamous carcinoma: a multicenter study. Neuroradiology, 2021, 64(2): 361-369.

[80] Li Z, Ren S, Zhou R, et al. Deep Learning-Based Magnetic Resonance Imaging Image Features for Diagnosis of Anterior Cruciate Ligament Injury. J Healthc Eng, 2021, 2021: 4076175.

[81] Liao H, Lin WA, Zhou SK, et al. ADN: artifact disentanglement network for unsupervised metal artifact reduction. IEEE Transactions on Medical Imaging, 2019, 39(3): 634-643.

[82] Lin A, Kolossváry M, Yuvaraj J, et al. Myocardial infarction associates with a distinct pericoronary adipose tissue radiomic phenotype: a prospective case-control study. JACC: Cardiovascular Imaging, 2020, 13(11): 2371-2383.

[83] Lin D, Xiong J, Liu C, et al. Application of Comprehensive Artificial intelligence Retinal Expert(CARE)system: a national real-world evidence study. Lancet Digit Health, 2021, 3(8): e486-e495.

[84] Liu R, Pan D, Xu Y, et al. A deep learning-machine learning fusion approach for the classification of benign, malignant, and intermediate bone tumors. European radiology, 2022, 32(2): 1371-1383.

[85] Liu Z, Li Z, Qu J, et al. Radiomics of Multiparametric MRI for Pretreatment Prediction of Pathologic Complete Response to Neoadjuvant Chemotherapy in Breast Cancer: A Multicenter Study. Clinical Cancer Research, 2019, 25(12): 3538-3547.

[86] Lu C, Bera K, Wang X, et al. A prognostic model for overall survival of patients with early-stage non-small cell lung cancer: a multicentre, retrospective study. The Lancet Digital Health, 2020, 2(11): e594-e606.

[87] Lu M, Zhao Q, Poston KL, et al. Quantifying Parkinson's disease motor severity under uncertainty using MDS-UPDRS videos. Medical Image Analysis, 2021, 73: 102179.

[88] Lu X, Zhou H, Wang K, et al. Comparing radiomics models with different inputs for accurate diagnosis of significant fibrosis in chronic liver disease. Eur Radiol, 2021, 31(11): 8743-8754.

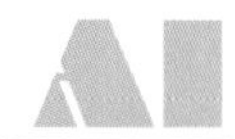

[89] Luchini C，Pea A，Scarpa A. Artificial intelligence in oncology：current applications and future perspectives. Br J Cancer，2022，126（1）：4-9.

[90] Ma L，Wang Y，Guo L，et al. Developing and verifying automatic detection of active pulmonary tuberculosis from multi-slice spiral CT images based on deep learning. Journal of X-Ray Science and Technology，2020，28（5）：939-951.

[91] Ma M，Wang P，Xu JM，et al. AutoMAP：Diagnose Your Microservice-based Web Applications Automatically.（2020-04-20）[2022-05-27]. https://dl.acm.org/doi/10.1145/3366423.3380111.

[92] Marek K，Jennings D，Lasch S，et al. The Parkinson progression marker initiative（PPMI）. Prog Neurobiol，2011，95（4）：629-635.

[93] Mckinney S M，Sieniek M，Godbole V，et al. International evaluation of an AI system for breast cancer screening. Nature，2020，577（7788）：89-94.

[94] McLeavy CM，Chunara MH，Gravell RJ，et al. The future of CT：deep learning reconstruction. Clinical Radiology，2021，76（6）：407-415.

[95] Meng XH，Wu DJ，Wang Z，et al. A fully automated rib fracture detection system on chest CT images and its impact on radiologist performance. Skeletal Radiology，2021，50（9）：1821-1828.

[96] Metz CE. Some practical issues of experimental design and data analysis in radiologic ROC studies. Invest Radiol，1989，24（3）：234-245.

[97] Montalt-Tordera J，Quail M，Steeden JA，et al. Reducing Contrast Agent Dose in Cardiovascular MR Angiography with Deep Learning. J Magn Reson Imaging，2021，54（3）：795-805.

[98] Mu W，Jiang L，Shi Y，et al. Non-invasive measurement of PD-L1 status and prediction of immunotherapy response using deep learning of PET/CT images. Journal for immunotherapy of cancer，2021，9（6）：e002118.

[99] Mu W，Jiang L，Zhang J，et al. Non-invasive decision support for NSCLC treatment using PET/CT radiomics. Nat Commun，2020，11（1）：5228.

[100] Murdoch WJ，Singh C，Kumbier K，et al. Definitions，methods，and applications in interpretable machine learning. Proceedings of the National Academy of Sciences，2019，116（44）：22071-22080.

[101] Nateghi R，Danyali H，Helfroush MS. A deep learning approach for mitosis detection：Application in tumor proliferation prediction from whole slide images. Artificial Intelligence in Medicine，2021，114：102048.

[102] Ni M，Wen X，Chen W，et al. A Deep Learning Approach for MRI in the Diagnosis of Labral Injuries of the Hip Joint. J Magn Reson Imaging，2022，56（2）：625-634.

[103] Nicola R，Hancox J，Li W，et al. The future of digital health with federated learning. NPJ Digital Medicine，2020，3（1）：1-7.

[104] Pan Y，Liu M，Lian C，et al. Synthesizing missing PET from MRI with cycle-consistent generative adversarial networks for Alzheimer's disease diagnosis. Med Image Comput Comput Assist Interv，2018，11072：455-463.

[105] Peng C，Li B，Liang P，et al. A cross-domain metal trace restoring network for reducing X-ray CT metal artifacts. IEEE Transactions on Medical Imaging，2020，39（12）：3831-3842.

[106] Peng H，Dong D，Fang MJ，et al. Prognostic Value of Deep Learning PET/CT-Based Radiomics：Potential Role for Future Individual Induction Chemotherapy in Advanced Nasopharyngeal Carcinoma. Clin Cancer Res，2019，25（14）：4271-4279.

[107] Peng H，Huo J，Li B，et al. Predicting isocitrate dehydrogenase（IDH）mutation status in gliomas using multiparameter MRI radiomics features. Journal of Magnetic Resonance Imaging，2021，53（5）：1399-1407.

[108] Rajpurkar P，O'Connell C，Schechter A，et al. CheXaid：deep learning assistance for physician diagnosis of tuberculosis using chest X-rays in patients with HIV. NPJ Digit Med，2020，3（1）：115.

[109] Ranschaert ER，Morozov SP，Algra PR. Artificial Intelligence in Medical Imaging：Opportunities，Applicationsand Risks. New York：Springer，2019.

[110] Repici A，Badalamenti M，Maselli R，et al. Efficacy of Real-Time Computer-Aided Detection of Colorectal Neoplasia in a Randomized Trial. Gastroenterology，2020，159：512520.

[111] Rim TH，Lee CJ，Tham YC，et al. Deep-learning-based cardiovascular risk stratification using coronary artery calcium scores predicted from retinal photographs. Lancet Digit Health，2021，3（5）：e306-e316.

[112] Roberts M，Driggs D，Thorpe M，et al. Common pitfalls and recommendations for using machine learning to detect and

prognosticate for COVID-19 using chest radiographs and CT scans. Nat Mach Intell，2021，3：199-217.

[113] Sammut SJ，Crispin-Ortuzar M，Chin SF，et al. Multi-omic machine learning predictor of breast cancer therapy response. Nature，2022，601（7894）：623-629.

[114] Sasank C，Rohit G，Swetha T，et al. Deep learning algorithms for detection of critical findings in head CT scans：a retrospective study. Lancet，2018，392（10162）：2388-2396.

[115] Seyyed-Kalantari L，Zhang H，McDermott MBA，et al. Underdiagnosis Bias of Artificial Intelligence Algorithms Applied to Chest Radiographs in Under-Served Patient Populations. Nat Med，2021，27（12）：2176-2182.

[116] SFR-IA Group，CERF，French Radiology Community.Artificial intelligence and medicalimaging 2018：French Radiology Community white paper.Diagnostic and interventional imaging，2018，99（11）：727-742.

[117] Shao L，Liu Z，Feng L，et al. Multiparametric MRI and whole slide image-based pretreatment prediction of pathological response to neoadjuvant chemoradiotherapy in rectal cancer：a multicenter radiopathomic study. Annals of surgical oncology，2020，27（11）：4296-4306.

[118] Shen S，Han SX，Aberle DR，et al. An interpretable deep hierarchical semantic convolutional neural network for lung nodule malignancy classification. Expert systems with applications，2019，128：84-95.

[119] Shi F，Wang J，Shi J，et al. Review of Artificial Intelligence Techniques in Imaging Data Acquisition，Segmentation，and Diagnosis for COVID-19. IEEE Rev Biomed Eng，2021，14：4-15.

[120] Shi Z，Li H，Cao Q，et al. A material decomposition method for dual-energy CT via dual interactive Wasserstein generative adversarial networks. Medical Physics，2021，48（6）：2891-2905.

[121] Sloan JM，Goatman KA，Siebert JP. Learning rigid image registration-utilizing convolutional neural networks for medical image registration//Proceedings of the 11th International Joint Conference on Biomedical Engineering Systems and Technologies. Funchal，Madeira，Portugal：SCITEPRESS-Science and Technology Publications，2018.

[122] Song J，Hu Q，Ma Z，et al. Feasibility of T（2）WI-MRI-based radiomics nomogram for predicting normal-sized pelvic lymph node metastasis in cervical cancer patients. European radiology，2021，31（9）：6938-6948.

[123] Su F，Li J，Zhao X，et al. Interpretable tumor differentiation grade and microsatellite instability recognition in gastric cancer using deep learning. Lab Invest，2022，102（6）：641-649.

[124] Sudlow C，Gallacher J，Allen N，et al. UK biobank：an open access resource for identifying the causes of a wide range of complex diseases of middle and old age. PLoS Med，2015，12（3）：e1001779.

[125] Sun J，Li H，Li J，et al. Improving the image quality of pediatric chest CT angiography with low radiation dose and contrast volume using deep learning image reconstruction. Quant Imaging Med Surg，2021，11（7）：3051-3058.

[126] Sun Q，Chen Y，Liang C，et al. Biologic pathways underlying prognostic radiomics phenotypes from paired MRI and RNA sequencing in glioblastoma. Radiology，2021，301（3）：654-663.

[127] Sun Y，Zhang L，Dong D，et al. Application of an individualized nomogram in first-trimester screening for trisomy 21. Ultrasound in Obstetrics & Gynecology，2021，58（1）：56-66.

[128] Tachibana R，Nappi JJ，Ota J，et al. Deep Learning Electronic Cleansing for Single- and Dual-Energy CT Colonography. Radiographics，2018，38（7）：2034-2050.

[129] Tan J，Pu J，Zheng B，et al. Computerized comprehensive data analysis of lung imaging database consortium（LIDC）.Med Phys，2010，37（7）：3802-3808.

[130] Tang A，Tam R，Cadrin-Chênevert A，et al. Canadian Association of Radiologists white paper on artificial intelligence in radiology. Canadian Association of Radiologists Journal，2018，69（2）：120-135.

[131] Tang W，Kong Q，Cheng Z，et al. Performance of radiomics models for tumour-infiltrating lymphocyte（TIL）prediction in breast cancer：the role of the dynamic contrast-enhanced（DCE）MRI phase. European Radiology，2022，32（2）：864-875.

[132] Tham YC，Cheng CY，Wong TY. Detection of anaemia from retinal images. Nat Biomed Eng，2020，4（1）：2-3.

[133] Thompson PM，Stein JL，Medland SE，et al. The ENIGMA Consortium：large-scale collaborative analyses of neuroimaging and genetic data. Brain Imaging Behav，2014，8（2）：153-182.

[134] Thornbury JR，Fryback DG，Turski PA，et al. Disk-caused nerve compression in patients with acute low-back pain：diagnosis with MR，CT myelography and plain CT. Radiology，1993，186（3）：731-738.

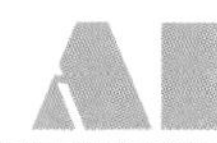


[135] Tomaszewski，MR，Gillies RJ. The biological meaning of radiomic features. Radiology，2021，298(3)：505-516.

[136] U.S.Department of Health and Human Services，Food and Drug Administration，Center for Devices and Radiological Health. Clinical performance assessment：Considerations for computer-assisted detection devices applied to radiology images and radiology device data in premarket notification[510(k)] submissions —Guidance for Industry and FDA Staff.(2012-11-04)[2021-04-15]. https://www.fda.gov/regulatory-information/search-fda-guidance-documents/clinical-performance-assessmentconsiderations-computer-assisted-detection-devices-applied-radiology.

[137] Vaidya P，Bera K，Patil PD，et al. Novel，non-invasive imaging approach to identify patients with advanced non-small cell lung cancer at risk of hyperprogressive disease with immune checkpoint blockade. Journal for ImmunoTherapy of Cancer，2020，8(2)：e001343.

[138] Volkow ND，Koob GF，Croyle RT，et al. The conception of the ABCD study：From substance use to a broad NIH collaboration. Dev Cogn Neurosci，2018，32：4-7.

[139] Vujosevic S，Aldington SJ，Silva P，et al. Screening for diabetic retinopathy：new perspectives and challenges. Lancet Diabetes Endocrinol，2020，8(4)：337-347.

[140] Wachinger C，Martin R. Domain adaptation for Alzheimer's disease diagnostics. NeuroImage，2016，139：470-479.

[141] Wang G，Li W，Gao X，et al. Multimodal medical image fusion based on multichannel coupled neural P systems and max-cloud models in spectral total variation domain. Neurocomputing，2022，480：61-75.

[142] Wang K，Lu X，Zhou H，et al. Deep learning Radiomics of shear wave elastography significantly improved diagnostic performance for assessing liver fibrosis in chronic hepatitis B：a prospective multicentre study. Gut，2019，68(4)：729-741.

[143] Wang KN，Yang X，Miao J，et al. AWSnet：An Auto-weighted Supervision Attention Network for Myocardial Scar and Edema Segmentation in Multi-sequence Cardiac Magnetic Resonance Images. Medical Image Analysis，2022，77：102362.

[144] Wang KS，Yu G，Xu C，et al. Accurate diagnosis of colorectal cancer based on histopathology images using artificial intelligence. BMC Med，2021，19(1)：76.

[145] Wang L，Wang H，Xia C，et al. Towards standardized premarket evaluation of computer aided diagnosis/detection products：insights from FDA-approved products. Expert Review of Medical Devices，2020，17(9)：899-918.

[146] Wang R，Cai Y，Lee IK，et al. Evaluation of a convolutional neural network for ovarian tumor differentiation based on magnetic resonance imaging. European radiology，2021，31(7)：4960-4971.

[147] Wang R，Dai W，Gong J，et al. Development of a novel combined nomogram model integrating deep learning-pathomics，radiomics and immunoscore to predict postoperative outcome of colorectal cancer lung metastasis patients. Journal of Hematology & Oncology，2022，15(1)：1-6.

[148] Wang S，Cheng H，Ying L，et al. DeepcomplexMRI：Exploiting deep residual network for fast parallel MR imaging with complex convolution. Magnetic Resonance Imaging，2019，5(26)：136-147.

[149] Wang S，Dong D，Li L，et al. A deep learning radiomics model to identify poor outcome in COVID-19 patients with underlying health conditions：a multicenter study. IEEE Journal of Biomedical and Health Informatics，2021，25(7)：2353-2362.

[150] Wang S，Dong D，Zhang W，et al. Specific Borrmann classification in advanced gastric cancer by an ensemble multilayer perceptron network：a multicenter research. Medical Physics，2021，48(9)：5017-5028.

[151] Wang S，Li C，Wang R，et al. Annotation-efficient deep learning for automatic medical image segmentation. Nature Communications，2021，12(1)：5915-5927.

[152] Wang S，Shi J，Ye Z，et al. Predicting EGFR mutation status in lung adenocarcinoma on computed tomography image using deep learning. Eur Respir J，2019，53(3)：1800986.

[153] Wang S，Su Z，Ying L，et al. Accelerating magnetic resonance imaging via deep learning.Proc IEEE Int Symp Biomed Imaging，2016，2016：514-517.

[154] Wang S，Xiao T，Liu Q，et al. Deep learning for fast MR imaging：A review for learning reconstruction from incomplete k-space data. Biomedical Signal Processing and Control，2021，68(5)：102579.

[155] Wang S，Yu H，Gan Y，et al. Mining whole-lung information by artificial intelligence for predicting EGFR genotype and targeted therapy response in lung cancer：a multicohort study. The Lancet Digital Health，2022，4(5)：e309-e319.

[156] Wang SY，Pershing S，Lee AY. AAO Taskforce on AI and AAO Medical Information Technology Committee. Big data requirements for artificial intelligence. Curr Opin Ophthalmol，2020，31（5）：318-323.

[157] Wang X，Chen Y，Gao Y，et al. Predicting gastric cancer outcome from resected lymph node histopathology images using deep learning. Nat Commun，2021，12（1）：1637.

[158] Wang X，Dai S，Wang Q，et al. Investigation of MRI-based radiomics model in differentiation between sinonasal primary lymphomas and squamous cell carcinomas. Japanese journal of radiology，2021，39（8）：755-762.

[159] Wang YL，Yang JY，Yang JY，et al. Progress of artificial intelligence in diabetic retinopathy screening. Diabetes Metab Res Rev，2021，37（5）：e3414.

[160] Wei JW，Fu SR，Zhang J，et al. CT-based radiomics to predict development of macrovascular invasion in hepatocellular carcinoma：A multicenter study. Hepatobiliary & Pancreatic Diseases International，2022，21（4）：325-333.

[161] Wu F，Zhuang X. Unsupervised domain adaptation with variational approximation for cardiac segmentation. IEEE Transactions on Medical Imaging，2021，40（12）：3555-3567.

[162] Wu M，Shen X，Lai C，et al. Detecting acute bilirubin encephalopathy in neonates based on multimodal MRI with deep learning. Pediatr Res，2022，91（5）：1168-1175.

[163] Wulczyn E，Steiner DF，Moran M，et al. Interpretable survival prediction for colorectal cancer using deep learning. NPJ digital medicine，2021，4（1）：1-13.

[164] Xia W，Lu Z，Huang Y，et al. MAGIC：Manifold and Graph Integrative Convolutional Network for Low-Dose CT Reconstruction. IEEE Trans Med Imaging，2021，40（12）：3459-3472.

[165] Xiang L，Chen Y，Chang W，et al. Ultra-fast T2-weighted MR reconstruction using complementary T1-weighted information. Med Image Comput Comput Assist Interv，2018，11070：215-223.

[166] Xiao B，Cheng X，Li Q，et al. International Workshop on Machine Learning in Medical Imaging. New York：Springer，2019.

[167] Xiao W，Huang X，Wang JH，et al. Screening and identifying hepatobiliary diseases through deep learning using ocular images：a prospective，multicentre study. Lancet Digit Health，2021，3（2）：e88-e97.

[168] Xu L，He Y，Luo N，et al. Diagnostic Accuracy and Generalizability of a Deep Learning-Based Fully Automated Algorithm for Coronary Artery Stenosis Detection on CCTA：A Multi-Centre Registry Study. Front Cardiovasc Med，2021，8：707508.

[169] Xu Q，Guo L，Cheng J，et al. CHIMGEN：a Chinese imaging genetics cohort to enhance cross-ethnic and cross-geographic brain research. Mol Psychiatry，2020，25（3）：517-529.

[170] Xue S，Guo R，Bohn KP，et al. A cross-scanner and cross-tracer deep learning method for the recovery of standard-dose imaging quality from low-dose PET. Eur J Nucl Med Mol Imaging，2022，49（6）：1843-1856.

[171] Yamashita R，Long J，Longacre T，et al. Deep learning model for the prediction of microsatellite instability in colorectal cancer：a diagnostic study. The Lancet Oncology，2021，22（1）：132-141.

[172] Yang D，Xu Z，Li W，et al. Federated semi-supervised learning for COVID region segmentation in chest CT using multi-national data from China，Italy，Japan. Medical Image Analysis，2021，70：101992.

[173] Yang H，Chen L，Cheng Z，et al. Deep learning-based six-type classifier for lung cancer and mimics from histopathological whole slide images：a retrospective study. BMC Med，2021，19（1）：80.

[174] Yang JJ，Shan DK，Xu L，et al. Rationale，design，and baseline characteristics of Chinese registry in early detection and risk stratification of coronary plaques（C-STRAT）study. Chin Med J，2021，134（07）：870-872.

[175] Yang X，Yu L，Li S，et al. Towards automated semantic segmentation in prenatal volumetric ultrasound. IEEE Transactions on Medical Imaging，2018，38（1）：180-193.

[176] Yao QS，Xiao L，Liu PH，et al. Label-Free Segmentation of COVID-19 Lesions in Lung CT. IEEE T Med Imaging，2021，40（10）：2808-2819.

[177] Ye Q，Shen Q，Yang W，et al. Development of automatic measurement for patellar height based on deep learning and knee radiographs. Eur Radiol，2020，30（9）：4974-4984.

[178] Yin C，Zhang M，Wang C，et al. Computerized bone age estimation system based on China-05 standard. Advances in nano research，2022，12（2）：196-212.

[179] Ymz B，Jfz A，Mgy C，et al. A CT-based radiomics signature for preoperative discrimination between high and low expression

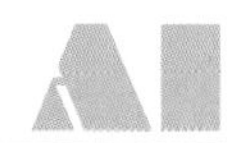

of programmed death ligand 1 in head and neck squamous cell carcinoma. European Journal of Radiology，2022，146：110093-110099.

[180] Yoon YE，Kim S，Chang HJ. Artificial intelligence and echocardiography. Journal of Cardiovascular Imaging，2021，29（3）：193.

[181] Yu G，Sun K，Xu C，et al. Accurate recognition of colorectal cancer with semi-supervised deep learning on pathological images，2021，12（1）：6311.

[182] Yu J，Deng Y，Liu T，et al. Lymph node metastasis prediction of papillary thyroid carcinoma based on transfer learning radiomics. Nat Commun，2020，11（1）：4807.

[183] Yu Y，He Z，Ouyang J，et al. Magnetic resonance imaging radiomics predicts preoperative axillary lymph node metastasis to support surgical decisions and is associated with tumor microenvironment in invasive breast cancer：A machine learning，multicenter study. E Bio Medicine，2021，69：103460.

[184] Yuan C，Zhang M，Huang X，et al. Diffuse large B-cell lymphoma segmentation in PET-CT images via hybrid learning for feature fusion. Med Phys，2021，48（7）：3665-3678.

[185] Zeng K，Zheng H，Cai C，et al. Simultaneous single-and multi-contrast super-resolution for brain MRI images based on a convolutional neural network. Comput Biol Med，2018，99：133-141.

[186] Zhang J，Gu R，Wang G，et al. Comprehensive Importance-Based Selective Regularization for Continual Segmentation Across Multiple Sites. Cham：Springer International Publishing，2021.

[187] Zhang J，Peng H，Wang YL，et al. Predictive role of the apparent diffusion coefficient and MRI morphologic features on IDH status in patients with diffuse glioma：A retrospective cross-sectional study. Frontiers in Oncology，2021，11：1747.

[188] Zhang J，Zhao X，Zhao Y，et al. Value of pre-therapy（18）F-FDG PET/CT radiomics in predicting EGFR mutation status in patients with non-small cell lung cancer. Eur J Nucl Med Mol Imaging，2020，47（5）：1137-1146.

[189] Zhang K，Liu X，Xu J，et al. Deep-learning models for the detection and incidence prediction of chronic kidney disease and type 2 diabetes from retinal fundus images. Nat Biomed Eng，2021，5（6）：533-545.

[190] Zhang L，Dong D，Zhong L，et al. Multi-focus network to decode imaging phenotype for overall survival prediction of Gastric cancer patients. IEEE Journal of Biomedical and Health Informatics，2021，25（10）：3933-3942.

[191] Zhang Q，Burrage MK，Lukaschuk E，et al. Toward replacing late gadolinium enhancement with artificial intelligence virtual native enhancement for gadolinium-free cardiovascular magnetic resonance tissue characterization in hypertrophic cardiomyopathy. Circulation，2021，144（8）：589-599.

[192] Zhang S，Sun J，Liu C，et al. Clinical application of artificial intelligence-assisted diagnosis using anteroposterior pelvic radiographs in children with developmental dysplasia of the hip. Bone Joint J，2020，102-B（11）：1574-1581.

[193] Zhang Y，Lv T，Ge R，et al. CD-Net：Comprehensive domain network with spectral complementary for DECT sparse-view reconstruction. IEEE Transactions on Computational Imaging，2021，7：436-447.

[194] Zhang Y，Yu H. Convolutional neural network based metal artifact reduction in X-ray computed tomography. IEEE Transactions on Medical Imaging，2018，37（6）：1370-1381.

[195] Zhang YQ，Yin HH，He T，et al. Clinical application of a 5G-based telerobotic ultrasound system for thyroid examination on a rural island：a prospective study. Endocrine，2022，76（3）：620-634.

[196] Zhao C，Dewey BE，Pham DL，et al. SMORE：A self-supervised anti-aliasing and super-resolution algorithm for MRI using deep learning. IEEE Trans. Medical Imaging，2021，40（3）：805-817.

[197] Zhao CK，Ren TT，Yin YF，et al. A comparative analysis of two machine learning-based diagnostic patterns with thyroid imaging reporting and data system for thyroid nodules：diagnostic performance and unnecessary biopsy rate. Thyroid，2021，31（3）：470-481.

[198] Zhao K，Li Z，Yao S，et al. Artificial intelligence quantified tumour-stroma ratio is an independent predictor for overall survival in resectable colorectal cancer. E Bio Medicine，2020，61：103054.

[199] Zhao K，Zheng Q，Dyrba M，et al. Regional radiomics similarity networks reveal distinct subtypes and abnormality patterns in mild cognitive impairment. Advanced Science，2022，9（12）：2104538.

[200] Zhao X，Liang Y，Zhang X，et al. Deep learning signatures reveal multiscale intratumor heterogeneity associated with

biological functions and survival in recurrent nasopharyngeal carcinoma.Eur J Nucl Med Mol Imaging，2022，49（8）：2972-2982.

[201] Zhao Z，Chen Z，Voros S，et al. Real-time tracking of surgical instruments based on spatio-temporal context and deep learning. Comput Assist Surg（Abingdon），2019，24（sup1）：20-29.

[202] Zheng X，Wang R，Zhang X，et al. A deep learning model and human-machine fusion for prediction of EBV-associated gastric cancer from histopathology. Nat Commun，2022，13（1）：2790.

[203] Zheng X，Yao Z，Huang Y，et al. Deep learning radiomics can predict axillary lymph node status in early-stage breast cancer. Nature communications，2020，11（1）：1-9.

[204] Zhong L，Dong D，Fang X，et al. A deep learning-based radiomic nomogram for prognosis and treatment decision in advanced nasopharyngeal carcinoma：A multicentre study. E Bio Medicine，2021，70：103522.

[205] Zhou BY，Wang LF，Yin HH，et al. Decoding the molecular subtypes of breast cancer seen on multimodal ultrasound images using an assembled convolutional neural network model：a prospective and multicentre study. Ebiomedicine，2021，74：103684.

[206] Zhou LQ，Wu XL，Huang SY，et al. Lymph node metastasis prediction from primary breast cancer US images using deep learning. Radiology，2020，294（1）：19-28.

[207] Zhou SK，Greenspan H，Davatzikos C，et al. A review of deep learning in medical imaging：Imaging traits，technology trends，case studies with progress highlights，and future promises. Proc IEEE，2021，109：820-838.

[208] Zhou W，Cheng G，Zhang Z，et al. Deep learning-based pulmonary tuberculosis automated detection on chest radiography：large-scale independent testing. Quantitative imaging in medicine and surgery，2022，12（4）：2344-2355.

[209] Zhou XH，Nacy A，Obuchowski，et al. Statistical methods in diagnostic medicine. Hoboken：John Wiley & Sons，2011.

[210] Zhou Z，Sodha V，Siddiquee MMR，et al. Models genesis：Generic autodidactic models for 3D medical image analysis. Med Image Comput Comput Assist Interv，2019，11767：384-393.

[211] Zhu J，Li Y，Hu Y，et al. Rubik's cube+：A self-supervised feature learning framework for 3D medical image analysis. Medical Image Analysis，2020，64：101746.

[212] Zuo L，Dewey BE，Liu Y，et al. Unsupervised MR harmonization by learning disentangled representations using information bottleneck theory. Neuro Image，2021，243：118569.

[213] Zweig MH，Campbell G. Receiver-operating characteristic（ROC）plots：a fundamental evaluation tool in clinical medicine. Clin Chem，1993，39（4）：561-577.

[214] 曹宸，刘之洋，郭瑜，等. 基于生成对抗网络提高动脉自旋标记图像质量及量化精度分析. 中华医学杂志，2021，101（23）：1772-1777.

[215] 曹厚德.《上海市放射诊断质控标准（修订版）》颁布. 中华放射学杂志，2009，43（05）：479-479.

[216] 陈冲，夏黎明. 积极稳妥地推进人工智能在医学影像的应用. 中华放射学杂志，2022，56（1）：5-8.

[217] 陈娟，张婷，卢岩，等. 人工智能用于医学影像学基础研究态势. 中国医学影像技术，2021，37（2）：298-302.

[218] 陈磊，刘爱娥，詹翊强，等. 人工智能赋能医疗影像全流程. 人工智能，2021，3：28-37.

[219] 董卫. 临床研究中常见的偏倚及其控制. 中国实用内科杂志，2007，27（24）：1985-1986.

[220] 龚敬，郝雯，彭卫军. 人工智能技术在乳腺影像学诊断中的应用现状与展望. 肿瘤影像学，2019，3：134-138.

[221] 国家卫生健康委员会. 国家卫生计生委办公厅关于印发造血干细胞移植技术管理规范（2017 年版）等 15 个"限制临床应用"医疗技术管理规范和质量控制指标的通知.（2017-02-17）[2021-04-27]. http://www.nhc.gov.cn/yzygj/s3585/201702/e1b8e0c9b7c841d49c1895ecd475d957.shtml.

[222] 国家药监局器审中心关于发布人工智能医疗器械注册审查指导原则的通告（2022 年第 8 号）.（2022-03-09）[2022-05-27]. https://www.cmde.org.cn/xwdt/shpgzgg/gztg/20220309090800158.html.

[223] 国家药品监督管理局医疗器械技术审评中心. 关于发布《肺炎 CT 影像辅助分诊与评估软件审评要点（试行）》的通告（2020 年第 8 号）.（2020-03-05）[2021-05-01]. https://www.cmde.org.cn/CL0050/20526.html.

[224] 国家药品监督管理局医疗器械技术审评中心. 总局关于发布医疗器械临床试验设计指导原则的通告.（2018-01-04）[2021-05-01]. https://www.cmde.org.cn/CL0058/6882.html

[225] 国家药品监督管理局医疗器械技术审评中心. 深度学习辅助决策医疗器械软件审评要点及相关说明.（2019-06-28）[2022-05-27]. https://www.cmde.org.cn/xwdt/zxyw/20190628151300923.html.

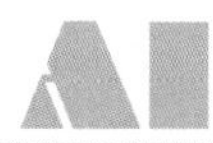

[226] 何娜，李涵．浅析人工智能在眼科疾病应用中带来的医学伦理学问题．中国医学伦理学，2021，34（10）：1325-1328.

[227] 季冰，刘伶俐．人工智能在医学影像领域的应用与挑战．中国医学伦理学，2019，32（8）：981-985.

[228] 刘士远．关注主动健康影像影响未来．中华放射学杂志，2022，56（1）：1-4.

[229] 刘士远．医学影像人工智能发展趋势与挑战．中华放射学杂志，2021，55（7）：700-702.

[230] 刘士远．中国医学影像人工智能发展报告（2020）．北京：科学出版社，2020.

[231] 刘士远．新时代医学影像学发展趋势与挑战．中华放射学杂志，2021，55（2）：97-100.

[232] 刘星，卢晓然，吴影，等．人工智能应用于临床试验的伦理问题分析及对策．中国临床药理学与治疗学，2022，27（3）：322-327.

[233] 刘星，吴影，李洋，等．人工智能医疗器械应用中的伦理问题分析．中国临床药理学与治疗学，2021，26（6）：695-699.

[234] 明帅，姚溪，谢坤鹏，等．糖尿病视网膜病变人工智能自动诊断系统在社区和医院老年糖尿病患者中的应用效果分析．中华眼底病杂志，2022，38（2）：6.

[235] 彭亮，孙磊．人工智能医疗器械监管研究进展．中国食品药品监管，2022，2：30-35.

[236] 全国人民代表大会常务委员会法制工作委员会．中华人民共和国基本医疗卫生与健康促进法．北京：法律出版社，2019.

[237] 任继亮，宋庆博，袁瑛，等．MRI 影像组学对早期口腔舌鳞状细胞癌隐匿性颈淋巴结转移的预测价值．中华放射学杂志，2022，56（1）：30-35.

[238] 沈翀．美国 FDA 医疗器械和放射健康中心（CDRH）医疗器械监管模式概述．中国医疗设备，2010，25（3）：129-131.

[239] 孙功鹏，干晓玲，徐立璋，等．应用人工智能识别超广角眼底照相多病种的初步研究，中华眼底病杂志，2022，38（2）：7.

[240] 唐光健．关于医学影像科 CT 与 MRI 报告规范化的思考．中华放射学杂志，2017，51（9）：645-647.

[241] 万平华，方锋，吕黄敛，等．远程放射学助力强化区域放射影像中心建设．中国医疗设备，2021，36（3）：136-140.

[242] 王浩，唐桥虹，郝烨，等．人工智能医疗器械标准体系设计探索．中国医疗设备，2021，36（12）：15-18，28.

[243] 王明，王怡宁，于敏，等．AI 成像优化联合迭代算法在“双低”主动脉 CTA 的初步应用．放射学实践，2018，33（10）：1009-1016.

[244] 王泽华，刘英慧，张庆，等．深度学习辅助决策医疗器械技术审评临床　评价要求及思考．中华临床医师杂志（电子版），2021，15（9）：641-645

[245] 王志伟，张向钰，刘尚，等．5G 医疗专网与 AI 技术在黑龙江防疫工作中应用与实践．通信管理与技术，2021，4：41-44.

[246] 韦晓宁．如果医学人工智能犯了错，责任谁担？WHO 公布指南．（2021-07-05）[2022-05-27]．https://new.qq.com/omn/20210705/20210705A0BJE200.html.

[247] 隗冰芮，薛鹏，江宇，等．世界卫生组织《医疗卫生中人工智能的伦理治理》指南及对中国的启示．中华医学杂志，2022，102（12）：833-837.

[248] 吴巧玲，王沄，王希恒，等．深度学习算法在胰腺低剂量 CT 扫描中改善图像质量的应用价值．中华放射学杂志，2022，56（4）：437-442.

[249] 夏祥，王佳舟，杨立峰，等．基于卷积神经网络的直肠癌靶区及危及器官自动勾画．中华放射肿瘤学杂志，2020，29（5）：374-377.

[250] 夏妍，张欣然，廖洪恩．大纵深医学图像裸眼真三维显示．中国医疗设备，2018，33（9）：23-27.

[251] 萧毅，刘士远．人工智能技术在新型冠状病毒肺炎诊治中的应用及价值．中国医学影像学杂志，2021，29（4）：289-292.

[252] 萧毅，夏黎明，施裕新，等．新型冠状病毒肺炎肺部影像人工智能产品研发现状与进展．中华放射学杂志，2021，55（3）：217-221.

[253] 许莹，马小睦，岳强，等．肺癌影像数据伦理与人工智能．医学与社会，2021，34（5）：100-104，110.

[254] 严舒，徐东紫，欧阳昭连．美国人工智能医疗器械监管与应用分析．中国医疗设备，2021，36（2）：117-122.

[255] 杨尚文，朱小倩，辛小燕，等．三维人工智能定位技术在 CT 胸部扫描中的应用．中华放射学杂志，2022，56（1）：50-54.

[256] 亿欧智库．2021 年中国人工智能医学影像企业发展报告．（2021-07-09）[2022-05-27]．https://www.iyiou.com/research/20210709879#pdf-tips.

[257] 尤堃，伍华樑，亢凯航，等．基于区块链的医学影像数据安全管理方法和系统：CN112699406A. 2021-04-23.

[258] 张焕磊，李文菲，冀晓东，等．基于双能量 CT 增强图像的列线图预测早期声门型喉癌术后复发．中华放射学杂志，2022，56（2）：142-148.

[259] 张惠茅，萧毅，洪楠，等．医学影像 AI 产业现状和发展需求调研报告．中华放射学杂志，2019，53（6）：507-511.

[260] 赵琦，杨文利，魏文斌，等. 对糖尿病视网膜病变的三种人工智能诊断模型与人工检测的一致性分析. 眼科，2021，30（5）：5.

[261] 中国食品药品检定研究院，中华医学会放射学分会心胸学组. 胸部 CT 肺结节数据标注与质量控制专家共识（2018）. 中华放射学杂志，2019，53（1）：9-15.

[262] 中国食品药品检定研究院. AI 医疗器械质量要求和评价第 2 部分：数据集通用要求（征求意见稿）.（2020-07-03）[2022-05-27]. https://www.nifdc.org.cn/nifdc/bshff/ylqxbzhgl/qxzqyj/20200703085724793.html.

[263] 中国食品药品检定研究院. AI 医疗器械质量要求和评价第 3 部分：数据标注通用要求（征求意见稿）.（2021-08-02）[2022-05-27]. https://www.nifdc.org.cn//nifdc/bshff/ylqxbzhgl/qxzqyj/202108020825453802.html

[264] 中国食品药品检定研究院. AI 医疗器械质量要求和评价第 1 部分：术语（征求意见稿）.（2020-07-03）[2022-05-27]. https://www.nifdc.org.cn/nifdc/bshff/ylqxbzhgl/qxzqyj/20200703085724793.html.

[265] 中国医师协会放射学分会"互联网 +"影像学组. 中枢神经系统肿瘤的 MRI 影像标注专家共识. 国际医学放射学杂志，2021，44（4）：378-384.

[266] 中华医学会放射学分会，中国食品药品检定研究院，国家卫生健康委能力建设和继续教育中心，等. 胸部 CT 肺结节数据集构建及质量控制专家共识. 中华放射学杂志，2021，55（2）：104-110.

[267] 中华医学会放射学分会，中国食品药品检定研究院，国家卫生健康委能力建设和继续教育中心，等. 胸部 CT 肺结节数据集构建及质量控制专家共识. 中华放射学杂志，2021，55（2）：7.

[268] 中华医学会放射学分会医学影像大数据与人工智能工作委员会，中华医学会放射学分会腹部学组，中华医学会放射学分会磁共振学组. 肝脏局灶性病变 CT 和 MRI 标注专家共识（2020）. 中华放射学杂志，2020，54（12）：1145-1152.

[269] 中华医学会放射学分会医学影像大数据与人工智能工作委员会，中华医学会放射学分会腹部学组，中华医学会放射学分会磁共振学组. 结直肠癌 CT 和 MRI 标注专家共识（2020）. 中华放射学杂志，2021，55（2）：111-116.

[270] 中华医学会放射学分会质量控制与安全管理专业委员会. 肾病患者静脉注射碘对比剂应用专家共识. 中华放射学杂志，2021，55（6）：580-590.

[271] 中华医学会放射学分会质量控制与安全管理专业委员会. 肾病患者静脉注射钆对比剂应用中国专家共识. 中华放射学杂志，2022，56（3）：221-230.

[272] 周吉银，李红英，杨阳. 人工智能医疗器械的伦理审查要点. 医学与哲学，2020，41（6）：35-39，56.

[273] 朱文珍，胡琼洁. 人工智能与医学影像融合发展：机遇与挑战. 放射学实践，2019，34（9）：938-941.